# DIE Ernährungslügen

## WIE MAN ISST, UM NICHT KRANK ZU WERDEN

Ernährungsmythen entlarvt –
Eine praktische Anleitung
für eine lebensverändernde Nahrungsumstellung

FABIAN KOWALLIK

# DIE Ernährungslügen

## WIE MAN ISST, UM NICHT KRANK ZU WERDEN

Ernährungsmythen entlarvt –
Eine praktische Anleitung
für eine lebensverändernde Nahrungsumstellung

EULOGIA
VERLAG

## Disclaimer

Die in diesem Buch geäußerten Meinungen und Ansichten sind ausschließlich die des Autors und basieren auf persönlichen Erfahrungen sowie Interpretationen von wissenschaftlichen Erkenntnissen. Dieses Buch dient nicht als medizinischer oder ernährungswissenschaftlicher Rat und sollte nicht als solcher angesehen werden.

Die Informationen in diesem Buch wurden sorgfältig recherchiert und zusammengestellt; dennoch kann der Autor keine Gewähr für die Richtigkeit, Vollständigkeit oder Aktualität der Inhalte übernehmen. Der Autor und der Verlag übernehmen keine Verantwortung für etwaige Schäden oder Verluste, die direkt oder indirekt aus der Nutzung der in diesem Buch enthaltenen Informationen entstehen.

Leser sollten immer einen qualifizierten Fachmann konsultieren, bevor sie Änderungen an ihrer Ernährung oder ihrem Gesundheitsverhalten vornehmen.

Die Inhalte dieses Buches spiegeln nicht unbedingt die Ansichten von Institutionen oder Organisationen wider, mit denen der Autor verbunden ist.

# INHALT

EINFÜHRUNG

# DEINE KRANKHEIT IST IHR PROFIT

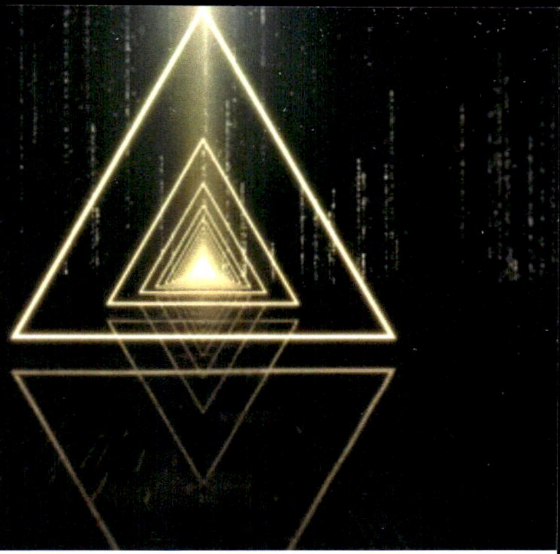

## GESUNDHEIT IST EIN PYRAMIDENSCHEMA

Man hat dich belogen. Die Ernährungspyramide, wie du sie kennst, wurde aus rein politischen und wirtschaftlichen Interessen entwickelt. Einige Experten versuchten noch, diesen Plan zu verhindern. Sie warnten vor den negativen Konsequenzen, die die Weltgeschichte verändern würde. Doch sie konnten es nicht verhindern. In diesem Buch nehmen wir die traditionelle Ernährungspyramide, die dir in der Schule als „gesunder Weg“ ins Gehirn gebrannt wurde, auseinander und bauen eine neue Ernährungspyramide wieder auf. Ja, das muss man erst einmal verdauen: Das meiste, **was man dir über gesunde Ernährung erzählt hat, war eine Lüge.**

Offensichtlich haben nur wenige Menschen den Mut, die großen Lügen, die uns verkauft werden, aufzudecken. Und einige der Autoren, die es versucht haben, wurden mit einem Publikationsverbot belegt oder ganz aus dem Verkehr gezogen. Ich denke, das sagt viel darüber aus, welch große Macht einer transparenten Verbraucherinformation im Wege steht.

**Die Lebensmittelpyramide, die uns in wissenschaftlichen und ernährungswissenschaftlichen Büchern verkauft wird, ist eins der bekanntesten Pyramidenschemata der Welt.** Meiner Meinung nach ist sie die Hauptursache dafür, dass Menschen chronisch krank, verwirrt und zu Gefangenen der großen Lebensmittel- und Pharmaindustrie geworden sind. Es ist an der Zeit, diesen großen Lügen ein Ende zu setzen.

Betrachten wir zum Beispiel das „Israeli-Paradox“. Studien deuten darauf hin, dass Samenöle, insbesondere darin enthaltene Omega-6- Fettsäuren, die Herzgesundheit negativ beeinflussen und Entzündungen fördern, und trotzdem werden sie weiterhin als schützend für das Herz angepriesen. Stattdessen werden Butter und Fleisch in der Öffentlichkeit verteufelt, was auf falschen Annahmen über Cholesterin aus den 1970ern stammt. Die klassische Ernährungspyramide, die uns seit unserer Kindheit in wissenschaftlichen Büchern eingetrichtert wird, basiert hauptsächlich auf

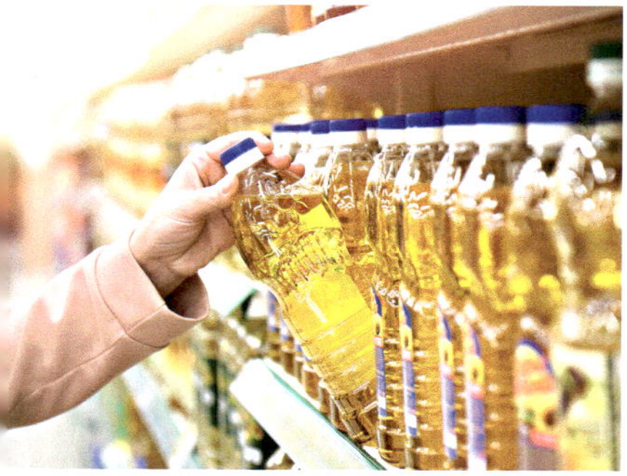
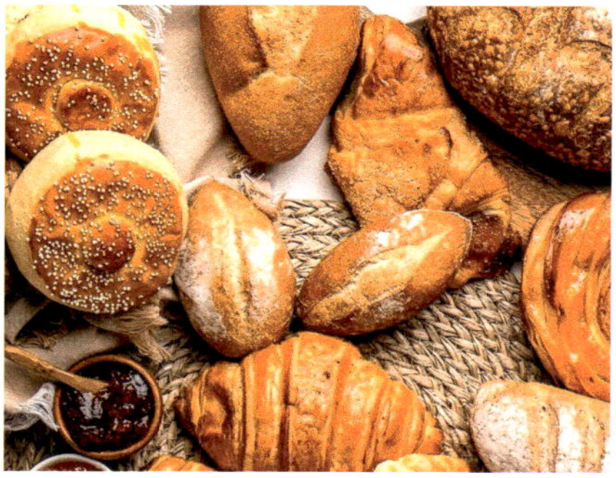
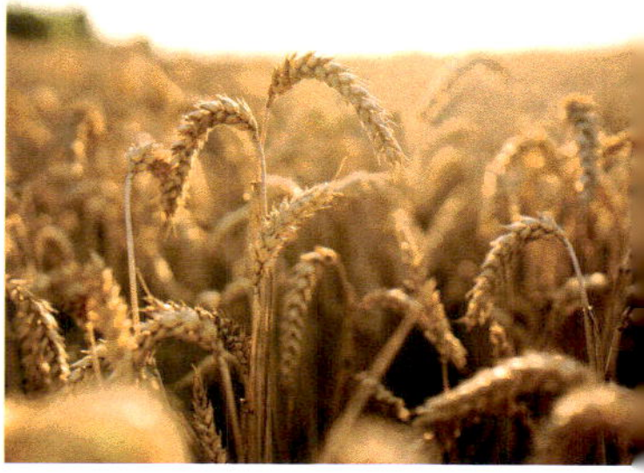

Getreide und Gluten, das die moderne Wissenschaft heute als eine der Hauptursachen für das Leaky-Gut-Syndrom identifiziert. Im Amerika der 70er Jahre war die Weizenindustrie der größte Geldgeber für die erste Ernährungspyramide, die seit über 50 Jahren die Grundlage der weltweiten Ernährungserziehung bildet.

Auf den folgenden Seiten dieses Buches werde ich mein Bestes geben, um das, was die Gesellschaft für „gesund" hält, zu beleuchten und dir die Wahrheit über all die Lügen zu zeigen, von denen die großen Player profitieren. Wenn du schon eine Weile auf diesem Planeten lebst, hast du das alles schon gehört: „Iss viel Grünzeug", „Trink 6–8 Gläser Wasser" und „Iss gesunde Proteine". Aber was wäre, wenn diese allgemeinen Ratschläge komplett aus der Luft gegriffen wären? Was, wenn die echte Ernährungspyramide ganz anders aussähe?

Bevor du dich in die folgenden Kapitel vertiefst, möchte ich dir sagen, dass du einige Fakten **kontrovers** finden wirst. Es ist nicht leicht zu akzeptieren, dass etwas, an das du jahrelang geglaubt hast, eine Lüge sein könnte. Aber …

**Ich helfe dir, deine Ernährung zu entmystifizieren, die verborgenen Lügen aufzudecken und Licht ins Dunkel zu bringen. Ich sage dir, was du wirklich essen solltest, um deinen Körper zu reinigen, zu entgiften, deine Zellen von innen zu nähren und dich nicht mit Chemikalien, Zusatzstoffen und vielen anderen schädlichen Substanzen zu vergiften.**

Die Ergebnisse werden letztlich für sich sprechen. Ich möchte jeden ermutigen, diese Ernährungsweise auszuprobieren. **Probiere sie nur 7 Tage aus.** Wenn du keinen Erfolg erfährst, melde dich bitte wieder bei mir. Auf den folgenden Seiten werde ich immer wieder darauf hinweisen, dass die Ernährung natürlich bioindividuell sein sollte. Aber dieses Buch ist der beste Anfang. Das war es schon für Hunderte von Menschen, die ihr Leben durch meine Ernährungsweise, Webinare und Einzelberatungen verändert haben.

An dieser Stelle möchte ich einen kurzen Disclaimer einfügen. **Lies nicht weiter,** wenn du nicht an der Wahrheit interessiert bist, wenn dir deine Gesundheit nicht wichtiger ist als deine Bequemlichkeit und wenn du nicht bereit bist, alles infrage zu stellen, was du dein Leben lang für „richtig" gehalten hast. Bequemlichkeit ist das, was die ganze Welt in die Situation gebracht hat, in der wir uns befinden. Dieses Buch ist für diejenigen, die bereit und offen sind, etwas zu ändern.

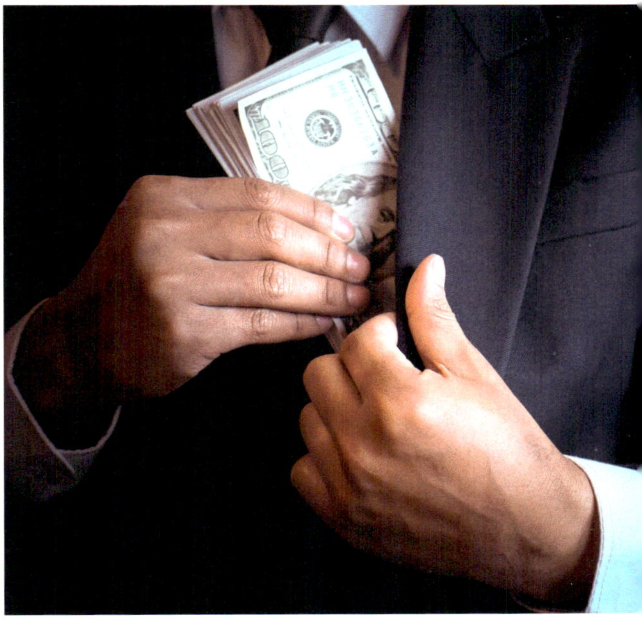

Grünzeug zum Beispiel ist nicht immer gesund. Schilddrüsenunterfunktion und chronische Entzündungskrankheiten könnten dadurch verstärkt werden. Das Wasser, das du trinkst, macht dich vielleicht jeden Tag kränker und dümmer. Und deine fettarme Milch könnte einer der Gründe sein, warum du keines deiner Gesundheitsprobleme in den Griff bekommst und warum du chronisch verschleimt bist.

Man sagt dir, dass Bohnen viele Ballaststoffe enthalten und dass ein Viertel jeder Mahlzeit aus Vollkornprodukten bestehen sollte, aber das sind meiner Meinung nach nicht die Lebensmittel, die deinen Körper mit Nährstoffen versorgen. Die zunehmende Verbreitung und der starke Anstieg chronischer Krankheiten zeigen, dass diese allgemeinen Richtlinien möglicherweise nicht hilfreich sind.

Die Welt der Gesundheit, der Ernährung und der „gesunden Ernährung" ist unglaublich verwirrend. Wir werden ständig mit Informationen bombardiert, was wir tun sollen und was nicht, und **meistens wählen wir den einfachsten Weg.**

Ich habe mich entschlossen, dieses Buch zu schreiben, weil dieses Wissen mein eigenes Leben gerettet hat. Ich habe damit Tausenden von Menschen geholfen,

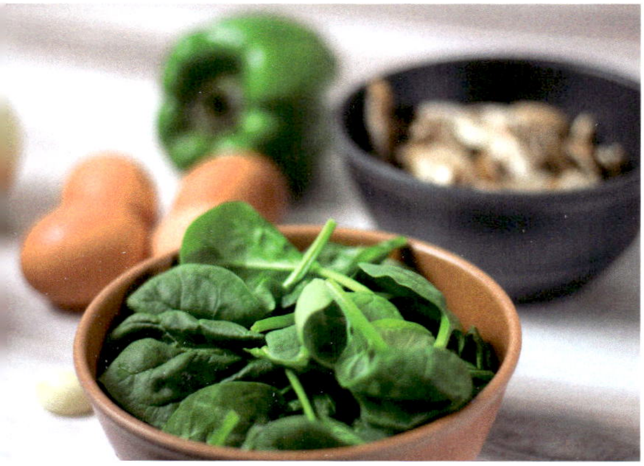
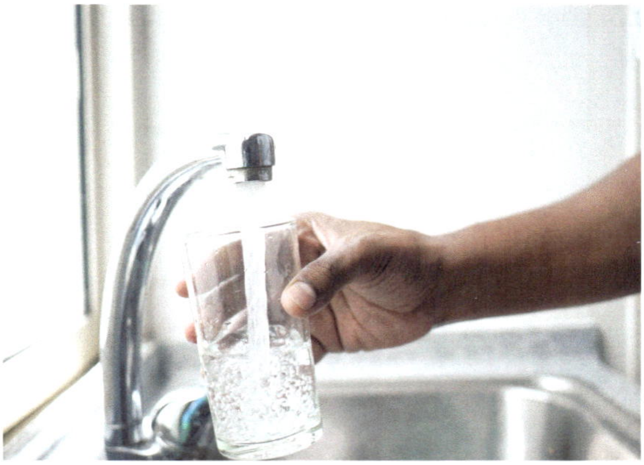
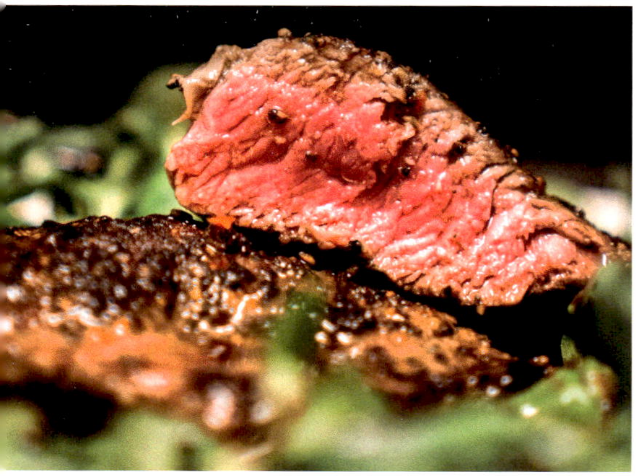
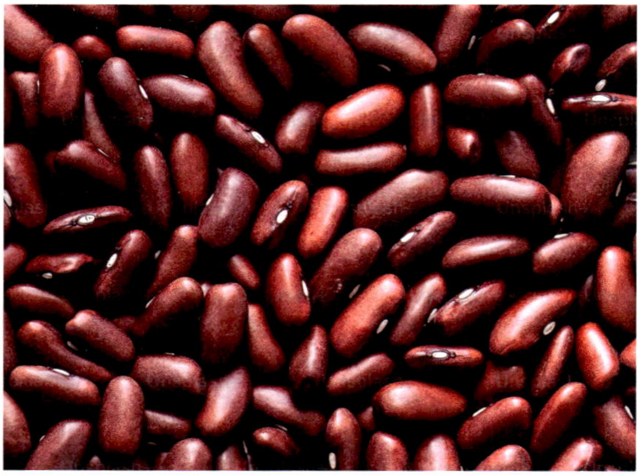

chronische Darm-, Haut- und Immunerkrankungen zu lindern oder sogar zu heilen. Dies verdanke ich nicht nur meinem akademischen Hintergrund, sondern vor allem meinem intensiven Selbststudium und den Diskussionen mit Experten aus der Welt der Alternativmedizin.

## ÜBER DEN AUTOR

Meinen kurzen Ausflug in die Welt der Humanmedizin habe ich aus einem sehr persönlichen Grund gewählt. Ich habe meinen Vater verloren, als ich neun Jahre alt war. Er war an Krebs erkrankt und starb aufgrund einer Fehldiagnose innerhalb von drei Monaten. Damit begann die dunkelste Zeit meiner Kindheit. Ich wollte nicht akzeptieren, dass so etwas in der heutigen Welt passieren kann, und ich glaube immer noch, dass so etwas nicht passieren sollte.

Nach dem Abitur habe ich Medizin studiert, aber schnell gemerkt, dass ich mit Symptombehandlung nichts anfangen kann. Nach sieben Semestern stand für mich fest, dass der klassische medizinische Weg nichts für mich ist. Natürlich habe ich in diesen Jahren so viel gelernt und gesehen, ohne das ich heute nicht hier wäre. Aber es gab eine große Lücke, die ich mit dem Medizinstudium nicht schließen konnte. Ich konnte nicht verstehen, dass in all den langen Semestern nur zwei Vorlesungen über Ernährung gehalten wurden. Außerdem lag der Schwerpunkt auf der Behandlung von Krankheiten mit Medikamenten und kurzfristigen Therapien. **Sollten wir Menschen nur behandeln, anstatt ihnen zu helfen, gar nicht erst krank zu werden?** Für mich als angehender Arzt fühlte sich das nicht richtig an.

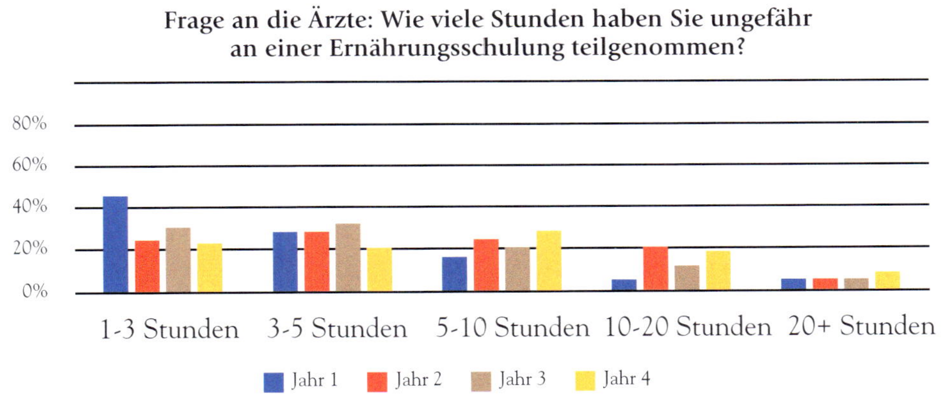


Quelle: *Duggan, M., Kodali, A., Panton, Z., Smith, S., Riew, G., Donaghue, J., Leya, G., & Briggs, L. (2023). Survey of Nutrition Education Among Medical Students. *Journal of Wellness*, 4. 10.55504/2578-9333.1167

Ich will die Ärzte natürlich nicht schlecht machen. Ich bin der Erste, der zum Arzt rennt, wenn ich mir ein Bein breche oder einen Herzinfarkt habe. Worauf ich hinweise, ist die **mangelnde Aufmerksamkeit, die der Vorbeugung und der ursächlichen Behandlung von Krankheiten gewidmet wird.** Und dahinter steckt meiner Meinung nach ein System. John D. Rockefeller hat mit dem Flexner Report 1910 unser medizinisches System so strukturiert, dass nur noch Symptome behandelt werden, und zwar mit den Petrochemikalien, die seine Industrien herstellen. Das war das offizielle Ende der Alternativ- und Pflanzenmedizin. Und auch der Individualmedizin. Die Medizin sollte jedoch eine gute Ausbildung, eine gute Ernährung, Entscheidungen über den Lebensstil, kleine tägliche Gewohnheiten, natürliche Heilmittel und eine große Lernbereitschaft umfassen. Es gibt kein Allheilmittel für alle, aber es gibt für jeden eine Vielzahl von Heilmitteln.

Die Diskrepanz zwischen dem, was von Ärzten erwartet wird, und dem, was sie letztendlich tun, ist wahrscheinlich einer der Hauptgründe dafür, dass die Welt der Gesundheit und des Wohlbefindens so chaotisch ist, wie sie ist. Die meisten Menschen verstehen unter Gesundheit die Abwesenheit von Symptomen. Aus dieser Sicht bedeutet Gesundheit, keine Kopfschmerzen zu haben, sich nicht ständig aufgebläht zu fühlen, an keinem Fieber, keinem Krebs, keinen Hautproblemen und so weiter zu leiden. Aber das ist nicht die wahre Gesundheit.

Symptomfrei zu sein ist sicherlich ein guter Meilenstein auf dem Weg zur Gesundheit, aber ich bin der Meinung, dass dies niemals das Ziel sein sollte. Das ist genau der Grund, warum sich die Gesellschaft so sehr auf die kurzfristige Behandlung von Symptomen konzentriert, anstatt die Ursache des Problems zu finden und zu beheben. Angenommen, du hast Kopfschmerzen, weil du chronisch dehydriert bist. Du setzt ausschließlich auf Koffein und vergisst die meiste Zeit des Tages, richtiges Wasser zu trinken, weil du keine Zeit hast, immer in Eile bist und Familie und Arbeit Vorrang haben. Ein in meinen Augen guter Arzt würde dich nach deinen Trinkgewohnheiten fragen und dir zunächst einige Ernährungstipps geben, nach einer Weile vielleicht Nahrungsergänzungsmittel in Betracht ziehen und dann, wenn diese Lösungen nicht ausreichen, einige Techniken zur Stressbewältigung vorschlagen.

Viele Menschen verlassen sich jedoch aus unterschiedlichen Gründen auf Tabletten und glauben, dass Kopfschmerzen etwas sind, mit dem sie sich ihr Leben lang herumschlagen müssen. Die Symptome zu behandeln, anstatt die Ursache des Problems anzugehen, ist, **wie mit einem Hammer auf den Feueralarm zu schlagen, sobald er ertönt, anstatt die Umgebung zu untersuchen, um den Brandherd zu finden.**

Und das ist noch nicht alles. Wenn dein Gesundheitsziel nur noch die Abwesenheit von Symptomen ist, **gibst du dich mit viel weniger zufrieden, als möglich wäre.** Wenn die Abwesenheit von Symptomen das Überleben bedeutet, können wir nur mit einem gesunden Körper und Geist, einer guten Ausrichtung, außergewöhnlichen Leistungen und körperlichen und kognitiven Verbesserungen wirklich erfahren, was es bedeutet, zu leben. Ich bin der Meinung, dass die ausschließliche Behandlung von Symptomen alle Menschen, die das Leben in vollen Zügen genießen wollen, unglaublich einschränkt.

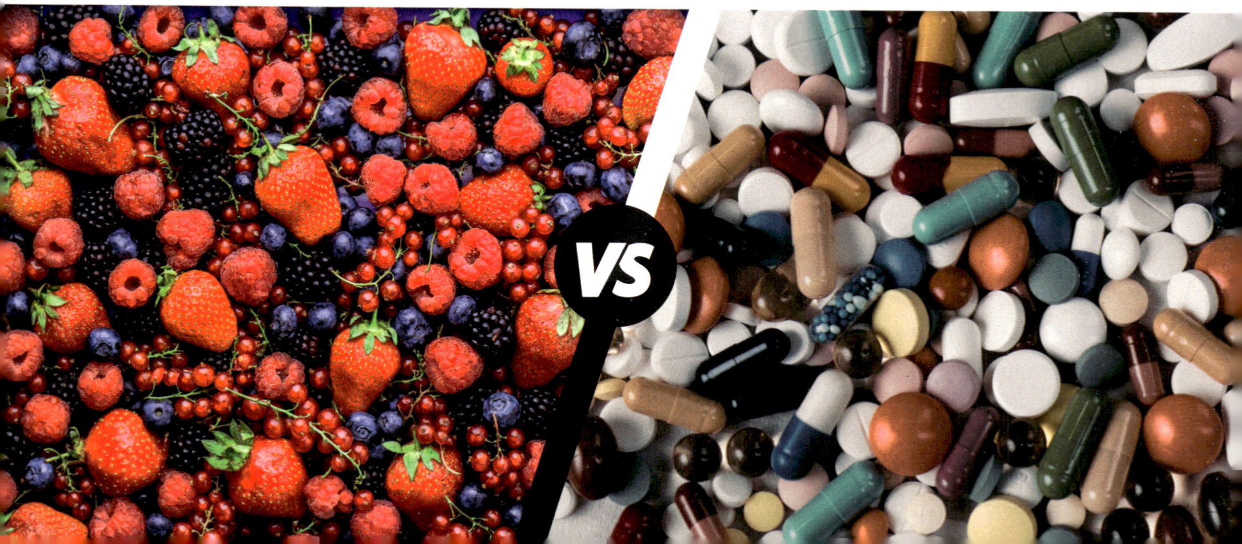

Aus diesen und vielen anderen Gründen habe ich mich auf eine weitere lange Reise begeben. **Ich beschloss, Ernährung zu studieren.** Diesmal, so hoffte ich, mit einem umfassenderen Ansatz, den Körper und alle Wege zur Heilung von innen heraus zu verstehen. Ich absolvierte ein fünfjähriges Studium der Lebensmittel- und Gesundheitswissenschaften in Deutschland. Neben dem Studium war ich natürlich ständig auf der Suche nach weiteren Möglichkeiten, mit meinem Körper zu experimentieren, Erkenntnisse aus verschiedenen Wissensquellen zu gewinnen, eine Information nicht als Dogma zu betrachten und stattdessen alle Informationen, die mir als Tatsache vermittelt wurden, zu hinterfragen. **Ich war bereit für einen Paradigmenwechsel der Medizin.**

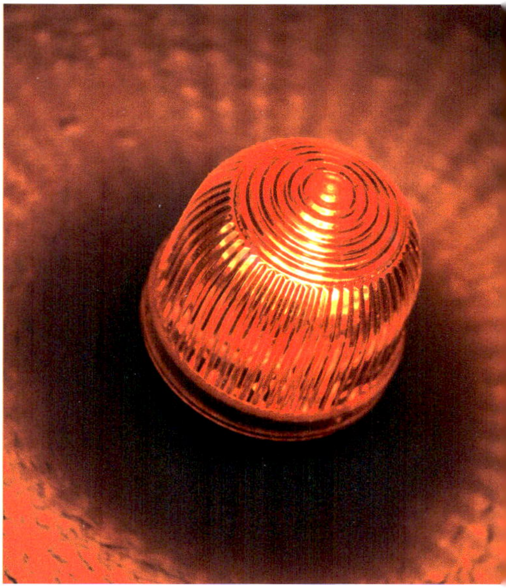

Schritt für Schritt baute ich meinen eigenen Plan für alternative Heilung und wahre, tiefgreifende, nachhaltige und dauerhafte Gesundheit auf. Als ich mein zweites Studium abschloss, begann ich, andere Menschen zu coachen und ihnen mit dem erworbenen Wissen zu helfen, ihre Gesundheit zu verbessern. Was ich in meinem und ihren Fällen erlebte, war überwältigend. Die klassische Medizin nutzt gerne Cortison. Bei Asthma. Bei Ekzemen. Bei Darmproblemen. Bei Autoimmunerkrankungen. Aber ich habe versucht, die Ursache dieser Krankheiten zu verstehen und zu behandeln. Erst bei mir, und dann bei Tausenden Menschen. Der Schlüssel lag im Darm.

Natürlich bestand mein Weg nicht nur darin, anderen zu dienen. Natürlich habe ich noch gelernt, alle Teile zusammenzufügen und von Fall zu Fall zu verhindern, was meinem Vater widerfahren war. Aber das war nicht alles. Ich hatte schon seit einiger Zeit mit körperlichen Problemen und Vergiftungserscheinungen zu kämpfen. Ich hatte Asthma, litt regelmäßig unter verschiedenen Allergien und meine Haut war von Ekzemen befallen. Ich habe viele verschiedene Diäten ausprobiert, aber **keine hat bei mir funktioniert.** Einige, wie die vegane Ernährung, machten mich schwach und müde; andere, wie die ketogene Ernährung, verursachten Mangelerscheinungen und starke Heißhungerattacken; und wieder andere waren auf Dauer einfach nicht durchzuhalten oder unpraktisch, wenn es darum ging, ein reiches, sozial aktives Leben zu führen.

Durch Versuch und Irrtum habe ich glücklicherweise herausgefunden, was für meinen Körper am besten funktioniert. Ich habe es geschafft, alle meine gesundheitlichen Probleme zu heilen, und bin weit über die Behandlung der Symptome hinausgegangen. Ich nutzte das gesammelte Wissen über die menschliche Gesundheit, die körperliche und kognitive Leistungsfähigkeit sowie die Erkenntnisse über Ernährung und alternative Heilmethoden, um einen völlig neuen Weg zur ganzheitlichen Gesundheit zu beschreiten. Nicht nur meine Allergien, mein Asthma, meine Ekzeme und meine Energielosigkeit verschwanden, ich wachte jeden Morgen erfrischt auf, mein Immunsystem war stärker als je zuvor und ich hatte all die Energie, die ich brauchte, um zu trainieren, mein Geschäft aufzubauen, zu coachen und für meine Familie und meine Lieben da zu sein. Es ging mir gut. Und vielen, die ich beriet, ging es ebenso von Tag zu Tag besser.

In den letzten zehn Jahren hatte ich keine dieser Symptome mehr. In meiner Familie halten wir uns alle an die Ernährungsrichtlinien, die ich in diesem Buch beschreibe. Mein Kind ernährt sich genauso wie meine Frau und ich. Natürlich gibt es, wie gesagt, feine, aber wesentliche Unterschiede. Richtlinien sind eine Sache, strenge Regeln eine andere. Jeder Mensch sollte sich um seinen eigenen, einzigartigen Körper kümmern; deshalb passt meine Familie die Ernährung, die pflanzlichen Produkte und die Nahrungsergänzungsmittel bei Bedarf auch immer wieder individuell an.

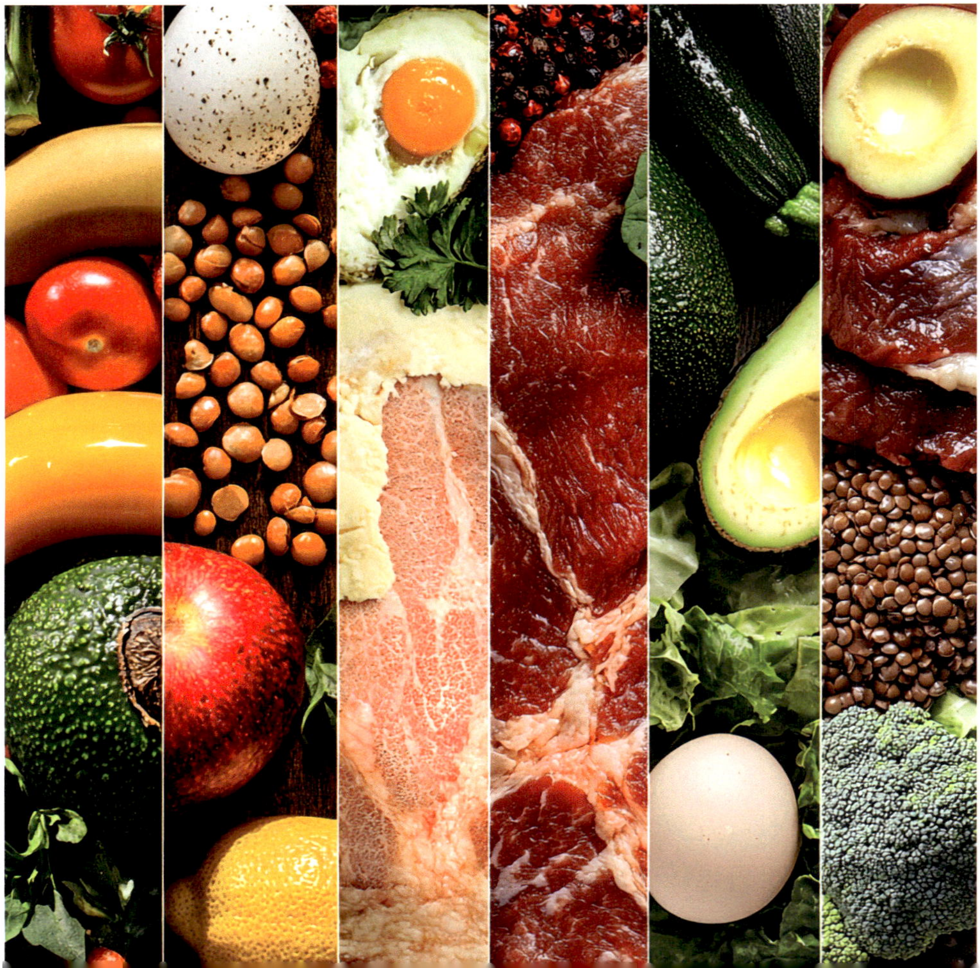

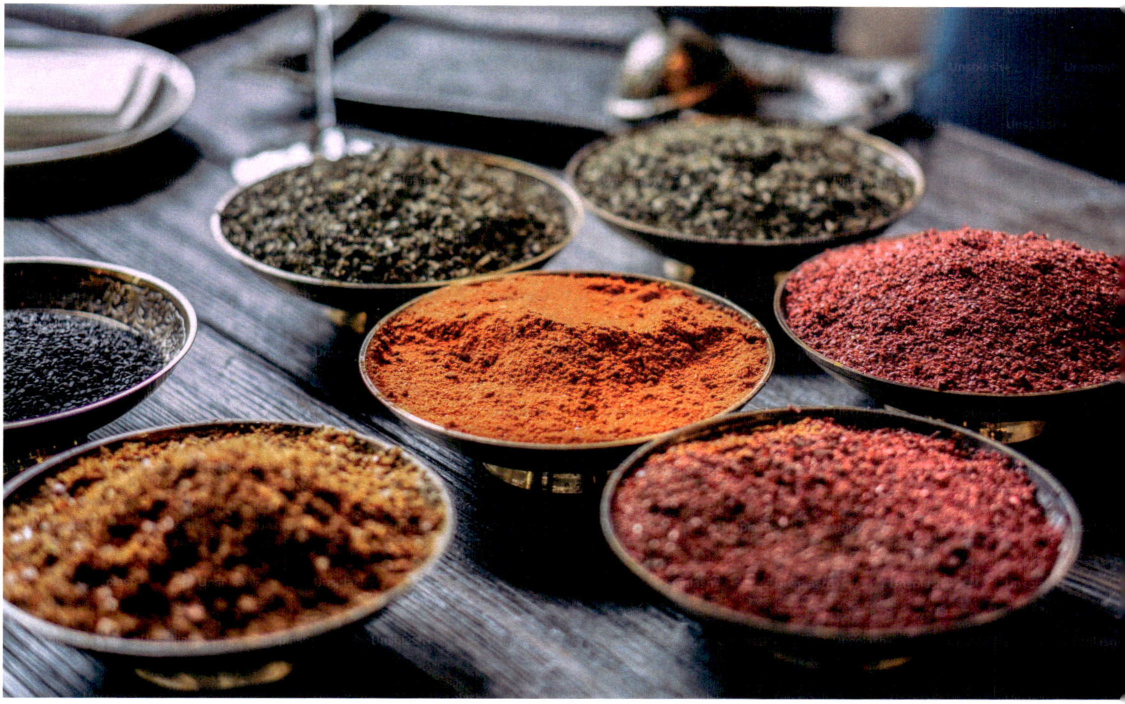

Vor mehr als einem Jahr habe ich angefangen, das, was im kleinen Maßstab funktioniert hat, in den sozialen Medien zu teilen. Heute poste ich sowohl auf Englisch (@exiled.medic auf Instagram) als auch auf Deutsch (@exiled.medic.de auf Instagram und Youtube) und erreiche über 1,5 Millionen Menschen. Es war und ist eine interessante Reise, auch wenn ich natürlich immer wieder auf Widerstand stoße. Die Werbung und die Lebensmittelindustrie unterziehen uns täglich einer Gehirnwäsche mit allen möglichen Fake News und Informationen, die meiner Meinung nach nur darauf abzielen, uns krank und abhängig von Pillen, Medikamenten und medizinischen Behandlungen zu machen. Ganz zu schweigen von den **Anstrengungen, Kinder und Erwachsene nach Junkfood und toxischen Getränken süchtig zu machen.** Es ist traurig, dass sowohl die Lebensmittelindustrie als auch die

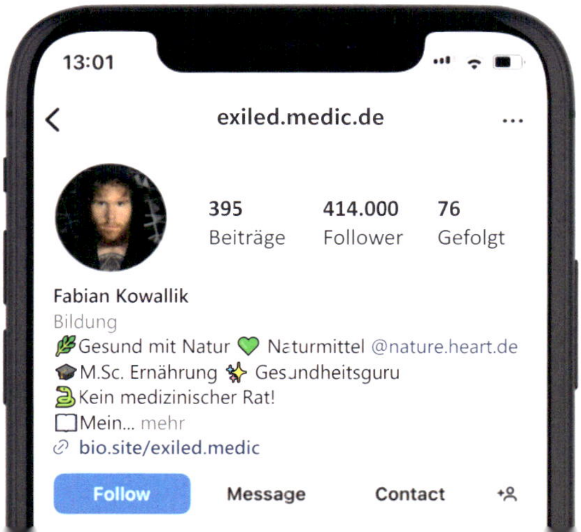

Organisationen, die uns helfen sollen, gesund zu bleiben, uns immer wieder falsch informieren und verwirren. Es ist kein Wunder, dass die meisten Menschen auf der Welt gesundheitliche Probleme haben und ein großer Teil von ihnen irrtümlicherweise glaubt, sich gesund zu ernähren.

Die schockierendsten Erfahrungen, die mir geholfen haben, das alles zu verstehen, waren meine drei Jahre als Produktmanager in der pharmazeutischen Industrie, der Lebensmittelindustrie und in Start-ups der Ernährungsbranche. Insbesondere die Arbeit bei einem der größten Lebensmittelkonzerne der Welt hat meine Perspektive für immer geprägt. Dieser multinationale Riese steht hinter vielen bekannten und etablierten Marken in den Bereichen Süßwaren und Tiernahrung. Als Produktmanager in diesem Unternehmen bestand meine Aufgabe darin, nach den günstigsten Lieferanten zu suchen, die es ermöglichten, noch billigere Zutaten zu verwenden und gleichzeitig mit jedem verkauften Produkt den größtmöglichen Gewinn zu erzielen. Was in diesen Lebensmitteln steckt, sind hochverarbeitete Zutaten, die man nicht kennt. Es ist offensichtlich, dass die Gesundheit des Kunden keine Rolle spielt, wenn es darum geht, zu entscheiden, welche Zutaten weggelassen werden und welche nicht. Der übliche Hinweis, dass *das Produkt im Rahmen einer gesunden und abwechslungsreichen Ernährung verzehrt werden soll*, ist alles, was diese Unternehmen auf dem Etikett angeben müssen, um ihre Interessen zu wahren. Das Hauptziel dieser Unternehmen ist der Profit. Ganz gleich, ob es um gentechnisch veränderte Organismen (GVO) geht oder ob die neuen Ernährungsrichtlinien angepasst werden müssen, damit die Menschen glauben, diese verführerischen Produkte kaufen

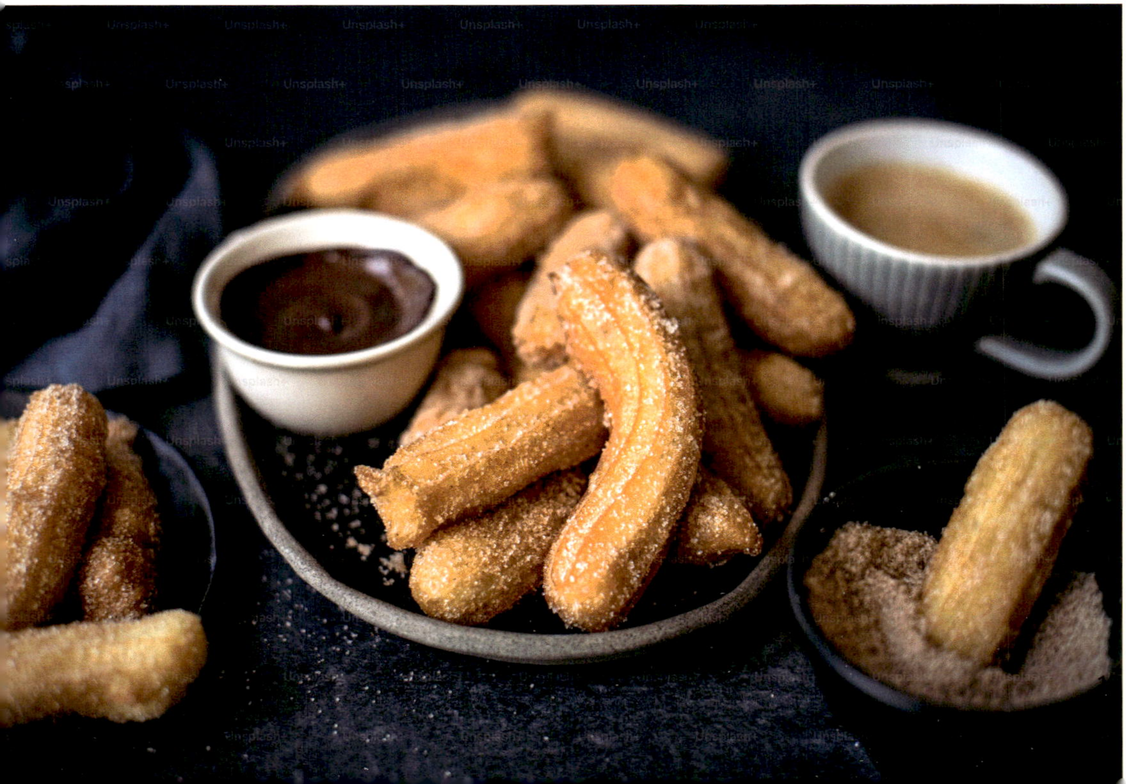

zu müssen. Deshalb ist die traditionelle Ernährungspyramide nach meiner Auffassung ein riesiger Betrug. Alles andere ist Kontext. Und das Traurige daran ist, dass es nicht einmal das ganze Übel darstellt.

Wenn du in einen Fast-Food-Laden gehst, erwartest du natürlich minderwertiges Essen. Du weißt, dass du billige Preise für billiges Essen bezahlst und du würdest nicht erwarten, dass dir erstklassige, biologische, fettarme, proteinreiche, pestizidfreie, aber billige Pommes serviert werden. (Wusstest du, dass diese bekannten Pommes 19 Zutaten haben?!) Vielleicht erwartest du das aber, wenn du deine täglichen Grundnahrungsmittel im Supermarkt um die Ecke kaufst. Und natürlich erwartest du hochwertige Zutaten in den proteinreichen Müsliriegeln, die du für deine heranwachsenden Kinder kaufst. Und wenn all die Fitnessgurus da draußen von ihren Haferflocken und Hühnchen mit Reis schwärmen, warum sollte es bei dir anders sein? Das Problem dabei ist: Wenn es durch Werbung vermarktet wird, steckt jemand dahinter, der mehr Profit machen will. Das Essen, das du in den Händen hältst, mag regional, biologisch, glutenfrei, vegan oder sogar keto-freundlich sein, aber es bedeutet nichts, wenn es nicht die beste Option für deinen Körper ist, nicht nur um zu überleben, sondern um zu heilen, zu regenerieren und zu gedeihen.

Mehr als 1.800 Menschen haben inzwischen an meiner Online-Masterclass teilgenommen. Dort spreche ich über die Wahrheit hinter den Lebensmitteletiketten, über die großen Konzerne, die bestimmen, was in die besten Regale der Supermärkte kommt und was nicht, über die Zusammenhänge zwischen den großen Killern, weit

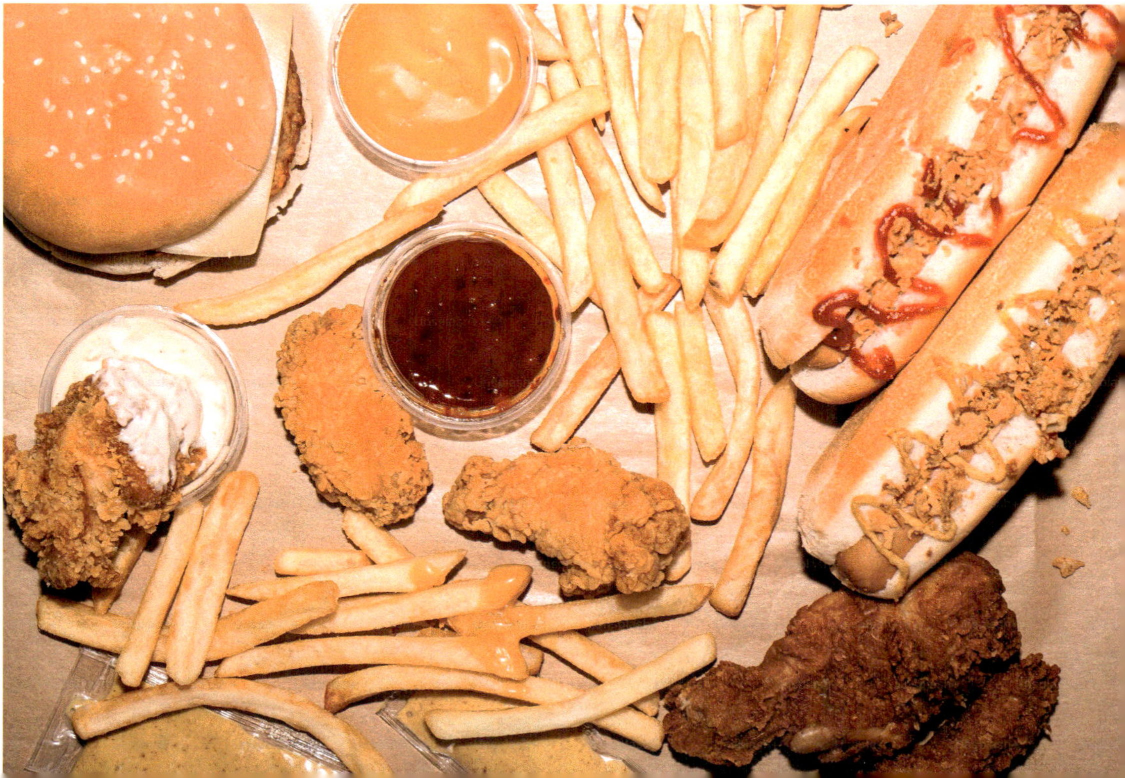

verbreiteten Krankheiten und schlechten Ernährungsgewohnheiten und vor allem darüber, wie man mit einem einfachen und direkten Ansatz seine Ernährung umstellen, entgiften und seinen gesamten Küchenvorrat revolutionieren kann. Heute geht es nicht mehr nur um *fettarm oder fettreich*. Es geht auch nicht darum, wie viel Gramm Eiweiß auf deinem Teller landen sollte. Die wahren Probleme sind Schwermetalle in der Nahrung, Lebensmittelverunreinigungen, Mikroplastik, Parasiten, toxische Getränke und Flüssigkeiten sowie giftige oder krebserregende Inhaltsstoffe. Und das Fehlen der Nährstoffe …

Schlechte Ernährung ist zweifellos die wichtigste Ursache für die Gesundheitsprobleme, mit denen die Gesellschaft heute konfrontiert ist, aber die gute Nachricht

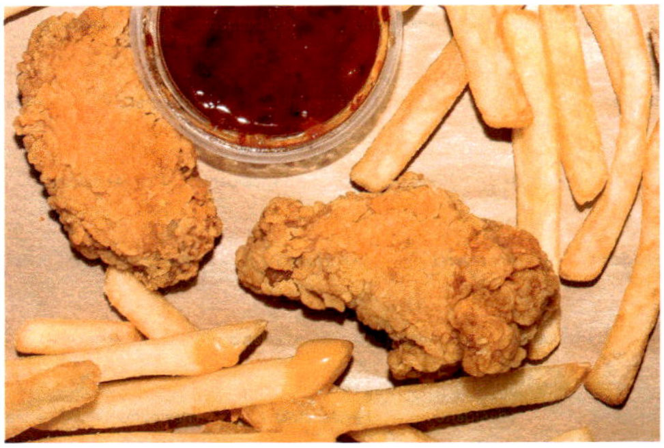

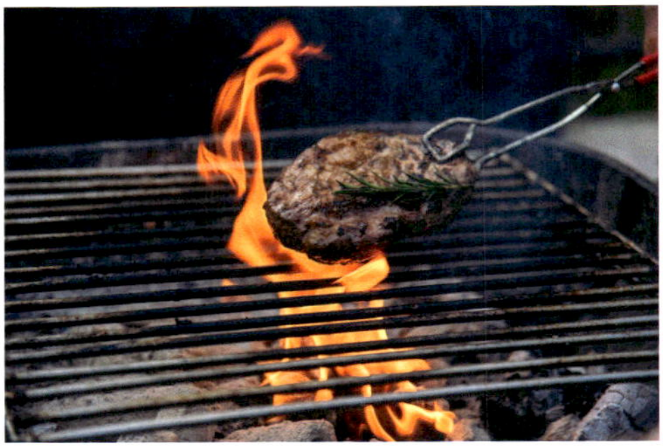

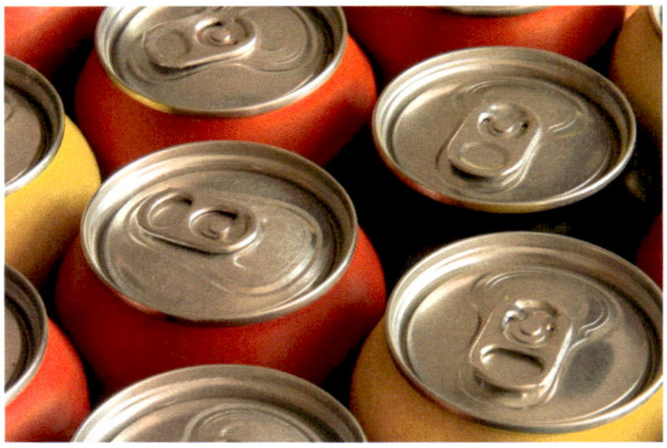

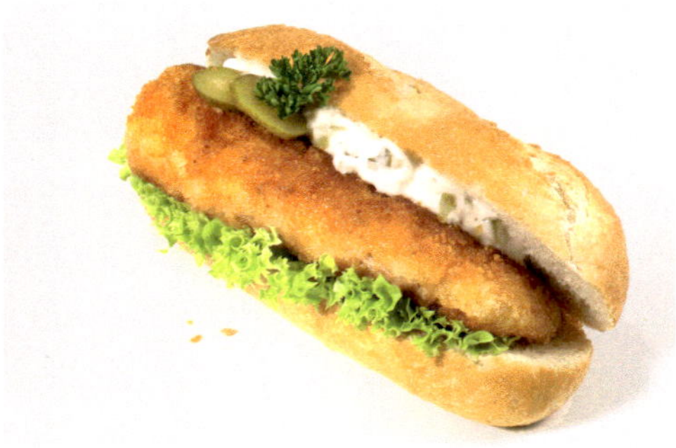

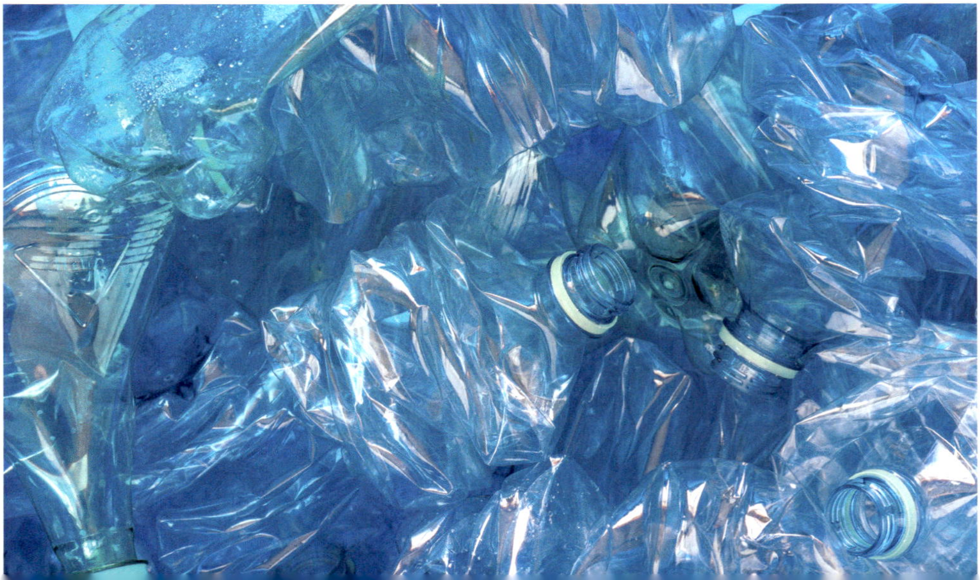

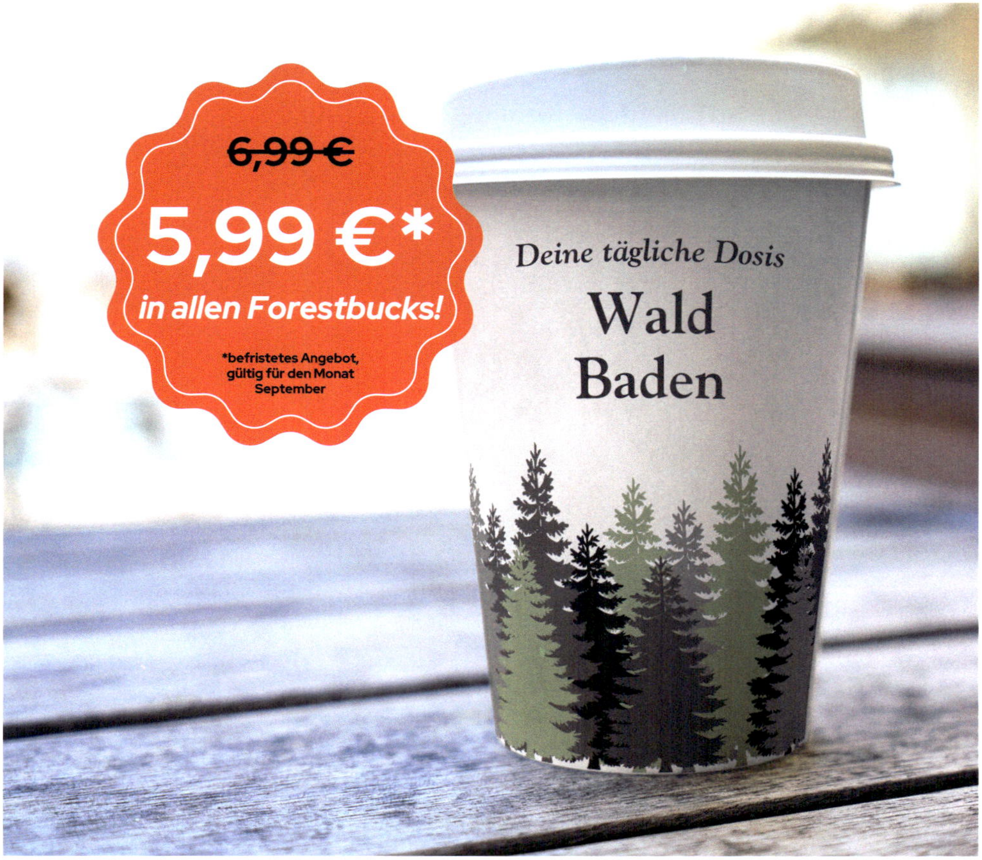


ist, dass Ernährung auch eine Lösung sein kann. **Dieses Buch soll DEINE Lösung sein.** Ich bin fest davon überzeugt, dass über 97 % aller Krankheiten mit der Ernährung zusammenhängen. Es ist an der Zeit, dem ein Ende zu setzen.

Hast du schon einmal in der Natur innegehalten und dieses tiefe, erholsame Gefühl erlebt, bei dem dein ganzer Körper zur Ruhe zu kommen scheint? Das ist kein rein psychischer Vorgang, sondern ein weiteres Naturheilmittel, über das niemand spricht. Wenn du dich in der Natur aufhältst, heilt dich das, was du siehst, was du atmest und was du mit deinen Füßen berührst (wenn du barfuß gehst). Mit jedem Atemzug gelangen zwanzigmal mehr Antioxidantien in deinen Körper und die kombinierte Kraft von Sonnenlicht und Erdung stärkt deinen ganzen Körper, reduziert Entzündungen und verbessert deine Stimmung. Es ist erwiesen, dass die Terpene des Waldes Stress abbauen und auf natürliche Weise beruhigen. Diesen Effekt nennt man Waldbaden[1]. Terpene wirken entzündungshemmend, anti-kanzerogen und neuroprotektiv, indem sie die natürlichen Killerzellen massiv stimulieren. Erdung bedeutet, über den Boden zu gehen oder in direktem Kontakt mit dem Boden zu stehen. Studien zeigen, dass die Erdung es unserem System ermöglicht, schädliche Ionen

# DIE NATUR ALS ARZT

Zeit in der Natur verbringen = 20x mehr Antioxidantien als wilde Heidelbeeren

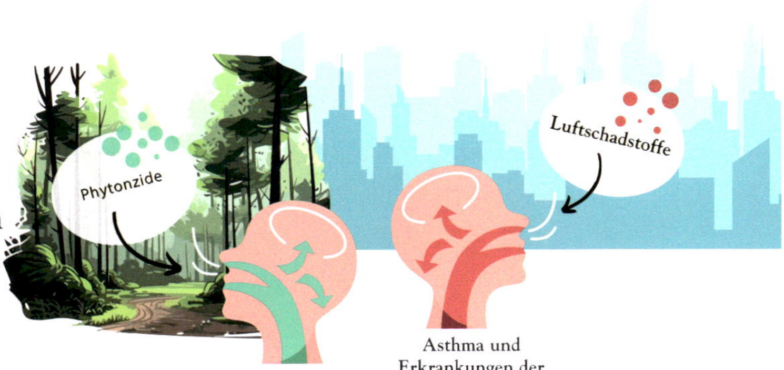


## Schutz unserer Gesundheit mithilfe der Natur:
## ERDUNG, SONNENLICHT, TERPENE

**Erdung = Entladung *schädlicher* Ionen in den Boden**

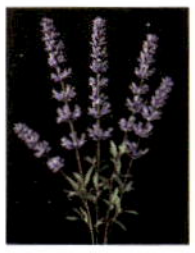
(Lavendel)
Linalool

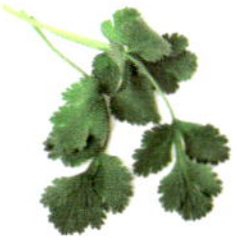
(Koriander)
Geraniol

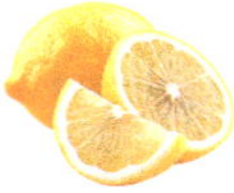
(Zitronen)
Limonen

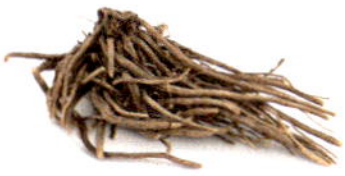
(Baldrian)
Humulen

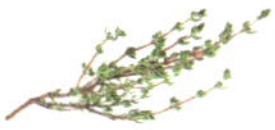
(Thymian)
Carene

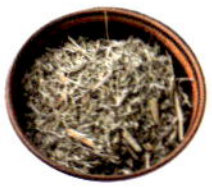
(Wermut)
Nerol

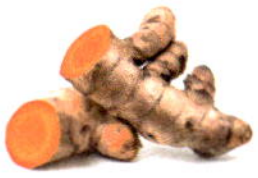
(Kurkuma)
Caryophyllen

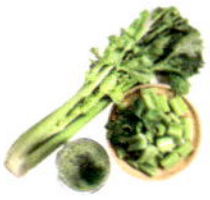
(Sellerie)
Terpinolen

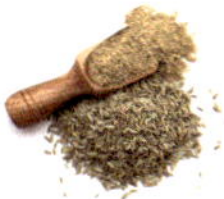
(Fenchel)
Pinen

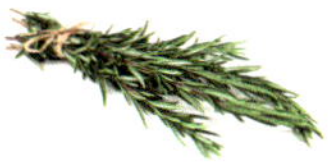
(Rosmarin)
Myrcen

Ein leitfähiger Körper nimmt freie Elektronen aus der Erde auf. Im Körper wirken diese freien Elektronen als Antioxidantien, was viele gesundheitliche Vorteile mit sich bringt.

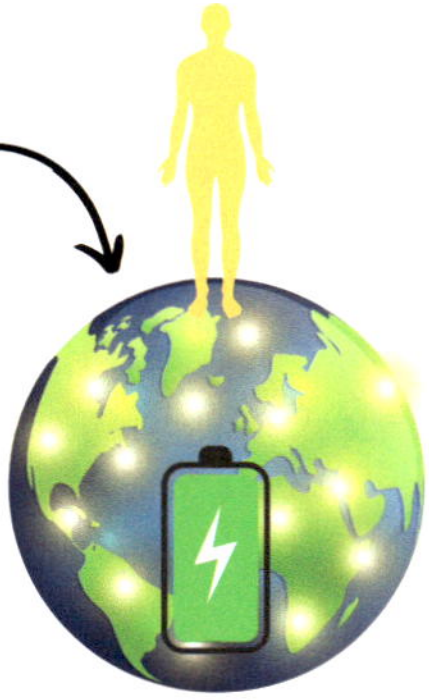

Das Inhalieren und Aufnehmen von natürlichen Terpenen kann viele Krankheiten lindern.

in <u>Früchten</u>, <u>Wäldern</u> und <u>Ozeanen</u>

an den Boden abzugeben. Wir sind elektrische Wesen, und die Erdung hilft uns, die angestauten elektromagnetischen Frequenzen abzugeben.

Das stellt das Energieniveau wieder her, lindert körperliche Schmerzen, verbessert die Schlafqualität und unterstützt die Heilung von Herz-Kreislauf-Erkrankungen. Aber weißt du was? Du kannst Erdung nicht in einem *magischen Fläschchen für 5,99 €* in die Regale stellen. Und sie können es auch nicht, indem sie deine *„tägliche Dosis" Bio-Waldbad* mit anderen Inhaltsstoffen versetzen. Dies ist nur ein Beispiel dafür, dass die größten Gesundheitsmittel da draußen sind; aber niemand weiß es.

In den folgenden Kapiteln werde ich auf alles eingehen, was ich in meiner Masterclass, in meinen Beratungen, in den sozialen Medien und darüber hinaus anwende. Dieses Buch soll das **praktischste Gesundheitshandbuch** werden, das du je in der Hand hattest, und ich biete dir alle Werkzeuge, die du brauchst, um deine Gesundheit von innen heraus zu verstehen und zu verändern.

Ich bin fest davon überzeugt, dass unverarbeitete, unverfälschte Lebensmittel aus der Natur der Schlüssel zu Gesundheit in der Vergangenheit waren und auch in der Zukunft sein werden. Und nun zu den Fakten.

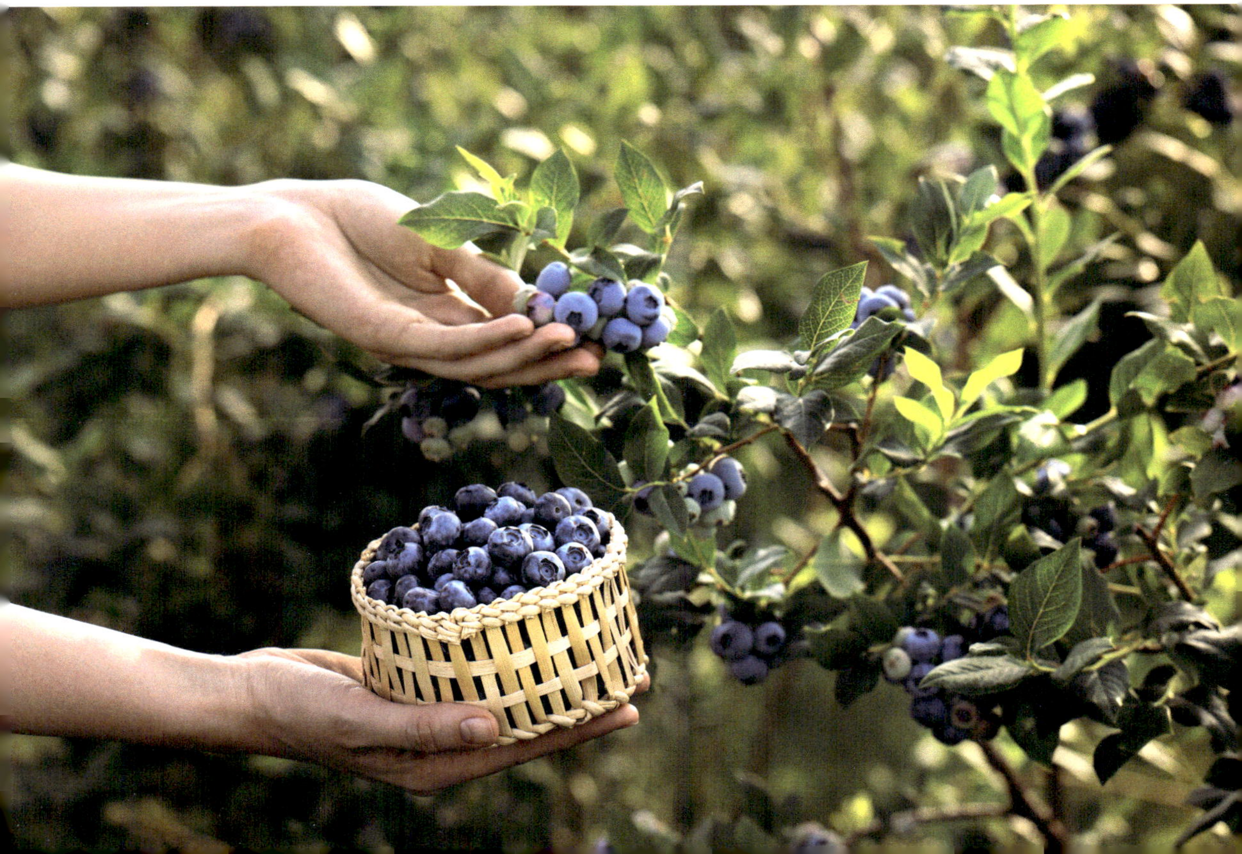

KAPITEL 1

# WAS DU ISST, MACHT DICH KRANK

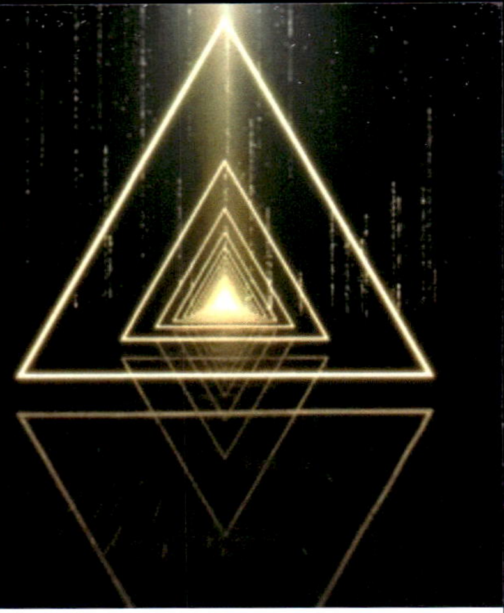

## DIE GESCHICHTE DER ERNÄHRUNGSPYRAMIDE

Die Geschichte der traditionellen Ernährungspyramide, die wir alle aus Sachbüchern und dem Biologieunterricht der fünften Klasse kennen, reicht bis in die Mitte der 1940er Jahre zurück. Genau, es war die Nachkriegszeit. Um den Menschen zu helfen und die Lebensmittelknappheit zu überwinden, beschloss das United States Department of Agriculture (USDA), die **sieben grundlegenden Ernährungsrichtlinien** herauszugeben:

1. Grünes und gelbes Gemüse
2. Orangen, Tomaten und Grapefruits
3. Kartoffeln und anderes Gemüse
4. Milch und Milchprodukte
5. Fleisch, Geflügel, Fisch, Eier und Bohnen
6. Brot, Mehl und Getreideerzeugnisse
7. Butter und Margarine

Bis jetzt hast du vielleicht nicht viel davon mitbekommen. Aber die Propagandaplakate empfahlen den Menschen ganz offen, zusätzlich zu den sieben Grundnahrungsmitteln alles zu essen, was ihnen schmeckt. Mit anderen Worten: „Esst viel davon und im Grunde *alles, was ihr mögt*!" Das klingt nicht gerade nach gesunden Richtlinien, oder?

In Wirklichkeit waren sie es nicht. Einige Jahrzehnte vergingen, und während sich die Menschen langsam an die „Iss, was du willst"-Idee gewöhnten, arbeitete Schweden an der Lösung eines anderen Ernährungsproblems. In den 1970er Jahren beschäftigte sich das Nationale Amt für Gesundheit und Wohlfahrt dort mit den steigenden

Lebensmittelpreisen. Sie entwickelten eine Tabelle, die den Menschen vorschlug, welche Lebensmittel zu den „Grundnahrungsmitteln" und welche zu den „ergänzenden Nahrungsmitteln" gehören sollten. Leider gehörten zu den ergänzenden Nahrungsmitteln auch viele ernährungsphysiologisch wertvolle Produkte wie Obst, Fleisch und Fisch. Auch hier basierte das Diagramm eher auf **politischen und wirtschaftlichen Erfordernissen** als auf ganzheitlich-medizinischen Empfehlungen.

Aber das schwedische Kreisdiagramm war verwirrend und unpraktisch. Deshalb entwarf die schwedische Pädagogin Anna-Britt Agnsäter 1973 vermutlich **die erste richtige Ernährungspyramide**. Diese wurde erstmals 1974 in einer Ausgabe der Zeitschrift der Genossenschaft veröffentlicht.

Wie man sieht, befinden sich auf den drei Ebenen der Pyramide unten Brot, Getreide, Hülsenfrüchte, Kartoffeln und Milch, in der Mitte Obst, Gemüse und Säfte und oben Eier, Fleisch und Fisch. Natürlich war die Pyramidenform für die Menschen attraktiv, weil sie leicht zu verstehen war. **Aber sie war noch viel zu weit davon entfernt, wie eine gesunde Ernährung aussehen sollte.**

Es dauerte viele Jahre, bis das USDA 1992 eine eigene Version der Lebensmittelpyramide veröffentlichte. Sie war das Ergebnis einer langen Reihe von Diskussionen zwischen Ernährungs- und Gesundheitsexperten, Politikern, der Großindustrie und der US-Regierung.

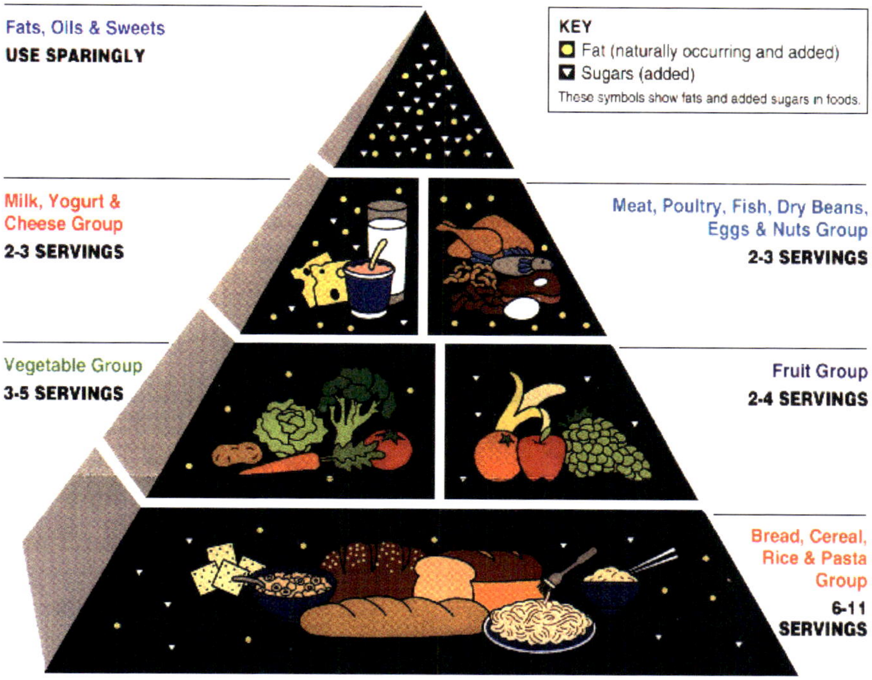

Wie man sieht, wurde eine weitere Ebene hinzugefügt und die Kategorien wurden in kleinere Lebensmittelgruppen unterteilt. Ganz unten: überwiegend Kohlenhydrate. Weiter oben: Obst und Gemüse. Zur Spitze hin: Eiweißquellen. Ganz oben: **zugesetzter Zucker und irgendwelche Fettquellen.**

Die erste Ernährungspyramide, die in dem Land veröffentlicht wurde, das einst als die fortschrittlichste Nation der Welt galt, empfahl den Menschen offen den regelmäßigen Verzehr von zugesetztem Zucker und den Konsum von Fett. Ganz zu schweigen davon, dass Brot, Getreide und Körner die Grundlage der „idealen Ernährung" bildeten.

Eine Welle panischer Ernährungswissenschaftler warnte schnell davor, dass diese Tabelle der Bevölkerung mehr schaden als nützen würde. Der Harvard-Professor Walter Willett[2] war einer der ersten Experten, die es wagten, dagegen Stellung zu

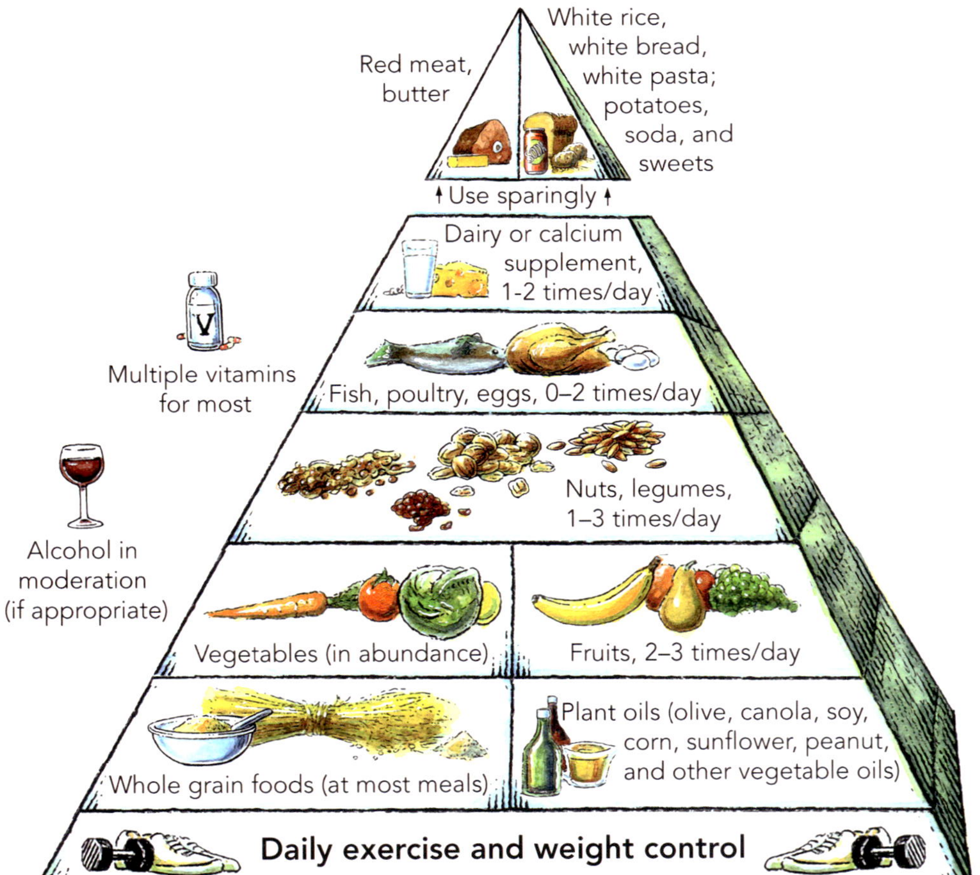

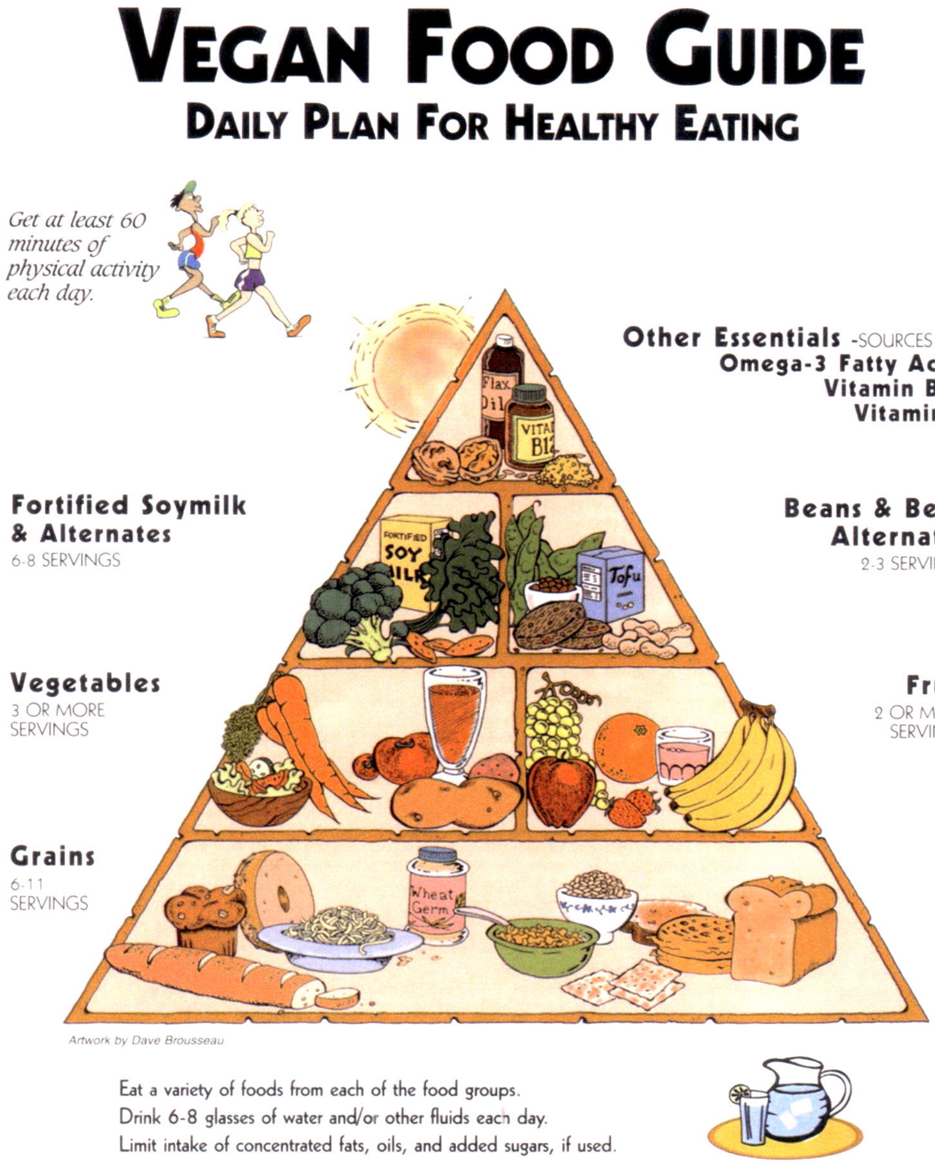


beziehen. Er wies darauf hin, dass diese Richtlinien nicht von Ernährungswissenschaftlern stammen, sondern auf den Interessen der Lobbyisten der Lebensmittelindustrie beruhen. Eine weitere Stimme, diesmal direkt von der USDA-Direktorin Luise Light, bestätigte, dass die Formulierungen geändert wurden, um wirtschaftliche Interessen zu verfolgen – und nicht zum Nutzen der Verbraucher.

- Verarbeitete Lebensmittel wurden gegenüber Vollwertkost bevorzugt.
- Unverarbeitetes Fleisch und Rohmilchprodukte wurden nicht hervorgehoben, weil die Fleisch- und Milchlobby befürchtete, dass dies dem Absatz von Industrieprodukten schaden könnte.
- Der Anteil von Weizen und Getreide wurde erhöht, um der Industrie entgegenzukommen.
- Zu guter Letzt wurde die Farbe der Lebensmittelgruppe „Fette, Öle und Süßwaren“ von Rot in Lila geändert, weil die Verkäufer in diesem Bereich befürchteten, dass Rot mit „zu schlecht“ assoziiert wird und sich dies negativ auf den Absatz auswirken könnte.

In den folgenden Jahren entstanden viele weitere Pyramiden und Modelle, die Menschen mit unterschiedlichen Ernährungsbedürfnissen helfen sollten, ein Gleichgewicht zu finden und zu lernen, wie man sich richtig ernährt. Allen Pyramiden war jedoch gemeinsam, dass sie sich **stark auf glutenhaltige Produkte und andere Getreidesorten stützten.**[3]

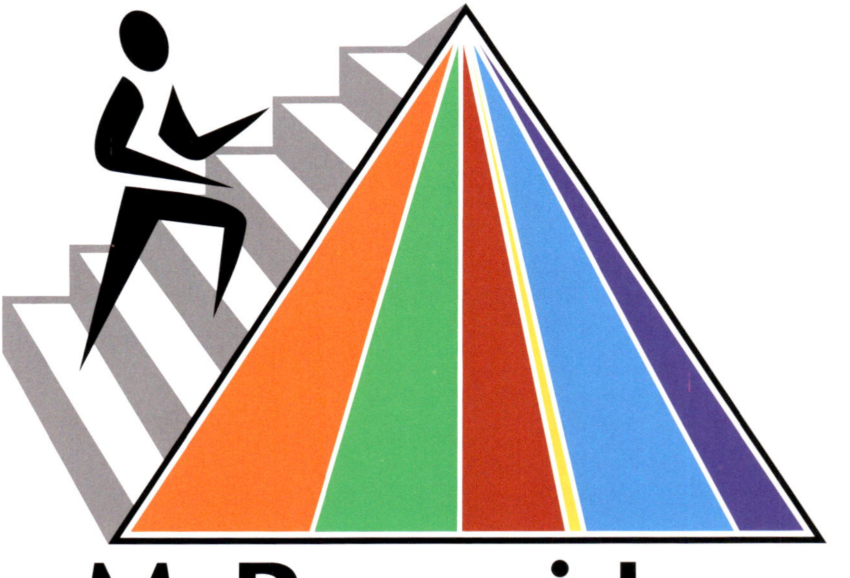

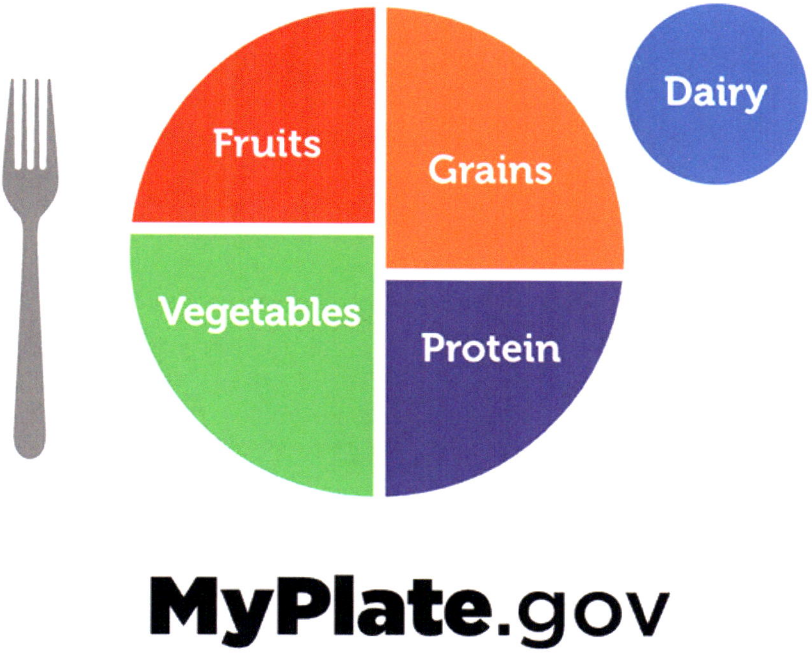


Zur gleichen Zeit begannen sich in anderen Ländern auch andere Arten von Karten zu entwickeln. In Kanada zum Beispiel wurde die Pyramidenform durch einen Regenbogen ersetzt. (Nicht der, an den du vielleicht denkst.)

Aber wie du siehst, sind die Probleme die gleichen geblieben. Die am häufigsten empfohlenen Lebensmittel waren diejenigen, die in den kommenden Jahren die **Hauptursachen für Krankheiten in der gesamten westlichen Welt** sein würden.

Australien folgte den USA mit einer eigenen Pyramide.

Zu Beginn des 21. Jahrhunderts gab es einige Veränderungen. Nach jahrelangen Debatten beschloss das USDA, einen **etwas anderen Ansatz** namens MyPyramid auszuprobieren. Neu war die Betonung der körperlichen Aktivität. Die Ernährungsempfehlungen blieben jedoch weitgehend unverändert.

Die Weiterentwicklung der MyPyramid war MyPlate. Im Jahr 2011 wurde die Pyramide auf magische Weise in einen Teller mit verschiedenen Lebensmittelportionen verwandelt. Jede Lebensmittelgruppe sollte so groß sein wie ihr idealer Anteil an der Ernährung. Es versteht sich von selbst, dass diese Methode **für den Durchschnittsverbraucher sehr unpraktisch** war. Außerdem war diese Tabelle sehr, sehr einfach. (Wo sind die Nährstoffe und Kräuter in der Ernährung?)

Jahre später veröffentlichte Harvard eine weiterentwickelte Version dieser Grafik, die „Healthy Eating Plate". Sie enthielt Angaben zur körperlichen Aktivität, zu den Anteilen der verschiedenen Lebensmittelgruppen und zu gesunden Fetten. Es gab nun mehr Unterscheidungsmerkmale, was zu einer deutlich besseren Darstellung führte. Doch als diese Grafik erschien, war der Schaden bereits angerichtet. Fettleibigkeit war in den USA und weltweit bereits stark verbreitet. Chronische Krankheiten waren ein großes Problem. Kinder hatten Gesundheitsprobleme, die früher nur alte Menschen hatten. Und Entzündungen waren die Norm[4] für den Durchschnittsbürger.

In den folgenden Kapiteln erfährst du, warum die Proportionen hier immer noch ziemlich verkehrt sind. Früchte sind meiner Auffassung nach viel nahrhafter als Gemüse. Und Vollkornprodukte brauchen wir meiner Meinung nach gar nicht. Rotes Fleisch und Käse pauschal zu meiden ist **Unsinn**. Den Leuten zu sagen, sie sollen sich mit Omega-6-Ölen vollstopfen und die Butter weglassen, ist in meinen Augen ein **Verbrechen**. In dieser Tabelle fehlt so viel, dass sie eher an eine Kindergrafik erinnert als an eine echte, wissenschaftliche Ernährungsempfehlung. All die mächtigen Heilkräuter der Natur fehlen völlig ... und vieles andere ebenso.

Die ersten Diagramme wurden Pyramiden genannt und den Leuten wurde erzählt, dass es um Portionsgrößen, Proportionen und Gesundheit gehen würde. In Wirklichkeit sind es alles Pyramidensysteme. Sie halten dich schlimmstenfalls in einem ständigen Zustand der Abhängigkeit vom Essen, einer chronischen Entzündung und der Verwirrung darüber, warum es dir scheinbar nur noch schlechter gehen kann. Wenn du diesen Mustern folgst, bist du der perfekte Kunde für Big Pharma.

Im zweiten Kapitel zeige ich dir die „wahre" Lebensmittelpyramide. Die Reise ist lang, denn es gibt viel zu erzählen und zu entdecken. Beginnen wir zunächst mit der Enttarnung aller „gesunden Richtlinien", die auf den folgenden Seiten zu sehen sind. Wir werden alle Mythen aufdecken, die in den sozialen Medien verbreitet werden, von Antinährstoffen über Getreide und verarbeitete Lebensmittel bis hin zu Samenölen. Das nächste Kapitel wird dir helfen zu verstehen, was du vermeiden solltest und warum.

Jeden Tag klagen Menschen darüber, dass sie „aufgrund ihrer Familiengeschichte", ihrer Genetik oder Veranlagung gesundheitliche Probleme haben. Es ist das klassische „Meine Mutter hatte dies, meine Großmutter hatte das, also habe ich das natürlich auch". Ich habe Medizin studiert, dann Ernährung, dann alternative Heilmethoden, und ich habe das bei Hunderten von Beratungen und Coachings, Abonnenten und Followern beobachtet, die sich an mich gewandt haben ... Ich kann dir sagen: **Die Ursache liegt nicht in deinen Genen.** Das hat die Epigenetik bewiesen: Selbst wenn du eine genetische Veranlagung für bestimmte

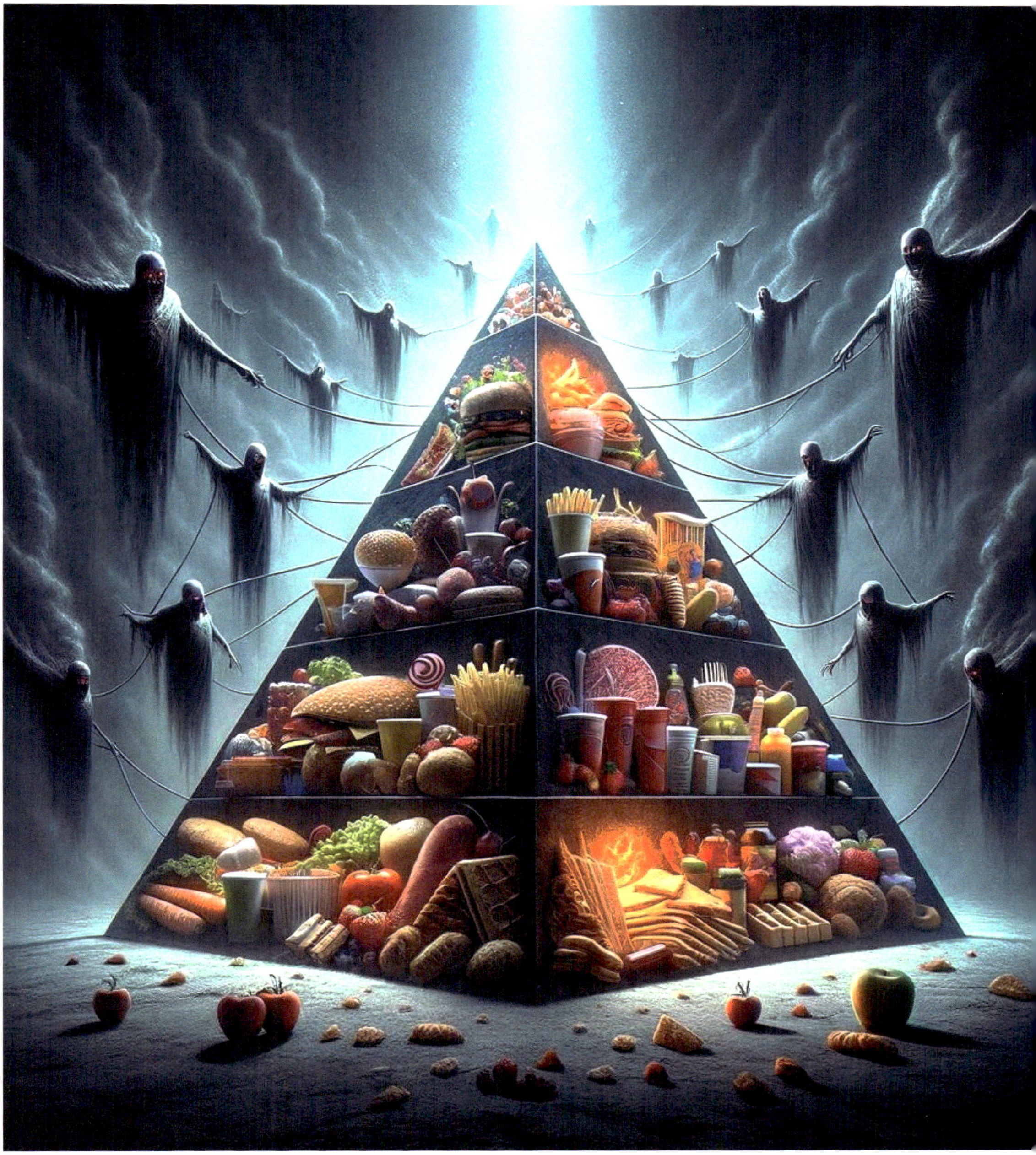

Krankheiten hast, sind deine Ernährungs- und Lebensgewohnheiten die entscheidenden Faktoren dafür, ob diese Gene aktiviert werden oder nicht. Einfach ausgedrückt: Deine ganze Familie könnte Probleme mit dem Blutdruck haben, aber wenn du dich richtig ernährst, etwas über deinen Körper lernst, ihn sauber hältst und an deinen Gewohnheiten und deiner Einstellung arbeitest, wirst du vielleicht nie, niemals in deinem ganzen Leben Probleme mit dem Blutdruck haben. Ich rate

# DIE BÖSE LEBENSMITTELPYRAMIDE?

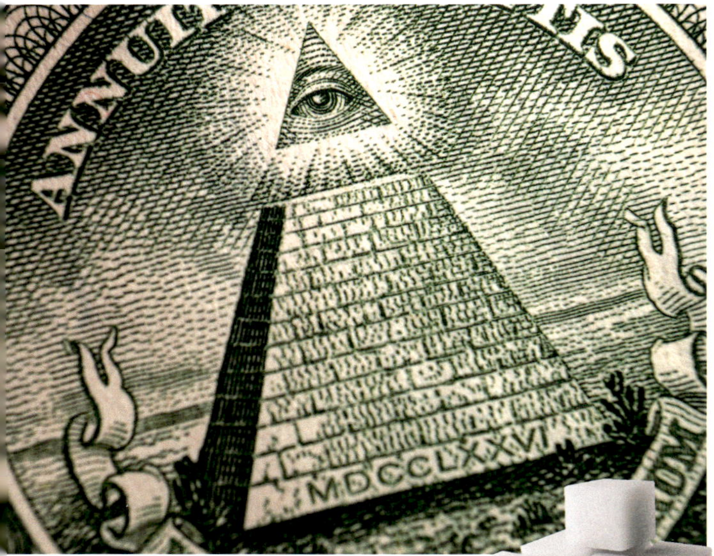


Die Wahrheit liegt immer im Offensichtlichen verborgen ...

Sprachliche Symbolik: Die Ernährungspyramide ist ein *Pyramidensystem*, das dich zu einem Kunden für „Big Pharma“ machen kann.

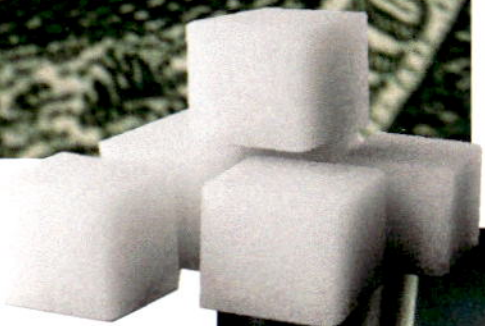

Die Empfehlung von Zucker und Wurst verrät, dass du damit veräppelt werden sollst!

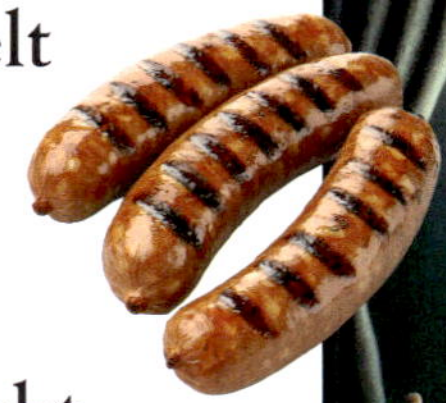

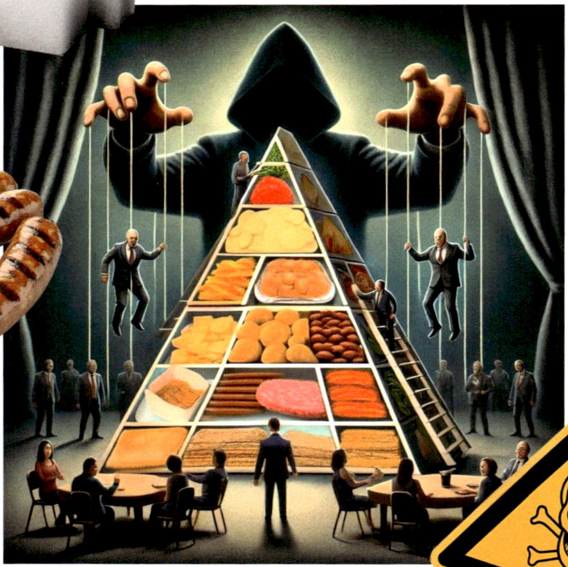

Gemüse ermöglicht chronische Entzündungen.

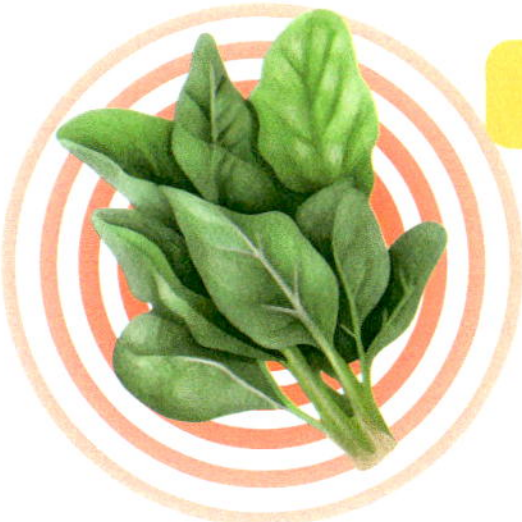

Getreide verstopft möglicherweise deinen Darm und verursacht Allergien durch Pestizide.

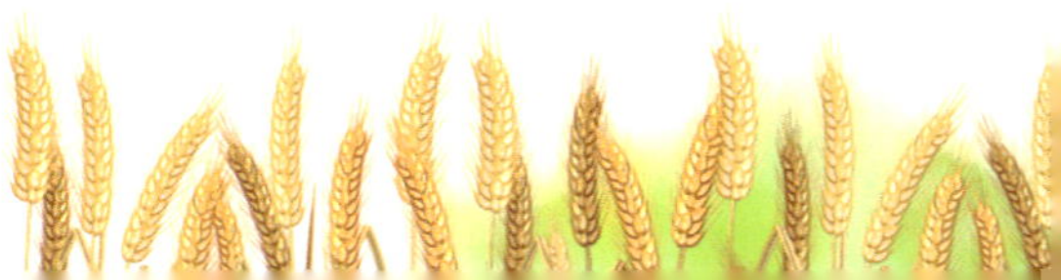

dir, das nicht auf die leichte Schulter zu nehmen. **Für jedes Problem im menschlichen Körper gibt es natürliche Heilmittel. Du kennst sie nur noch nicht.**

Wenn es also nicht an den Genen liegt, warum haben dann so viele Menschen gesundheitliche Probleme? Die Kinder von heute bringen Pillen und Medikamente in ihren Rucksäcken mit in die Schule. Sie werden als ADHS-Kinder abgestempelt und verbringen ihr ganzes Leben mit dem Gedanken, anders zu sein. Jugendliche, die unter Kopfschmerzen oder Blähungen leiden, suchen nach magischen **Pillen und Cremes, um ihre Beschwerden zu lindern, anstatt sich beraten zu lassen, wie sie die Ursache des Problems beheben können.** Viele Frauen verlassen sich jahrzehntelang auf die Antibabypille, nur um Schmerzen und Krämpfe zu lindern und „ihre Hormone ins Gleichgewicht zu bringen". Und wenn bei jemandem eine Autoimmunerkrankung oder eine chronische Krankheit diagnostiziert wird, geben die Betroffenen oft die Hoffnung auf, dass es ihnen besser gehen könnte, und tun so, als ob sie dazu **verdammt** wären, dass es ihnen von Jahr zu Jahr schlechter geht. All dies sind Warnsignale einer gehirngewaschenen Gesellschaft, die sich immer weiter von den einfachen Lösungen der Natur entfernt.

**Alle häufigen chronischen Krankheiten, saisonalen Erkrankungen, Allergien, Nahrungsmittelunverträglichkeiten, Autoimmunerkrankungen und entzündlichen Schmerzen haben meiner Meinung nach nichts mit der Genetik zu tun.**

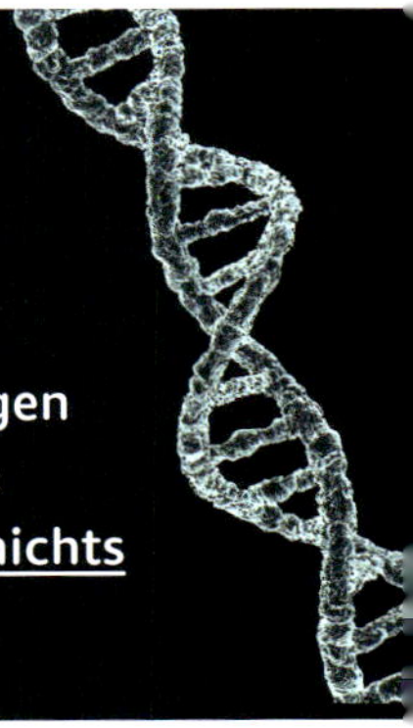

Eine Studie, die in der Fachzeitschrift BMJ veröffentlicht wurde, zeigt, dass in den USA etwa 60 % der Kalorien aus industriell hergestellten Nahrungsmitteln stammen[5]. Und um eine Vorstellung davon zu bekommen: Im Jahr 2023 war der Weltmarkt für verarbeitete Lebensmittel etwa **4,2 Billionen US-Dollar wert**. Und er wächst weiter. Für Profit geht die Industrie hier wortwörtlich über Leichen. Den starken Zusammenhang zwischen Hochverarbeitetem und Adipositas werden wir später noch mal detailliert beleuchten.

**Der Körper ist nicht dazu geschaffen, krank zu sein. Er strebt immer nach Heilung.**

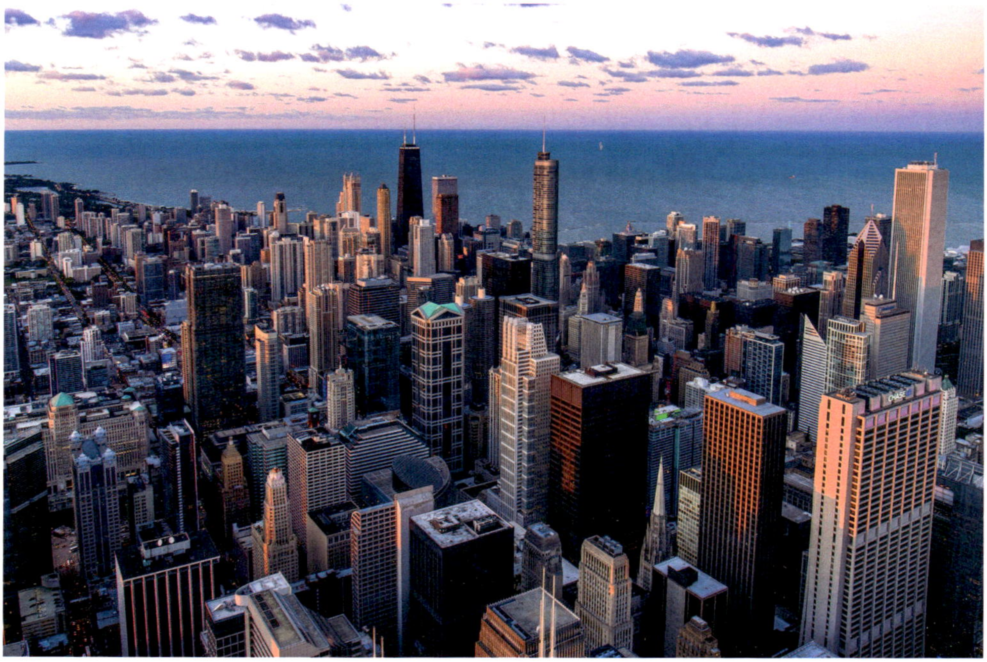

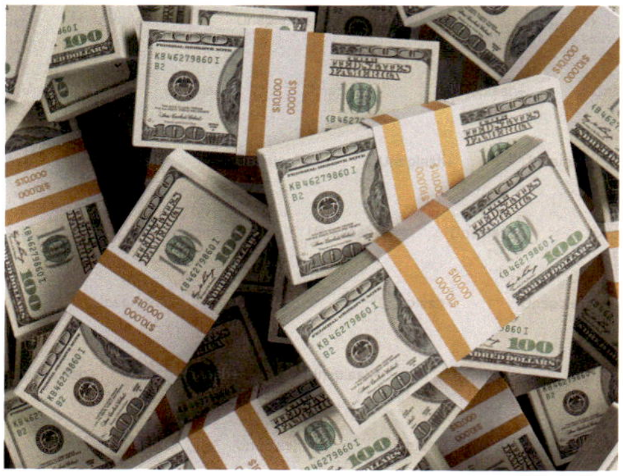

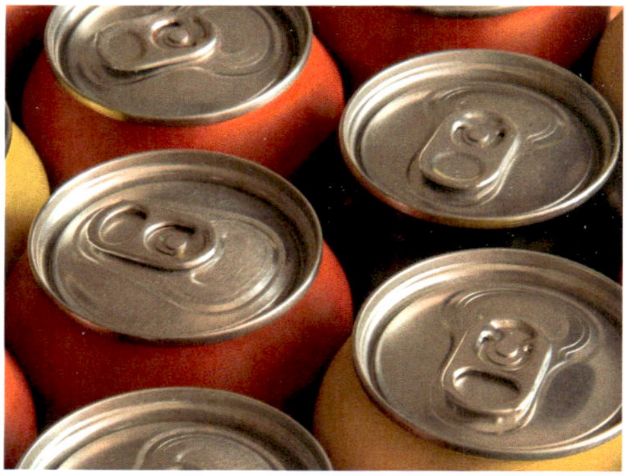

Junkfood ist Müll – das wissen wir eigentlich alle. Im Jahr 2022 gaben die Coca-Cola Company und PepsiCo mehr als **4 Milliarden Dollar** für Werbung aus. Diese enormen Summen erinnern uns alle daran, wie bequem und einfach es ist, sich in Momenten der Schwäche mit verarbeiteten Lebensmitteln und Getränken vollzustopfen. Wie ich bei meiner Arbeit in der Big Food-Industrie feststellen konnte, geht es diesen Lebensmittelgiganten leider nur darum, ihre Profite auf Kosten der Gesundheit der Verbraucher zu steigern. Aber wenn es in der gesamten Lebensmittelindustrie nur um Profit geht, **wem kann man dann noch vertrauen, wenn es um gesunde Ernährung geht?**

*Follow the money …*

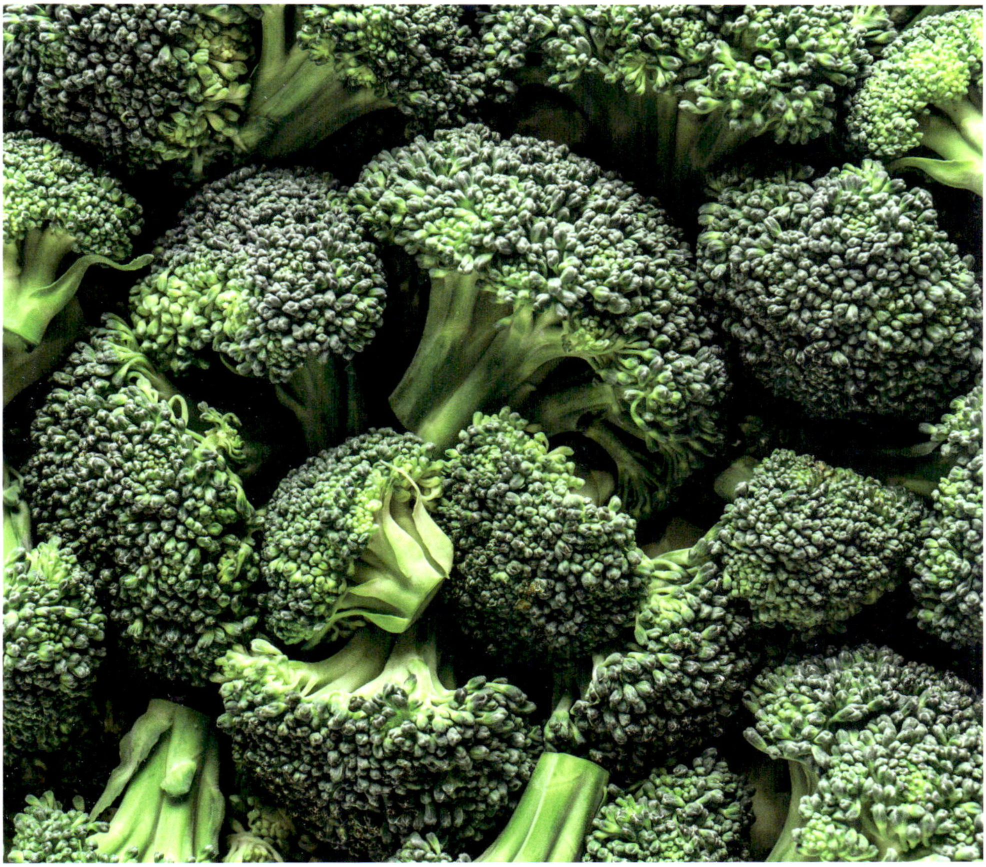

Gehen wir einen Schritt zurück. Was sind verarbeitete Lebensmittel? **Ein Lebensmittel gilt als „verarbeitet", wenn ihm im Vergleich zu seiner ursprünglichen Form etwas Gesundes entzogen oder etwas Ungesundes hinzugefügt wurde.** Bei Fruchtsäften aus dem Supermarkt wurden die Vitamine und Ballaststoffe entfernt. Sie sind also verarbeitet. Und bei Kartoffelchips wurden Salz und Konservierungsstoffe hinzugefügt, sie sind also auch verarbeitet. Nehmen wir zum Beispiel einen ungekochten Brokkoli vom lokalen Bauernmarkt: Er enthält alle Ballaststoffe und es wurde (noch) nichts Ungesundes hinzugefügt, also ist er eindeutig unverarbeitet. Aber hier gibt es noch mehr zu beachten. **Brokkoli ist nämlich ein künstlich hergestelltes Gemüse.** Mit anderen Worten: Brokkoli, wie wir ihn heute kennen, ist ein GVO.

Er wurde Chemikalien und Strahlung ausgesetzt, bis ein gentechnisch verändertes Saatgut entstand. Der neue Brokkoli war resistent gegen Kälte, Hitze, Krankheiten, Insekten und chemische Behandlungen[6]. Ja, das hört sich nach Frankenstein an. Wie beim Brokkoli haben wir es auch bei Mais, Soja, Kartoffeln, Kürbissen, Äpfeln und Zuckerrüben mit **GVO** zu tun.

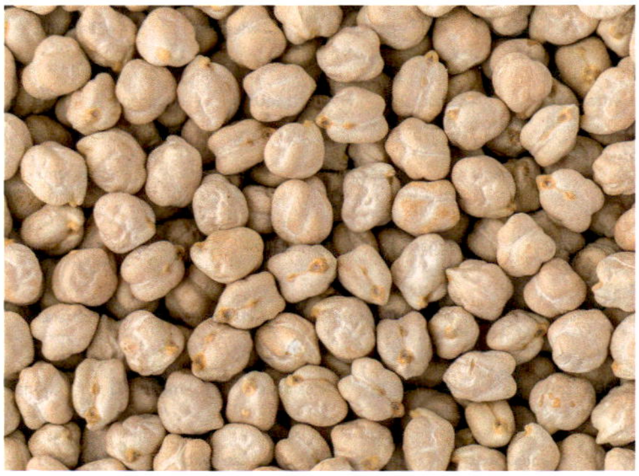
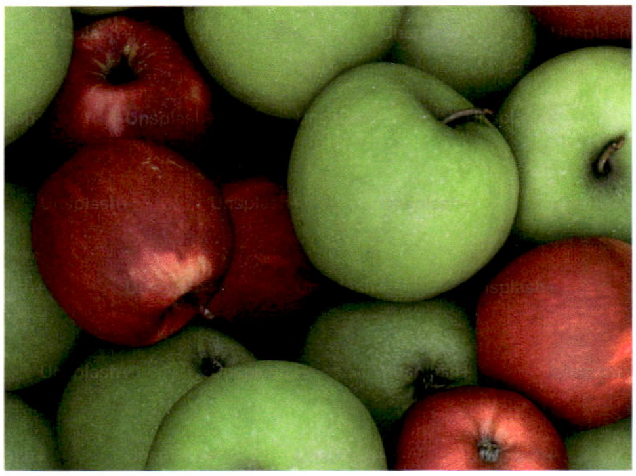
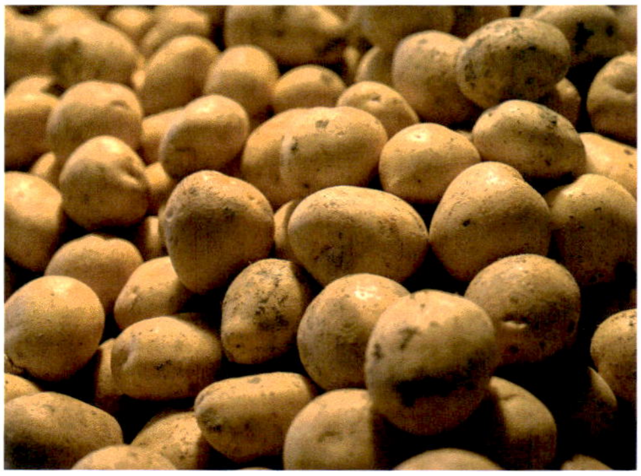
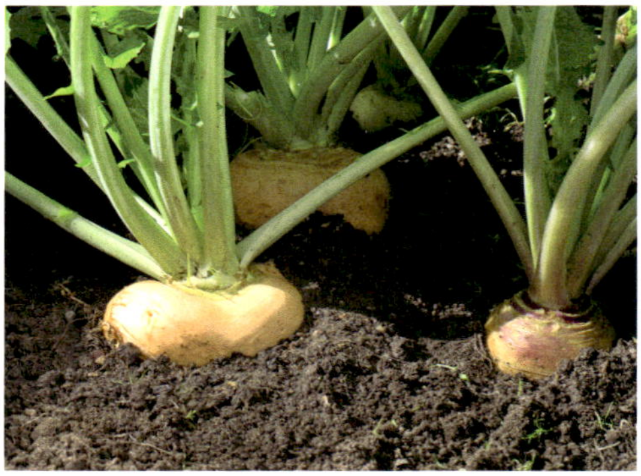

**Aber was ist mit Reis?** Ist Reis nicht unverarbeitet? Bei braunem oder wildem Reis besteht das einzige Problem in den Pestiziden und anderen giftigen Substanzen, die eingesetzt werden, um die Pflanzen zu züchten und unerwünschte Insekten abzuwehren. Abgesehen davon sollte brauner oder wilder Reis als unverarbeitetes Lebensmittel betrachtet werden. Trotzdem ist Reis eines der vielen Lebensmittel, die auf ein Podest gestellt und als „gesund" bezeichnet werden, obwohl er es meines Wissensstandes nach nicht verdient. Wir werden sehen, was Antinährstoffe sind und wie sie die Nährstoffaufnahme negativ beeinflussen können. Und wir werden sehen, dass weißer Reis noch ungesünder ist, weil er so stark verarbeitet und raffiniert ist. Brauner Reis ist nur ein Beispiel: Auch unverarbeitet ist er ernährungsphysiologisch minderwertig im Vergleich zu anderen Pseudogetreiden, Knollen oder Kohlenhydratquellen wie Obst.

Da ich nicht möchte, dass meine Meinungen als Tatsachen hingenommen werden, und ich meine Anhänger und Abonnenten immer dazu ermutige, weiter zu recherchieren und ihre eigenen Ideen unabhängig zu entwickeln, werfen wir nun einen Blick auf ein paar Zahlen.

Aufgrund meines medizinischen Hintergrunds halte ich mich für einen sehr pragmatischen Menschen. Ich suche nicht nur nach handfesten Beweisen hinter jeder Information, die mir angeboten wird, sondern ich rate auch immer dazu, die

Quellen zu überprüfen, aus denen die Beweise stammen. Denn wir leben in einer Welt, in der „wissenschaftlich fundiert" nicht mehr ausreicht, um Vertrauen zu schaffen. **Studie ist nicht gleich Studie**. Fakten aus „wissenschaftlichen Studien" können mit einfachen Tricks manipuliert werden. Es entstehen Kontroversen, wenn wirtschaftliche Interessen im Spiel sind und Unternehmen Studien gezielt so gestalten, dass bestimmte gewünschte Ergebnisse erzielt werden. Und das ist noch nicht alles. Wenn man sich alle Studien der letzten Jahrzehnte ansieht, stellt man fest, dass einige Lebensmittelkategorien viel häufiger untersucht wurden als andere. Das hat wiederum mit wirtschaftlichen Interessen zu tun. Ein Beispiel sind Kaffee und Schokolade. Wenn man sich die wissenschaftlichen Studien zu diesen beiden Lebensmitteln anschaut, findet man eine riesige Menge davon. Rate mal, warum? Nun, es stellt sich heraus, dass Nestlé die meisten davon finanziert hat. Achte also darauf, woher deine Beweise kommen. Außerdem: Wenn eine finanzierte Studie nicht beweist, was sie beweisen soll, wird sie einfach nicht veröffentlicht. Wenn sie nicht in ihre Agenda passt, wirst du sie nie zu Gesicht bekommen.

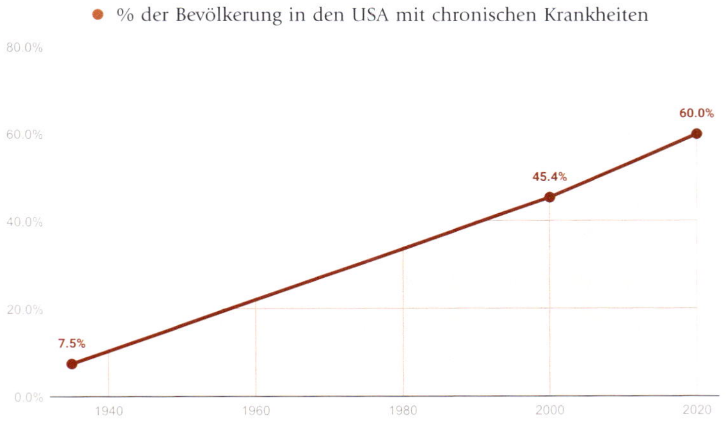


Quelle: https://www.jeffnobbs.com/posts/what-causes-chronic-disease

Die Wahrheit ist, dass die Wissenschaft in einigen Bereichen immer noch viele verschiedene Meinungen vertritt. Und noch wahrer ist, dass es keine Ernährungsgewohnheiten und -entscheidungen gibt, die für alle Menschen gleichermaßen perfekt sind. In einem Punkt jedoch stimmen die Zahlen und Daten überein: Die Welt erlebt eine Pandemie ungesunder Essgewohnheiten, den Verzehr krankmachender Lebensmittel und eine weit verbreitete Unkenntnis wichtiger Informationen, die über Leben und Tod entscheiden. Im Jahr 2022 war **weltweit jeder achte Mensch fettleibig**. Nach Angaben der Weltgesundheitsorganisation hat sich die Fettleibigkeit bei Erwachsenen in den letzten dreißig Jahren weltweit mehr als verdoppelt. Bei Jugendlichen hat sich die Adipositasrate im gleichen Zeitraum sogar vervierfacht[7]. Eine Studie, die im Journal of Nutrition veröffentlicht wurde, verbindet den Verzehr von verarbeiteten Lebensmitteln mit einem um **30 % erhöhten Risiko, an Typ-2-Diabetes**

**zu erkranken.** Aus irgendeinem Grund deuten die Daten jedoch darauf hin, dass wir heute gesünder leben als in früheren Jahrzehnten. Wir rauchen weniger, trinken in den USA weniger Alkohol, treiben mehr Sport … Aber warum leiden trotzdem **6 von 10 Menschen in den USA an einer chronischen Krankheit?** Wir werden gemeinsam nach Antworten suchen. Offensichtlich gibt es nicht die richtigen Antworten.

Die American Heart Association (AHA) fordert die Öffentlichkeit offen dazu auf, Natrium und Transfette in der Ernährung zu reduzieren, da diese zu Bluthochdruck und Herzerkrankungen beitragen. Seit die Darmgesundheit in den Mittelpunkt zahlreicher wissenschaftlicher Studien gerückt ist, wird ihr Zusammenhang mit der Ernährung immer wieder betont. In einer auf PubMed Central veröffentlichten Studie aus dem Jahr 2022 heißt es:

> **Viele Inhaltsstoffe in der modernen Lebensmittelverarbeitung haben schädliche Auswirkungen auf die Darmbarriere und führen zu einer verringerten Vielfalt und veränderten Zusammensetzung des Darmmikrobioms, was Fettleibigkeit fördert und bei anfälligen Personen[8] zu Darmentzündungen führen kann.**

Einfach ausgedrückt: Verarbeitete Lebensmittel schädigen deine Darmflora und führen zu Verdauungsproblemen wie Blähungen, Bauchschmerzen und sogar möglicherweise zum Reizdarmsyndrom (IBS). Ganz zu schweigen davon, dass die Gesundheit deines Mikrobioms direkt mit der Stärke deines Immunsystems zusammenhängt. Wie du siehst, hängt alles miteinander zusammen. Solltest du also die AHA-Website besuchen, um mehr Ernährungstipps zu erhalten? Wenn es so einfach wäre, wären die globalen Gesundheitsdaten nicht so schlecht, wie sie sind. Die AHA ist derselbe Verband, der Samenöle mit dem Etikett „herzgesund“ versieht, und wie wir später noch sehen werden, gehören Samenöle zu den am meisten verarbeiteten und ungesündesten Zutaten, die es heutzutage gibt. Alles in allem solltest du daran denken, dass nicht alle Studien gleich sind. Überprüfe die Quellen. Achte darauf, wo das Geld herkommt. Und lies weiter, denn gemeinsam werden wir eine Menge verrückter Ernährungslügen aufdecken.

**Wie schwer ist es, verarbeitete Lebensmittel zu meiden? Und sollte man überhaupt nach Perfektion streben oder reicht eine 80/20-Regel (d. h. 80 % gesund, 20 % ungesund) aus, um seine Gesundheit in den Griff zu bekommen?**

Ich werde mit dem letzten Punkt beginnen. Ich will dich nicht erschrecken, aber **Mäßigung ist bei manchen Lebensmitteln sehr schwer zu erreichen.** Nehmen wir zum Beispiel Zucker. Da Zucker ein sehr süchtig machendes Molekül für das

Gehirn ist, fängt dein Körper an, danach zu verlangen, wenn du ihn regelmäßig isst. Es ist ein **sehr subtiles Gefühl, aber es ist, als könntest du ihm nicht entkommen.** Außerdem gewöhnen sich deine Geschmacksnerven an die Süße bestimmter Geschmacksrichtungen, sodass dir andere Lebensmittel sehr fade vorkommen, auch wenn sie es eigentlich gar nicht sind. Wenn du dich an Zucker gewöhnt hast, verändert sich dein Geschmacksempfinden genauso, wie wenn du dich an sehr salzige Speisen oder eine fettreiche Ernährung gewöhnt hast. Zurück zum Konzept des Maßhaltens …

Im Idealfall würde Mäßigung bei fast allen Lebensmitteln funktionieren. In der Praxis bin ich fest davon überzeugt, dass der **Verzicht auf bestimmte Zutaten viel einfacher ist als andere Lösungen.** Zumindest nehme ich bestimmte Lebensmittel nicht mit nach Hause. Zucker zum Beispiel sollte nicht etwas sein, das man leicht in der Küche findet. Genauso wenig, wie du „nur eine kleine Menge Kokain" im Haus eines Süchtigen lassen würdest, oder? Wenn du oft Heißhunger auf Zucker hast, würde dir eine 30-tägige Zuckerentgiftung wahrscheinlich guttun. Du kannst zwar Entzugserscheinungen haben, aber **nach ein bis zwei Monaten wirst du merken, dass du kein Verlangen mehr hast.** Nach dieser Zeit kannst du Zucker einfach meiden, anstatt alle möglichen Taktiken für „maßvolles Essen" auszuprobieren.

Das Gleiche gilt für **Alkohol und Rauschtrinken**. Alkohol kann sehr süchtig machen. Ich weiß: Es macht Spaß und ist eine einfache Möglichkeit, Stress und andere negative Gefühle zu bewältigen. Aber Alkohol ist auch sehr schädlich für die

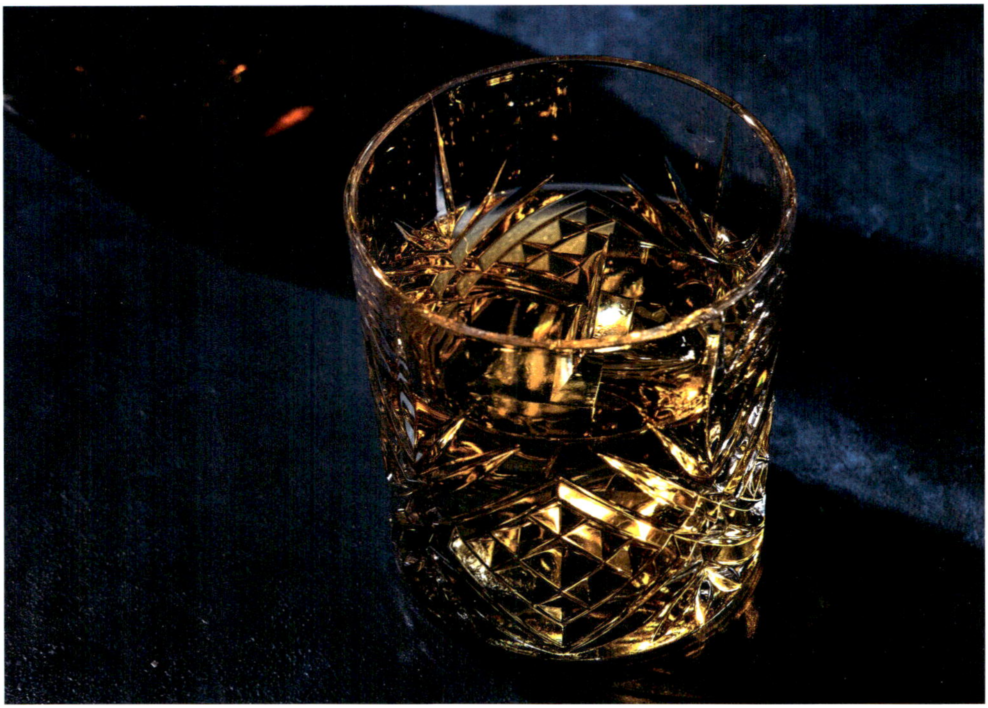

psychische Gesundheit und hat negative Auswirkungen auf den Stoffwechsel und *alle* Körpersysteme. Alkohol ist einfach Gift für den Körper, egal, was die Werbung uns glauben machen will. (Und alle Studien seit 1980 beweisen, dass es kein „gesundes Glas Rotwein am Abend“ gibt). Soll ich dir vorschlagen, mit dem Trinken ganz aufzuhören? Wenn du den Verdacht hast, dass Alkohol für dich zur Sucht werden könnte, ist es am besten, wenn du für mindestens **30 bis 60 Tage** ganz darauf verzichtest, genau wie auf Zucker. Wenn du es hingegen gewohnt bist, am Wochenende mit Freunden zu trinken, solltest du dir darüber im Klaren sein, dass du dich regelmäßig berauschst. Ich persönlich trinke sehr selten Alkohol. Zu besonderen Anlässen trinke ich vielleicht ein oder zwei Gläser, aber nicht jede Woche oder jeden Monat.

Natürlich ist niemand perfekt. In diesem Buch werden wir uns mit vielen sehr einflussreichen Faktoren beschäftigen, und du wirst vielleicht das Gefühl haben, dass du bestimmte Lebensmittel komplett meiden musst, um gute Ergebnisse zu erzielen. Aber das hängt auch davon ab, in welcher Phase du dich gerade befindest. Angenommen, bei dir wurde gerade eine chronische Krankheit diagnostiziert oder du hast zum ersten Mal ein sehr hohes Gewicht auf die Waage gebracht und fühlst dich am ganzen Körper entzündet. In diesem Fall ist ein radikaler Ansatz vielleicht der beste Weg. Du spürst die Veränderungen schneller und dein Körper kann schneller entgiften und heilen. Mit der Zeit kannst du deine Gewohnheiten anpassen und dich an einen weniger perfekten Lebensstil gewöhnen.

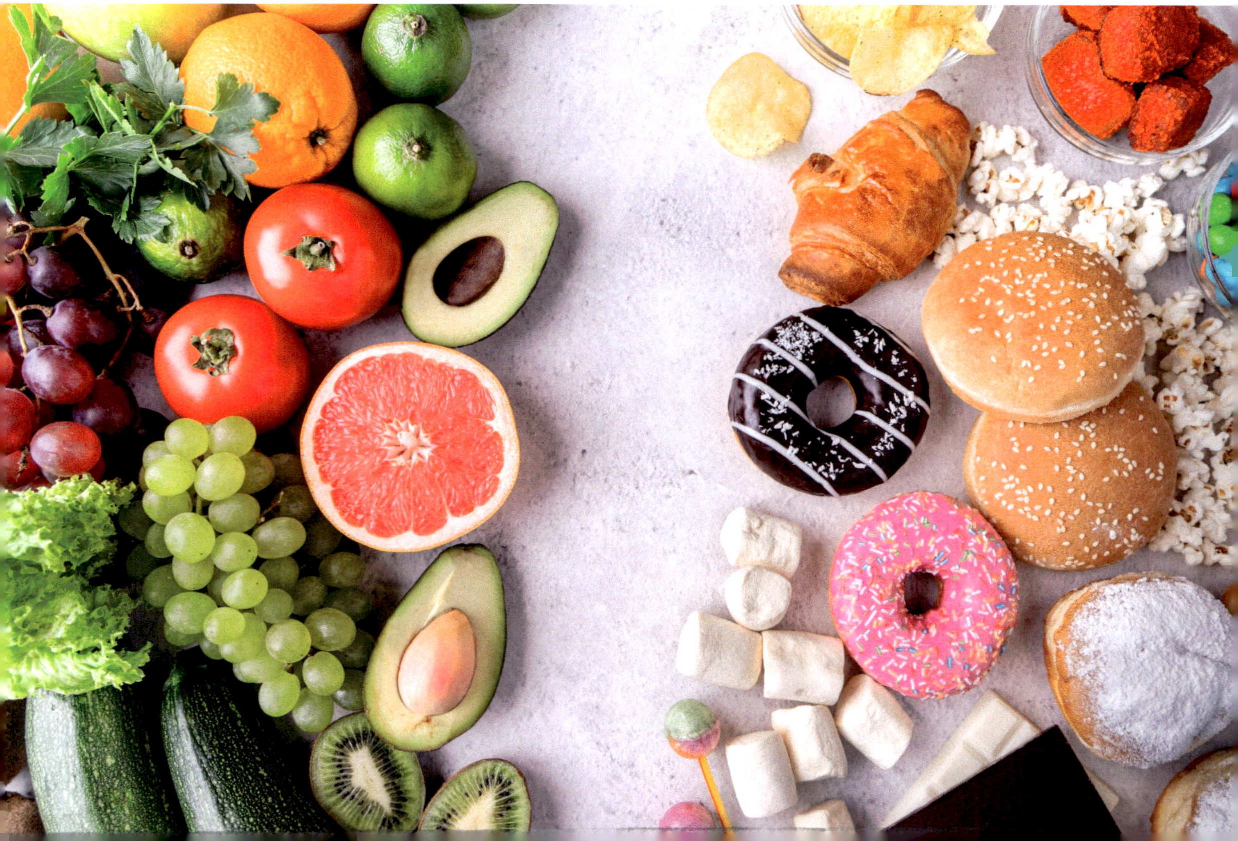

Wenn du bereits gesund bist, aber noch nach kleinen Verbesserungen suchst, die dir vielleicht helfen, gelegentliche Kopfschmerzen, Blähungen oder Hautprobleme loszuwerden oder dein Immunsystem zu stärken, dann liegt es natürlich ganz bei dir, in welchem Tempo du die Veränderungen vornimmst. Was auch immer du tust, ich möchte, dass du Folgendes im Hinterkopf behältst: Wir machen keine Diät, ich werde dir nicht sagen, wie du etwas schnell in Ordnung bringen kannst, und ich werde auch nicht für etwas werben, nur weil es gerade in Mode ist. Ich will dich nicht überrumpeln. Mein Ziel ist es, diesen Leitfaden mit praktischen, sofort umsetzbaren Informationen zu füllen, aber nimm dir Zeit, alles, was du liest, Stück für Stück zu verarbeiten. Ich weiß, dass du nicht dein ganzes Leben in einer Woche ändern kannst und dass die nachhaltigsten Veränderungen nicht unbedingt die schnellsten sind. Aber ich bin sicher, dass es sich lohnt, egal, ob du einen Monat, zwei Monate oder ein Jahr brauchst.

Ich muss dich warnen: Am Anfang wirst du vielleicht feststellen, dass das Einkaufen im Supermarkt ein Albtraum ist. Wir sind Gewohnheitstiere und ich kann dir garantieren, dass die meisten abgepackten Lebensmittel, die du magst, voller Zucker, Salz, Zusatzstoffe, künstlicher Aromen und anderer schädlicher Inhaltsstoffe sind. Aber wenn du erst einmal anfängst, die Etiketten zu verstehen, wenn du herausfindest, wo du am besten echte Lebensmittel kaufen kannst, und wenn du weißt, worauf du achten musst, dann schaltest du einfach auf Automatik und brauchst dir keine Gedanken mehr über Zeitverschwendung im Supermarkt zu machen. Beginnen wir also mit einem kurzen Überblick über die häufigsten ungesunden Zutaten und Inhaltsstoffe, die du vielleicht regelmäßig zu dir nimmst. Natürlich werden wir in Kapitel 2 noch mehr ins Detail gehen. Aber vorerst sollte diese Liste ausreichen, um bei dir zu Hause ein paar Veränderungen vorzunehmen.

## INHALTSSTOFFE UND IHRE BEDEUTUNG

### ZUCKER UND SÜSSSTOFFE

Obwohl er in vielen Formen vorkommt, sprechen wir hier von zugesetztem Zucker. Einfach ausgedrückt: Obst enthält Zucker, aber das macht es nicht ungesund. Obst enthält von Natur aus Zucker, Ballaststoffe, Vitamine, Mineralstoffe und viele andere Nährstoffe, die es zu einer natürlichen Energiequelle für den Körper machen und viele gesundheitliche Vorteile mit sich bringen. **Bei zugesetztem Zucker handelt es sich einfach um weißen, verarbeiteten Zucker, der Lebensmitteln zugesetzt wird, damit sie besser schmecken.** Du denkst vielleicht, dass Zuckerzusatz nur in Süßigkeiten, Keksen und anderen Desserts vorkommt, aber er ist tatsächlich in den meisten verarbeiteten und verpackten Lebensmitteln enthalten. Zusätzlicher

Zucker findet sich in Tomatensoßen, Backwaren, Crackern, Kartoffelchips, Joghurt und sogar in Tiefkühlgemüse. Daher kann es sein, dass du viel mehr Zucker zu dir nimmst, als dir bewusst ist.

Die WHO empfiehlt, weniger als 10 % der aufgenommenen Kalorien durch zugesetzten Zucker zu ersetzen. Die American Heart Association schätzt jedoch, dass junge Erwachsene und Kinder durchschnittlich 17 Teelöffel Zucker pro Tag zu sich nehmen[9]. Das ist weit mehr als das Zwei- bis Dreifache der empfohlenen Menge. Zu viel Zucker ist nicht nur mit Typ-2-Diabetes assoziiert, auch andere Gesundheitsprobleme wie Fettleibigkeit und Übergewicht, Darmprobleme[10], Herz-Kreislauf-Erkrankungen[11] und sogar einige Krebsarten[12] sind damit in Verbindung zu bringen. Brauchen wir zugesetzten Zucker? Wir wissen, dass wir ihn nicht brauchen. Deshalb ist die Empfehlung von unter 10 % meiner Meinung nach immer noch zu viel!

Zucker ist eine **stark säurebildende Substanz** im Körper, die Entzündungen hervorruft und zur Entstehung vieler chronischer Krankheiten, insbesondere auch Krebs, beitragen kann. Jedes Mal, wenn du Zucker zu dir nimmst, belastest du deine Bauchspeicheldrüse, was die Zelloxidation erhöht und dich schneller altern lässt. Lass das Produkt im Regal, wenn Zucker auf dem Etikett steht.

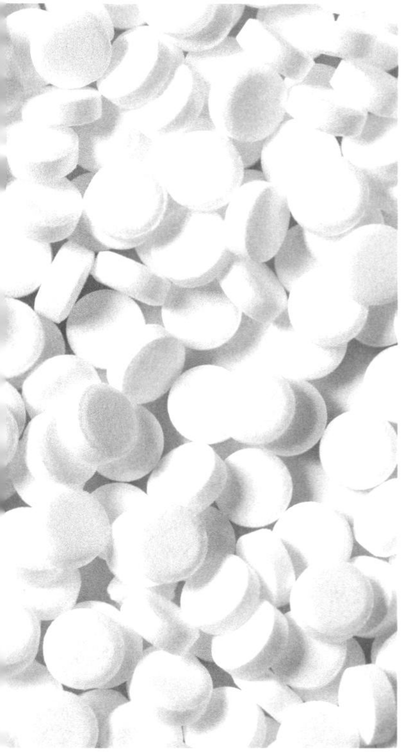

## KÜNSTLICHE SÜSSSTOFFE

Viele Lebensmittel, die du im Supermarkt findest, sind mit künstlichen Süßstoffen versetzt. Wenn Zucker das Problem ist, denkst du vielleicht, dass „künstlicher Zucker" ohne Kalorien die Lösung ist. Nun, an dieser Stelle ahnst du schon, dass das definitiv nicht die beste Lösung für deinen Körper sein kann. Im Gegenteil, ich würde sogar sagen, dass **künstliche Süßstoffe noch schlimmer sind als normaler weißer Zucker.** Ich spreche von Aspartam, das 200-mal süßer ist als Zucker, von Saccharin, das 700-mal süßer ist als Zucker, von Sucralose, das 600-mal süßer ist als Zucker, und von den vielen anderen. Diese Stoffe sind in der Lage, unsere Geschmacksnerven zu täuschen, indem sie uns vorgaukeln, dass wir etwas Süßes und Kalorienreiches essen, obwohl sie nur wenige oder gar keine Kalorien enthalten. Auch wenn es so scheint, als würden sie uns helfen, Gewicht zu verlieren, gibt es Hinweise darauf, dass sie dem Körper auf verschiedene Weise schaden und zu Gewichtszunahme[13], Darmproblemen[14], vermehrtem Heißhunger[15] und sogar Krebs[16] beitragen.

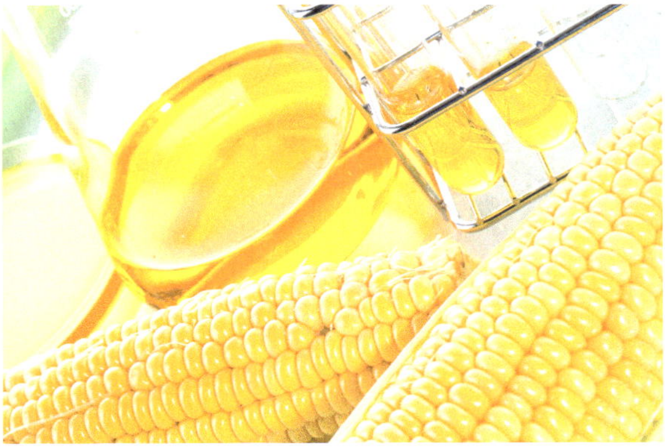

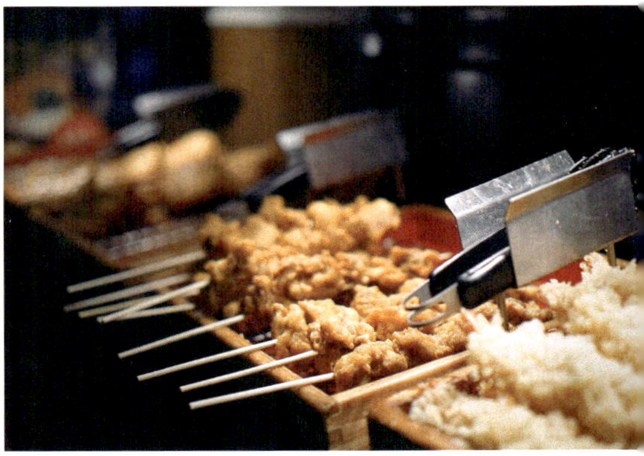

## MAISSIRUP (HFCS)

Vielleicht hast du noch nie davon gehört, aber es ist derzeit eines der billigsten Süßungsmittel, die in der Lebensmittelindustrie verwendet werden. Er wird durch die Verarbeitung von Maisstärke gewonnen und kann als ultra-verarbeitetes Lebensmittel bezeichnet werden. Wie weißer Zucker hat er natürlich einen sehr hohen glykämischen Index (er führt zu einem hohen Blutzuckerspike und Insulinausstoß), der zur Entwicklung von Insulinresistenz und Diabetes beiträgt. **Er wird auch mit Fettleibigkeit und Fettleber in Verbindung gebracht.** High Fructose Corn Sirup (HFCS) ist so stark verarbeitet, dass er im Körper schneller als gewöhnlicher Haushaltszucker zur Fettspeicherung führt. Man findet ihn häufig in verpackten Lebensmitteln wie Süßigkeiten, Schokoriegeln und Eiscreme, aber auch in Limonaden, Fruchtsäften, Frühstücksgerichten, Snacks und Fastfood.

Es überrascht nicht, dass HFCS für den Körper noch schädlicher ist als Haushaltszucker. Aus der antiken Medizin ist bekannt: Was dem Gaumen süß schmeckt, ist der Leber bitter, und was bitter schmeckt, ist dem Leben süß (auch der Leber). Zucker und Zuckeralkohole in der Nahrung stehen im Verdacht, zu einem großen Teil für verschiedene Leberprobleme verantwortlich zu sein. Bittere Kräuter und andere bittere oder saure Geschmacksrichtungen wie Zitrone oder Ingwer sind gut, um Giftstoffe aus dem Körper zu spülen.

## WEISSMEHL

Kohlenhydrate sind nicht per se schlecht für dich. Kohlenhydrate versorgen den Körper mit Energie und ermöglichen ihm, alle wichtigen Funktionen des täglichen Lebens zu erfüllen. Das Problem mit Weißmehl und allen daraus hergestellten Produkten ist die Art und Weise, wie es mit dem Körper interagiert. Weißmehl wird aus ganzen Körnern gewonnen, aber wenn das Korn geerntet wird, besteht es aus **Kleie**,

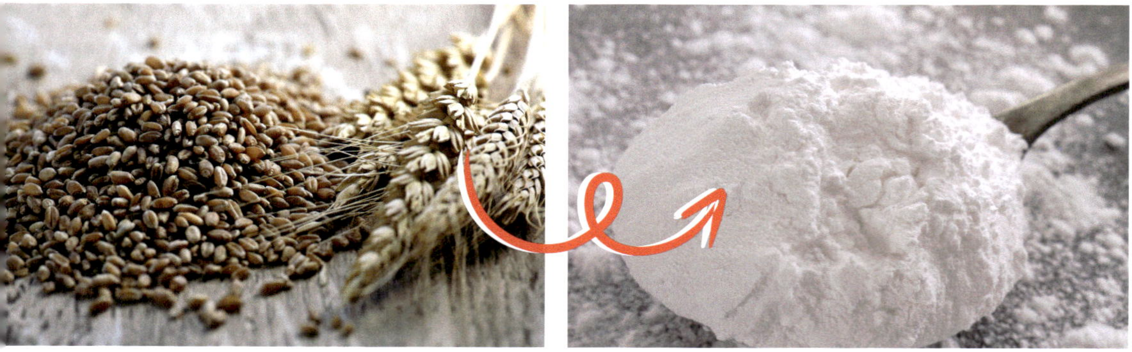

**Keimling** und **Mehlkörper**. Die Kleie ist die äußere Schicht, die reich an Ballaststoffen, B-Vitaminen, Eisen, Kupfer, Zink, Magnesium, Antioxidantien und anderen Pflanzenstoffen ist. Der Keimling ist der Kern des Samens und enthält gesunde Fette, Vitamin E, B-Vitamine, Antioxidantien und ebenfalls sekundäre Pflanzenstoffe. Der Mehlkörper ist die innere Schicht des Korns und besteht hauptsächlich aus Kohlenhydraten und einem geringen Anteil an Eiweiß[17]. Rate mal, was bei der Verarbeitung des ganzen Korns zu Weißmehl wegfällt? Richtig: die Kleie und der Keimling mit all ihren Nährstoffen. Das Ergebnis ist ein sehr weiches und blasses Mehl mit einem sehr hohen glykämischen Index, das keinerlei echten Nährwert hat. Weißmehl wird für weiße Nudeln, Weißbrot, Pizza und alle Arten von Backwaren verwendet, die alle den Blutzuckerspiegel in die Höhe treiben und das Risiko für Diabetes und Herz-Kreislauf-Probleme erhöhen können.

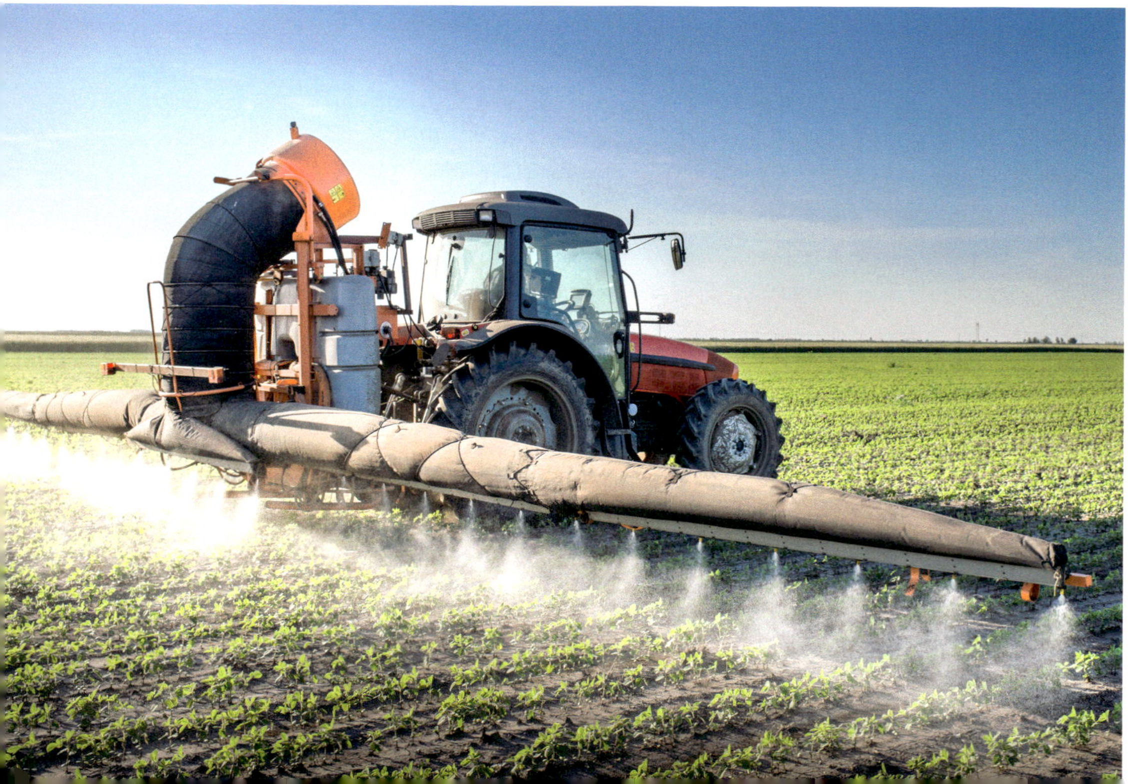

# SÜSS = KRANK BITTER = LEBE-R

**Süß für den Mund = Bitter für die Leber**
**Bitter für den Mund = Süß für die Leber**

Bittere Kräuter, die Leberprobleme lindern können:

- Shisandra
- Kudzu
- Hafer
- Schöllkraut
- Mariendistel
- Angelika
- Meerrettich
- Lakritz
- Zichorie
- Ginseng
- Löwenzahn
- Rosmarin
- Kurkuma

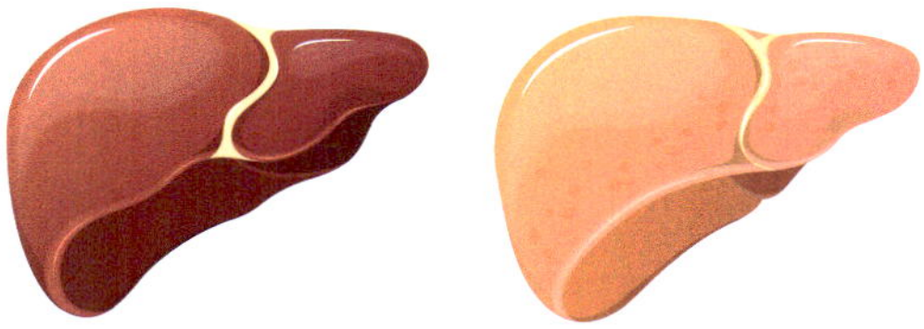

Gesunde Leber Fettleber

Eine Fettleber entsteht durch Zucker und Zuckeralkohole in der Ernährung.

Spüle die Leber mit diesem Morgentrunk

Das goldene Leberreinigungsgetränk

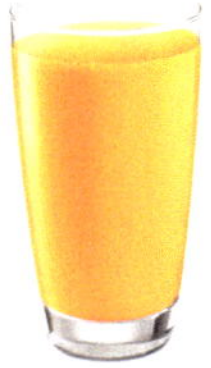

- 0,5 TL Kurkuma
- Ein wenig Ingwer
- Der Saft einer halben Zitrone
- Eine halbe Tasse Wasser

Lebe(r) kommt von Leben. Wenn sie nicht funktioniert, schwindet deine Lebenskraft.

In Kapitel 2 werden wir mehr über Getreide und Vollkornprodukte sprechen. Ich persönlich empfehle beides nicht. Früher haben die Menschen viel davon gegessen, aber **das, was sie zur Verfügung hatten, unterschied sich sehr von dem Getreide, das wir heute im Supermarkt finden.** Das moderne Getreide enthält eine ganze Reihe ungesunder Chemikalien und Stoffe, die der Körper nicht braucht. Dazu gehören darmzerstörende Pestizide wie Glyphosat, Antinährstoffe und gentechnisch veränderte Organismen (GVO). Einige Pseudogetreidearten sind sicherlich eine bessere Wahl (später mehr dazu). Dass alle Ernährungspyramiden Kohlenhydrate aus Getreide an die Basis setzen, ist völlig unverständlich.

## GLUTENHALTIGE PRODUKTE

Ich bin fest davon überzeugt, dass **Gluten nichts im Körper zu suchen hat.** Gluten ist ein Protein, das in einigen Vollkorngetreidesorten wie Weizen, Gerste und Roggen natürlich vorkommt. Die weiterverarbeitende Lebensmittelindustrie setzt Gluten jedoch vielen Produkten zu, um Lebensmittel **weich und zäh** zu machen oder Feuchtigkeit zu binden. Deshalb nehmen wir Gluten nicht nur über Brot, Nudeln, Kekse und Backwaren zu uns, sondern auch über vegetarische Burger, Fleischersatzprodukte, Sojasoße, Salatdressings, Soßen und angedickte Bratensoßen, Brühen, Gewürzmischungen, Chips und sogar durch verarbeitetes Fleisch.

Manche Menschen glauben, dass nur Zöliakiebetroffene kein Gluten zu sich nehmen sollten. **Tatsächlich geht es den meisten Menschen besser, wenn sie auf**

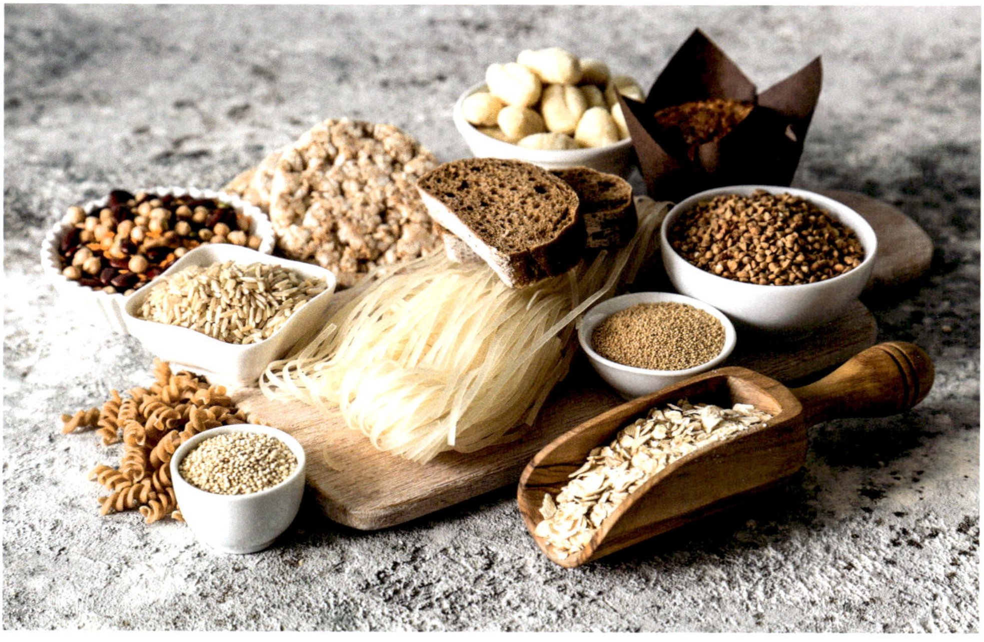

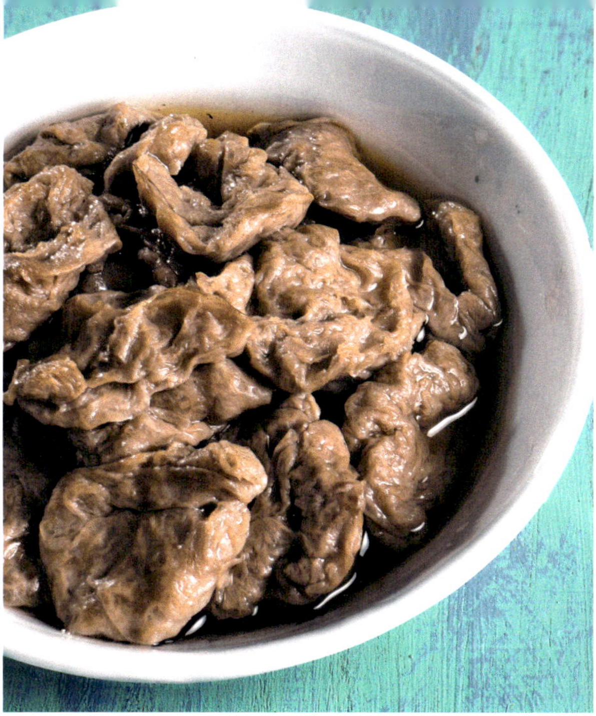
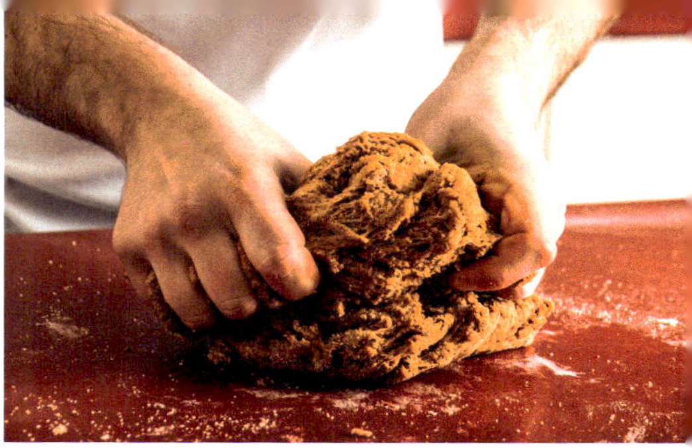
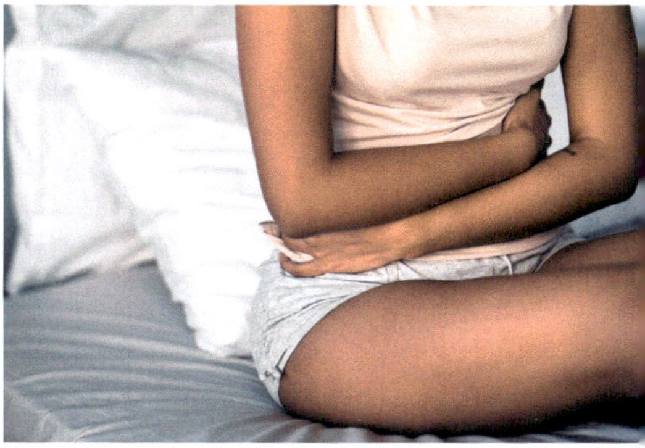
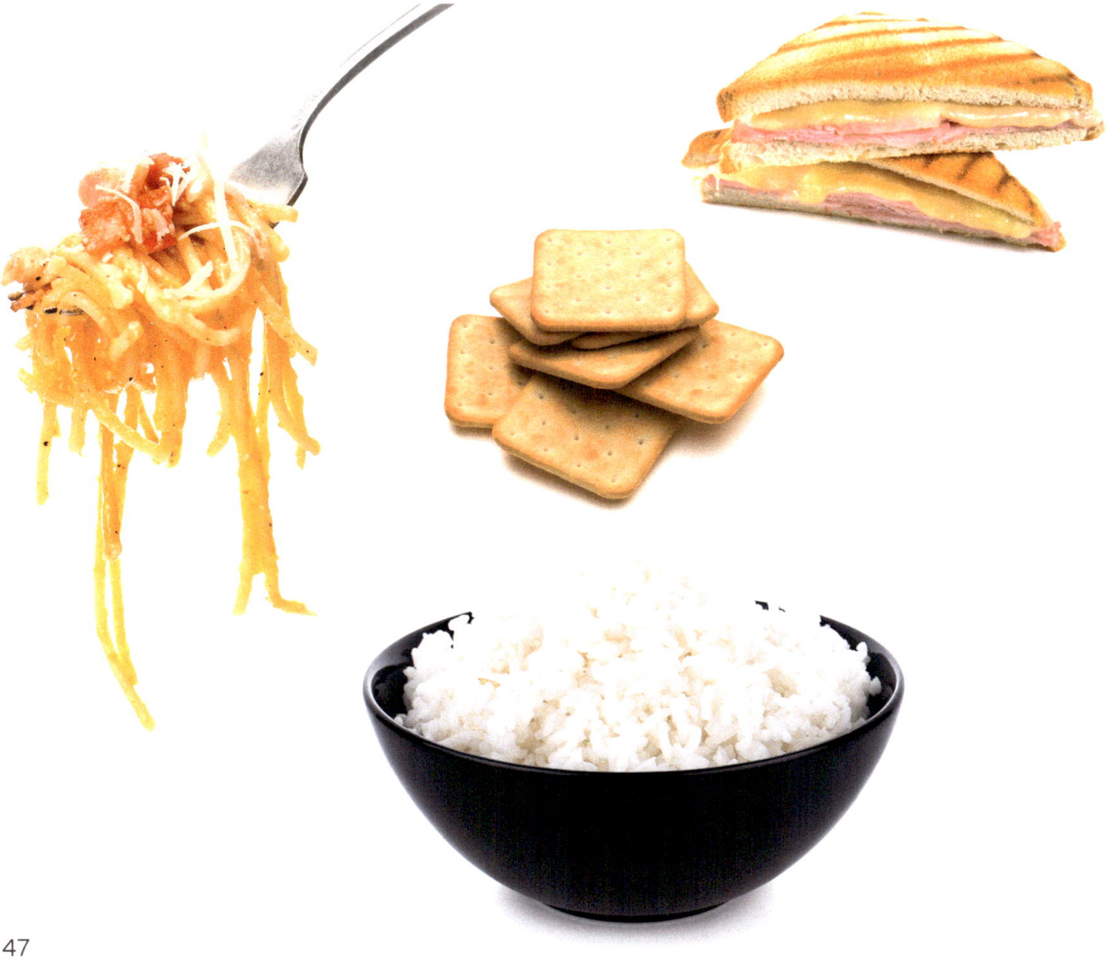

# GLUTEN = GIFT?

<u>Gluten kann den Darm verstopfen und die Darmbarriere negativ beeinflussen, auch ohne Zöliakie.</u>

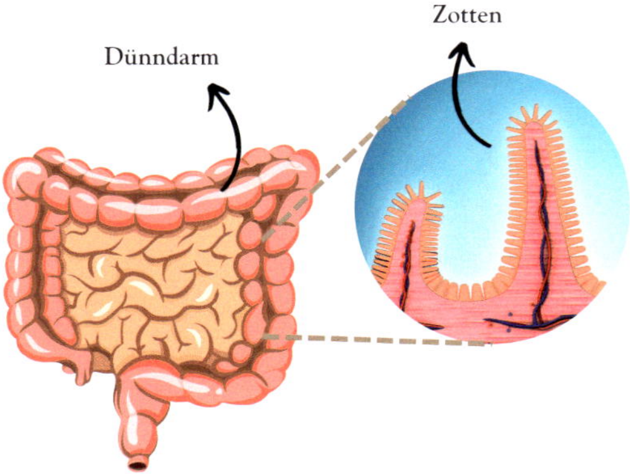


**Gluten kann zu einer Gewichtszunahme führen.**

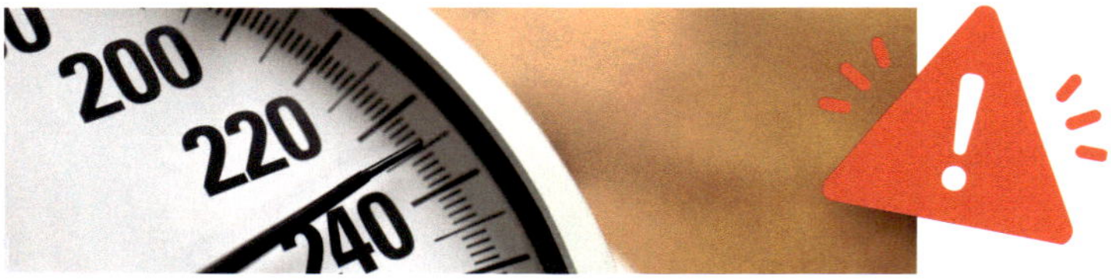

Gluten ist in vielem versteckt: Hafer, Brot, Bohnen, Kekse, Nudeln, Instantkaffee, Schokolade, Eiscreme

| | | | |
|---|---|---|---|
| Brot | Müsli | Kekse | Backwaren |
| Pasta | Bier | Tortillas | Soßen |

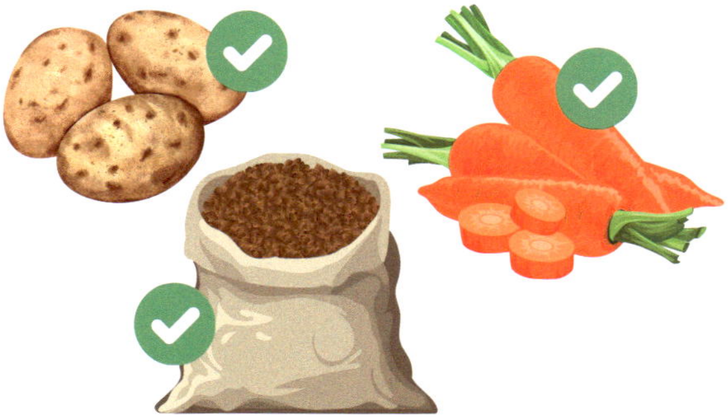

*Alternativen:* Kartoffeln, Buchweizen, alte Körner oder Karotten

**Gluten verzichten**, denn Gluten ist in keiner Weise notwendig oder nützlich für die Ernährung. Und selbst wenn man nicht aktiv glutenhaltige Lebensmittel wie Seitan, Weizen und Nudeln kauft, kann man über die anderen oben genannten Produkte geringe Mengen Gluten unwissentlich zu sich nehmen. **Insgesamt nehmen wir zu viel Gluten zu uns, ohne es zu merken.**

Natürlich sind diese glutenhaltigen Produkte die ersten, die ich komplett weglassen würde. Vor allem Seitan ist eigentlich reines Gluten. Er wird aus Weizen gewonnen, aber so verarbeitet, dass nur der Eiweißanteil herausgelöst wird, der zu 100 Prozent aus Gluten besteht. Aufgrund seiner zähen Konsistenz wirkt **Gluten beim Einnehmen wie Klebstoff.** Es schädigt den Verdauungstrakt, den Dickdarm und den Enddarm und verursacht verschiedene Arten von Gesundheitsproblemen. Zu den häufigen Symptomen von Menschen, die regelmäßig Gluten zu sich nehmen, gehören Verdauungsprobleme, Hautprobleme, chronische Müdigkeit, Taubheitsgefühle, Konzentrationsschwierigkeiten und sogar eine Schwächung der Immunfunktion, Kopfschmerzen und Depressionen.

Ist es nicht interessant, dass die ersten Ernährungspyramiden glutenhaltige Produkte als Grundlage für die Tabelle verwendet haben? Das ist so, als würde man den Menschen absichtlich eine tägliche Selbstvergiftung ans Herz legen. Man beginnt mit einem Toast zum Frühstück, isst Cracker, Nudeln zum Mittagessen und braunen Reis zum Abendessen, und schon ist man bereit … fürs Krankenhaus. Es überrascht nicht, dass dies einer der Hauptfaktoren für die Epidemie des Leaky-Gut-Syndroms und der Störung des Mikrobioms ist. **Der Körper ist für solche Mengen Gluten nicht ausgelegt.** Das Ergebnis ist eine Epidemie von Darmproblemen, die die meisten Menschen für normal oder einfach unheilbar halten.

## HAFER

Kaum jemand weiß, dass die klassischen Frühstücksflocken ursprünglich dazu gedacht waren, **den Drang zur Selbstbefriedigung zu unterdrücken.** Im 18. und 19. Jahrhundert verbreitete sich in der westlichen Welt eine Anti-Masturbations-Propaganda. Masturbation wurde als Krankheit und skandalöse Handlung angesehen, die es zu verhindern, zu unterdrücken oder zumindest vor der Öffentlichkeit zu verbergen galt. Ein Arzt, der sich öffentlich gegen Masturbation aussprach, war John Harvey Kellogg. In der Zeitschrift der Adventisten warb er für vegetarische Ernährung und forderte zu einem aktiven Lebensstil auf. Kellogg verkündete aber auch, dass Sex schädlich für das körperliche und geistige Wohlbefinden sei. In einem Versuch, die Libido der jungen Amerikaner und Amerikanerinnen zu dämpfen, stellte Kellogg eine sehr einfache und fade Diät vor, von der er glaubte, dass sie alle Probleme lösen würde. Die berüchtigten Cerealien, die wir heute kennen,

# DAS FRÜHSTÜCK WURDE ERFUNDEN, UM DICH KRANK ZU MACHEN?

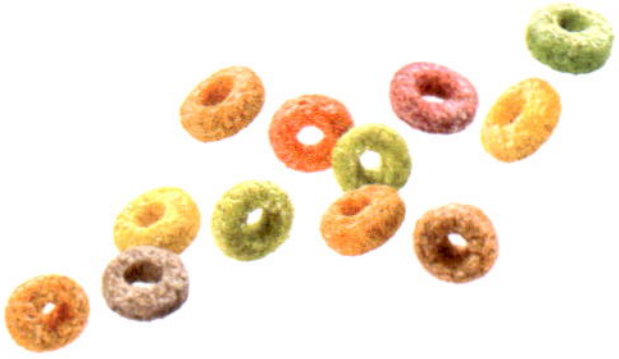

**Dr. Kellogg hat das Frühstück erfunden, um das Testosteron von Jungen zu senken.**

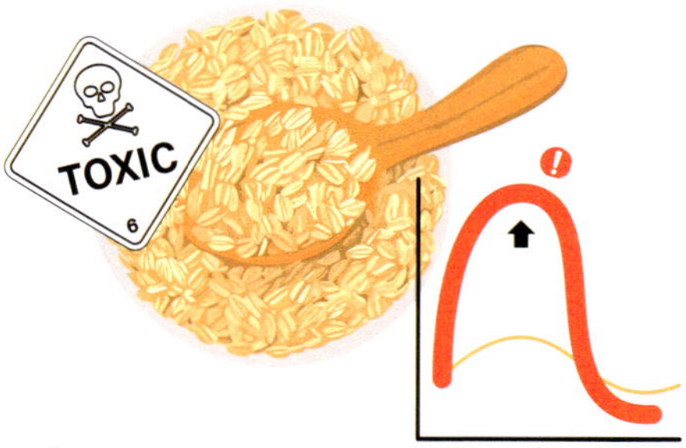

Blutzucker-Spitze

**Haferflocken:**

- **Pestizide**
- **Erhöhen den Blutzucker**
- **Anti-Nährstoffe, die dir B 12, Zink und Eisen rauben**

Cortisolspitzen am Morgen >> **Kein Kaffee!**
(Kaffee = **Cortisol/Stress in einer Tasse**)

**Matcha** ist der gesündere Kaffee
**L-Theanin + Polyphenole =**
Ausgleich von Stress im Körper

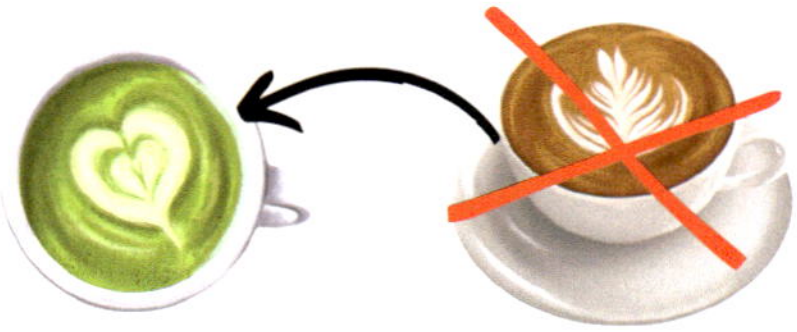

*„Der Umsatz im Markt für Frühstücksflocken beläuft sich im Jahr 2024 auf 82,16 Mrd. US$. Es wird erwartet, dass der Markt jährlich um 5,52 % wächst (CAGR 2024-2029)."*
*Quelle: statista.com*

**Diese 90-Milliarden-Dollar-Industrie hat dich getäuscht!**

Wenn du morgens isst, dan
mach es nährstoffreich!

gehen auf Kelloggs ursprüngliche Idee zurück, die Libido zu verringern. Das Beunruhigende daran ist, dass all dies ziemlich gut in unsere moderne Welt passt. Die moderne Version davon ist der Hafer. Obwohl Hafer an sich ein einfaches, fades Getreide ist, das mit Antinährstoffen angereichert ist, ist **moderner Hafer mit Pestiziden, Chemikalien und kleinen Mengen Gluten angereichert**. Während Fitness-Influencer auf der ganzen Welt ihre „Erdnussbutter-Haferflocken" in den sozialen Medien teilen, berauschen sich die Menschen am übermäßigen Verzehr eines Getreides, das oft verunreinigt, überbearbeitet und **definitiv überbewertet** ist. Nicht nur, dass das Frühstück an sich ein totaler Schwindel ist und intermittierendes Fasten dem Körper viel besser bekommt: Hafer und die meisten Getreidesorten sind keine gesunden Nahrungsmittel. Wir werden in Kapitel 2 sehen, welche besseren Alternativen es gibt.

## TRANSFETTE

Diese Fette sind häufig in frittierten und verpackten Lebensmitteln, verarbeitetem Fleisch und pflanzlichen Fetten enthalten, die durch hohe Temperaturen chemisch verändert wurden. Transfette, auch TFA (Transfettsäuren) genannt, verstärken Entzündungen im Körper und begünstigen die Entstehung mehrerer Krankheiten, die weltweit als Haupttodesursachen gelten, darunter Herz- und Nierenerkrankungen, Krebs, Diabetes, Autoimmunerkrankungen und neurodegenerative Erkrankungen[18]. Außerdem können Transfette das LDL-Cholesterin erhöhen und das HDL-Cholesterin senken.

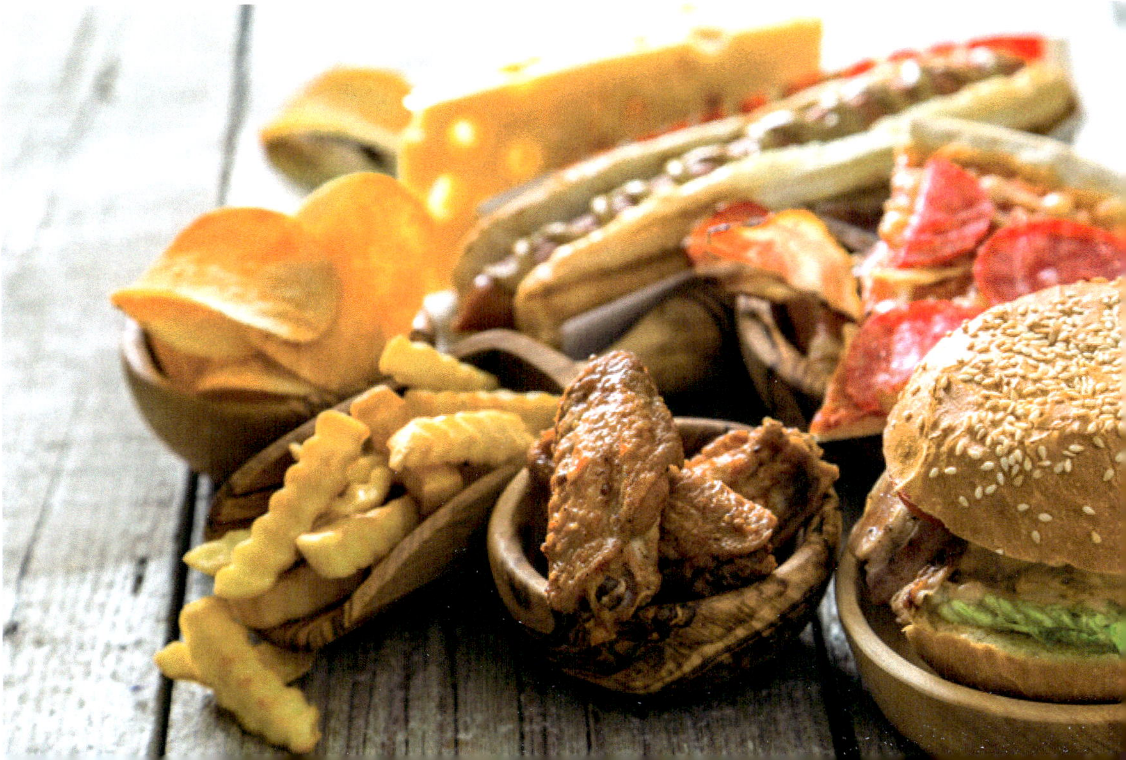

Harvard empfiehlt in seinem „Healthy Eating Plate“, Transfette zu vermeiden. Diese Empfehlung ist jedoch viel zu unbedeutend, als dass sie jemandem helfen könnte, eine bessere Lebensmittelauswahl zu treffen. Welche Transfette? Was bedeuten sie? Und wie? Wir werden im weiteren Verlauf des Buches mehr darüber sprechen und ich werde dir eine umfassende Liste gesunder Fettalternativen geben, die den gegenteiligen Effekt auf deinen Körper haben.

## SAMENÖLE

Während Omega-3-Fettsäuren für eine gesunde Ernährung unverzichtbar sind, sind Omega-6-Fettsäuren maßgeblich an der Entstehung von Krankheiten beteiligt. Große Mengen an Omega-6-Fettsäuren finden sich in Fast Food, Kartoffelchip, aber auch Nüssen, Samen und Speiseölen. Vor allem Samenöle enthalten sehr

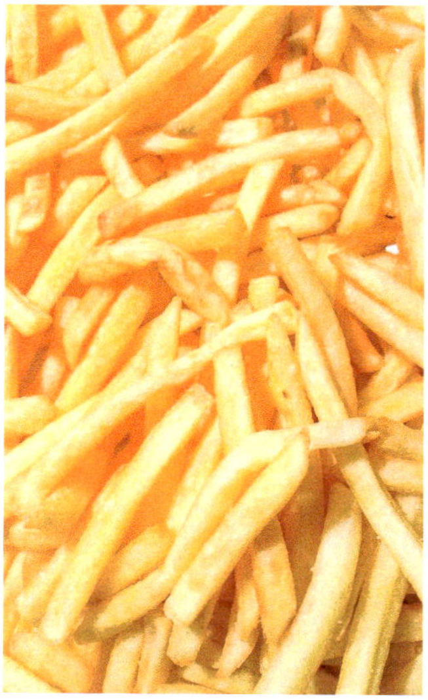
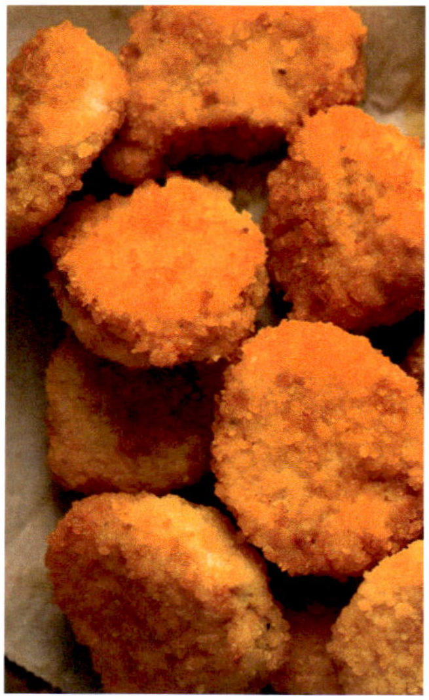
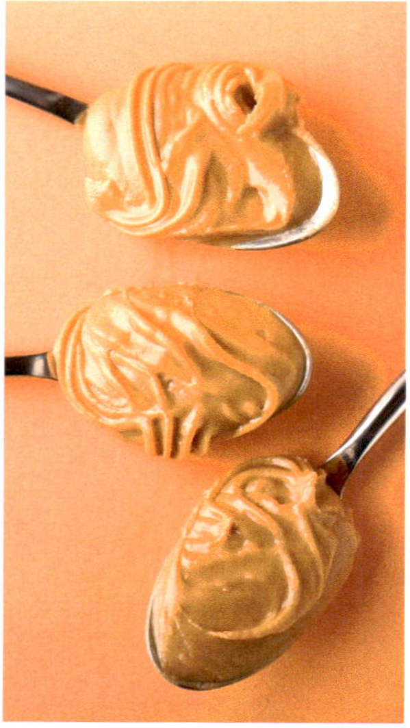
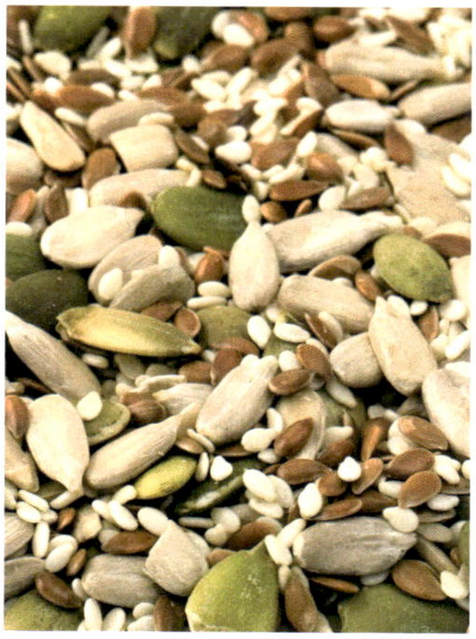
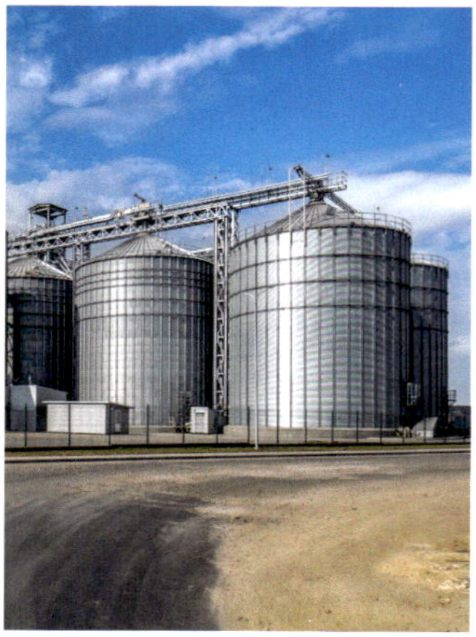
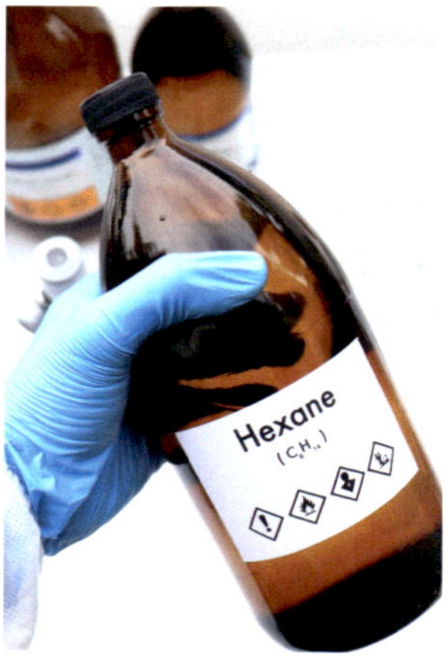

hohe Mengen an Omega-6-Fettsäuren, die nachweislich zu Entzündungen im Körper und oxidativem Stress[19] beitragen und das Risiko für chronische Krankheiten[20] erhöhen. Eigentlich ist das gar nicht so schwer zu verstehen. Samen haben zwar einige Vorteile für den Körper, aber Samenöle sind nichts anderes als **das Ergebnis eines grausamen Herstellungsprozesses.**

Um es kurz zu machen: Samenöle sind zunächst einmal reine Samen. Es gibt zwei Hauptmethoden der Gewinnung: die erste ist mechanisch, die zweite chemisch. Die meisten Samenöle werden jedoch zuerst mechanisch und dann chemisch extrahiert, um wirklich das Maximum aus jedem Samen herauszuholen. Die mechanische Extraktion ist einfach: Die Samen werden gepresst oder zerdrückt, bis das Öl austritt. Dies kann bei Raumtemperatur (Kaltpressung) oder bei über 49 °C (Heißpressung) geschehen. Wenn alle Samenöle einfach kalt gepresst würden, wäre das nicht weiter schlimm, aber hier hört es nicht auf … Durch einfaches Zerkleinern der Samen wird nicht der gesamte Ölgehalt extrahiert, daher kommt die chemische Extraktion mithilfe von Lösungsmitteln zum Einsatz.

Dabei wird die zerkleinerte Samenmischung, der sogenannte Presskuchen, weiter zerkleinert, um die Oberfläche zu vergrößern. **Das Gemisch wird mit dem Lösungsmittel, meist Hexan, einem Nebenprodukt des Erdöls, vermischt.** Ja, du hast richtig gehört. Das Öl, das du für deinen gesunden und leckeren Salat verwendest, hat einen Prozess durchlaufen, bei dem es mit einer Chemikalie vermischt wurde, die aus Erdöl gewonnen wird.

Was kommt als Nächstes? Das Hexan bewirkt, dass das Öl aus dem Gemisch austritt. Anschließend wird es bei etwa 149 °C destilliert, wobei das Öl zurückbleibt. Dieses Öl wird einfach der ursprünglichen Ölmenge hinzugefügt, die mechanisch extrahiert wurde. Das Öl, das du in deinem Supermarkt kaufst, wurde wahrscheinlich noch raffiniert, gebleicht und desodoriert. Ohne diese Verfahren würden die Samenöle natürlich sehr schnell verderben.

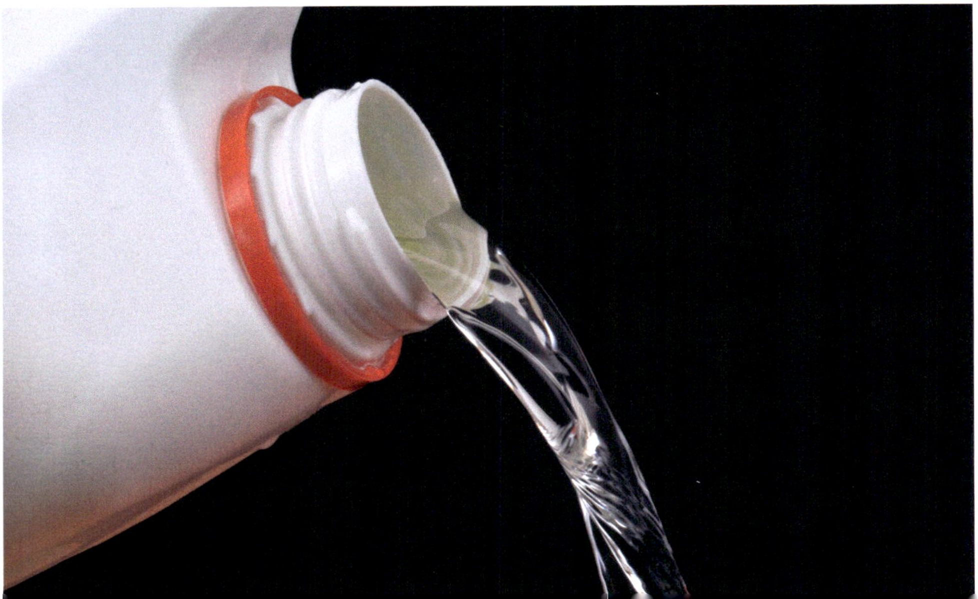

# SAMENÖLE VERGIFTEN UNS?

**Wie man Rapsöl herstellt:**

1. Rapssamen reinigen
2. Mahlen
3. Pulverisieren
4. Pressen
5. Lösungsmittel auf Erdölbasis verwenden, um Öl zu extrahieren
6. Bei hoher Temperatur kochen
7. Zentrifugieren
8. Degummieren

**Wie man Butter herstellt:**

1. Sahne in ein Glas geben.
2. Schütteln, bis sich das feste Fett von der Flüssigkeit trennt.

**So werden „herzgesunde" Samenöle hergestellt. Übrig gebliebene Baumwollsamen wurden verwendet, um Speiseöl herzustellen.**

Prävalenz chronischer Krankheiten in Amerika

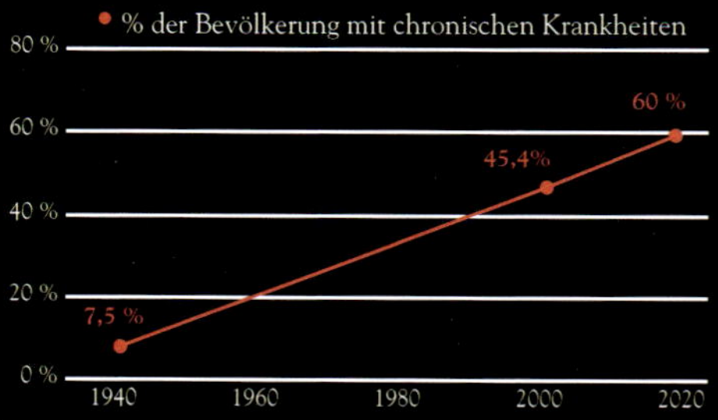


Absoluter Pflanzenölverbrauch in den USA

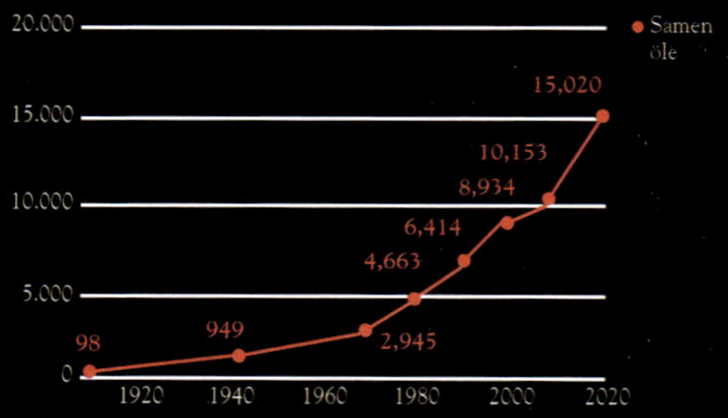


**Der Verbrauch von Pflanzenöl nimmt zu und chronische Krankheiten nehmen zu**

Kokosöl

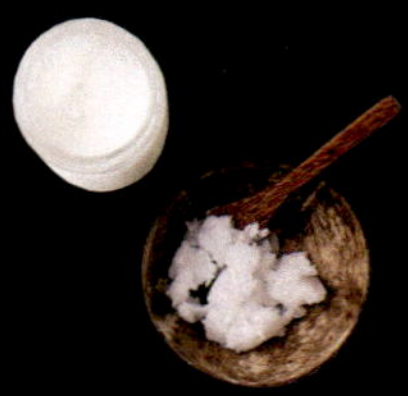

MCT-Öl

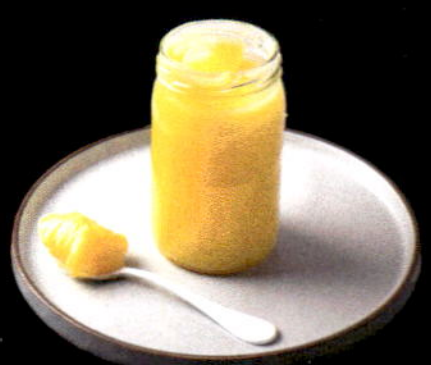

Avocadoöl

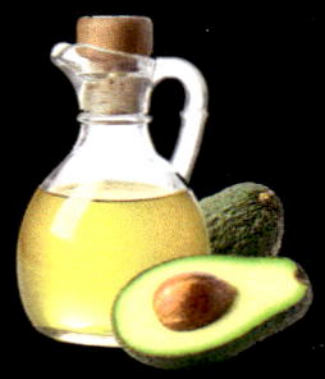

**Nur Frucht- und Tieröle sind meiner Meinung nach nicht giftig**

Ghee aus Weidehaltung

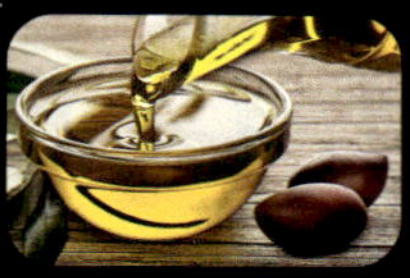

Butter aus Weidehaltung

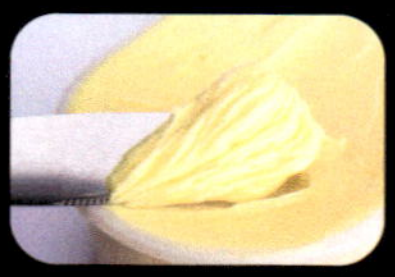

Bei der Raffination werden die Samenöle einem sogenannten **Entschleimungsprozess** unterzogen. Dabei werden sie mit Zitronensäure und Wasser versetzt. Unerwünschte Bestandteile werden aus dem Öl herausgelöst und abfiltriert.

**Bleichen** ist so schlimm, wie es klingt. Die Farbstoffe in den extrahierten Samenölen können während des Transports oxidieren. Deshalb werden die extrahierten Samenöle mit Bleicherde vermischt, das Ganze auf 100 °C erhitzt und die unerwünschten Verbindungen an die Bleicherde gebunden. Anschließend wird das Gemisch wieder filtriert.

Was ist mit **Desodorierung**? Eine Frage: Würdest du etwas essen, das so übel riecht, dass es vor dem Verkauf eine ganze Reihe von Produktionsprozessen durchlaufen muss, nur damit dir nicht schlecht wird? Genau, ich auch nicht. Manche Ölproduktionen riechen also wirklich übel. Da es sich die Industrie aber nicht leisten kann, die Hälfte ihrer Öle einfach wegzuwerfen, wird das Öl so behandelt, dass es geruchs- und geschmacksneutral wird. Das Öl wird gedämpft und alle Bestandteile, die für den schlechten Geruch verantwortlich sind, werden aus dem Produkt entfernt. Das Verrückte daran ist, dass auch die guten Bestandteile des Öls, wie Spuren von Proteinen, Vitaminen und Fettsäuren, entfernt werden. Wie ich das sehe: **Was übrig bleibt, ist im Wesentlichen destilliertes Gift.**

Nehmen wir zum Beispiel ein Land, in dem der Verzehr von Samenölen und Omega-6-Fettsäuren sehr hoch ist: Israel. Falls du noch nie davon gehört hast: Es gibt ein Phänomen, das sich israelisches Paradoxon nennt. Daten zeigen, dass die Menschen in diesem Land eine unglaublich hohe Rate an Herz-Kreislauf-Erkrankungen haben, obwohl sie sehr wenig gesättigte Fette zu sich nehmen. Das war bis vor wenigen Jahren noch höchst widersprüchlich. Inzwischen weiß man aber, dass vor allem die Samenöle und die Transfette für diese „Epidemie" von Herzkrankheiten verantwortlich sind. Im Gegensatz dazu zeigt das französische Paradoxon, dass die Bevölkerung trotz des hohen Konsums gesättigter Fette (Fleisch, Milchprodukte und Eier, um nur einige Hauptquellen zu nennen) kaum an koronaren Herzkrankheiten leidet. Sind die traditionellen Ernährungspyramiden also nur ein großer Trick, um die Aufmerksamkeit der Verbraucher auf die falsche Seite zu lenken? Im weiteren Verlauf des Buches werden wir die verschiedenen Fettgruppen genauer unter die Lupe nehmen und ich werde dir zeigen, warum das, was du jetzt denkst, völlig falsch sein könnte.

## PALMÖL

Palmöl ist eine weitere Zutat, die ich aus meiner Küche verbannen würde. Es enthält viele gesättigte Fette und ist übermäßig verarbeitet, was es zu einem schlechten Verbündeten für die Herzgesundheit und den Cholesterinspiegel macht. Das Herstellungsverfahren von Palmöl ist dem von Samenöl sehr ähnlich. Für mich ist klar: Daraus kann nichts Gutes entstehen.

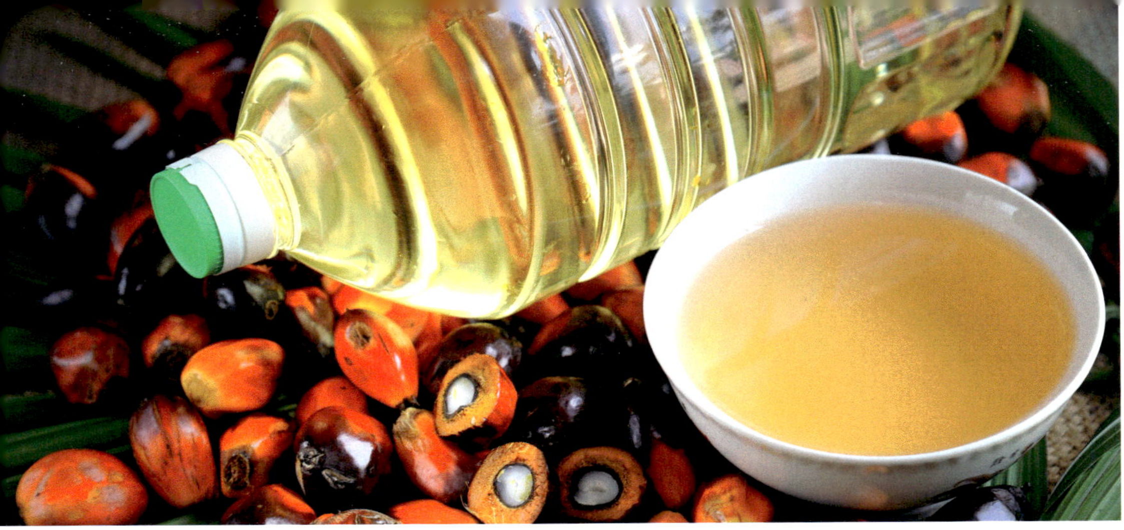

Transfette, Samenöle und Palmöle sind in einer langen Liste von Produkten enthalten. Werfen wir einen Blick auf all die Produkte, die du wahrscheinlich gut kennst, und du wirst sehen, wie viele ungesunde Fette du bisher zu dir genommen hast.

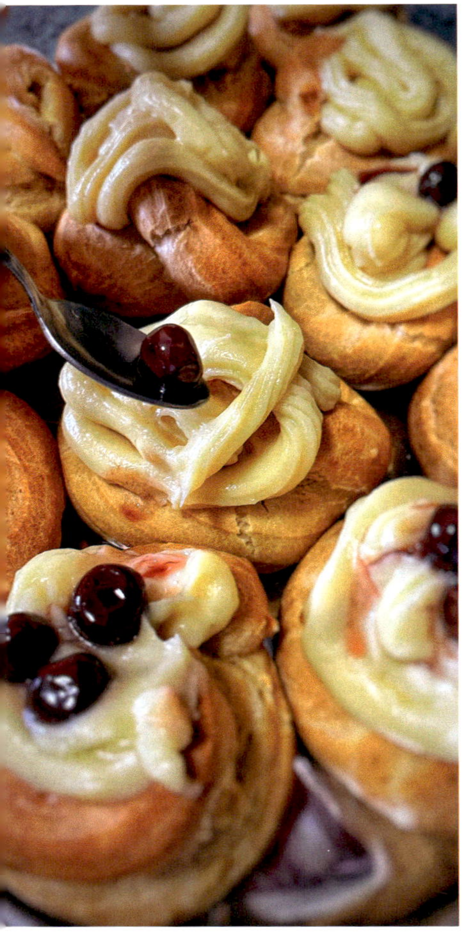

**FAST-FOOD-PRODUKTE WIE KOMMERZIELLE HAMBURGER, FRITTIERTE LEBENSMITTEL UND FAST FOOD ODER TIEFKÜHLPIZZA AUS DEM LADEN:**

Diese Lebensmittel enthalten einen hohen Anteil an Transfetten aus Samenölen und werden meist aus billigen, minderwertigen Zutaten hergestellt, die einen hohen Anteil an gesättigten Fetten und wenig wertvolle Nährstoffe enthalten. In der Regel enthalten diese Lebensmittel auch übermäßig viele leere Kalorien, d. h. Kalorien, die keine nützlichen Nährstoffe enthalten.

**FEINBACKWAREN, VERPACKTE KRAPFEN, KEKSE, CROISSANTS UND TRADITIONELL GEBACKENE KUCHEN UND KEKSE:**

Während es für Kinder eine Freude sein kann, diese Lebensmittel zu Hause mit gesunden Zutaten zuzubereiten, ist es eine schreckliche Idee, sie im Supermarkt oder in einer traditionellen Bäckerei zu kaufen. Diese Lebensmittel werden mit viel weißem Zucker, raffiniertem Mehl, Eiern und Butter aus der Massentierhaltung, pasteurisierten Milchprodukten und sogar viel Pflanzenöl gebacken. Die Wahrscheinlichkeit ist groß, dass du in deinem gekauften Geburtstagskuchen mehr giftige Zutaten findest als irgendwo sonst.

### SNACKS, KARTOFFELCHIPS, TORTILLA-CHIPS, POPCORN AUS DER MIKROWELLE UND CRACKER:

Auch hier handelt es sich um Lebensmittel, die in der Regel reich an Samenölen sind, da sie auf die für die Industrie bequemste Weise frittiert werden, mit dem sekundären Ziel, beim Verbraucher ein Suchtgefühl hervorzurufen. Ähnlich wie Zucker können Lebensmittel, die ungesunde Fette enthalten, durch ihre Geschmacksmanipulation süchtig machen.

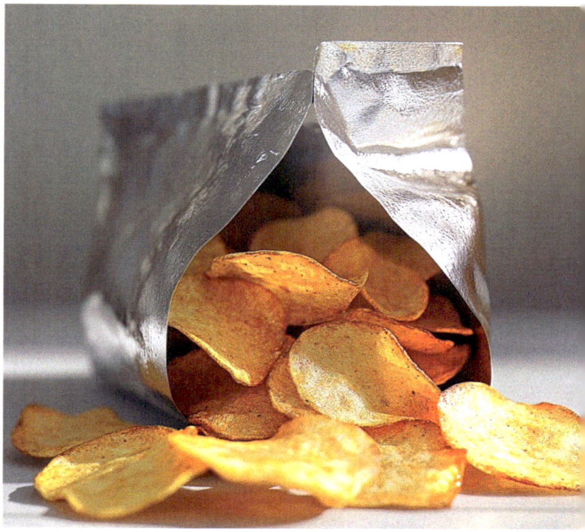

### VERARBEITETES FLEISCH WIE WÜRSTCHEN, HOT DOGS, SPECK UND ANDERE UNHEIMLICHE WURSTWAREN:

Wir werden diese Themen noch vertiefen, aber zunächst zu den Grundlagen. Verarbeitetes Fleisch ist heute eine der größten Todesursachen[21]. Und das liegt nicht an der Hauptzutat, dem Fleisch selbst, sondern daran, dass Bequemlichkeit nie gut für die Gesundheit ist. Diese Produkte enthalten enorme Mengen an schlechtem Cholesterin, Transfetten und gesättigten Fetten, die die Arterien verstopfen und Entzündungen im Körper fördern[22]. Sie tragen durch Konservierungsstoffe, Nitrite und andere Verbindungen zu verschiedenen Arten von Herz-Kreislauf-Erkrankungen[23], Hormonstörungen[24], Darmerkrankungen[25] und sogar Krebs[26] bei.

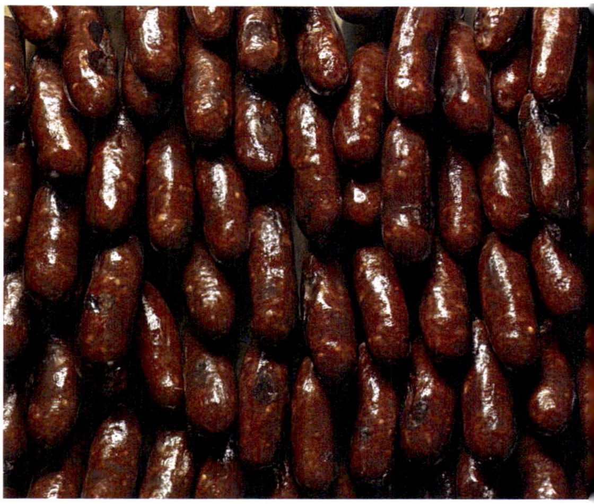

### TIEFGEKÜHLTE LEBENSMITTEL WIE TIEFKÜHLPIZZA, TIEFKÜHLKUCHEN, TIEFKÜHLEIS UND FERTIGGERICHTE:

Das ist keine Überraschung. Schließlich enthalten diese Lebensmittel die meisten ungesunden Inhaltsstoffe. Sie enthalten Konservierungsstoffe, raffiniertes Mehl, Salz, Zucker und alle möglichen künstlichen Zutaten. Kurz gesagt: In diesen Lebensmitteln steckt nichts Gutes.

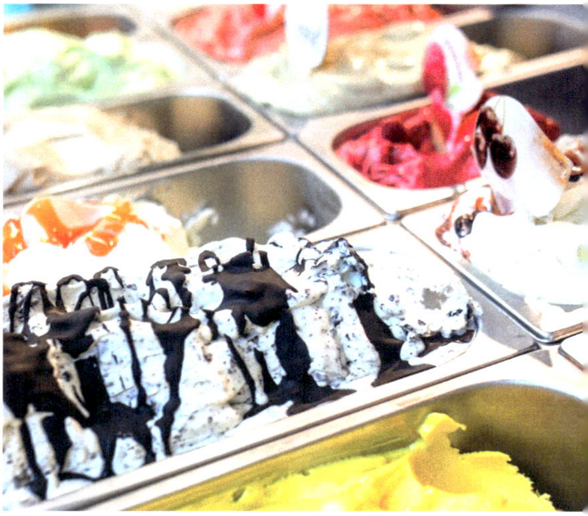

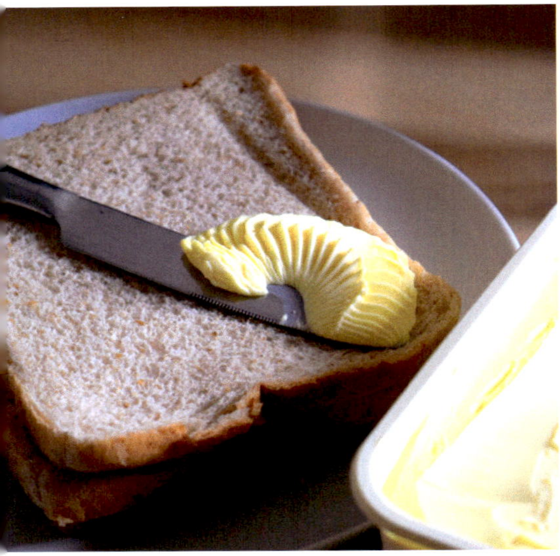

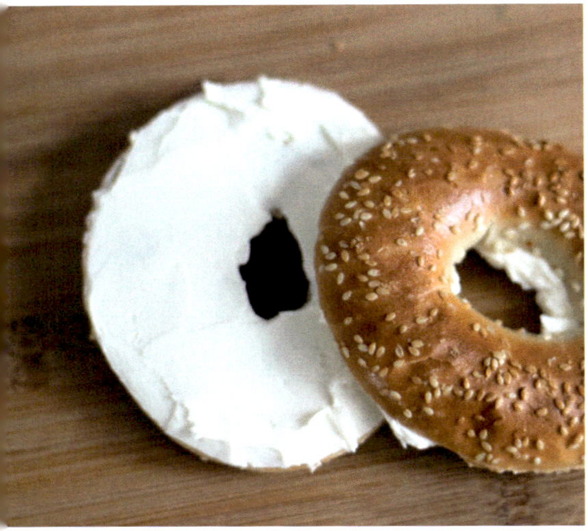

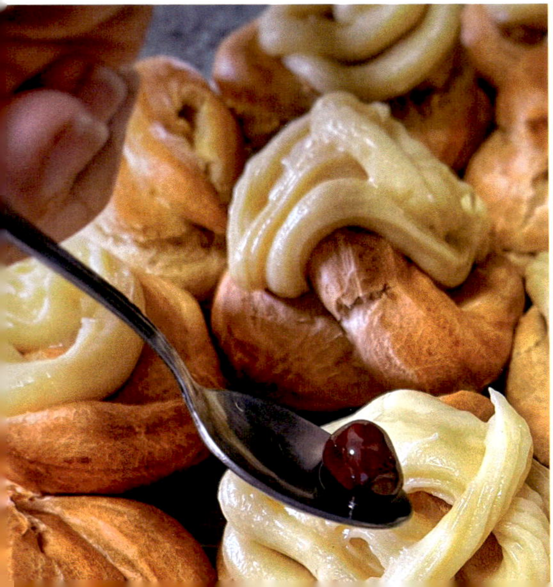

**MARGARINE UND BACKFETT:**

Nur Fett und keine Nährstoffe. Sie machen dein Rezept vielleicht schmackhafter, aber sie erhöhen Entzündungen im Körper und das Risiko von Herz-Kreislauf-Problemen. Es handelt sich um stark verarbeitete Produkte, die sehr viele Kalorien und Fett enthalten und keinen Mehrwert haben.

**CREMIGE UND VERARBEITETE MILCHPRODUKTE WIE SPEISEEIS, STREICHKÄSE, FRISCHKÄSE UND SCHLAGSAHNE:**

Alle diese Produkte werden aus pasteurisierter Milch hergestellt, also ohne Nährstoffe und mit leeren Kalorien. Das sind Lebensmittel, die ich meinen Kindern nie geben würde. Es sind keine für den Darm nützlichen Nährstoffe enthalten.

**DESSERTS, SÜSSIGKEITEN UND BACKZUTATEN:**

Sie sind in der Regel mit Zusatzstoffen, Konservierungsmitteln und künstlichen Aromen versetzt. Außerdem enthalten sie hochraffinierte Zutaten, minderwertige Gelatine, Verdickungsmittel, Emulgatoren, künstliche Aromen und Unmengen an Samenölen und Zucker. Wir werden über bessere Möglichkeiten sprechen, deinen Heißhunger auf Süßes zu stillen. Du brauchst keines dieser Lebensmittel.

Was haben all diese Nahrungsmittel gemeinsam? Sie übersäuern den Körper und produzieren Schleim. Ist der Körper basisch, ist er gesund. Wenn er übersäuert ist und das tagein, tagaus, monatelang oder lebenslang so bleibt, entstehen Krankheiten. Das passiert bei minderwertigen Milchprodukten, hohen Glutenmengen und dem bereits erwähnten Fast Food.

# ÜBERSÄUERUNG DES KÖRPERS = SCHLEIM

Wende dieses Prinzip an, wenn nichts hilft und du ständig zu Schleimbildung neigst.

Dr. Sebi hat prophezeit: „Saure Lebensmittel verursachen Schleim. Schleim verursacht Krankheiten.“

Chronischer Husten und Schleim sind nicht normal. Reduziere säurehaltige Lebensmittel. Am schlimmsten: Milch, Gluten, Fast Food

Säurebildende Lebensmittel:

- Hamburger
- Hot Dogs
- Fleisch
- Süssigkeiten
- Kekse
- Zucker
- Alkohol
- Cola, Fanta etc.

Basische Lebensmittel:

- Rote Bete
- Blumenkohl
- Sellerie
- Grünkohl
- Äpfel
- Avocados
- Feigen, getrocknet
- Zitrone & Limetten

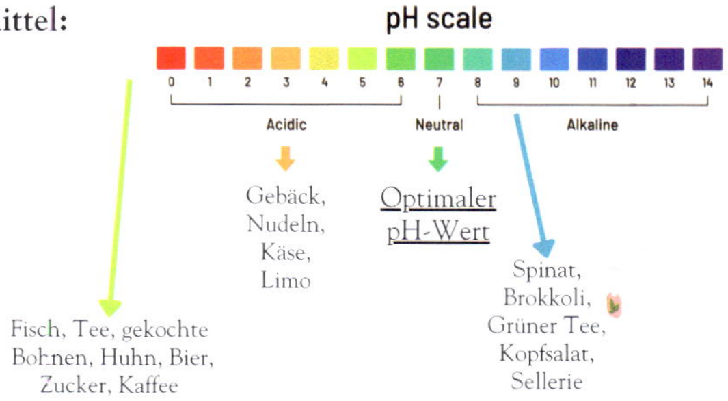


pH = Potenzial des Wasserstoffs[27]

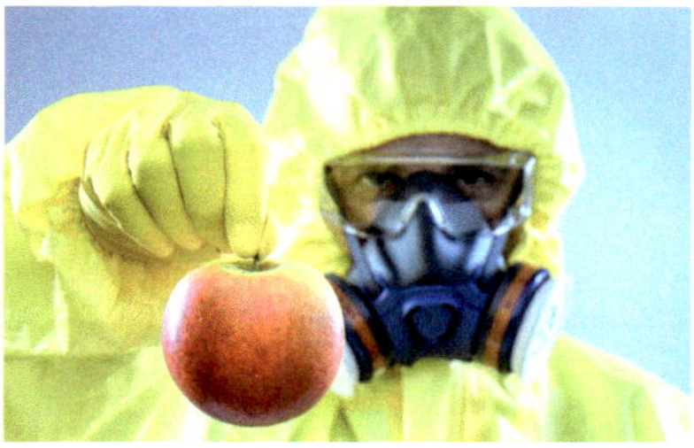

Saure Lebensmittel senken den pH-Wert des Körpers, was zu einem niedrigen Wasserstoffgehalt auf zellulärer Ebene im System führt und die perfekte Voraussetzung für die Entstehung von Krankheiten sein kann. Dies kann zu einer Vielzahl von Krankheiten beitragen und wird als „Säuretheorie der Krankheit" bezeichnet. Moderne wissenschaftliche Studien haben einen Zusammenhang zwischen säurehaltigen Lebensmitteln und der Entstehung von Krebs[28] nachgewiesen. Die Ernährungsempfehlungen, die ich im folgenden Kapitel vorstelle, sind jedoch alles, was man wissen muss, um den pH-Wert des Körpers im gesündesten Bereich zu halten. Wir konzentrieren uns nicht auf diese umstrittene Theorie, sondern auf die Praxis unserer Ernährung.

## NATRIUMNITRIT

Es ist eines der wichtigsten Nitratsalze in der Lebensmittelindustrie und wird als Lebensmittelzusatzstoff für verarbeitetes Fleisch und in einigen Ländern auch für Fischprodukte verwendet. **Es beschleunigt die Fleischreifung** und hemmt die Keimung von Sporen und Bakterien. Außerdem reichen schon kleinste Mengen Natriumnitrat aus, um die Farbe des Fleisches zu verändern, sodass es zunächst

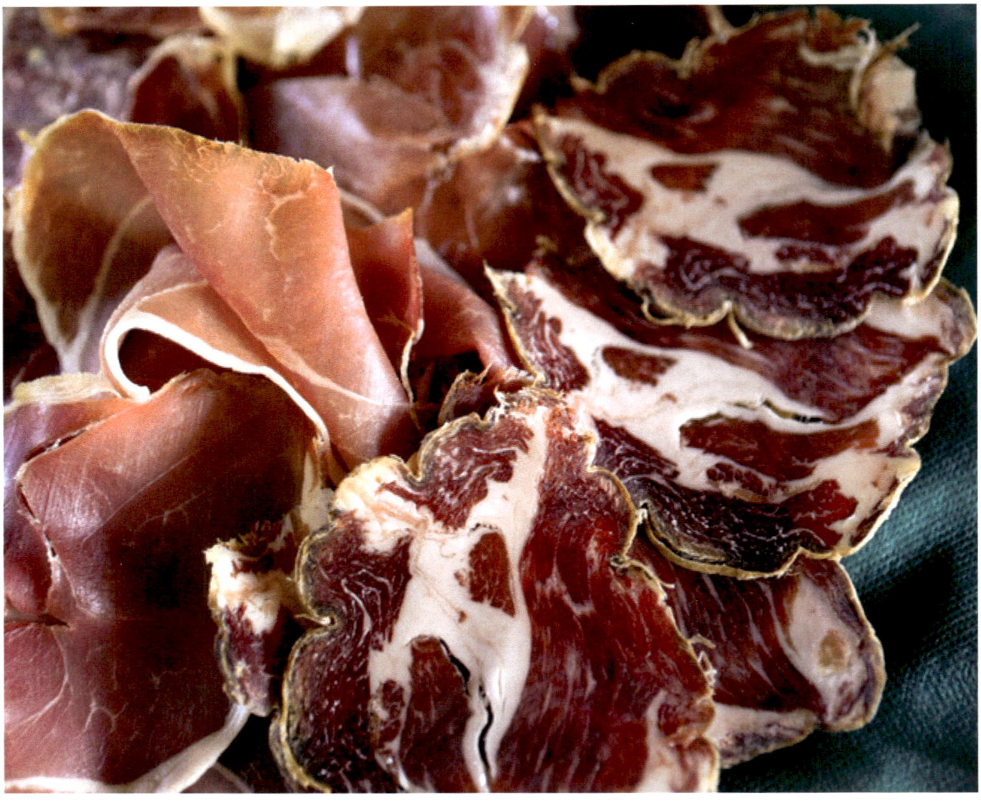

leuchtend rot und beim Garen leicht rosa wird[29]. Pökeln ist ein übliches Verfahren für Fleisch wie Schinken, Speck, Hotdogs, Würste und Wurstwaren. Natriumnitrat wird jedoch auch mit bestimmten Krebsarten in Verbindung gebracht, insbesondere mit Darmkrebs. Das Verrückte dabei ist, dass verarbeitete Fleisch- und Wurstprodukte über viele Jahre Teil der Ernährungspyramide gewesen sind. **Die Behörden haben den Menschen ganz offen gesagt, dass es in Ordnung ist, regelmäßig krebserregende Stoffe zu sich zu nehmen.** Du wirst vielleicht sagen:

„Ja, aber in Maßen …“ Wäre es in Ordnung, wenn dir dein Arzt rät, zu rauchen, *aber in Maßen?*

## MONONATRIUMGLUTAMAT (MSG)

Es ist ein Natriumsalz, das auch als Natriumglutamat bekannt ist, und kommt natürlicherweise in Lebensmitteln wie Tomaten und Käse vor. In der Lebensmittelindustrie wird es jedoch beim Kochen verwendet, um Fleisch, Eintöpfe, Suppen und andere verarbeitete Lebensmittel **schmackhafter zu machen**. Obwohl MSG im Allgemeinen als unbedenklich gilt, kann es bei manchen Menschen bestimmte

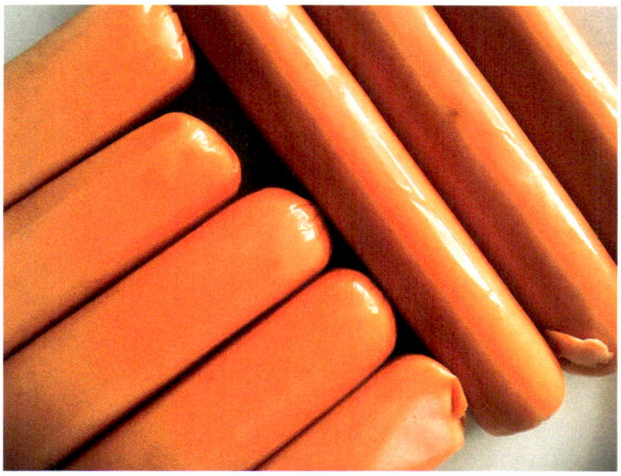
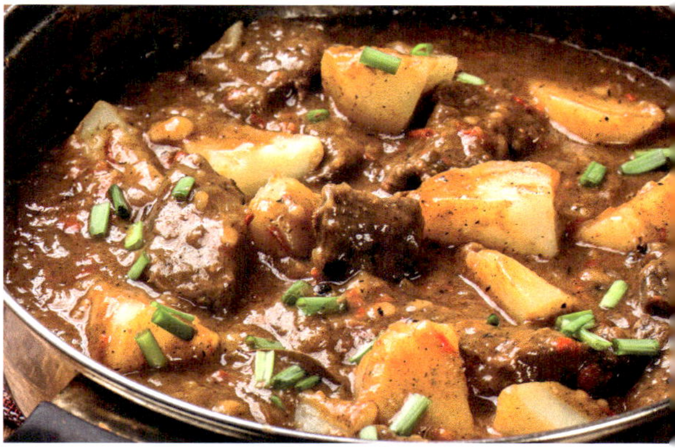
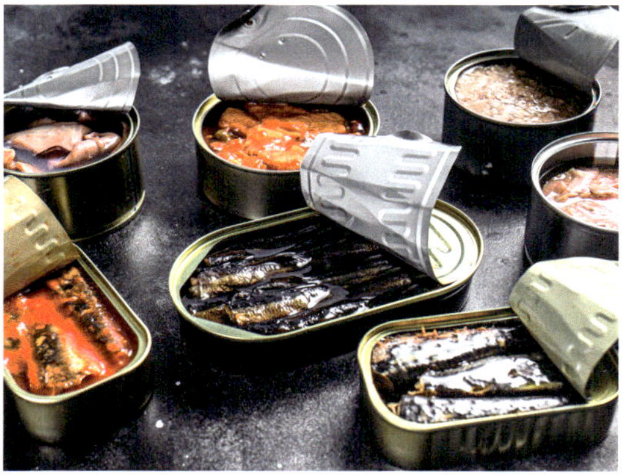
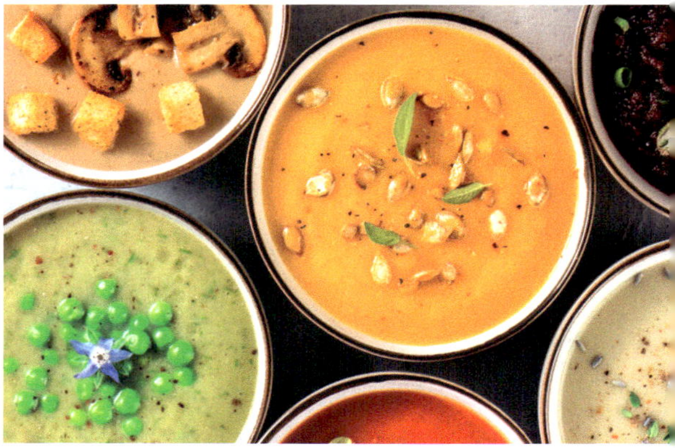

Beschwerden wie Kopfschmerzen und allergische Reaktionen hervorrufen. Darüber hinaus haben einige Studien einen Zusammenhang zwischen der Verwendung dieses Salzes und Stoffwechselstörungen aufgezeigt.

## KÜNSTLICHE AROMEN

Sie sind in den meisten verpackten und verarbeiteten Lebensmitteln enthalten und genau das, wonach sie klingen: Aromen, die Lebensmitteln zugesetzt werden, um ihren Geschmack zu verbessern. Eines der am häufigsten verwendeten Aromen ist **Vanille**.

Diese Aromen werden jedoch chemisch hergestellt und können im Körper unerwünschte Reaktionen wie Allergien auslösen. In einigen von der FDA durchgeführten Studien wurden künstliche Aromen auch mit Hyperaktivität bei Kindern in Verbindung gebracht.

## KÜNSTLICHE FARBSTOFFE

Sie sehen nicht nur gut aus, sondern sind auch schädlich. Ich finde es wahnsinnig, dass vor allem in Produkten für Kinder so viel davon drin ist. Künstliche Lebensmittelfarben sind in vielerlei Hinsicht schädlich für den Körper. Sie können vor allem das Verhalten von Kindern beeinflussen und zu Hyperaktivität[30], Reizbarkeit, Schlafstörungen, Depressionen[31], allergischen Reaktionen[32] und sogar zu einem erhöhten Krebsrisiko[33] führen. Auch wenn einige Studien keinen oder nur einen schwachen Zusammenhang zwischen Farbstoffen[34] und Tumoren gezeigt haben, sind in den meisten Fällen die bekannten Farbstoffe wie Benzidin[35], 4-Aminobiphenyl und 4-Aminoazobenzol[36], die krebserregend sind, toxisch.

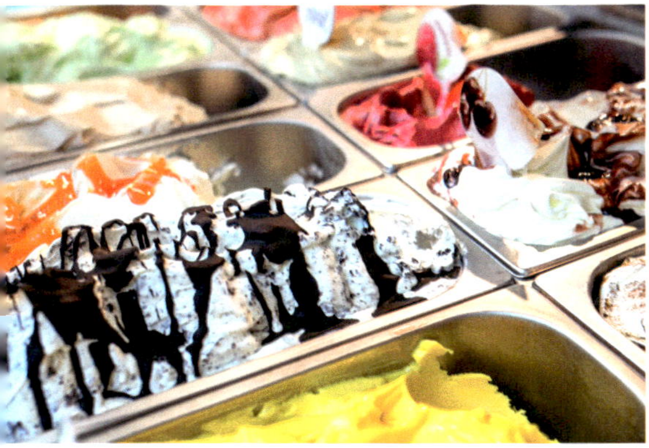

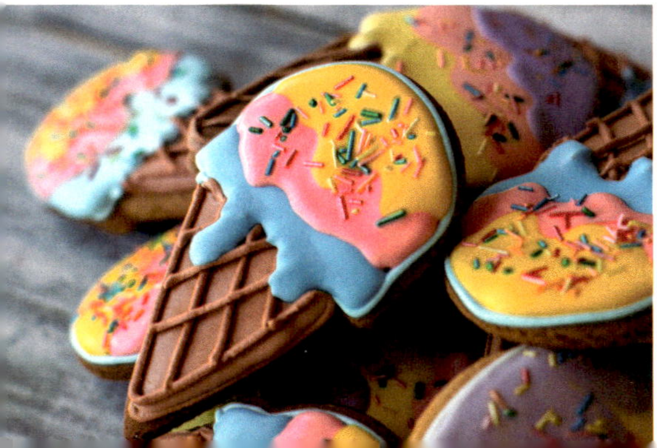

Red No. 40, Yellow No. 5 und Yellow No. 6 machen 90 % aller in den USA[37] verwendeten Lebensmittelfarbstoffe aus. In Europa sind die Vorschriften nicht viel anders. Während einige Farbstoffe in der EU verboten sind, werden andere wie Chinolingelb (E104), Carmoisin (E122) und Ponceau (E124) weiterhin häufig verwendet.

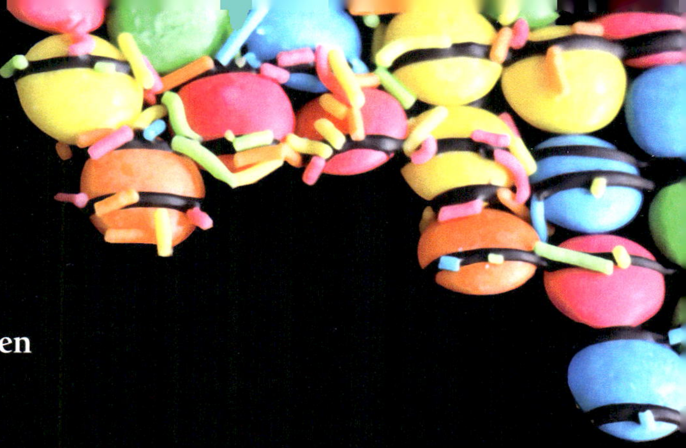

**Die am häufigsten verwendeten künstlichen Farbstoffe sind:**

**Red No. 3, oder Erythrosin:** wird für Bonbons, Eis am Stiel und Tortendekorationen verwendet.

**Red No. 40 oder Allurarot:** wird in Sportgetränken, Süßigkeiten, Gewürzen und sogar Müsli verwendet.

**Yellow No. 5 oder Tartrazin:** wird auch in Süßigkeiten, Softdrinks, Chips, Popcorn und Frühstücksflocken verwendet.

**Yellow No. 6 oder Sonnenuntergangsgelb:** findet sich in Bonbons, gängigen Soßen, Backwaren und eingemachten Früchten.

**Blue No. 1 oder Brillantblau:** wird zum Färben von Speiseeis, Dosenerbsen, Dosensuppen, Eis am Stiel und Glasuren in der Konditorei verwendet.

**Blue No. 2 oder Indigo Carmine:** Auch diese Farbe ist häufig in Süßigkeiten, Eiscreme, Frühstücksflocken und verpackten Snacks enthalten.

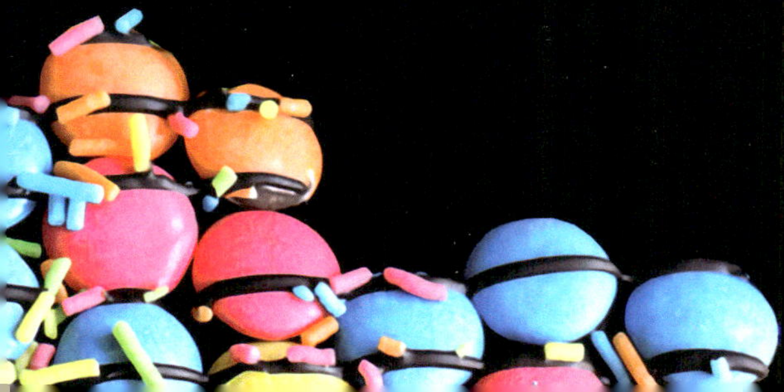

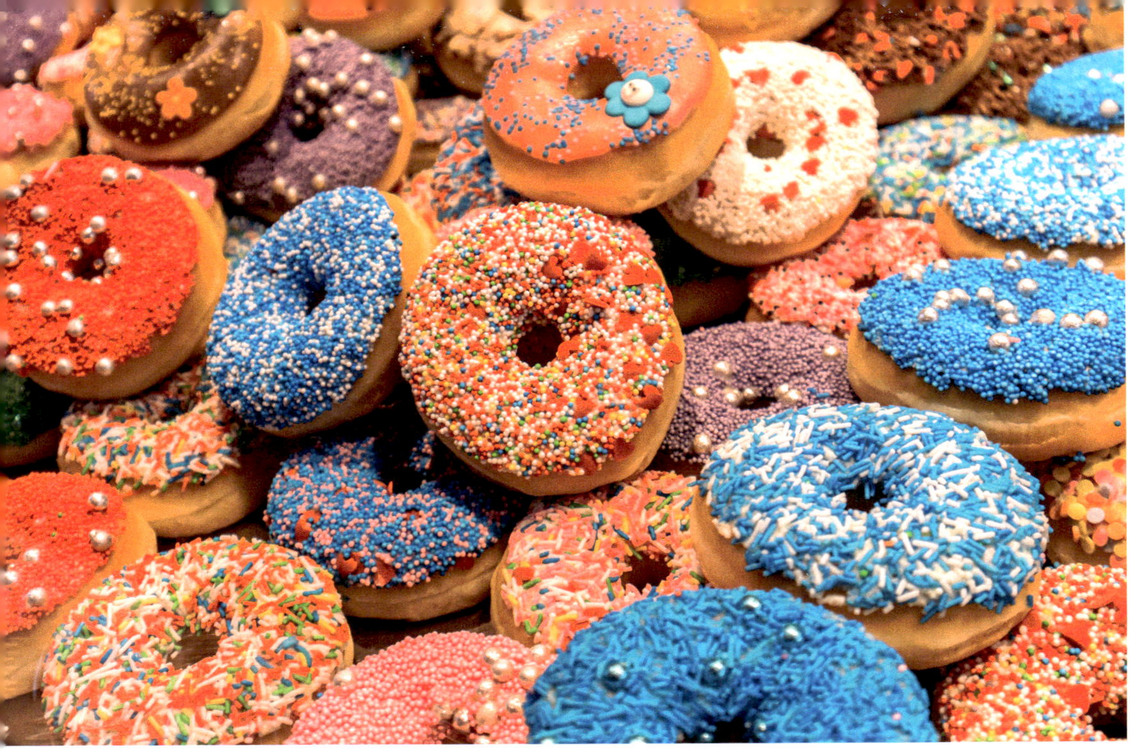

Die gute Nachricht? **Du kannst auf Lebensmittel, denen Farbstoffe zugesetzt wurden, wirklich verzichten.** Aber wenn du noch einen guten Grund brauchst, die Etiketten von Lebensmitteln zu überprüfen, dann sind Lebensmittelfarbstoffe sicher einer davon.

## EMULGATOREN

Auch wenn du noch nie von ihnen gehört hast, nimmst du sie vielleicht täglich zu dir. Emulgatoren sind Zusatzstoffe, die in der Lebensmittelindustrie verwendet werden, um zwei Zutaten miteinander zu vermischen, die sich sonst nicht vermischen würden. Ein einfaches Beispiel sind Essig und Öl in Mayonnaise. Emulgatoren sind aber auch der Grund dafür, dass handelsübliche Schokolade so leicht schmilzt und abgepacktes Brot nach Wochen nicht trocken wird. Diese Stoffe werden Brot, Schokolade, Speiseeis, Margarine, verarbeitetem Fleisch und vielen anderen Lebensmitteln zugesetzt. Emulgatoren können jedoch Darmentzündungen verursachen und Studien haben ihren Verzehr mit Stoffwechselstörungen in Verbindung gebracht[38].

Leider kann ich noch viele weitere Zutaten aufzählen, die üblicherweise verwendet werden, um verarbeitete Lebensmittel immer billiger zu machen. Aber vielleicht reicht es ja, wenn du daran denkst, dass jedes Lebensmittel, das zu billig zu sein scheint, wahrscheinlich ein dunkles Geheimnis verbirgt. Ich sage nicht, dass du bei jedem Einkauf Hunderte Euros ausgeben sollst, aber hüte dich vor verpackten Lebensmitteln, die dir vorgaukeln, sie seien gesund, nur weil sie als „natürlich“, „pflanzlich“, „glutenfrei“ usw. gekennzeichnet sind.

**Nur weil ein Lebensmittel „natürliche Zutaten“ enthält, ist es noch lange nicht gesund.** Wenn diese Zutaten verarbeitet wurden, wirken sie auf den Körper alles andere als natürlich. Hinter all den Etiketten, die verkünden, dass ein Lebensmittel fettarm, kohlenhydratarm, glutenfrei, laktosefrei usw. ist, verbergen sich wahrscheinlich heimtückische Zusatzstoffe in der Zutatenliste. Wenn etwas aus dem ursprünglichen Lebensmittel entfernt wurde, ist wahrscheinlich etwas anderes hinzugefügt worden – und in der Regel ist es etwas aus der Liste der ungesunden Stoffe, die wir bereits besprochen haben. Bei Backwaren, Brot und dergleichen würde ich sagen, dass nur sehr wenige Produkte, die als „Vollkorn“ bezeichnet werden, tatsächlich Vollkorn sind. Wenn man das Produkt umdreht und die Zutatenliste liest, sieht man in den meisten Fällen, dass 60 bis 90 Prozent des verwendeten Mehls weißes Mehl, raffiniertes Mehl oder „00“-Mehl ist, wie es in einigen Ländern üblich ist, und nur 10 bis 40 Prozent Vollkornmehl sind. Bei einigen Produkten wird der Vollkornanteil sogar ganz weggelassen und durch Weißmehl und Haferkleie „ersetzt“. Kaufe solche Produkte nicht. **Das ist alles Schwindel.**

Das Wort Zucker findet man nur selten auf der Zutatenliste. **Meistens versteckt sich der zugesetzte Zucker hinter verschiedenen Namen.** In manchen Produkten

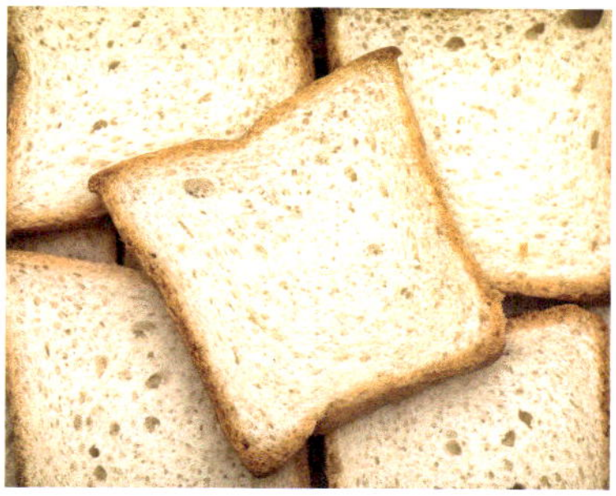
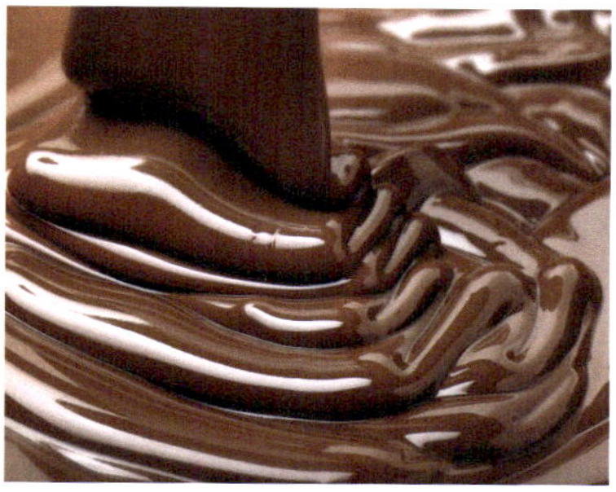
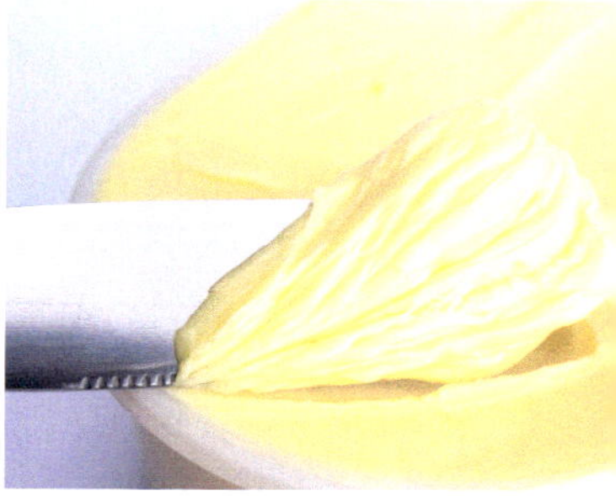
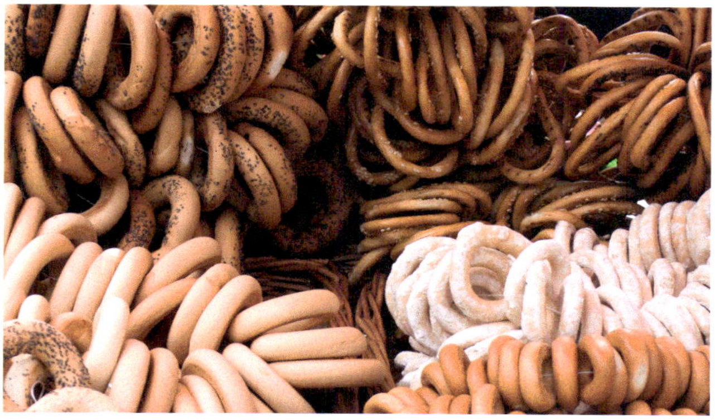
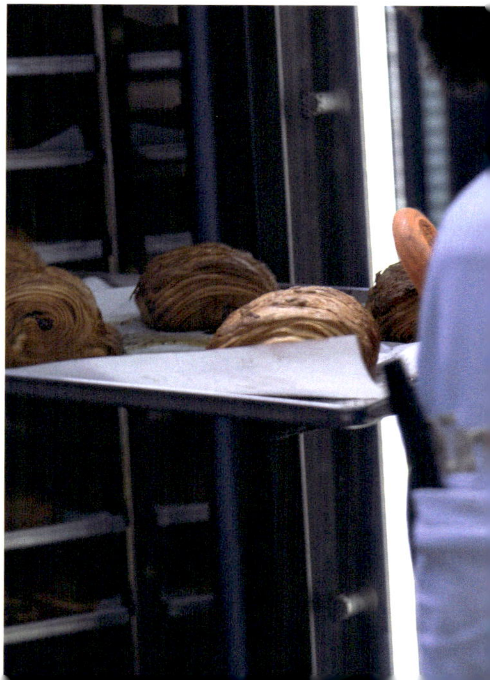
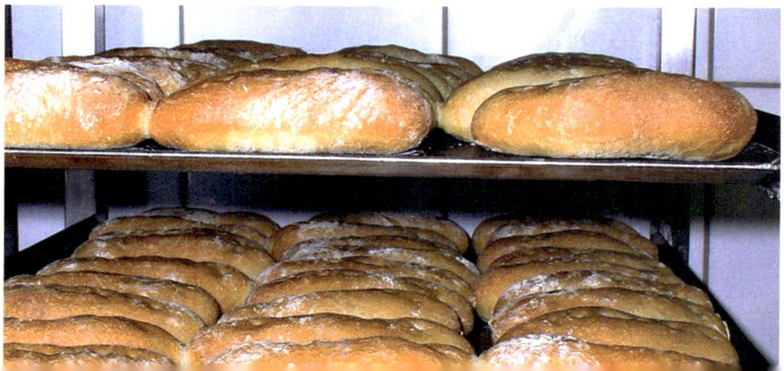

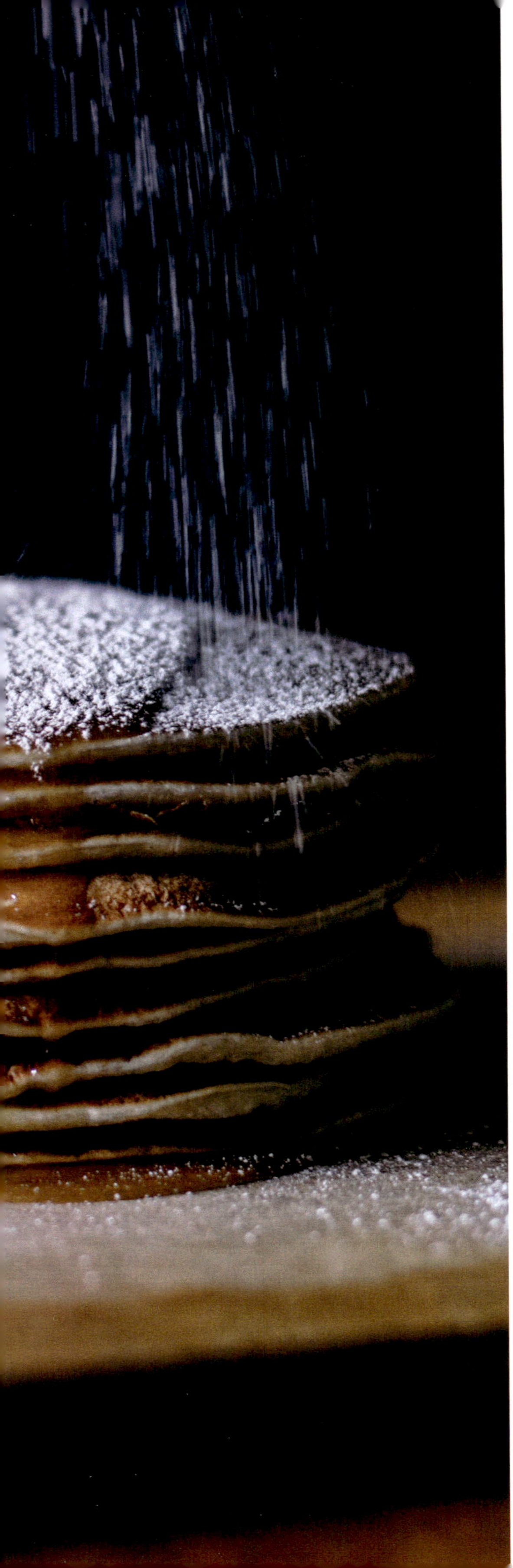



kannst du auch viele der folgenden Namen kombiniert finden, die sich zu einer enormen Menge an zugesetztem Zucker in einem einzigen Produkt summieren. Ich spreche von Sirup, Nektar, Melasse, braunem Zucker, Karamell, Süßstoff, Rohrzucker, Dextrin und Dextrose, Fruktose, Glukose, Honig, Laktose und allem, was auf „-ose" endet.

- Buttersirup
- Rohrsaftkristalle
- Rohrzucker
- Karamell
- Johannisbrot-Sirup
- Rizinuszucker
- Kokoszucker
- Konditorzucker (Puderzucker)
- Dattelzucker
- Demerara-Zucker
- Florida-Kristalle
- Fruchtsaft
- Fruchtsaftkonzentrat
- Goldzucker
- Goldsirup
- Traubenzucker
- Honig
- Puderzucker
- Invertzucker
- Ahornsirup

Und last but not least: Weißt du, wie man ein Etikett liest? Denk daran, dass die Zutaten in verpackten Lebensmitteln von der größten zur kleinsten Menge aufgelistet sind. Wenn du also zum Beispiel auf dem Etikett von Keksen liest, dass die

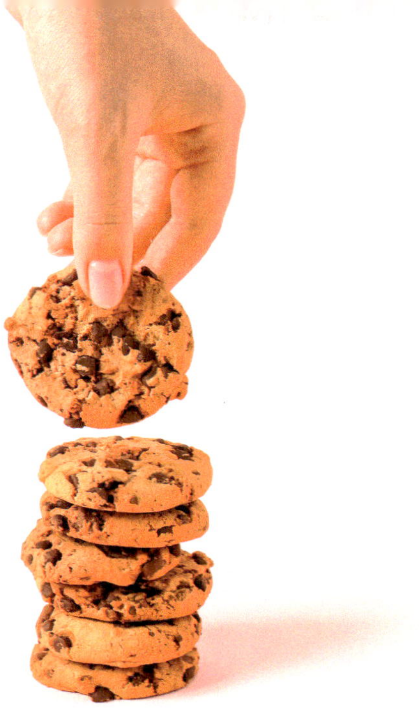

erste Zutat Zucker, die zweite Weißmehl und die dritte Butter ist, dann weißt du, dass diese Kekse mehr Zucker als Mehl enthalten.

Ein weiterer einfacher Trick, den ich in meinen Coachings immer wieder anwende, besteht darin, sich zu fragen: „Was würde meine Großmutter sagen, wenn sie diese Liste lesen würde?" Würde sie diese Lebensmittel kaufen oder wäre sie misstrauisch wegen dieser seltsamen Wörter, die sie nicht kennt? Wenn du denkst, dass deine Oma es nicht kaufen würde, dann handelt es sich wahrscheinlich um ein stark verarbeitetes Lebensmittel. **Lass es liegen.**

Natürlich sind die Nährstoffe das Wichtigste. Aber auch die Antinährstoffe sind ein viel zu wenig diskutiertes Thema. Sie kommen vor allem in Pflanzen vor und sind genau das, wonach sie klingen: **Sie hindern deinen Körper daran, potenziell nützliche Stoffe aus den Pflanzen aufzunehmen.** Es ist eine Art Paradoxon: Man isst Gemüse, weil es gut für die Gesundheit ist, aber der Körper kann nichts davon aufnehmen.

Häufige Antinährstoffe sind Lektine[39], Oxalate[40], Goitrogene, Phytoöstrogene, Phytate[41] und Tannine. Du fragst dich vielleicht, warum Pflanzen solche giftigen Stoffe enthalten:

> **„Pflanzen wollen nicht gegessen werden.**
> **Nur ihre Früchte,**
> **damit wir sie in der Welt verbreiten."**

# MACHT DICH GEMÜSE KRANK?

## Gemüse ist zu 90 % GVO

(gentechnisch veränderter Organismus)

GVO sind in 80 % der verpackten.
Lebensmittel in den USA enthalten

| | |
|---|---|
| 93 % Soja | 86 % Mais |
| 93 % Baumwolle | 95 % Zuckerrüben |
| 90 % Raps | 80 % Hawaiianische Papaya |

**Früchte sind das wahre Gemüse = Nährstoffe**

## Gemüse = Anti-Nährstoffe?

### Was sind Antinährstoffe?

| LEKTINE | OXALATE | PHYTATE |
|---|---|---|
| Unverdauliches Eiweiß, das unverdaut durch den Darm wandert. Größere Mengen können die Darmwand schädigen. | In vielen Pflanzen bindet Oxalat an Kalzium und verhindert, dass 80 % des Kalziums aufgenommen werden. | Die wichtigste Speicherform für Phosphor in den Samen. Phytate binden wichtige Mineralien wie Eisen und Zink und verhindern so deren Aufnahme. |

## Gemüse will nicht gegessen werden

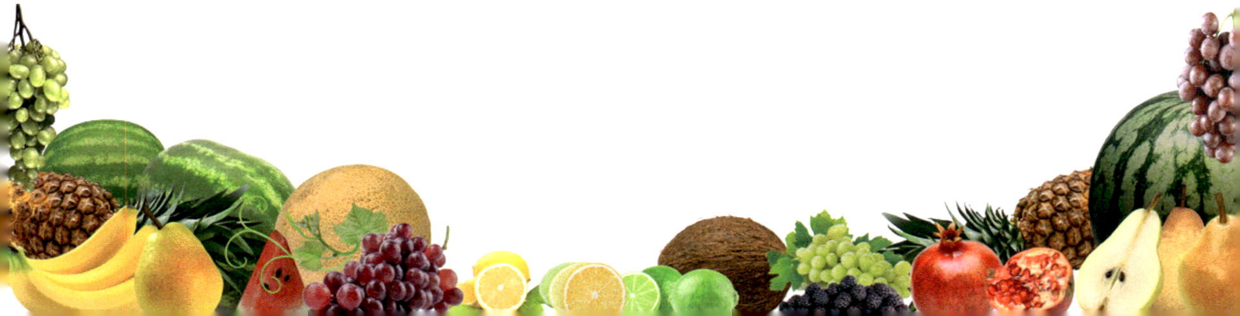

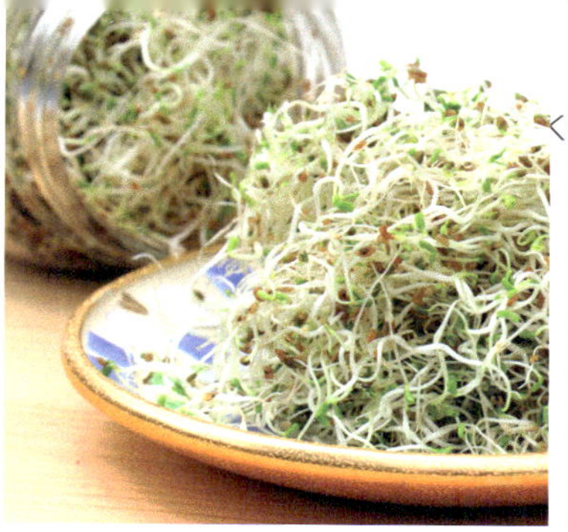
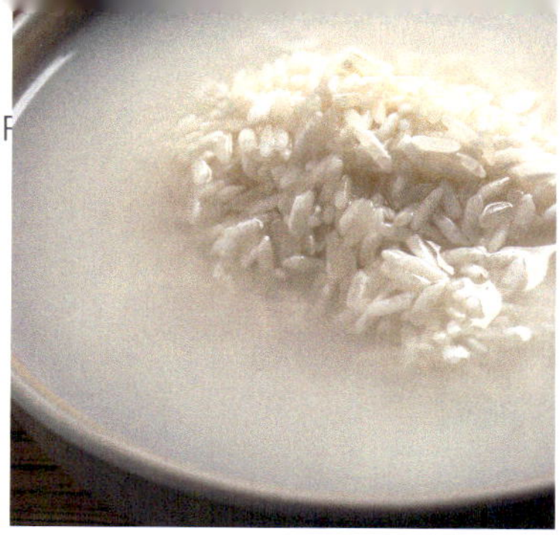
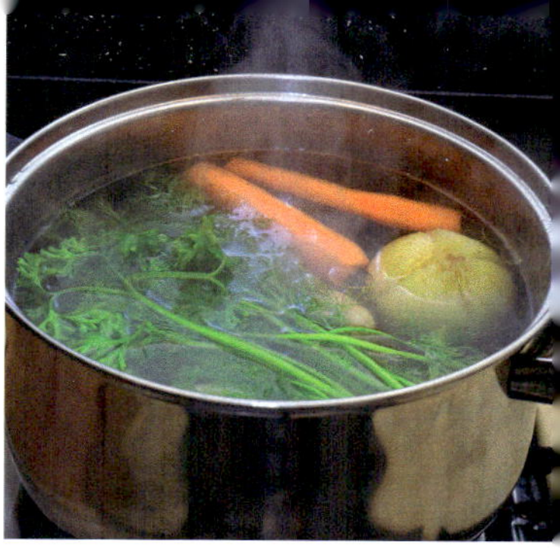

Antinährstoffe sind ein Mittel der Pflanzen zur Abwehr von Tieren, die sich von ihnen ernähren wollen. Es ist wichtig zu wissen, dass nicht alle Menschen gleich auf diese Stoffe reagieren. Manche Menschen reagieren sehr heftig, sodass der Verzicht auf die meisten Gemüsesorten das Beste für ihre Gesundheit sein kann. Im Gegensatz dazu geht es anderen Menschen auch dann noch gut, wenn sie einige dieser Nährstoffe in ihre Ernährung einbeziehen[42].

Richtig ist auch, dass durch das Kochen[43], Keimen[44] oder Einweichen[45] von Getreide, Bohnen und Gemüse zwar einige Nährstoffe[46] entfernt werden, ein kleiner Teil davon aber trotzdem auf deinem Teller landet[47]. Und obwohl Kochen eine der besten Methoden ist, um Antinährstoffe aus Gemüse zu entfernen, werden dabei auch nützliche Stoffe entfernt[48]. Ich bin fest davon überzeugt, dass man insgesamt besser ohne sie auskommt. Im Folgenden stelle ich dir ein paar Antinährstoffe vor, auf die du ganz besonders achten solltest.

## OXALATE

Besonders schlecht sind sie für Menschen mit Darmproblemen[49] oder Nierensteinen. Nierensteine bestehen nämlich zu 80 % aus Kalziumoxalat[50]. Ein gesunder Darm ist in der Lage, einen Teil des Oxalats mithilfe bestimmter Bakterien abzubauen[51]. Dies ist jedoch nur bei wenigen Menschen der Fall, da die häufig genutzten

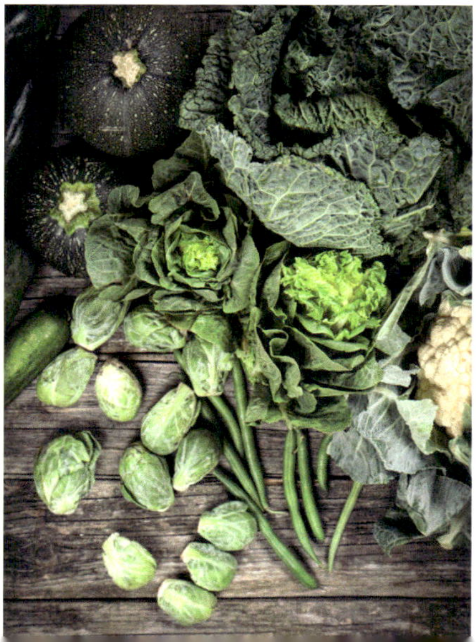
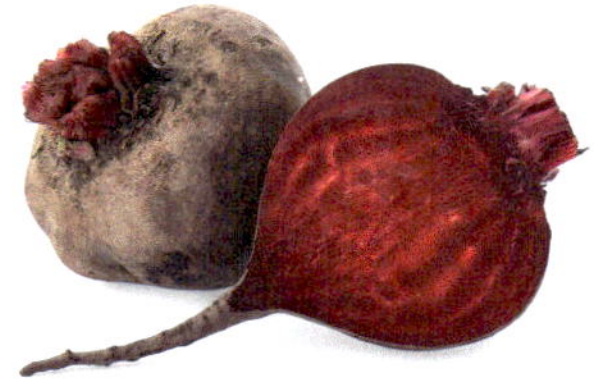
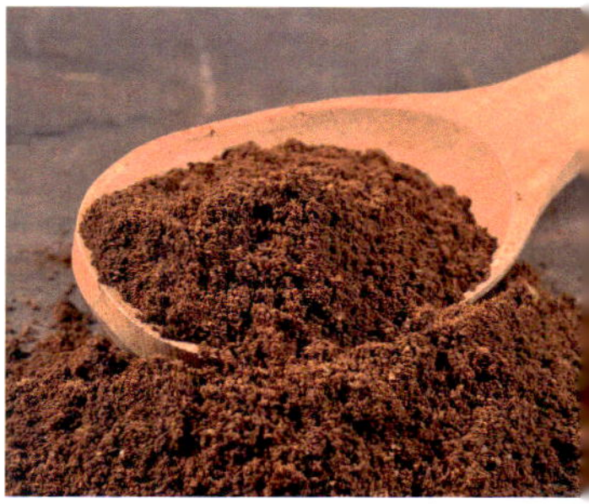
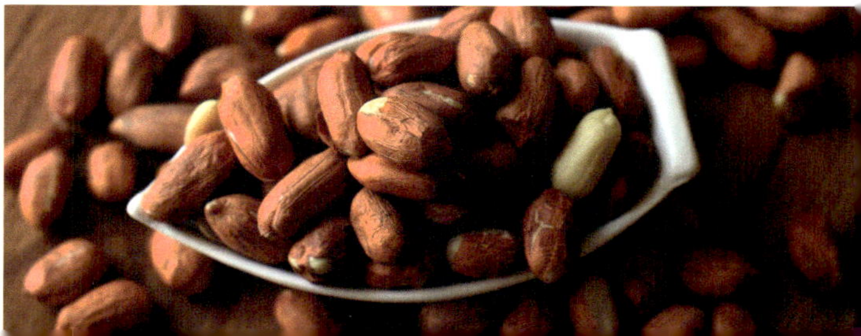

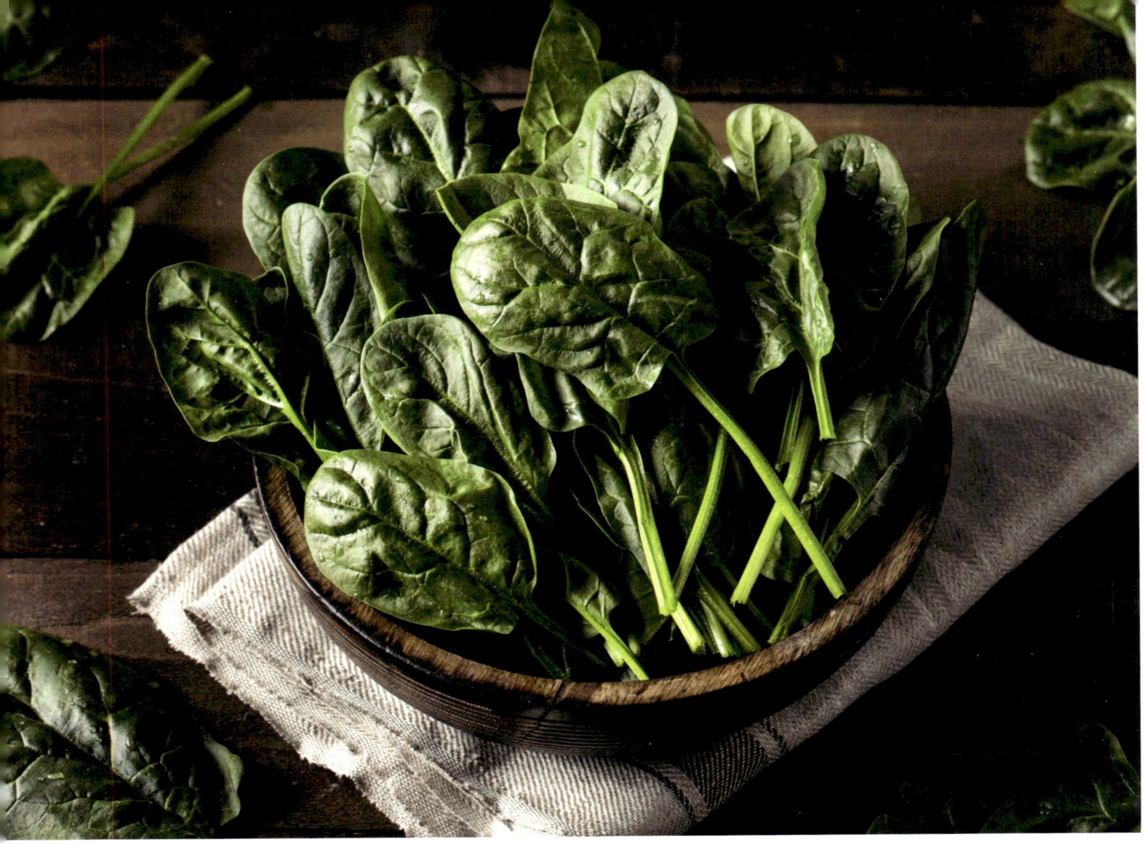

Antibiotika die Anzahl der gesunden Bakterien im Darm verringern. Wer zu Nierensteinen neigt oder Darmprobleme hat, sollte unbedingt auf oxalathaltige Lebensmittel verzichten. Dazu gehören Blattgemüse (Spinat, Mangold, Endivien, Kohlrabi), Knollengemüse (vor allem Rote Bete), einige Obstsorten, Kakao, Nüsse (vor allem Erdnüsse) und Samen.[52]

Was sind nun Oxalate? Vereinfacht gesagt handelt es sich um **Oxalsäure, die sich mit Mineralien verbindet.** Der Körper produziert Oxalate selbst, wenn er Nährstoffe verdaut und verstoffwechselt[53]. Ein zu hoher Oxalatgehalt ist jedoch nie gut. Wenn sich Oxalsäure mit Mineralien verbindet, erschwert sie automatisch deren Aufnahme durch den Körper. Der häufigste Fall ist Spinat. Obwohl er viel Kalzium enthält, kann ein großer Teil davon nicht vom Körper aufgenommen werden[54]. Die in diesem Gemüse enthaltenen Ballaststoffe können diesen Prozess noch verschlimmern, da Ballaststoffe in Verbindung mit Oxalaten die Aufnahme von Nährstoffen behindern.[55]

## LEKTINE

Lektine kommen auch in vielen Gemüsesorten vor, besonders reichlich jedoch in Samen, Hülsenfrüchten und Getreide. Wie bei den Oxalaten besteht das Problem dieser Verbindungen darin, dass sie die Nährstoffaufnahme beeinträchtigen. Lektine sind nicht gleich Lektine, und einige sind definitiv schädlicher als andere. Alles in

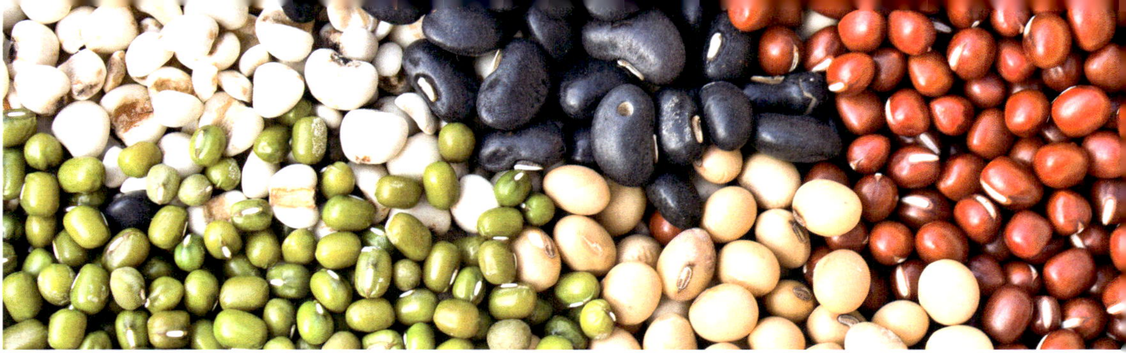

allem können die meisten von ihnen schwer verdaulich sein, obwohl manche Menschen überhaupt keine Probleme mit lektinreichen Lebensmitteln haben. Auch hier ist es wichtig zu wissen, dass der Gehalt an Lektinen in bestimmten Lebensmitteln wie Bohnen[56] und Sojabohnen[57] durch Kochen teilweise drastisch reduziert werden kann. Ein kleiner Teil der Lektine verbleibt jedoch immer in den Samen, Bohnen oder Körnern. Ich empfehle dir immer, diese Lebensmittel selbst zu testen. Wenn du Darmbeschwerden, Blähungen oder andere Verdauungsprobleme bekommst, kannst du versuchen, lektinhaltige Lebensmittel zu meiden.

Im nächsten Kapitel geht es darum, was du essen solltest. Bis jetzt haben wir darüber gesprochen, was du nicht tun solltest, aber ich möchte nicht, dass du mit leeren Händen dastehst. Ich finde es nützlicher zu wissen, was zu tun ist, als nur zu wissen, was nicht. Aber bevor wir uns damit beschäftigen, was auf deine Einkaufsliste gehört, gibt es noch etwas, das du wissen musst.

Ich spreche immer von Diät und Ernährung, weil wir definitiv das sind, was wir essen. Aber was wir in unseren Körper geben, ist nur eine Seite der Medaille. Unsere Umwelt und alles, was wir in unseren Körper hineinbringen, verdient die gleiche Aufmerksamkeit. Ich meine die Stadt, in der wir leben, die Luft, die wir atmen, die Kleidung, die wir kaufen, die Schönheitsprodukte, die wir wählen, die Küchengeräte, die Reinigungsmittel, das Spielzeug, mit dem unsere Kinder spielen, und vieles mehr. Wir neigen dazu, all diese Dinge zu unterschätzen, aber sie können sich auf deine Gesundheit und die deiner Angehörigen auswirken. Ich gebe dir einen kurzen Überblick über giftige und gefährliche Stoffe, die du vielleicht übersehen hast.

## PLASTIK UND MIKROPLASTIK

Wenn du an Plastik denkst, denkst du wahrscheinlich an Lebensmittelverpackungen, Alltagsgegenstände und vielleicht billige Kleidung. Du würdest nicht denken, dass Plastik in den Lebensmitteln, die du jeden Tag isst, in Kosmetika, Wasser oder Getränken enthalten ist. Aber leider ist es so. Per Definition sind **Mikroplastikteile kleiner als 5 mm in der Länge**. Sie sind natürlich ein großes Problem für die globale Umweltverschmutzung. Aber sie verursachen auch Probleme, wenn sie verschluckt werden. Plastik kann nämlich in das Hormonsystem des Körpers eingreifen und eine Reihe von hormonellen und **gesundheitlichen Problemen** verursachen.

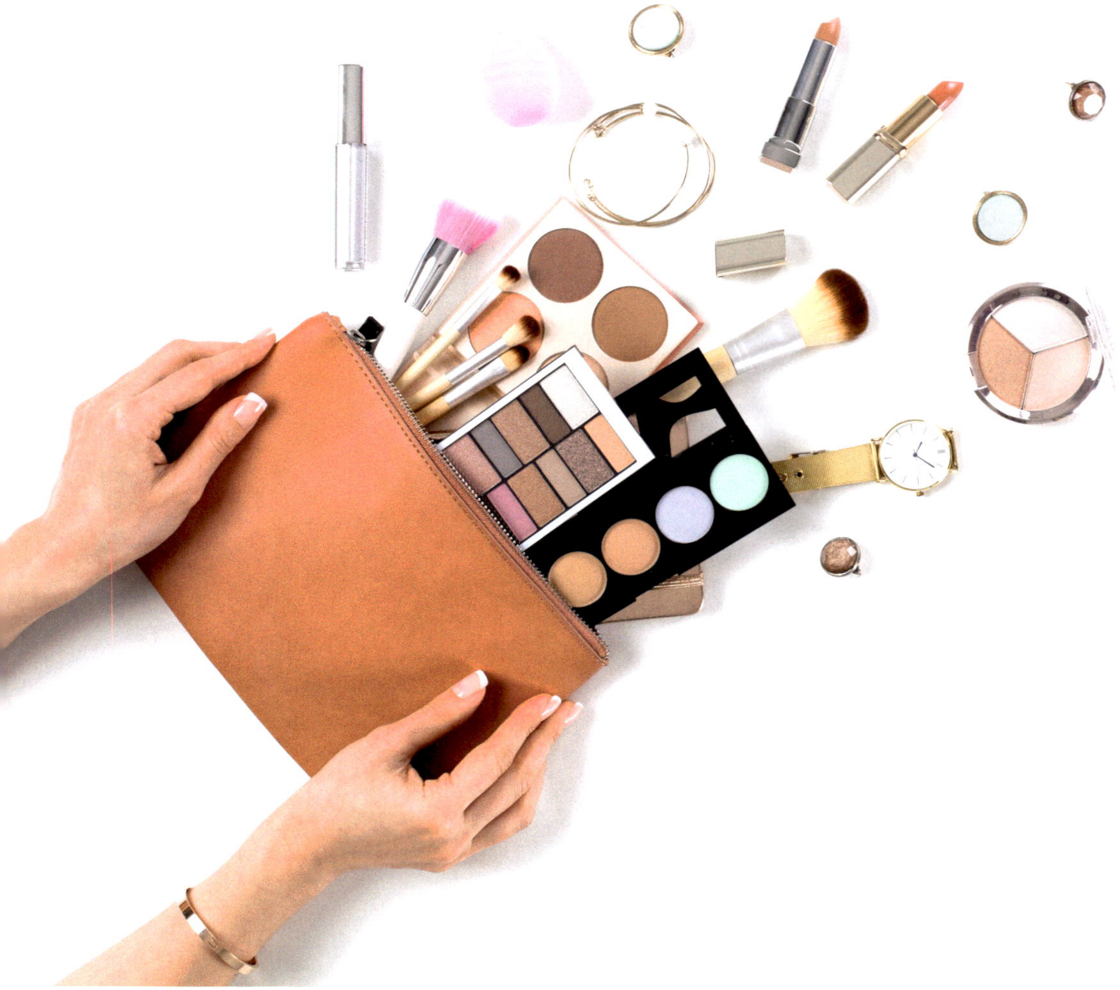

Du kannst sofort Maßnahmen ergreifen, um Plastik in deinem Haushalt zu reduzieren, indem du mit deinen Küchenutensilien beginnst. Von der Verpackung bis zum Schneidebrett: Denk aktiv darüber nach, wie du Plastik durch Holz, Papier oder Edelstahl ersetzen kannst. Gewöhne dir auch an, beim Einkaufen wiederverwendbare Taschen zu benutzen, und wähle zum Erhitzen von Speisen Pfannen aus Edelstahl oder Gusseisen anstelle von Pfannen mit Antihaftbeschichtung. Es gibt viele Bücher zu diesem Thema und ich empfehle dir, einige davon zu lesen. „Fatal Convenciences" ist ein guter Anfang.

## PARABENE UND SULFATE

Die Kosmetikindustrie ist genauso skrupellos wie die Lebensmittelindustrie. Die gleichen Prinzipien, die bestimmen, was in verpackte Lebensmittel gehört und was nicht, gelten auch für billige Shampoos, Haarspülungen, Make-up, Cremes,

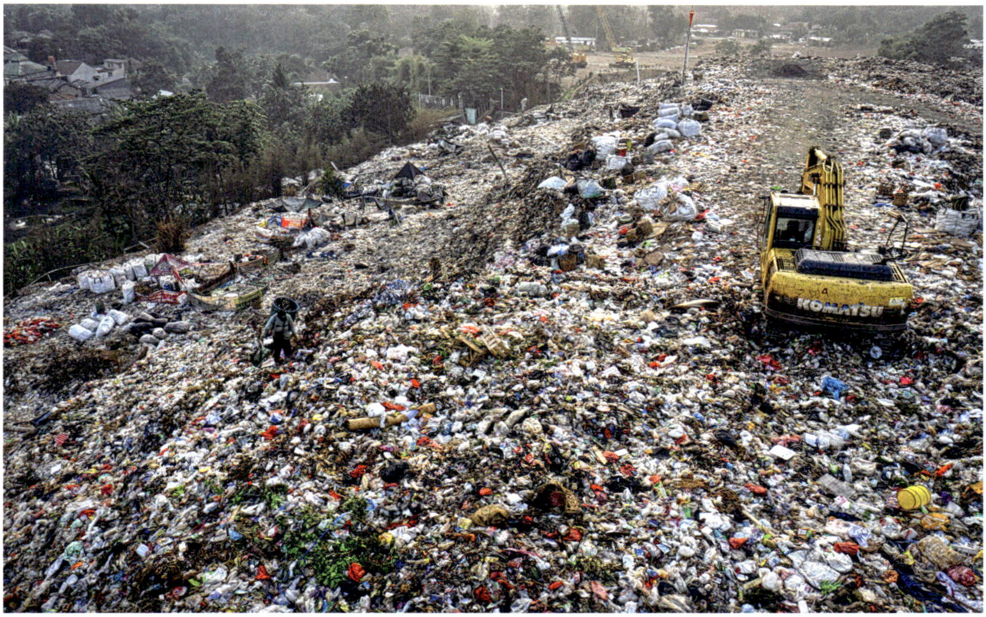


Lotionen und all die anderen Produkte. Meine Meinung: Um möglichst viel Profit aus jeder Flasche zu schlagen, füllt die Kosmetikindustrie diese Produkte mit giftigen und schädlichen Inhaltsstoffen. Einige Apps können dir dabei helfen, indem sie es dir ermöglichen, den Barcode des Produkts zu scannen und Informationen über mögliche gefährliche Inhaltsstoffe zu erhalten.

## FLUORIDE

Es ist wichtig, darüber zu sprechen, denn Fluorid ist in meinen Augen eine sehr schädliche Substanz, die über **Zahnpflegeprodukte, Leitungswasser und Kochsalz** in den Körper gelangen kann. Fluorid ist ein Mineral, das Karies und andere

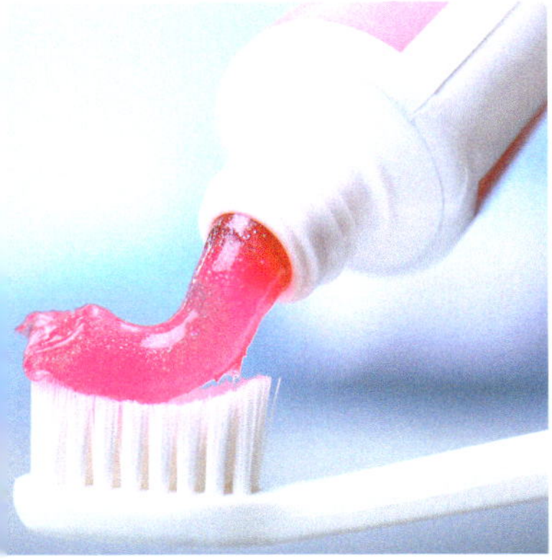

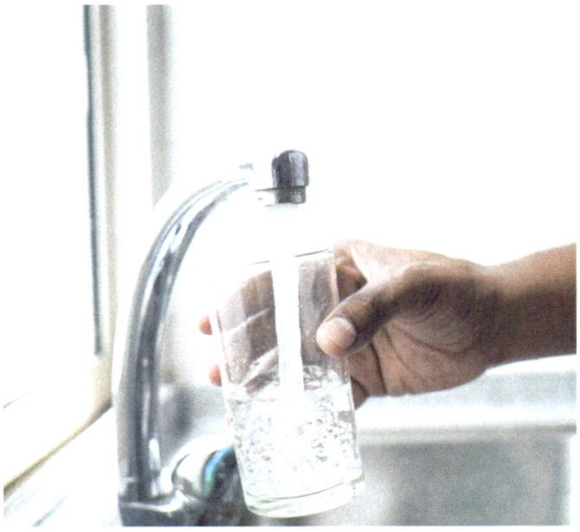

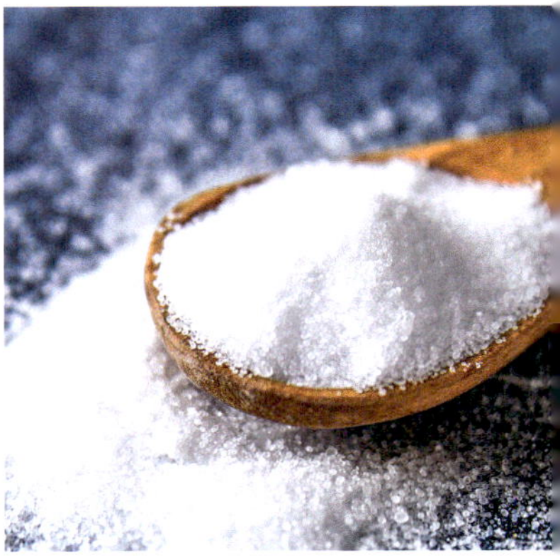

Zahnprobleme verhindern soll. Auch wenn kleine Mengen keine oder nur geringe Auswirkungen auf die Gesundheit haben, ist eine **Fluoridvergiftung** ein echtes Problem.

In höheren Dosen kann Fluorid den IQ von Kindern senken und das Risiko für Krebs, Arthritis und Nierenerkrankungen erhöhen.[58] Es gibt also einige Maßnahmen, die ich sofort ergreifen würde:

Kaufe keine gewöhnliche Zahnpasta mehr, ohne die Etiketten zu lesen. Wenn ein Produkt Fluorid enthält, lass es liegen. Es gibt viele Alternativen zu handelsüblicher Zahnpasta, und es lohnt sich, ein bisschen mehr Geld für natürliche Produkte auszugeben.

Kaufe kein gewöhnliches Speisesalz mehr. Wähle stattdessen Ursalz. Auch wenn der Natriumgehalt der beiden Salze gleich ist, unterscheidet sich die Art der Salzherstellung. Im verarbeiteten **Speisesalz** fehlen wichtige Nährstoffe wie Magnesium, Kalzium und Kalium[59].

Außerdem sind aufgrund der Art der Gewinnung aus unterirdischen Lagerstätten Antiklumpmittel zugesetzt und es können weitere Mikroplastikteilchen und Fremdelemente[60] enthalten sein. Ur- und **Meersalz** hingegen enthalten noch alle

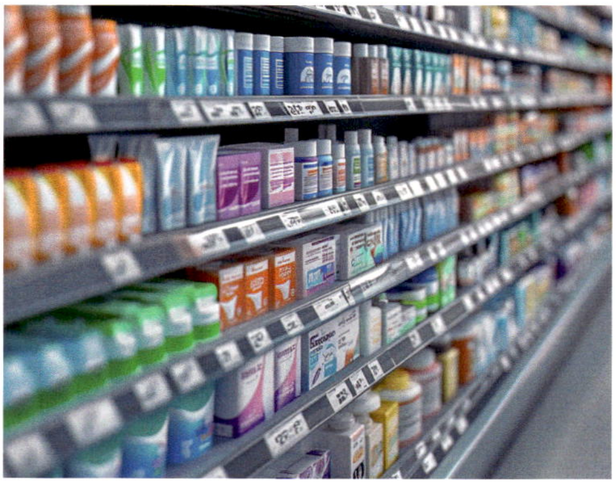

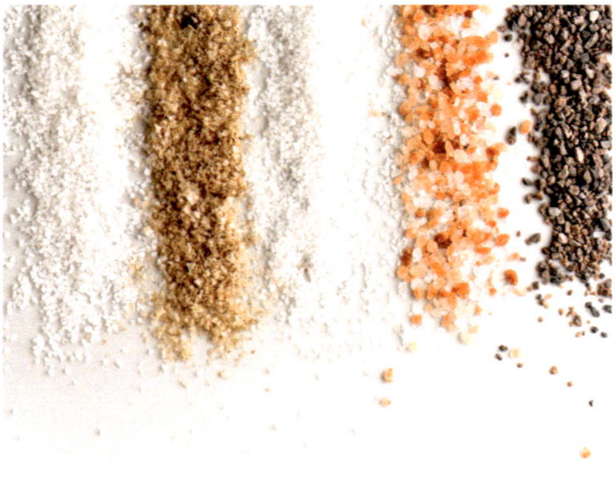

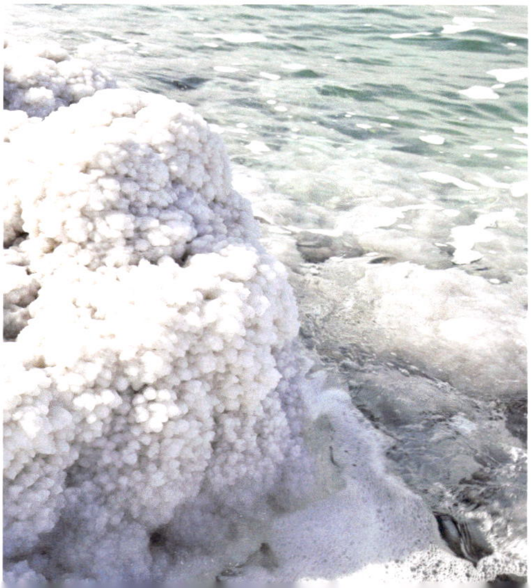

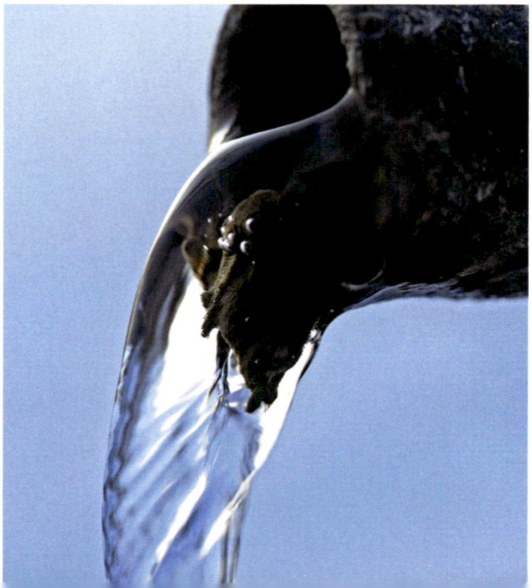

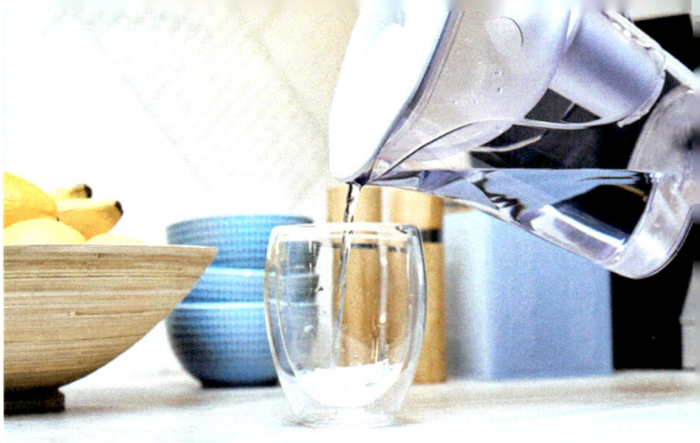

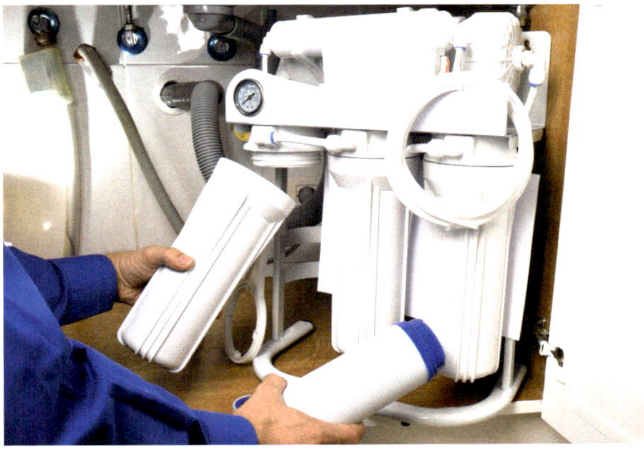

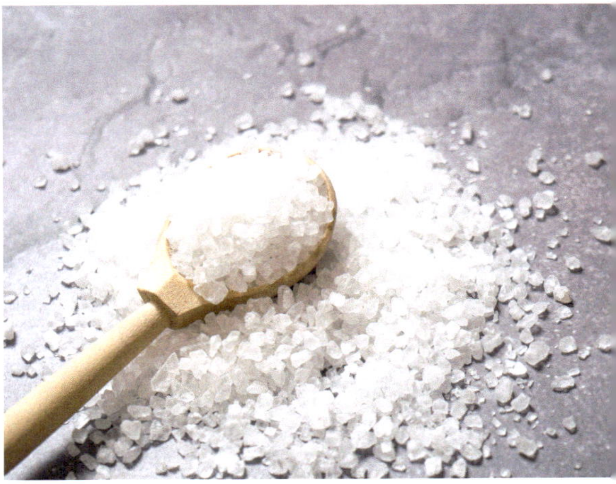

wichtigen Elemente. Es ist Salz, das durch die Verdunstung von Meerwasser gewonnen wird. Seine Kristalle werden nur minimal bearbeitet.

Hör auf, Leitungswasser zu trinken. Um ehrlich zu sein, ist Leitungswasser wirklich eklig. Wenn du einen Blick auf die Rohre und Leitungen werfen könntest, durch die das Leitungswasser fließt, würdest du es wahrscheinlich nie wieder trinken.

Außerdem wird dem Leitungswasser oft Fluorid zugesetzt, sodass du tatsächlich Wasser trinkst, das mit ungesunden Stoffen belastet ist. Eine einfache Lösung, die du heute umsetzen kannst, ist, Wasser in Glasflaschen oder einen Wasserhahnfilter zu kaufen. Wenn du dir nicht sicher bist, welchen Filter du kaufen sollst, empfehle ich dir entweder einen **Umkehrosmosefilter**, der etwas teurer ist, oder einen **Aktivkohlefilter**, der die beste Lösung für ein kleines Budget ist. Osmose ist gut, um alle zusätzlichen Stoffe aus dem Wasser zu filtern, aber das Problem ist, dass Elektrolyte zurückbleiben. An dieser Stelle sollte wieder eine Prise Meersalz hinzugefügt werden, um die Wasseraufnahme in die Zellen zu erleichtern. Denn Elektrolyte sind für den Körper lebenswichtig; ohne sie wird das Nervensystem gestört und der pH-Wert gerät aus dem Gleichgewicht.

Ein weiterer Grund, warum Fluorid meiner Meinung nach gänzlich vermieden werden sollte, sind die Probleme, die es mit der Zirbeldrüse verursacht. Die Zirbeldrüse ist ein sehr kleines Gebilde im Gehirn. Ihre Hauptaufgabe besteht darin, die Produktion des Hormons Melatonin zu steuern, das für unseren Schlafzyklus verantwortlich ist. **Fluorid verkalkt angeblich die Zirbeldrüse**. Dies könnte zu Funktionsstörungen und einer Reihe von Gesundheitsproblemen führen.

Denn wer den Schlaf stört, stört automatisch die Fähigkeit des Körpers, alle Gewebe zu heilen und zu regenerieren. Die kognitiven Funktionen werden ebenso beeinträchtigt wie das Immunsystem. Die Gesundheit der Zirbeldrüse ist entscheidend für die allgemeine Gesundheit des Körpers. Die gute Nachricht ist, dass die Entkalkung

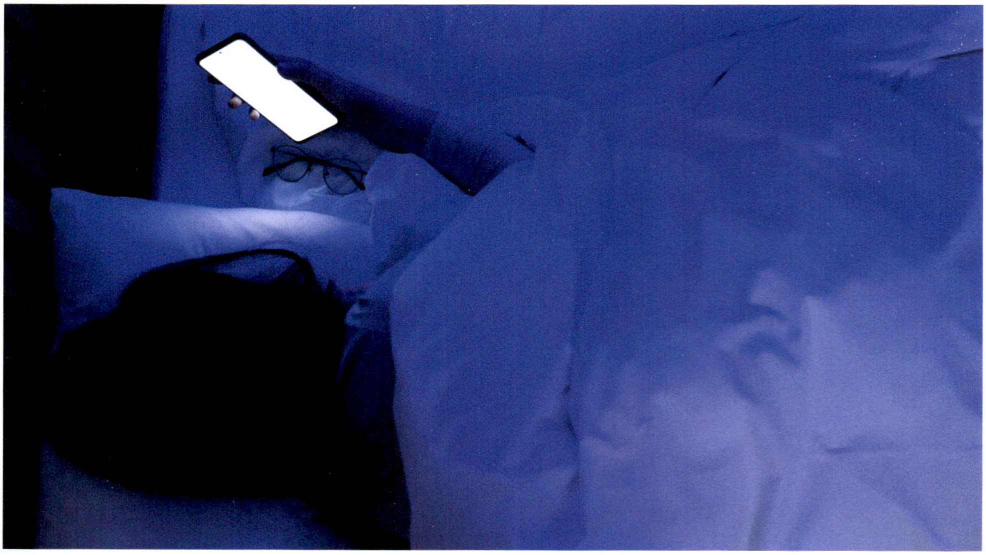

der Zirbeldrüse nur wenige Wochen dauert[61]. Wenn du aufhörst, herkömmliche Zahnpasta zu kaufen, kein Leitungswasser mehr trinkst und kein Kochsalz mehr verwendest, wirst du schon nach kurzer Zeit einen Unterschied bemerken. Zusätzlich kannst du mit Jod und Tamarinde deine Zirbeldrüse auf natürliche Weise entgiften.

## ELEKTROMAGNETISCHE FELDER (EMF)

Dieser Sachverhalt ist nicht einfach, aber er muss besprochen werden. Wir leben in einer Welt, die mit EMF überladen ist. Radiowellen, Stromleitungen, Mikrowellen, WLAN-Router, Computer, Handys und alle möglichen anderen Geräte umgeben uns den ganzen Tag lang. Es ist erwiesen, dass **elektromagnetische Strahlung Auswirkungen auf den Körper hat, die von geringen bis zu hohen Gesundheitsrisiken reichen**. Wir sind elektrische Wesen, das heißt, unser Körper funktioniert wie eine biologische Batterie. Die Internationale Agentur für Krebsforschung (IARC) hat **EMF als möglicherweise krebserregend eingestuft**. Das ergibt für mich Sinn, denn externe elektrische Ladungen können unsere inneren Ionen stören, die aus Natrium, Kalium, Kalzium, Magnesium und anderen Elementen bestehen. Wenn unsere innere Batterie gestört ist, sind auch die Mitochondrien (Kraftwerke der Zellen)

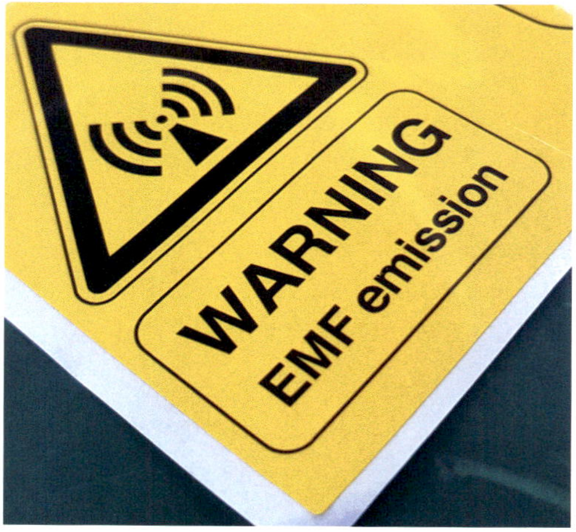

betroffen. Andere Symptome, die durch EMF hervorgerufen werden können, sind Kopfschmerzen, Schwindel, Konzentrationsschwäche und Schlafprobleme.

Zu den Maßnahmen, die ich empfehle, gehören die Verwendung von Kopfhörern oder kabelgebundenen Kopfhörern beim Telefonieren, das nächtliche Ausschalten von WLAN, das Aktivieren des Flugmodus, wenn du schläfst, und das Ziehen des Netzsteckers von allen Geräten, wenn du sie nicht verwendest. Du kannst auch ein Orgonit-Amulett oder ein Shungit-Armband tragen, um elektromagnetische Frequenzen zu reduzieren. Versuche, Induktionskochfelder und Elektroautos zu vermeiden, da sie Krebs verursachen könnten.

Ich hoffe, dass du jetzt verstanden hast, dass eine einzige Maßnahme nicht ausreicht, um deine Gesundheit vollständig zu verändern. Ich habe viele dieser schädlichen Inhaltsstoffe und andere toxische Faktoren aufgelistet, um dir zu zeigen, dass du für die Entgiftung deines Körpers und ein gesundes Leben viele Aspekte deines Lebens berücksichtigen musst. Es gibt kein Patentrezept für Gesundheit und ich glaube, wir sollten nie aufhören zu lernen. Jede kleine Veränderung, die du machst, kann deine Gesundheit um 1 bis 10 % verbessern. Ich persönlich versuche jeden Tag mein Bestes zu geben, um die richtigen Entscheidungen zu treffen, nicht nur für mich, sondern auch für meine Familie und meine Lieben.

Krank zu sein ist nicht die Norm und man sollte sich niemals mit einem schwachen Immunsystem oder mit Krankheiten abfinden, die als unheilbar verkauft werden. Der Körper ist darauf ausgerichtet, sich selbst zu heilen. Aber die Macht zur Veränderung liegt allein in deinen Händen. Es gibt (noch) keine große Industrie, die mehr Proit macht, wenn sie dir bessere Lebensmittel, bessere Produkte und bessere Gesundheitsinformationen anbietet. Natürlich hoffe ich, dass sich das eines Tages ändern wird. Bis dahin liegt es an uns als Einzelpersonen, Eltern, Kinder, Partner und Autoren von Inhalten, kritisch die Informationen auszuwählen, die unsere Gesundheit am besten unterstützen, und das Beste daraus zu machen.

Nach meinen Recherchen ist dies der beste Weg, den ich gefunden habe: Essen, wie Gott es für uns vorgesehen hat. Und wie geht das? Ich stelle dir die meiner Meinung nach echte Ernährungspyramide vor und gehe dabei ins Detail.

**Lass uns gemeinsam zu Gottes Nahrung zurückkehren.**

# DU BIST EIN ELEKTRISCHES WESEN

## Dein Körper funktioniert wie eine biologische Batterie

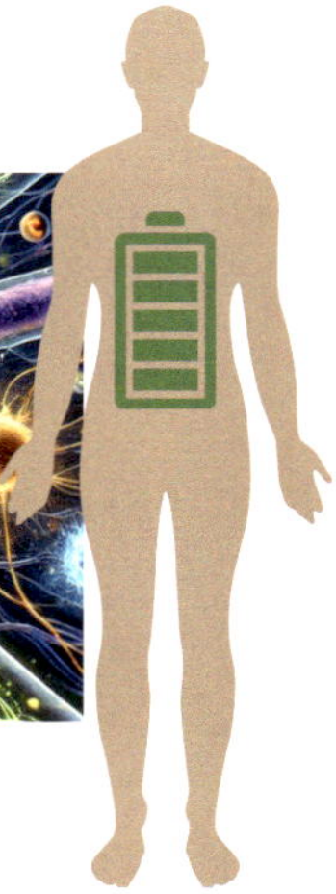

Natrium-, Kalium-, Kalzium- und Magnesiumionen tragen elektrische Ladungen. Ionenkanäle und -pumpen regulieren unsere tiefsten inneren Werte: die **Mitochondrien**

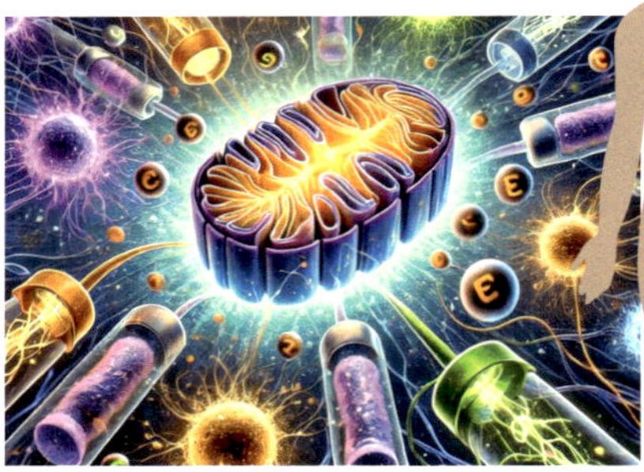

## Leitungswasser ist schmutzig

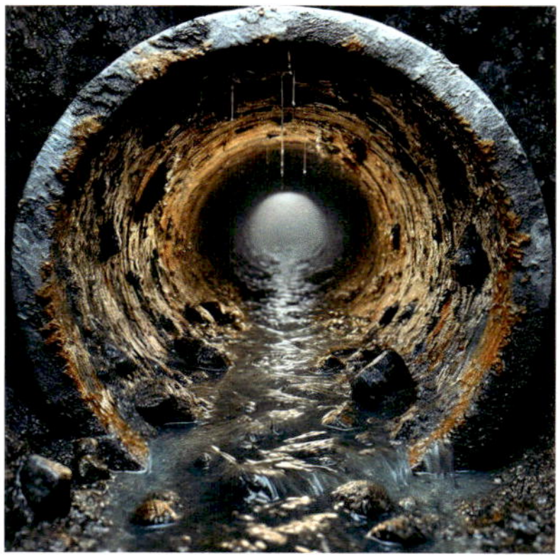

- **Fluorid** (verkalkt die Zirbeldrüse)
- **Medikamentenrückstände**
- **Schwermetalle und Pestizide**
- Null-Ionen, die für die elektrische Aufladung notwendig sind
- Null-Struktur

Du brauchst **strukturiertes Wasser mit Ionen**, um die Zellen über einen Prozess namens **Osmose** zu erreichen.

**Osmose = Wasser folgt dem Ionengefälle**
**→ keine Ionen = keine Hydratation!**

KAPITEL 2

# DIE ECHTE ERNÄHRUNGSPYRAMIDE

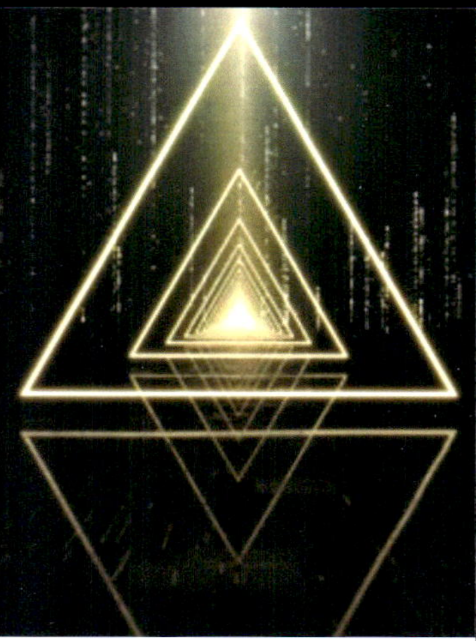

Die Pyramide, von der ich dir erzählen werde, sieht ganz anders aus als die, die du aus wissenschaftlichen Büchern kennst. Ich habe diese Grafik erstellt, damit du dir die Lebensmittelgruppen und die Auswahl der Lebensmittel besser merken kannst. Ich weiß, dass jeder mit dieser Form vertraut ist, also lasst sie uns benutzen. Füllen wir alle Räume dieser Pyramide mit dem, was dort hingehört.

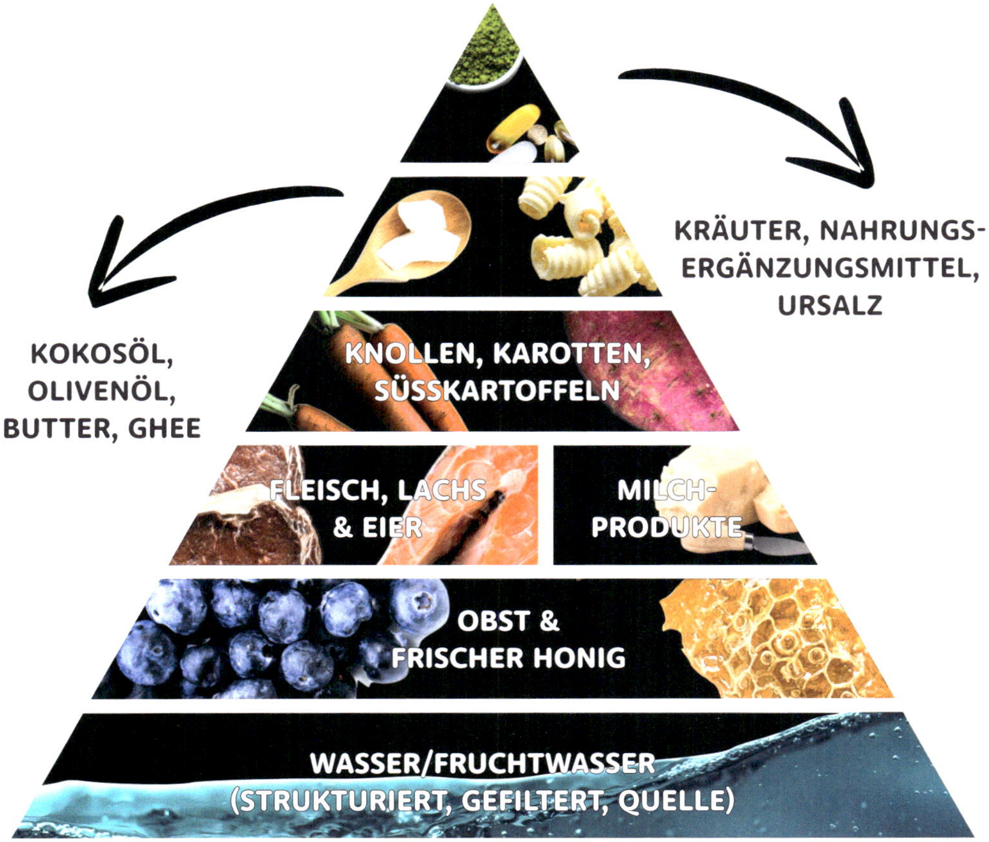

# AUFBAU DER PYRAMIDE

Eine Lebensmittelpyramide zeigt, woraus die Basis der Ernährung bestehen sollte und welche Lebensmittelgruppen in welchen Mengen täglich verzehrt werden sollten. Die wahre Lebensmittelpyramide ist in mancher Hinsicht umfassender als die alten Pyramiden. Du kannst sehen, dass Kräuter und Nahrungsergänzungsmittel integriert sind, ebenso wie andere essenzielle Lebensmittel, auch Superfoods genannt. Was man auf keinen Fall sehen kann, sind Lebensmittel, die Antinährstoffe enthalten, wie die, über die wir bereits gesprochen haben, oder Hafer.

Ziel einer gesunden Ernährung sollte es sein, dem Körper möglichst viele Nährstoffe, sekundäre Pflanzenstoffe, Flavonoide und andere wichtige Substanzen zuzuführen und gleichzeitig Lebensmittel zu meiden, die der Gesundheit schaden und die Nährstoffaufnahme behindern. Eine Lebensmittelpyramide hilft natürlich auch, die richtigen Proportionen in der Ernährung einzuhalten und Lebensmittel zu meiden, die überhaupt nicht auf dem Speiseplan stehen sollten. Wir haben bereits die Giftstoffe unserer heutigen Welt kennengelernt, die der Körper nicht braucht.

**Was genau würde also mit deinem Körper passieren, wenn du dich an die Richtlinien dieser Pyramide 2.0 halten würdest?**

Zunächst einmal können deine Zellen Giftstoffe loswerden und besser arbeiten. **Die Optimierung der Mitochondrienfunktionen sollte eines deiner Hauptziele sein, wenn du natürliche Heilung anstrebst.** Mitochondrien sind sozusagen die Kraftwerke deiner Zellen. Sie produzieren Energie und sind für unser Überleben unentbehrlich. Sie sind an der Reinigung alter Zellen beteiligt, speichern Kalzium, sind

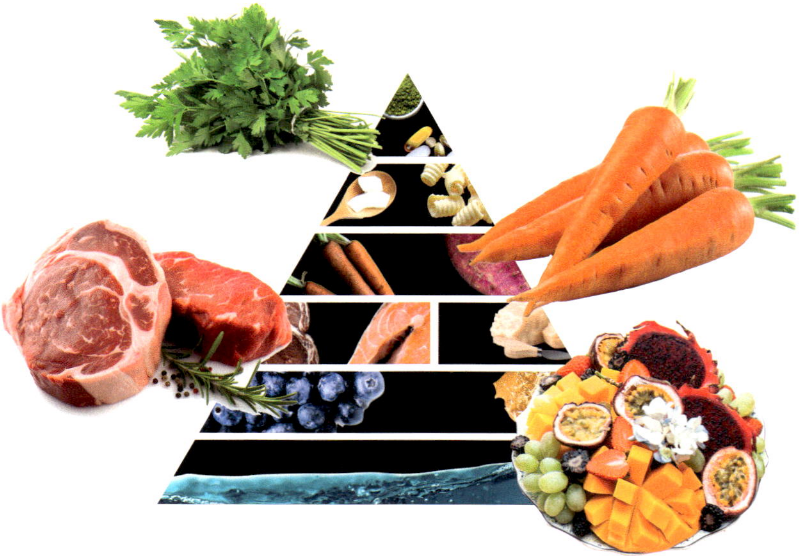

an der Wärmeproduktion beteiligt und sind alles in allem für eine optimale Gesundheit unerlässlich. Wenn die Mitochondrien nicht richtig funktionieren, kann man sich schwach fühlen, schlechter sehen und am Herz, der Leber oder den Nieren erkranken. Wenn die Mitochondrien nicht richtig funktionieren, kann es auch zu Magen-Darm-Problemen oder neurologischen Problemen[62] kommen.

Aber eine Ernährungsumstellung kann noch viel mehr bewirken. Ich hatte Coaching-Teilnehmer, die ihre Schilddrüsenfunktion, Diabetes Typ 2, unzählige Darmprobleme, hormonelle Gesundheit und ihr allgemeines Wohlbefinden hierdurch verbessert haben.

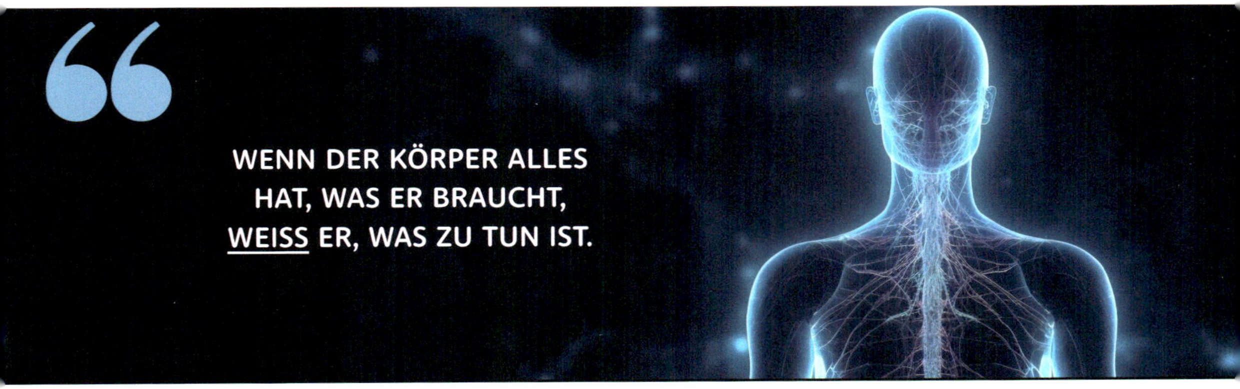


Der Körper will immer heilen und ist stets bestrebt, in Bestform zu sein. Falsche Ernährung und Giftstoffe hindern ihn jedoch daran, seine Arbeit zu tun. Aus diesem Grund habe ich die Pyramide entwickelt.

In diesem Kapitel tauchen wir in jeden Abschnitt der Pyramide ein, um zu verstehen, wie die verschiedenen Makronährstoffe zusammengesetzt sind und wie sie mit dem Körper interagieren. Nach jedem Abschnitt nenne ich dir Lebensmittel, die du auf deine Einkaufsliste setzen solltest. So musst du nicht nervös werden, wenn du wieder einmal den Kühlschrank auffüllen musst.

Wir haben kurz über den „Oma-Test" gesprochen und darüber, dass du bei verpackten Produkten einen Blick auf die Zutatenliste werfen solltest. Jetzt gehen wir einen Schritt weiter. Wenn verarbeitete Lebensmittel das Problem sind, dann sind unverarbeitete, natürliche Lebensmittel die Lösung. Natürlich reicht das manchmal nicht aus, aber es ist ein guter Anfang. Obwohl Obst zum Beispiel ein sehr gesundes Lebensmittel ist, würde der Kauf von Obst, das mit Hormonen angebaut oder mit allen möglichen Pestiziden besprüht wurde, dem Körper mehr schaden als nützen[63]. Lebensmittel, die zu gut aussehen, um wahr zu sein, sind es meistens auch und sollten besser im Regal bleiben. Das gilt für Obst und Gemüse genauso wie für Fleisch und Fisch. Wir haben kurz gesehen, wie die Farben bestimmter Lebensmittel

# SIE HABEN DIR DEINE NÄHRSTOFFE GENOMMEN

## 70 Jahre Nährstoffraub?

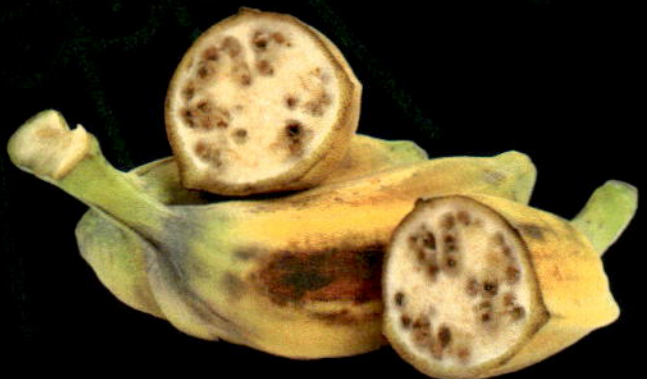

Das ist eine Banane.

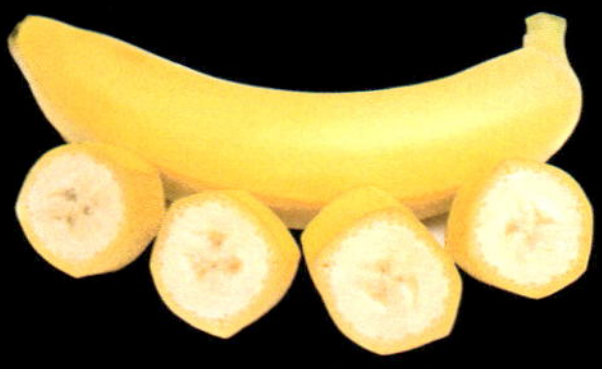

Das ist eine Süßigkeit!

Der Rückgang des durchschnittlichen Mineralstoffgehalts von Obst und Gemüse seit 1940:

| Mineralien | Gemüse | Obst |
|---|---|---|
| Natrium | -49 % | -29 % |
| Kalium | -16 % | -19 % |
| Magnesium | -24 % | -16 % |
| Calcium | -46 % | -16 % |
| Eisen | -27 % | -24 % |
| Kupfer | -76 % | -20 % |
| Zink | -59 % | -28 % |

Angereicherte Cerealien enthalten synthetische Vitamine.

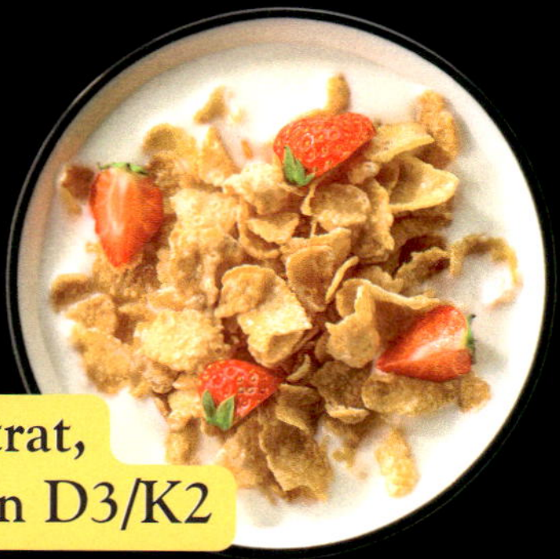

**Das Gegengift: Magnesiumcitrat, OPC/Traubenkernextrakt, Vitamin D3/K2**

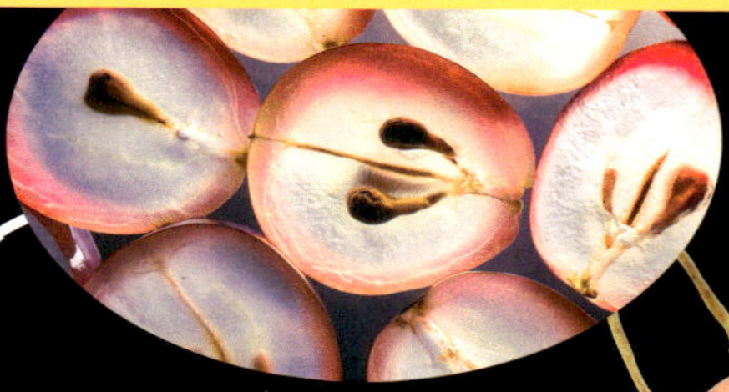

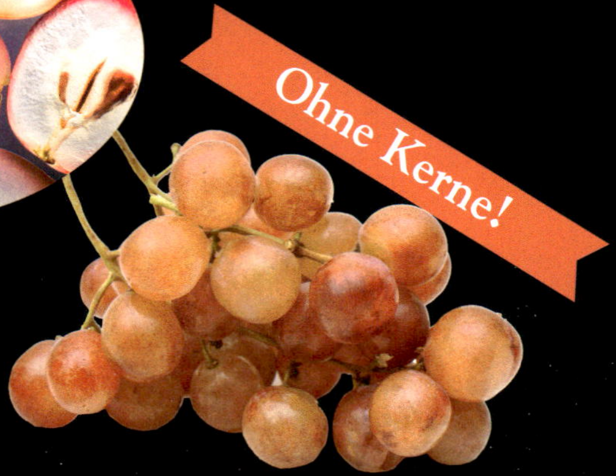


Wo sind die Traubenkerne geblieben? Traubenkerne enthalten OPC, das gut für unsere Zellen sein kann manchmal von der Lebensmittelindustrie verstärkt werden, also sollten wir dort einkaufen, wo das nicht üblich ist. Und auch wenn Oma all das schöne Obst und Gemüse in den Supermärkten gut finden würde, **Tatsache ist, dass Gemüse mehr als 80 % seiner Nährstoffe verloren hat, die es noch vor 50 Jahren hatte**[64]. Das ist Wahnsinn, denn die Geschwindigkeit, mit der die Lebensmittelindustrie versucht, Lebensmittel zu produzieren, schädigt die Böden auf der ganzen Welt. Was auf schlechten Böden wächst, sind im Grunde leere Kalorien. Deshalb sind Nahrungsergänzungsmittel heute ein Muss. Aber dazu später mehr.

Was die Lebensmittelkennzeichnung betrifft, so weißt du jetzt, dass bestimmte Zutaten beim Einkauf definitiv eine „Red Flag" darstellen. Aber auch jenseits der Zutatenlisten gilt: Echte Lebensmittel brauchen keine Etiketten! Der Mensch hat sich über Jahrtausende daran gewöhnt, Lebensmittel ohne Zutatenlisten zu essen. Unser Körper ist immer noch darauf ausgerichtet. Obst, Gemüse, Nüsse, Fleisch, Fisch, Eier und Wasser brauchen kein Etikett. Alles andere sollte automatisch als zweitrangig in unserer natürlichen Ernährung betrachtet werden.

Und was ist mit Milchprodukten? Wenn du Milch und Käse magst und keine Laktoseintoleranz hast, ist Rohmilch[65] vielleicht das beste Produkt für dich. Verarbeitete Milch, Joghurt, Käse und Milchprodukte enthalten immer eine ganze Reihe von Zusatzstoffen, Salz, Konservierungsstoffe und sogar Zucker. Ich persönlich würde nicht jedem empfehlen, regelmäßig Milchprodukte zu konsumieren. Und das ist noch nicht alles. Aber eins nach dem anderen.

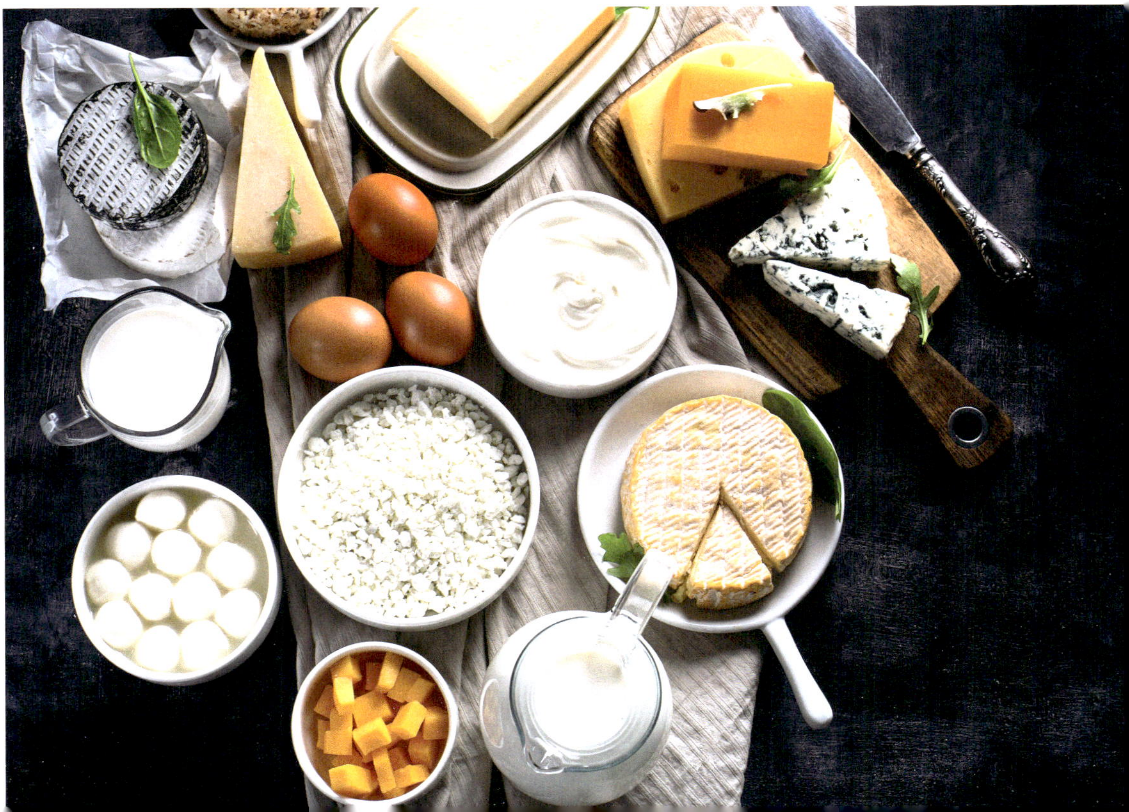

Ich hoffe, du hast dir die Ernährungspyramide genau angesehen und einige Unterschiede zur üblichen Darstellung festgestellt. Ich möchte nun mit der Basis beginnen und mich bis zur Spitze der Pyramide vorarbeiten. Wir werden uns jede Lebensmittelgruppe genauer anschauen und einige Gedankengänge besprechen, die dir helfen sollen zu verstehen, warum ich tue, was ich tue, esse, was ich esse, und wegwerfe, was ich wegwerfe. **Letztendlich musst du selbst entscheiden, was für dich richtig oder falsch ist**. Mit diesem Buch möchte ich dir lediglich Informationen in einem schlüssigen Zusammenhang geben. Deshalb halte ich es für wichtig, mit einigen Themen rund um die Denkweise zu beginnen, bevor wir mit der eigentlichen Pyramide fortfahren.

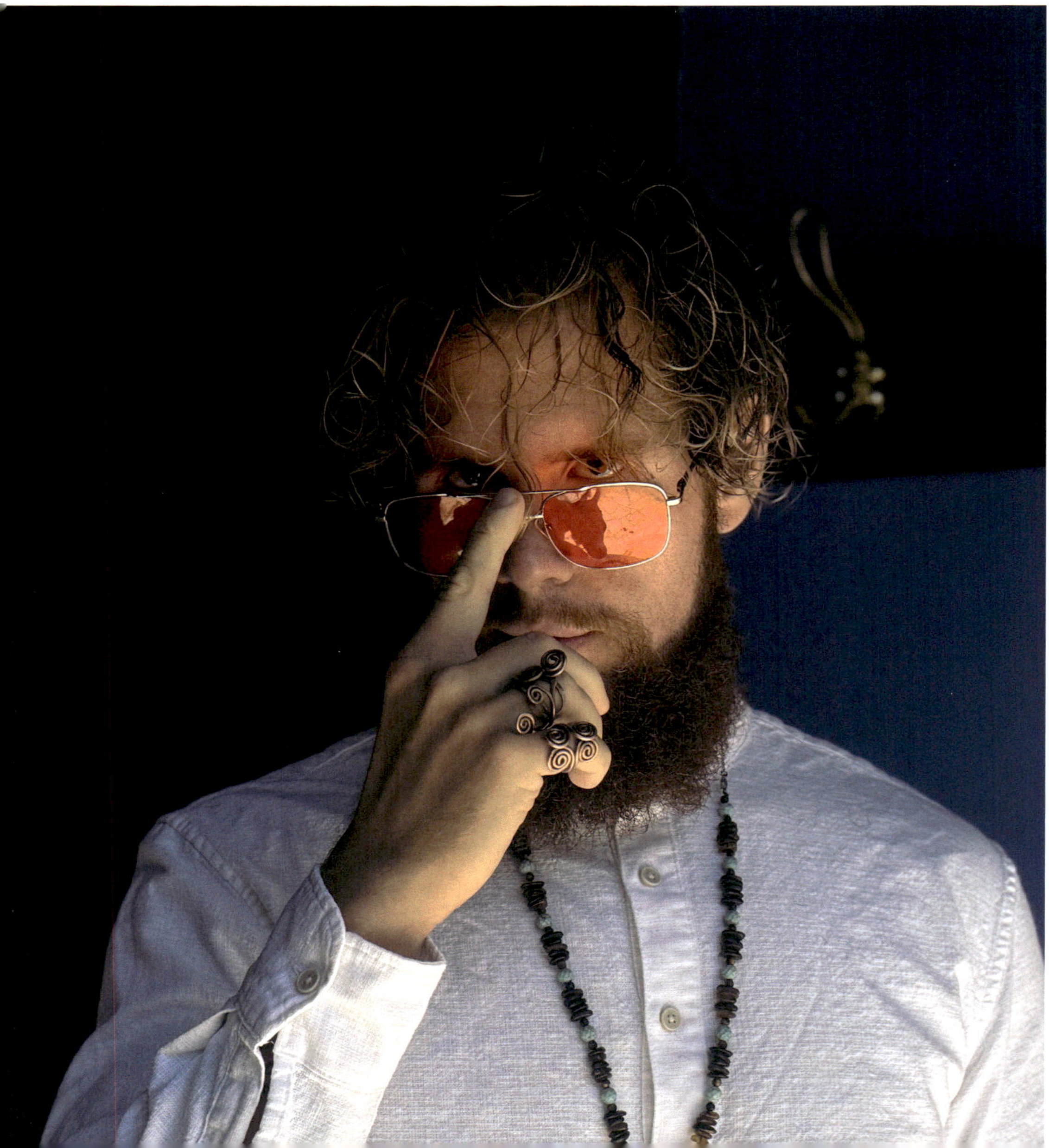

## DIÄTEN UND SCHNELLE LÖSUNGEN

Ich habe in meinem Leben schon viele Diäten ausprobiert. Ich habe mich vegan, karnivor, ketogen, mediterran, frugivor ernährt, oder einfach ohne Einschränkungen gegessen – und dabei die unterschiedlichsten Erfahrungen gemacht. Heute glaube ich nicht mehr, dass jede Diät für jedermann gut ist. Aus ethischen Gründen kann man sich dafür entscheiden, keine tierischen Produkte zu konsumieren oder nur Produkte aus nachhaltiger Landwirtschaft zu verwenden. Jemand anderes muss sich vielleicht aufgrund von Unverträglichkeiten oder Allergien auf andere Lebensmittel einstellen. Und manche Menschen brauchen aufgrund der Zusammensetzung ihres Mikrobioms eine Zeit lang eine streng entzündungshemmende Ernährung, zumindest bis ihr Körper langsam wieder in ein gesundes Gleichgewicht kommt. Manche Menschen fühlen sich mit einer kohlenhydratreichen Ernährung wohl, während andere sich träge fühlen und mit einer fettreichen Ernährung besser zurechtkommen. Jeder von uns braucht unterschiedliche Mengen an Eiweiß, auch abhängig von unserem Lebensstil und unseren Zielen.

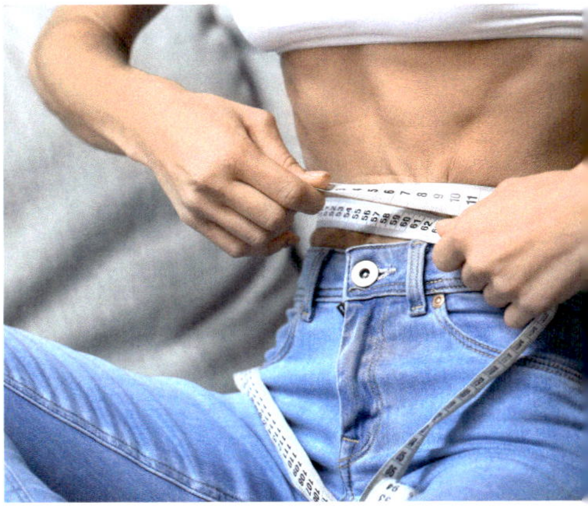

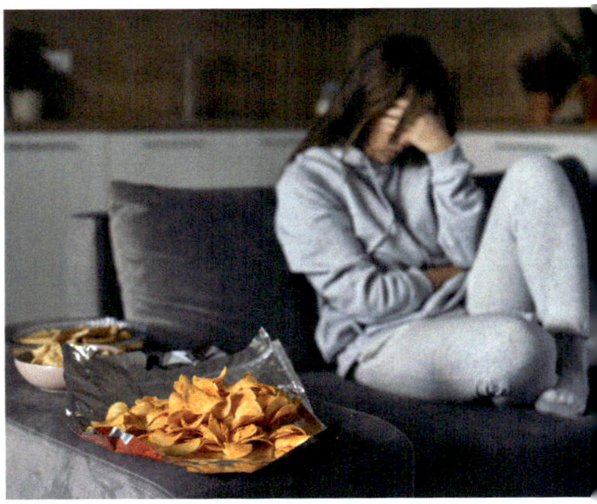

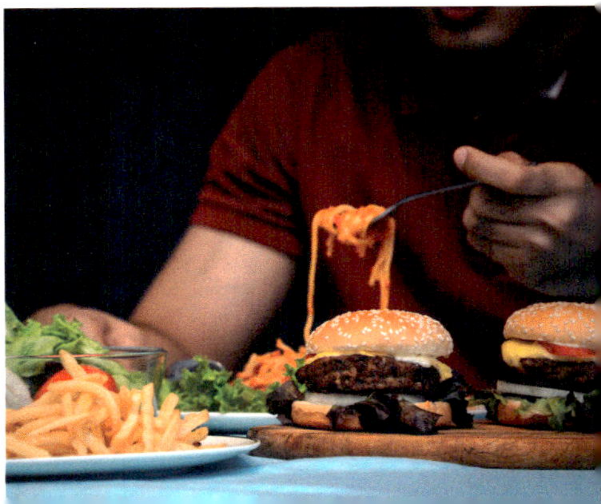

Zusammenfassend kann ich sagen, dass ich keine magischen Allheilmittel verraten kann und werde, **weil ich glaube, dass du deine Ernährung selbst bestimmen kannst**. Aber bevor du dieses Buch aus der Hand legst und dich auf die Suche nach einem anderen Buch machst, das dir das „Blaue vom Himmel" verspricht, solltest du mir zuhören.

Wenn du die Prinzipien einer gesunden Ernährung verstanden hast, brauchst du keine Diät mehr, die du „befolgen" musst. Die Diätkultur hat uns glauben lassen, dass alles gut wird, sobald wir das beste Regelwerk gefunden haben, *das uns so schnell wie möglich zum gewünschten Ziel führt*. Du willst abnehmen? Dann versuche es mit dem 30-Tage-Abnehmplan. Wassereinlagerungen? Trink das einfach einen Monat lang. Du möchtest durchtrainiert aussehen? Mache jeden Morgen dieses 10-minütige Trainingsprogramm. Du fühlst dich aufgebläht? Nimm einfach diese Pille vor dem Essen.

Die Konsequenzen? Du jagst weiter schnellen Lösungen hinterher und kommst nie an den Punkt, an dem

# Qualität > Quantität

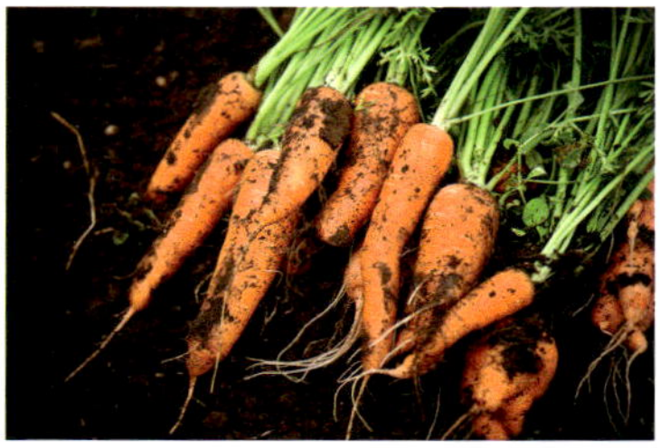

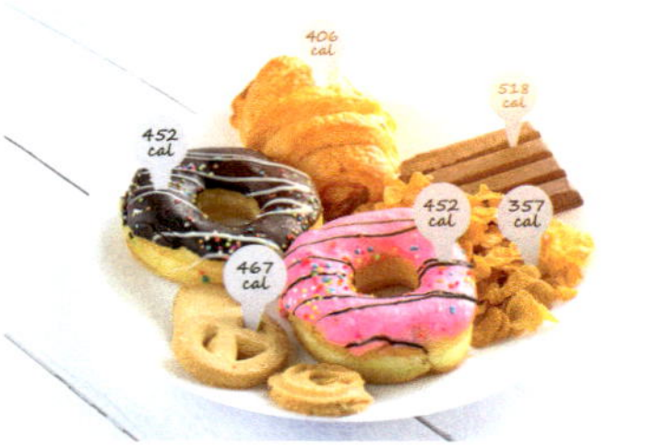


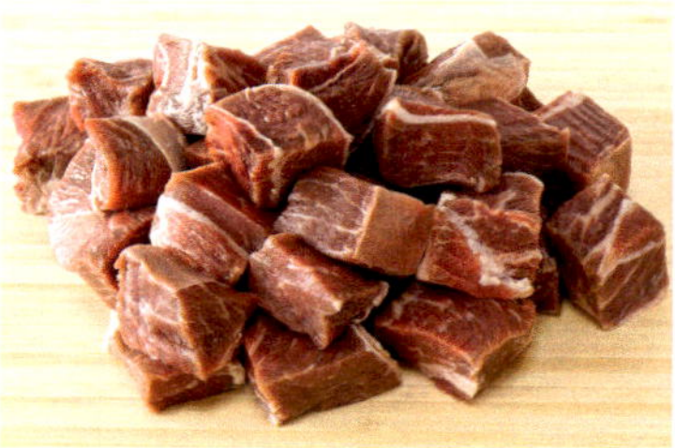

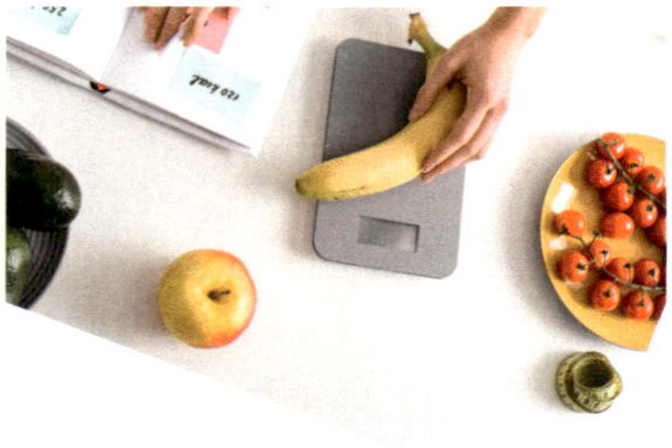

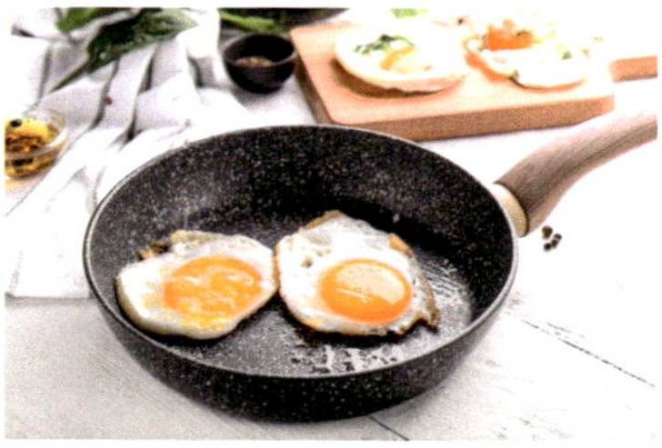

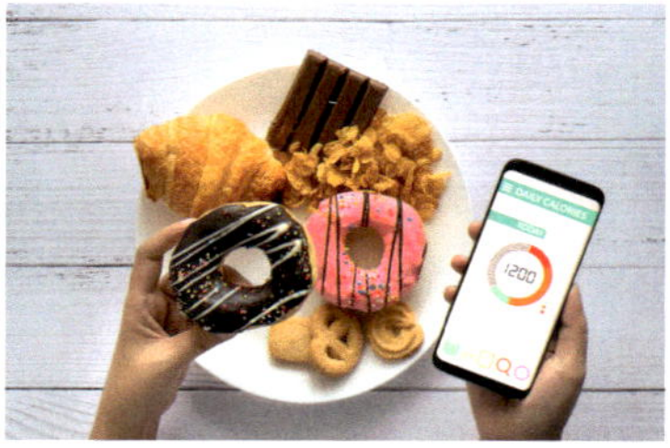

du dich mit deinem Körper, deiner Gesundheit und vor allem mit deinem Verhältnis zum Essen wirklich zufrieden fühlst. Es überrascht nicht, dass laut Harvard Health **jeder siebte Mann und jede fünfte Frau im Alter von 40 Jahren an einer Essstörung leidet**[66]. Meistens hat die ungesunde Beziehung zum Essen und zum Körperbild schon vor Mitte 20 begonnen.

Das Problem bei Diäten ist die strenge Kennzeichnung von Lebensmitteln, die Kategorisierung ganzer Lebensmittelgruppen auf der Grundlage falscher Annahmen (z. B. alle Fette sind schlecht), das übermäßige Vertrauen in Nahrungsergänzungsmittel und Mahlzeitenersatz, anstatt die Essgewohnheiten selbst zu ändern. Außerdem sorgen übermäßige Restriktionen und daraus resultierende Heißhungerattacken, plötzliche Veränderungen und das Streben nach Ergebnissen ohne einen nachhaltigen, langfristigen Plan für einen raschen Rückfall in alte Muster. Ich könnte noch viel mehr dazu sagen, aber du hast wahrscheinlich schon verstanden, worum es geht. Überstürze nichts, was ein Leben lang halten soll. Hör auf, den schnellen Erfolg zu suchen, und dein Körper wird es dir später danken.

Natürlich ist das Tracken von Kalorien und Makros nicht grundsätzlich schlecht. Die Gefahr besteht aber darin, dass du den Fokus auf eine gesunde Ernährung verlierst. Du solltest keine Kalorien zählen oder Apps und Küchenwaagen benutzen, um deine Makros zu verfolgen, wenn du nicht bereits gelernt hast, zu erkennen, welche Lebensmittel gesund sind und welche krank machen. **Die Qualität der Kalorien, die du zu dir nimmst, ist viel wichtiger als ihre Quantität**. Dreihundert Kalorien aus frischem Obst und Nüssen sind nicht vergleichbar mit dreihundert Kalorien aus Süßigkeiten. Während die erste Gruppe von Lebensmitteln die Heilung fördert und dir auf natürliche Weise Energie liefert, fördert die zweite Gruppe Entzündungen und treibt deinen Blutzuckerspiegel in die Höhe. Ich bin der Meinung, dass man nicht anfangen sollte, Kalorien zu zählen und auf Makros zu achten, bevor man nicht verstanden hat, worauf es bei einer gesunden Ernährung ankommt.

Aus dem gleichen Grund sage ich auch nicht, dass alle Diäten von Natur aus falsch oder ungesund sind. Nehmen wir zum Beispiel die mediterrane Ernährung. Seit Jahrhunderten sind die Menschen am Mittelmeer gesund, weil sie viel frisches Obst und Gemüse, Vollkornprodukte, Bohnen, frischen Fisch und mageres Fleisch essen. Heute kann die gleiche Ernährung jedoch unterschiedliche Auswirkungen auf den Körper haben. Der Grund dafür liegt in der unterschiedlichen Qualität der verfügbaren Lebensmittel. Selbst für Menschen, die heute am Mittelmeer leben, ist es nicht mehr so einfach, lokale, biologische, rohe und qualitativ hochwertige Lebensmittel zu finden. Vor einigen Generationen musste man Kindern nicht erklären, dass Vollkorn besser ist als Weißmehl. Kinder kannten nur Vollkorn. Und ohne Kühlschrank

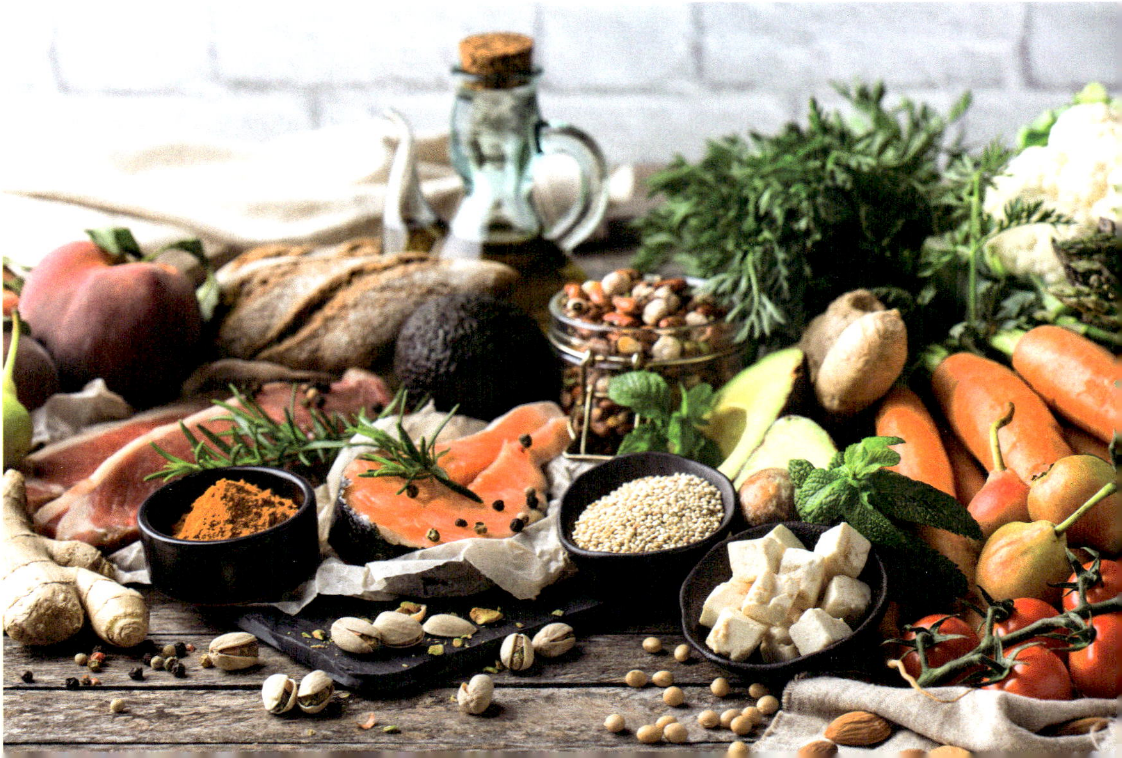

konnte sich niemand mit Milchprodukten, verarbeitetem Fleisch, Desserts und den Resten der letzten Woche vollstopfen. Lebensmittel, die frisch von den Bäumen gepflückt oder aus dem Meer gefischt wurden, waren die einzigen Möglichkeiten für das tägliche Mittagessen.

Lass dich nicht von leichten oder einfachen Diäten täuschen. Die Welt hat sich verändert, unsere Körper jedoch nicht. Keine magische Pille oder Diät wird unsere Probleme lösen. Was wir brauchen, ist eine Rückbesinnung auf das Wesentliche und ein Bewusstsein dafür, wie sich die Umwelt verändert hat.

## LOKAL, BIOLOGISCH UND ROH

Diese drei einfachen Begriffe können deine Leitlinien für einen besseren Lebensmitteleinkauf sein. Werfen wir einen Blick auf jeden dieser Begriffe, um zu verstehen, wie du die beste Lebensmittelauswahl treffen kannst.

Regionale Lebensmittel sind genau das, wonach sie klingen. Heutzutage kennen Kinder in Bezug auf Lebensmittel keine Jahreszeiten mehr. Wir sehen Obst und Gemüse das ganze Jahr über und sind es nicht gewohnt, darüber nachzudenken: „Was braucht mein Körper wirklich zu dieser Jahreszeit?" Es gibt Gründe, warum bestimmte Nahrungsmittel nur unter bestimmten Bedingungen wachsen. Und unser Körper hat sich mit dem Wechsel der Jahreszeiten entwickelt. Wenn du Produkte aus anderen Ländern kaufst, bedeutet das auch, dass sie vor Tagen oder sogar Wochen geerntet wurden. Auf dem Transportweg gehen oft wichtige Nährstoffe verloren. Laut einer Studie, die im Journal of Agricultural and Food Chemistry veröffentlicht wurde, können bestimmte Gemüsesorten innerhalb einer Woche nach der Ernte bis zu 50 Prozent ihres Vitamin C verlieren. In großen Supermarktketten ist es üblich, frische Produkte zu kühlen. Das soll natürlich den Verderb verlangsamen. Aber das Obst, das du heute kaufst, kann Wochen oder sogar Monate alt sein.

Wenn du bei den Bauern vor Ort kaufst, kannst du sicher sein, dass das, was sie dir verkaufen, frischer ist als das, was du anderswo bekommst. Außerdem ist es einfacher,

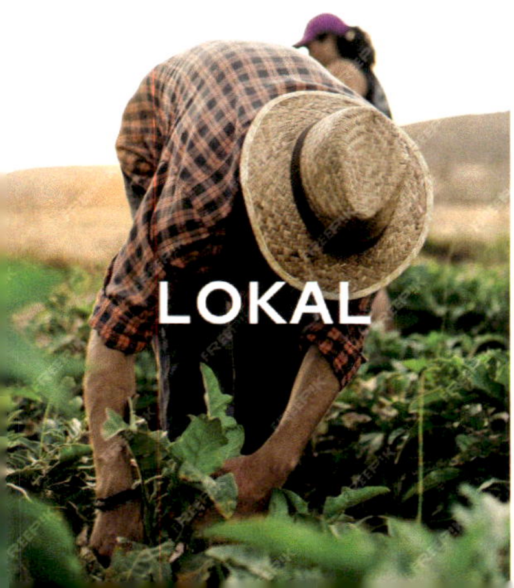


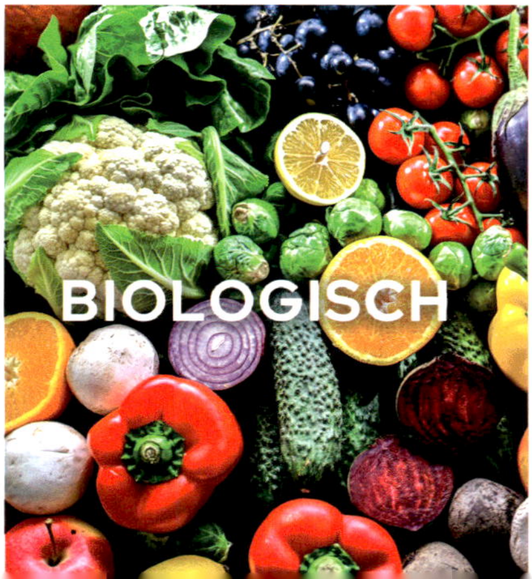


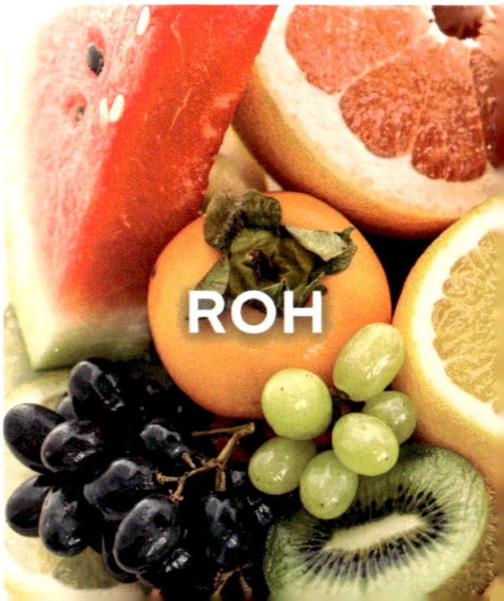

**Hier ist das Grundprinzip: Wer lokale Lebensmittel kauft und lokales Wasser (Quellwasser) trinkt, gibt seinem Körper lokale Antigene, d. h. die spezifischen Elemente, die sein Körper braucht, um lokale Erkrankungen zu heilen oder ihnen vorzubeugen.**

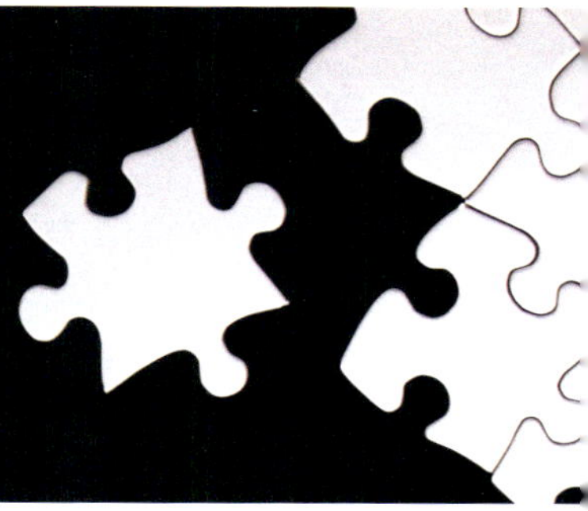

nur das zu kaufen, was gerade Saison hat. Keine Tomaten mehr das ganze Jahr über. Und ja, Bananen werden definitiv nicht in unseren kalten Ländern angebaut.

Wenn du einen Blick darauf wirfst, woher die Lebensmittel kommen, wirst du feststellen, wie viele Kilometer deine Lebensmittel zurückgelegt haben.

Wenn ich dir sage, dass du Bioprodukte kaufen sollst, schlage ich vor, dass du dein Bestes tust, um Obst und Gemüse zu kaufen, das ohne Pestizide und Düngemittel angebaut wurde. Natürlich ist das keine Garantie dafür, dass dein Apfel 100 % unbelastet ist. Schließlich sind manche Felder von anderen Kulturen umgeben und Verunreinigungen kommen häufig vor. Aber 1 % besser ist immer noch eine Verbesserung. Und der Kauf von Bio-Äpfeln kann einen großen Unterschied für deine Gesundheit machen (und du schmeckst den Unterschied, darauf verwette ich meine rote Magnum-Brille).

Was Rohkost angeht: Denk mal darüber nach, wie viel Prozent deiner Ernährung im Moment aus Rohkost besteht. Wahrscheinlich nicht viel.

Die meisten Menschen sind es nicht gewohnt, viel Rohkost zu essen. Wir kochen und überkochen das Essen. Oder wir essen im Sommer ein paar Salate und das war's. **Viele frische Produkte verlieren jedoch einen Großteil ihrer Nährstoffe, wenn sie hohen Temperaturen ausgesetzt werden**. Andere Lebensmittel sollten sowohl roh als auch gekocht verzehrt werden, zum Beispiel Möhren, rote Paprika und Tomaten. Ein weiteres Beispiel sind Kreuzblütler. Obwohl ich diese Gemüsesorten

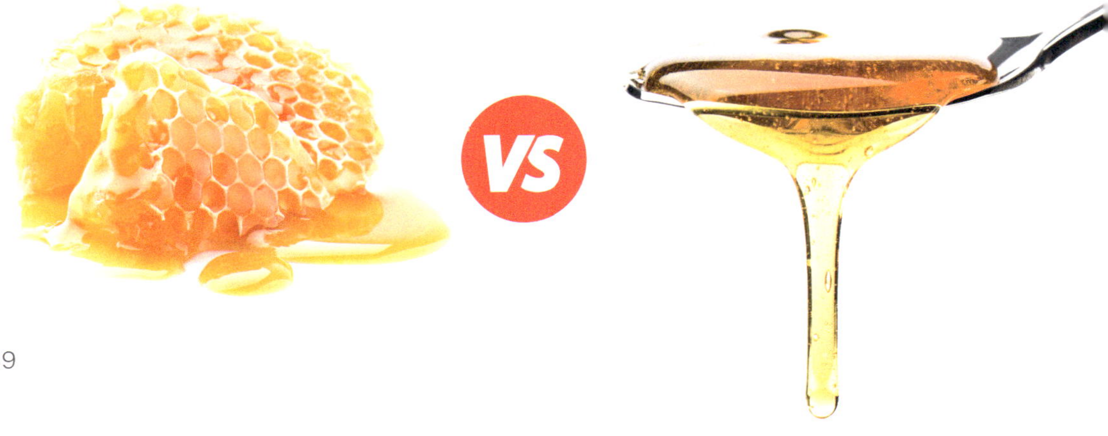

# ROH UND UNVERARBEITET

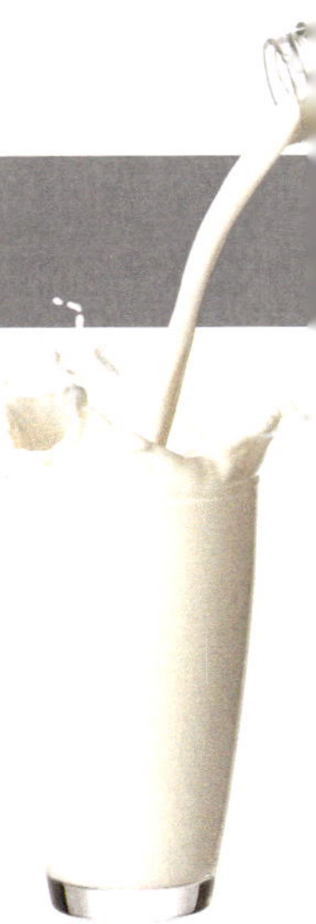

Meine gewagte These: Du bist nicht laktoseintolerant. Dein Körper wurde einfach nur mit Industrieschlamm vergiftet, dem alle Verdauungsenzyme und Probiotika entzogen wurden.

| Nährstoff | Pasteurisierte Milch | Rohmilch |
|---|---|---|
| Vitamin A | 35 % Reduzierung | **100 % aktiv** |
| Vitamin C | **25–77 % Reduzierung** | **100 % aktiv** |
| Vitamin E | 14 % Reduzierung | **100 % aktiv** |
| Zink | **70 % Reduzierung** | **100 % aktiv** |
| Eisen | **66 % Reduzierung** | **100 % aktiv** |
| B-Komplex-Vitamine | 38 % Reduzierung | **100 % aktiv** |
| Kalzium | 21 % Reduzierung | **100 % aktiv** |
| Enzyme | **Zu 100 % zerstört** | **100 % aktiv** |

Pasteurisierte Milch ist in meinen Augen **Betrug**!

Sie pasteurisieren den Honig, damit er nicht kristallisiert, und weil sie ihn *sonst nicht verkaufen können.*

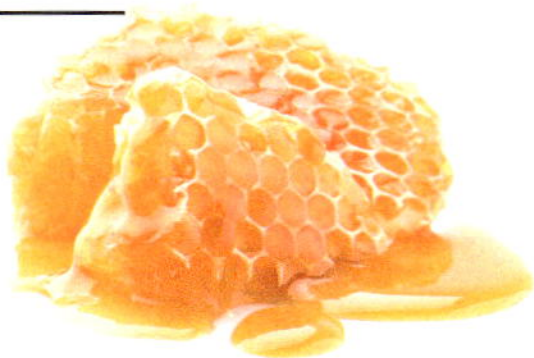

Roher Honig = Echter Honig

Roher Honig kann nicht schlecht werden. Er ist ewig haltbar. Die Pharaonen verehrten rohen Honig als magischen Heiler.

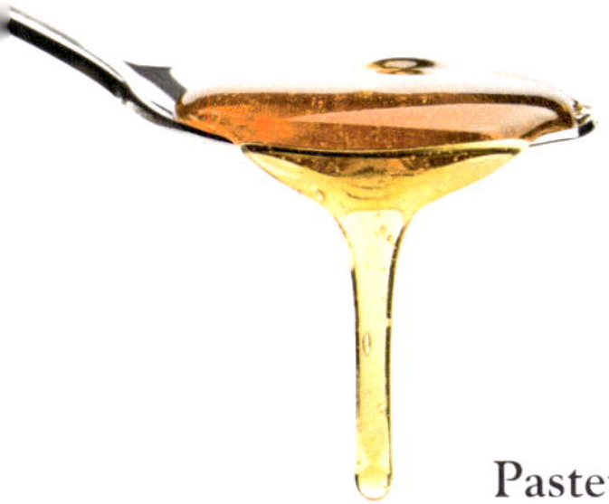

Pasteurisierter Honig = Zucker

Nur rohe Karotten binden Endotoxine und Pestizide wie Atrazin und Östrogene.

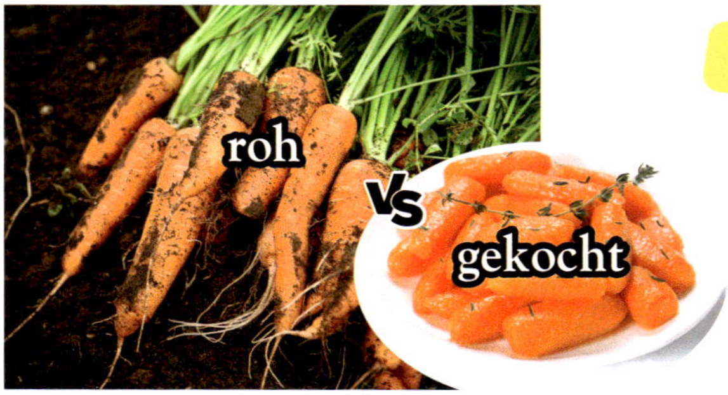


Hör auf, Gottes Nahrung zu zerstören

nicht empfehle, ist das Dünsten eine der besten Zubereitungsmethoden, um sie zart zu verzehren und gleichzeitig eine gute Menge an Nährstoffen zu erhalten.

Aber nicht nur Obst und Gemüse sind betroffen. Studien haben gezeigt, dass auch tierische Produkte wie Milch und Honig viele ihrer wertvollen Inhaltsstoffe verlieren, wenn sie pasteurisiert werden. Deshalb ist es vielleicht besser, wenn du dich für rohen Honig oder rohe Milch entscheidest. (Rohe Milch kann natürlich immer Listerien enthalten und wird Schwangern und Kindern nicht empfohlen.)

Die Pasteurisierung wird durchgeführt, um Lebensmittel herzustellen, die für den Durchschnittsverbraucher attraktiver sind. Honig wird jedoch seit Jahrtausenden in roher Form verzehrt. Er hat eine Haltbarkeit von vier Millionen Jahren. Wenn man ihn erhitzt, werden alle nützlichen Inhaltsstoffe zerstört, und das Einzige, was man davon hat, ist, dass er **nicht kristallisiert**. Wie absurd ist das? „Die Kunden mögen flüssigen Honig, also geben wir ihnen flüssigen Honig und verwandeln ein unglaublich gesundes natürliches Lebensmittel in einfachen Zucker, der ihre Gesundheit ruiniert.“

## BLICK AUF DIE MAKROS

Wenn du verinnerlicht hast, **dass die Qualität deiner Ernährung wichtiger ist als die Anzahl der Kalorien, die du zu dir nimmst**, können wir ein wenig über dein Makroverhältnis sprechen. Ich werde hier keine Fitnesstipps geben, aber es gibt einige Grundprinzipien, die wir uns ansehen können, um besser zu verstehen, wie dein Körper auf verschiedene Makroverhältnisse reagiert.

Zunächst einmal braucht dein Körper gesunde Proteine, komplexe Kohlenhydrate und gute Fette. Es gibt keine Lebensmittelkategorie, auf die du ganz verzichten solltest. Proteine werden für den Aufbau neuer Zellen und die Regeneration aller Körpergewebe benötigt, Kohlenhydrate für die Energiegewinnung und Fette für die hormonelle Gesundheit, das Herz-Kreislauf-System, die Gehirngesundheit und den Transport fettlöslicher Vitamine. Wie du die Makros in deiner Ernährung aufteilst, hängt von deinem Aktivitätsniveau und deinen aktuellen Fitnesszielen ab.

Im Allgemeinen **kannst du deine Kohlenhydratzufuhr etwas reduzieren, wenn du abnehmen möchtest**, und sie etwas erhöhen, wenn du trainierst, um Muskelmasse aufzubauen. Es ist wichtig zu wissen, dass du aktiv sein musst, um gute Ergebnisse bei der Körperzusammensetzung zu erzielen. Andernfalls kann es passieren, dass du mehr Fett und weniger Muskeln hast und eher schlaff als durchtrainiert aussiehst. Die gute Nachricht ist, dass die fettfreie Masse auf natürliche Weise optimal wächst, wenn deine Hormone im Gleichgewicht sind und dein Darm gesund ist. Wenn du also deine Ernährung umstellst, solltest du Fettmasse verlieren und Magermasse gewinnen. Das passiert einfach, wenn deine Mitochondrien ihre Arbeit tun.

Wenn deine Gesundheit dein Ziel ist, solltest du bei jeder Mahlzeit auf Ausgewogenheit achten. Damit du beim Kochen deine Mahlzeiten besser zusammenstellen kannst, schauen wir uns noch einmal die echte Ernährungspyramide an und beschäftigen uns näher mit den einzelnen Lebensmittelgruppen.

## GOTTES NAHRUNG: DIE BESTANDTEILE DER ECHTEN ERNÄHRUNGSPYRAMIDE

### WASSER: DER NÄHRSTOFF, DEN ALLE VERGESSEN

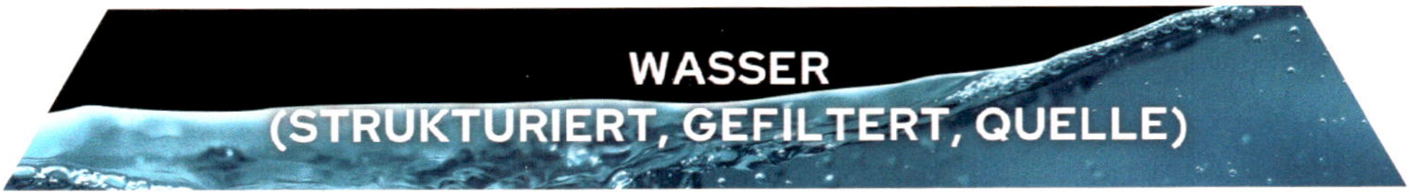


Machen wir uns nichts vor: Die meisten Menschen trinken zu wenig Wasser. Oder besser gesagt: Die meisten Menschen trinken entweder die falsche Art von Wasser oder konsumieren nicht genug Produkte mit hohem Wassergehalt. Tatsächlich ist es besser, **Wasser zu essen, als es zu trinken.** Lass mich das erklären …

Wir haben gesehen, wie uns das Fluorid im Leitungswasser langsam krank machen kann. Wenn du dein Wasser noch nicht filterst, solltest du das unbedingt tun. Alternativ kannst du auch Wasser aus Glasflaschen oder Quellwasser verwenden.

Obst ist in der Tat die beste Flüssigkeitsquelle. Einige Früchte wie Wassermelonen oder Honigmelonen bestehen zu über 90 % aus Wasser und enthalten strukturiertes Wasser, das unsere Zellen mit der perfekten Mischung aus Elektrolyten versorgt. Auch Pfirsiche, Orangen, Grapefruits und Gurken sind je nach Jahreszeit gut geeignet.

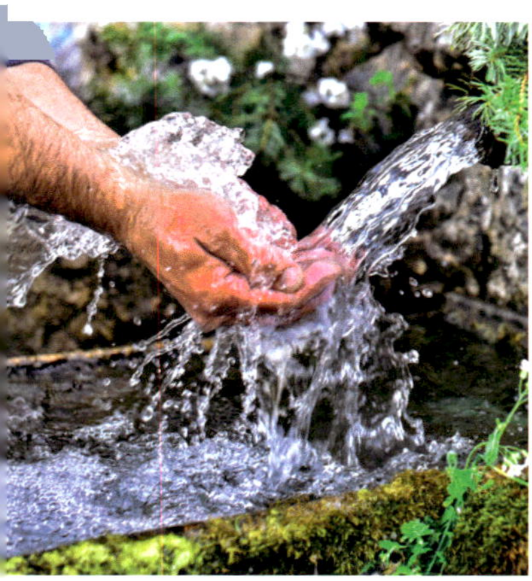

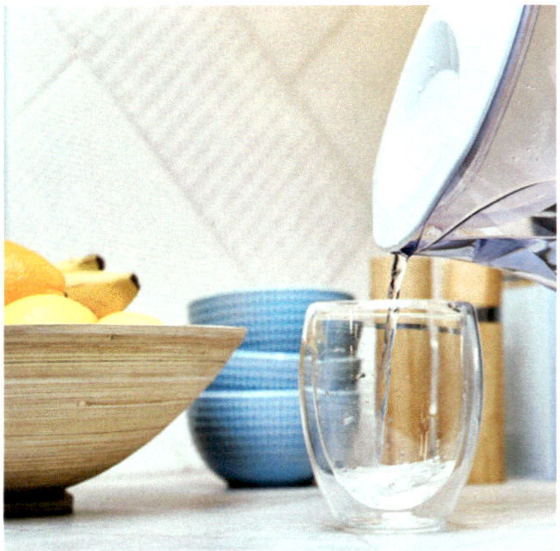

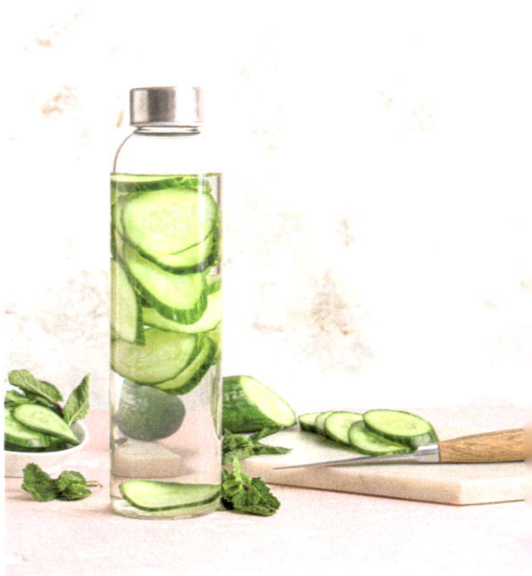

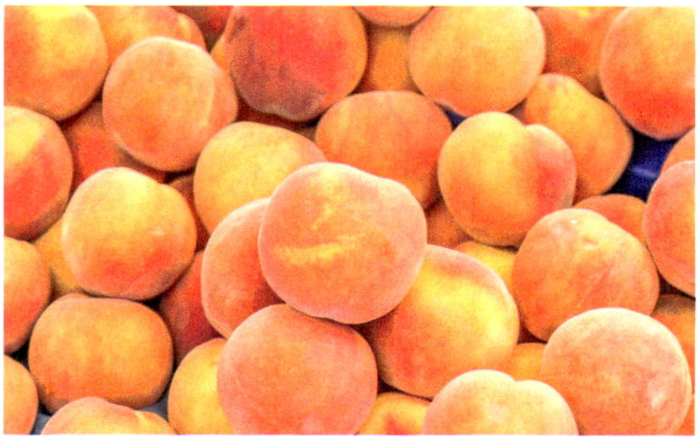
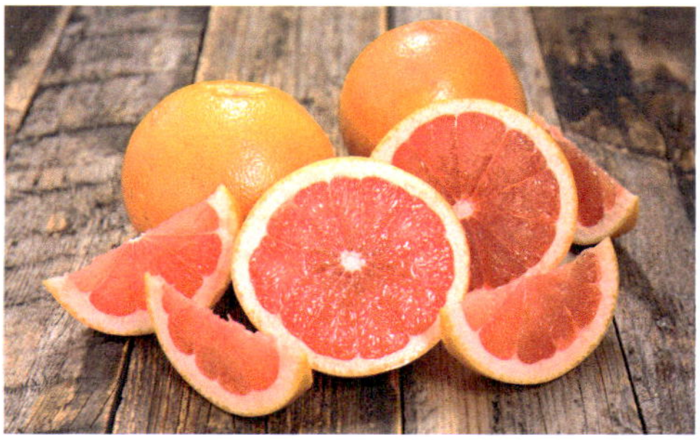
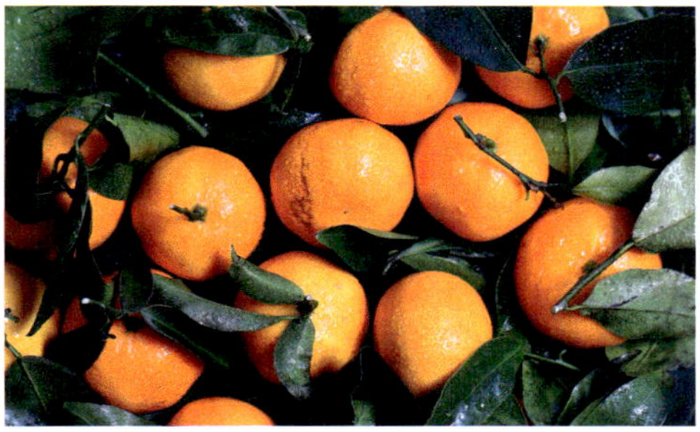
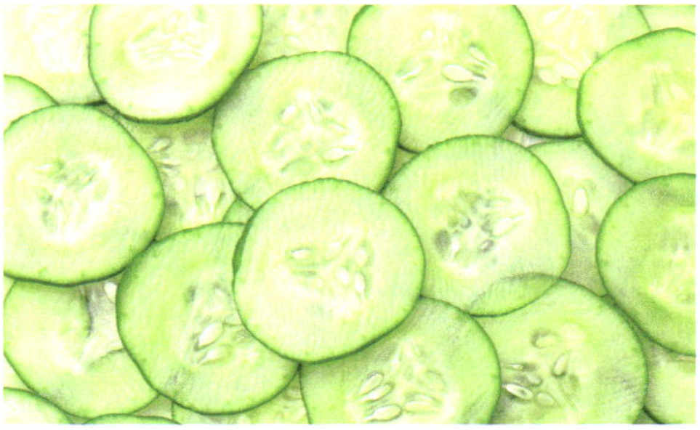

Warum also ist es so wichtig, hydriert zu sein? Das liegt nicht nur daran, dass dein Körper zu mehr als 60 % aus Flüssigkeit besteht, sondern auch an den vielen Symptomen, die Menschen aufgrund von Dehydrierung erleben. **Wenn dein Körper nicht genug elektrolysiertes Wasser bekommt, kann er versuchen, das wenige Wasser, das du trinkst, zurückzuhalten**. Beispiele für damit verbundene Symptome sind Verdauungsprobleme, Darmprobleme, Nierenprobleme, Hautprobleme wegen schlechter Filterung und Herz-Kreislauf-Probleme. Vergiss nicht, dass

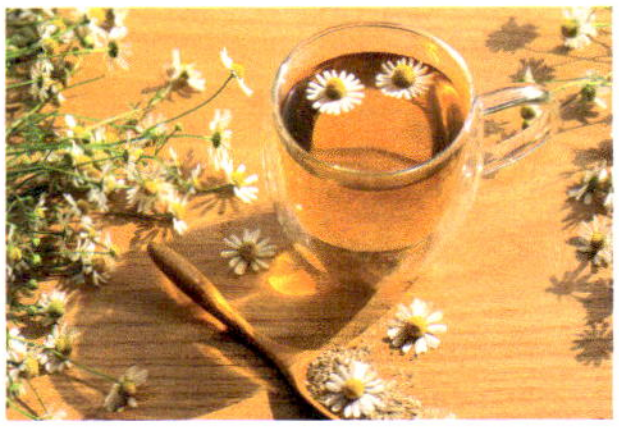
KAMILLE

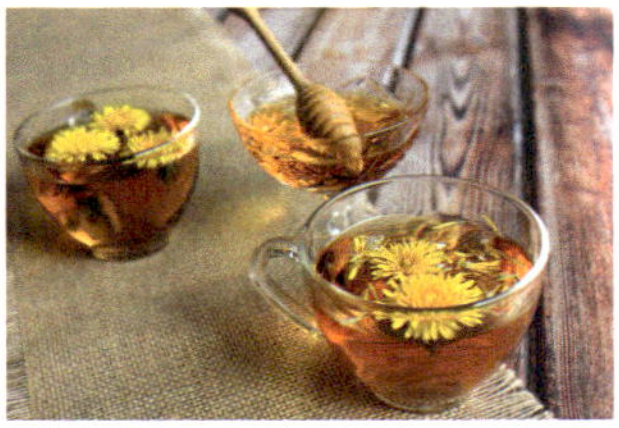
LÖWENZAHN

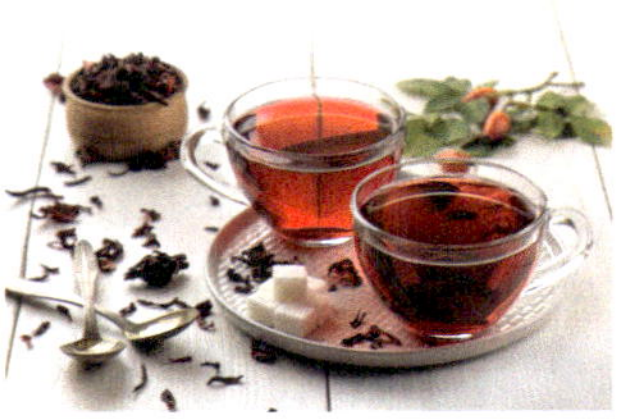
HIBISKUS

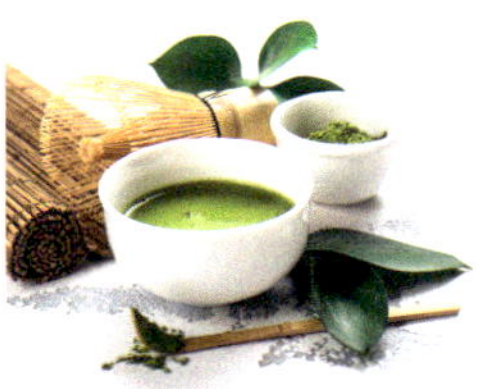
MATCHA

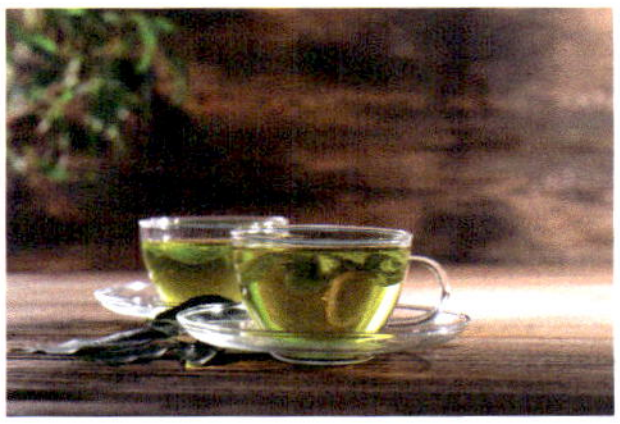
GRÜNER TEE

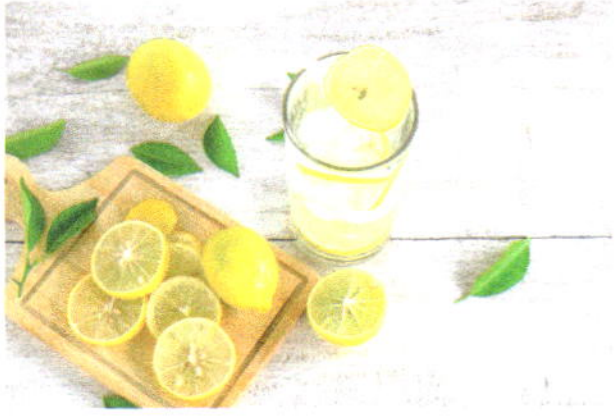
ZITRONENWASSER

Dehydrierung leicht zu Kopfschmerzen führt und dass viele Heißhungerattacken einfach auf Flüssigkeitsmangel zurückzuführen sind.

Ja, Wasser allein kann schon etwas langweilig sein. Aber du musst nicht immer nur totes Wasser trinken. Kräutertees sind eine gute Möglichkeit, die Wasseraufnahme zu erhöhen und gleichzeitig von den Vorteilen bestimmter Kräuter zu profitieren. Kamille ist gut für den Schlaf, Löwenzahn ist gut für die Leber, Hibiskus kann beim Fettabbau helfen. Ich würde auch Matcha und grünen Tee auf die Liste setzen, da sie extrem entzündungshemmend sind. In Kapitel 5 werden wir uns mit vielen hilfreichen pflanzlichen Heilmitteln beschäftigen, aber für den Moment solltest du bedenken, dass dies alles gute Möglichkeiten sind, mehr Wasser zu trinken. Neben dem Verzehr von Obst sind auch Tees eine gute Idee, wenn du dir etwas mehr Zeit für die Zubereitung nehmen kannst. Oder auch Zitronenwasser. Ich trinke mein Zitronenwasser jeden Tag vor dem Frühstück. Wenn du eine Zitrone in Scheiben schneidest und sie in dein Quellwasser oder gefiltertes Wasser gibst, hat das viele positive Auswirkungen auf deinen Körper.

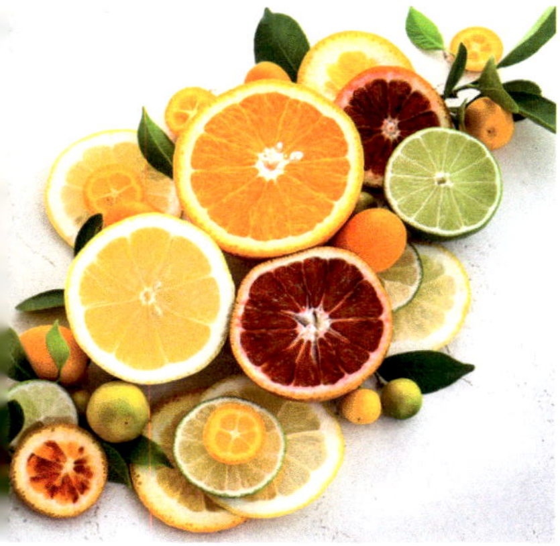

1. Zunächst einmal sind Zitrusfrüchte **ausgezeichnete Vitamin-C-Lieferanten**. Vitamin C ist ein starkes Antioxidans, das dir einen guten Start in den Tag verschafft und deine Zellen glücklich macht. **Antioxidantien wirken entzündungshemmend** und verringern das Risiko weiterer Zellschäden.

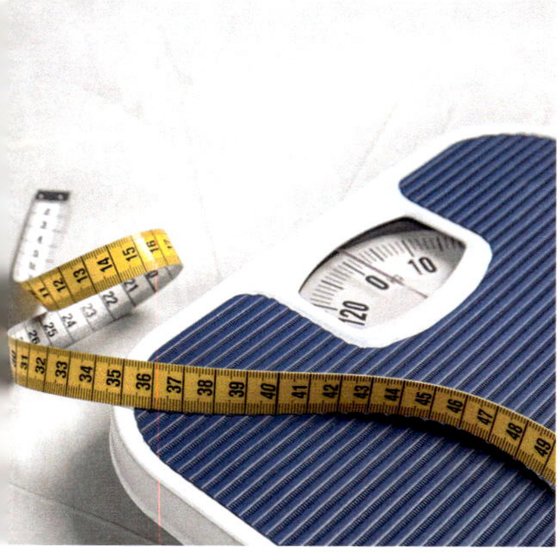

2. Zitronenwasser soll auch beim **Abnehmen** helfen. Um ehrlich zu sein, könnte dies auch einfach daran liegen, dass dem Körper mehr Flüssigkeit zugeführt wird und Heißhungerattacken, die durch Dehydrierung verursacht werden, reduziert werden.

3. Auch das Trinken von Zitronenwasser vor den Mahlzeiten **fördert die Verdauung**. Denn der Zitronensaft hilft dem Körper, Verdauungssäfte zu produzieren. Dadurch kann der Körper die Nahrung leichter aufspalten und die Verdauung verläuft reibungsloser.

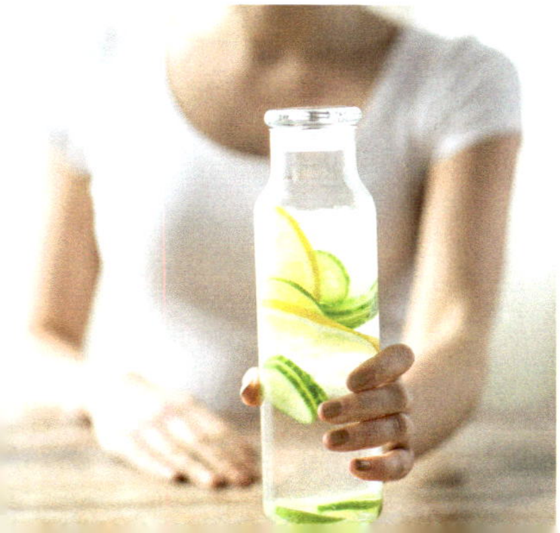

Kaffee würde ich nur in Maßen auf die Liste der Flüssigkeiten zur Hydrierung setzen. Obwohl viele Studien gezeigt haben, dass Kaffee erstaunlich gesundheitsfördernd sein kann, enthält er doch große Mengen an Koffein, das die Schlafqualität beeinträchtigen[1], den Stress im Körper erhöhen und zu Angstzuständen beitragen kann[2].

Nicht alle Menschen reagieren gleich auf Kaffee; manche reagieren stärker, während andere ihn problemlos jeden Tag trinken können. Wenn du das Gefühl hast, dass du dich auf Kaffee verlässt, um Energie zu tanken, wäre es auf jeden Fall gut, ihn ganz aufzugeben. Es kann sein, dass du einige Wochen lang Entzugserscheinungen hast, aber dann wird dein Körper ohne dieses Suchtmolekül ein neues Gleichgewicht finden. Viele Menschen trinken viel zu viel Koffein, und wie wir gesehen haben, schadet es deiner Gesundheit, wenn dadurch dein Schlaf gestört wird. (Wichtig: Kaffee ist eines der am höchsten mit Pestiziden belasteten Lebensmittel. Bitte achte hier besonders auf die Qualität der Bohnen: biologischer Anbau, gekennzeichnetes Anbaugebiet, kein Großkonzern.)

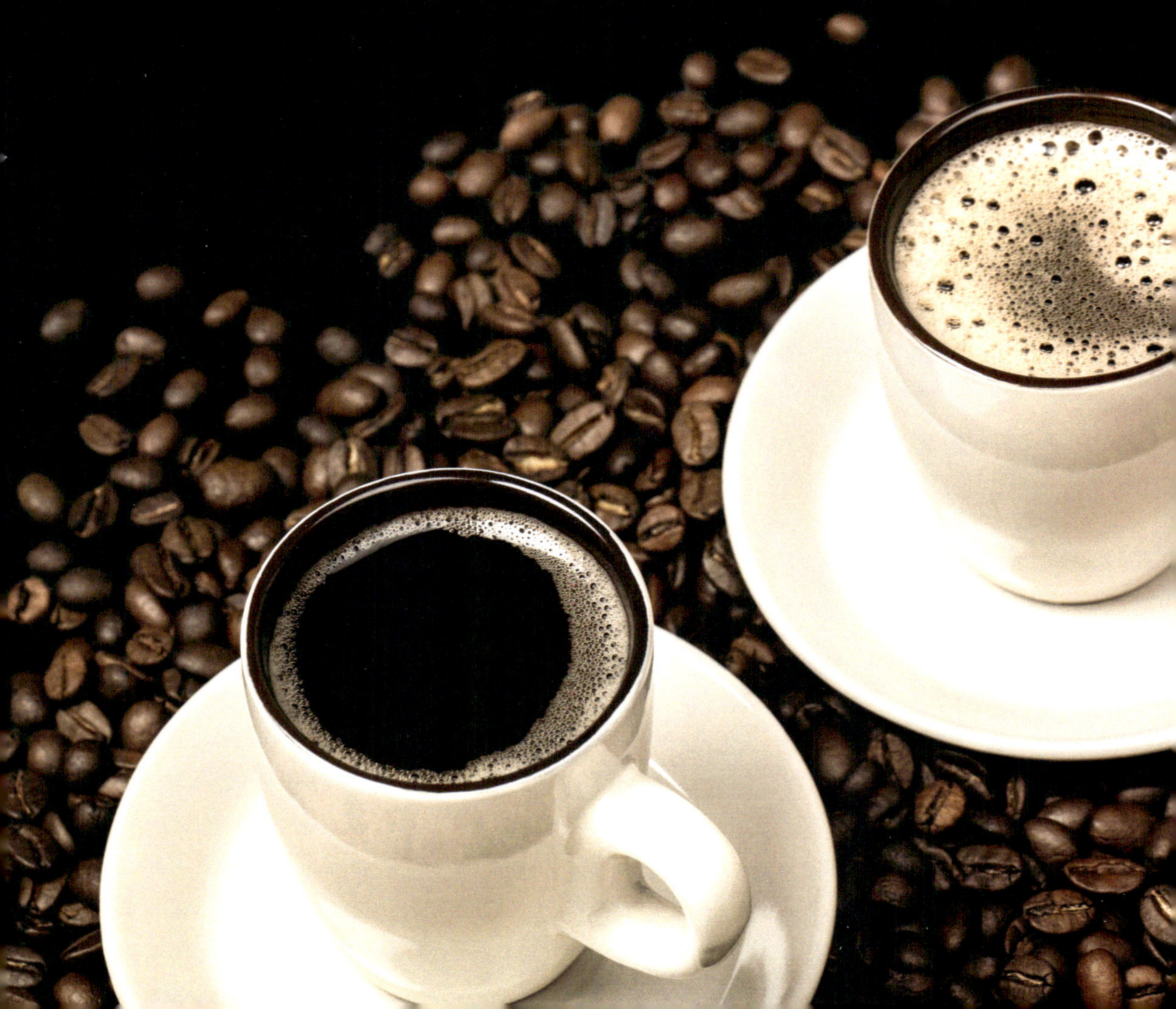

## FÜGE ES ZU DEINER EINKAUFSLISTE HINZU:

- [x] Quellwasser oder gefiltertes Wasser (Umkehrosmose oder Aktivkohle) mit einer Prise Meer- oder Ursalz
- [x] Zitronen (lokal und biologisch)
- [x] Obst und Minzblätter für Wasseraufgüsse
- [x] Kräutertees (Matcha, grüner Tee, Kamille, Löwenzahn, Hibiskus)
- [x] Frisches Obst, das reich an strukturiertem Wasser ist (Wassermelone, Honigmelone, Zitrusfrüchte)

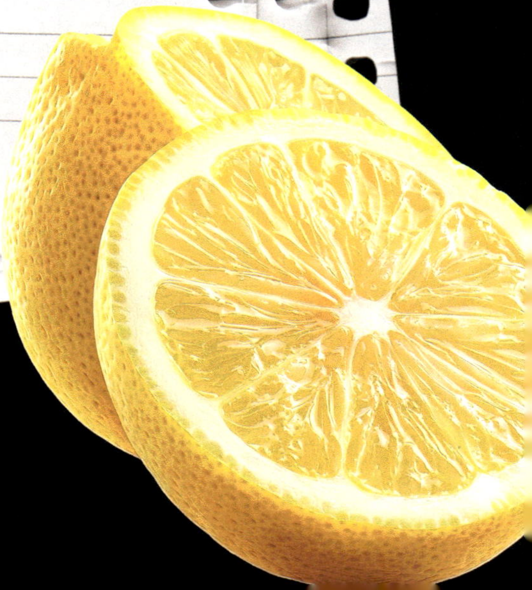

## OBST UND ROHER HONIG: DIE BASIS DER PYRAMIDE

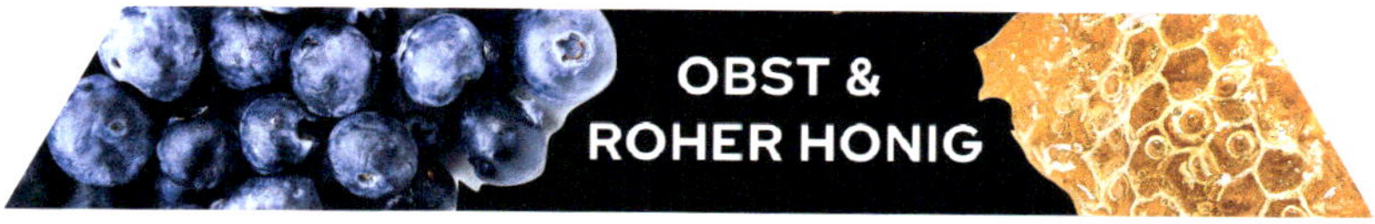


Der menschliche Körper ist auf Kohlenhydrate als Energielieferanten angewiesen. Doch einige Kohlenhydratquellen sind für den Körper viel leichter zu verdauen als andere. Obst ist eines der einfachsten Lebensmittel, die man seinem Körper geben kann, und es ist vollgepackt mit Nährstoffen, Phytonährstoffen, Antioxidantien und, wie bereits erwähnt, Wasser.

Für mich ist Obst definitiv eine der am meisten unterschätzten Lebensmittelgruppen. Bio-Obst aus der Region können Kiwis, Blaubeeren, Äpfel und vieles mehr sein, je nach Region und Saison. Obst liefert dem Körper natürlichen Zucker und Energie, ohne den Blutzuckerspiegel in die Höhe zu treiben. Die enthaltenen Ballaststoffe und andere Nährstoffe helfen unserem Körper bei der Verdauung des Zuckers. Außerdem ist Obst relativ kalorienarm, was es zu einer idealen Zwischenmahlzeit für alle macht, die etwas abnehmen oder einfach gesund bleiben wollen. Eine Ausnahme bilden stärkehaltige Früchte wie Bananen. Wer ein paar Kilos abnehmen will, sollte ihren Genuss vielleicht eine Zeit lang einschränken und stattdessen zu Beeren, Mangos, Wassermelonen und anderem Obst greifen.

Zu den Früchten gehören auch Trockenfrüchte. Bei diesen ist Vorsicht geboten, denn Trockenfrüchte enthalten, in Relation zu ihrem Gewicht, viel mehr Kalorien. Das liegt am Wasserentzug und daran, dass der Zucker durch den Wasserentzug konzentriert ist.

Trotzdem sind Trockenfrüchte eine tolle Möglichkeit zum Naschen und eignen sich auch hervorragend zum Verfeinern von selbst gemachten Salaten oder Desserts. Meine persönlichen Favoriten sind Datteln, Feigen und Aprikosen. Trotzdem würde ich jeden Tag frisches Obst dem Trockenobst vorziehen, vor allem, wenn man gerne vergisst, viel Wasser zu trinken.

## FÜGE ES ZU DEINER EINKAUFSLISTE HINZU:

- ☑ Frisches, lokales, biologisches Obst zum Naschen (mindestens 3-4 verschiedene Sorten)
- ☑ Roher Honig

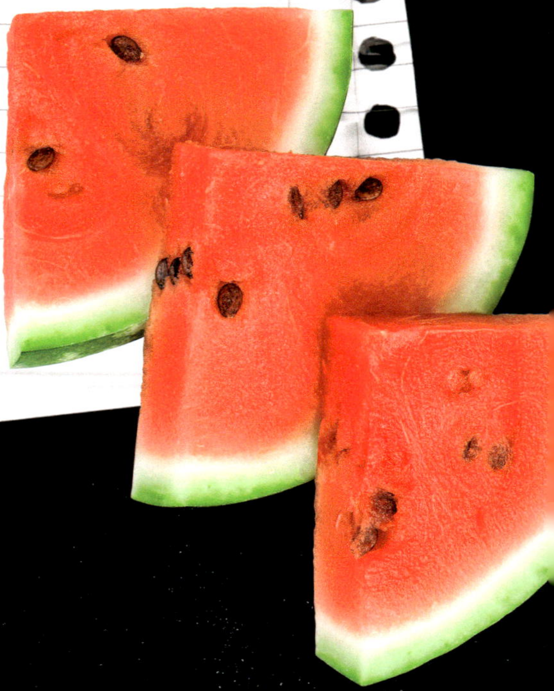

Ein weiteres Grundnahrungsmittel in meiner Ernährung ist roher Honig. Wie bei pasteurisierter Milch besteht auch bei Honig die Gefahr, dass die meisten nützlichen Nährstoffe bei der Verarbeitung verloren gehen. Roher Honig enthält viel mehr Antioxidantien als pasteurisierte Milch und versorgt den Körper mit vielen gesunden Enzymen. Er ist reich an Kalzium, Magnesium, Mangan, Kalium, Riboflavin und Zink[67]. Studien haben gezeigt, dass roher Honig viele therapeutische Eigenschaften besitzt. Er wirkt antibakteriell, entzündungshemmend, antimykotisch, antiviral und antidiabetisch. Aber das ist noch nicht alles. Rohhonig hat nachweislich auch östrogenregulierende, krebshemmende und andere stärkende Wirkungen[68]. Alles in allem sollte man kommerziellen Honig meiden und echten Honig kaufen, am besten beim Imker vor Ort.

## EIER, FLEISCH, FISCH UND ROHER KÄSE: DEINE TÄGLICHE DOSIS AN PROTEINEN

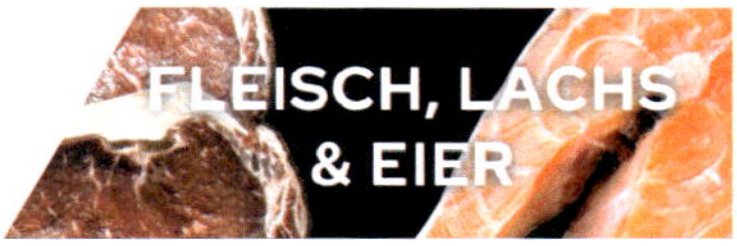

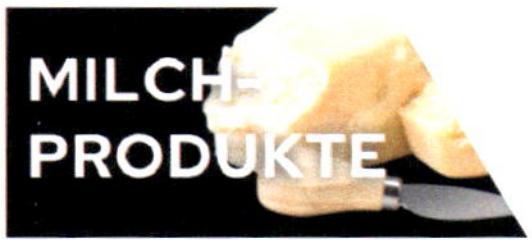


Eiweiß kann sowohl aus Pflanzen als auch aus tierischen Produkten stammen. Der Hauptunterschied besteht darin, dass tierische Produkte alle essenziellen Aminosäuren enthalten, während **pflanzliche Proteine unvollständig und anders zusammengesetzt** sind. Das bedeutet, dass du bei pflanzlichen Proteinen genau wissen musst, welche du kombinieren solltest. Man kann sich vegan, vegetarisch oder pflanzlich ernähren und trotzdem alle Aminosäuren bekommen, die man braucht. Aber ich glaube nicht, dass das die beste Art ist, deinen Körper zu ernähren. Sich pflanzlich zu ernähren und dafür zu sorgen, dass dein Körper genug Proteine bekommt, ist eine Herausforderung, und du könntest leicht einen Nährstoffmangel und damit verbundene gesundheitliche Probleme bekommen. Wenn du jedoch aus ethischen Gründen auf pflanzliche Proteine angewiesen bist, würde ich dir empfehlen, **gelbe Mungobohnen** allen anderen Bohnen vorzuziehen. Sie sind sehr leicht verdaulich und verursachen nicht so viele Probleme wie die Menge an Antinährstoffen in anderen Lebensmitteln. Kichererbsen, Linsen und andere Bohnen sind für die meisten Menschen nicht leicht verdaulich.

Sie enthalten Lektine und andere Giftstoffe und können Darmprobleme und Blähungen verstärken. Andere Lebensmittel, die du in deinen Speiseplan aufnehmen kannst, wenn du versuchst, tierische Produkte zu vermeiden, sind Spirulina und Chlorella. **Spirulina** ist eine Alge, die in Tabletten- oder Pulverform erhältlich ist. Sie ist reich an Nährstoffen, Antioxidantien und pflanzlichem Eiweiß. **Chlorella** ist eine weitere Alge, die dafür bekannt ist, den Cholesterinspiegel zu verbessern und den Körper bei der Ausscheidung von Giftstoffen zu unterstützen. Auch sie besteht zu 50 bis 60 % aus Proteinen und enthält alle essenziellen Aminosäuren.

Wenn du Veganer oder Vegetarier bist und den Anteil an Bohnen und Hülsenfrüchten in deiner Ernährung nicht reduzieren möchtest, empfehle ich dir, sie immer über Nacht einzuweichen, das Wasser zu wechseln, sie sehr lange zu kochen und wenn möglich die gekeimte oder fermentierte Variante zu wählen. Diese Methoden reduzieren die Menge der Antinährstoffe, sodass der Körper sie besser verdauen und mehr Nährstoffe aufnehmen kann.

Zurück zu unserer Pyramide: Der Proteingehalt in der Nahrung ist sehr, sehr wichtig. Aber auch wenn es stimmt, dass der Körper täglich viel Protein braucht, ist die **Proteinqualität wichtiger als die Grammmenge**. Ich weiß, dass die Bodybuilding-Kultur und die Fitnessgurus da draußen dir vielleicht etwas anderes erzählen. Aber glaub mir, wenn du dir den Bauch mit Proteinpulver und Soja- oder Nussriegeln vollschlägst, wirst du nicht fit und gesund. Du wirst vielleicht fit, aber sicher nicht gesund. Und auf Dauer ist es auch ziemlich teuer für deine Gesundheit.

Generell empfehle ich, bei der Ernährung auf Abwechslung zu achten und immer auf Vollwertkost zu setzen. Außerdem gibt es sicher einige Eiweißquellen, die besser sind als andere, und einige Lebensmittel, die du im Supermarkt findest, würde ich komplett meiden. Bei tierischem Eiweiß gibt es viel zu diskutieren.

*Qualität > Quantität*

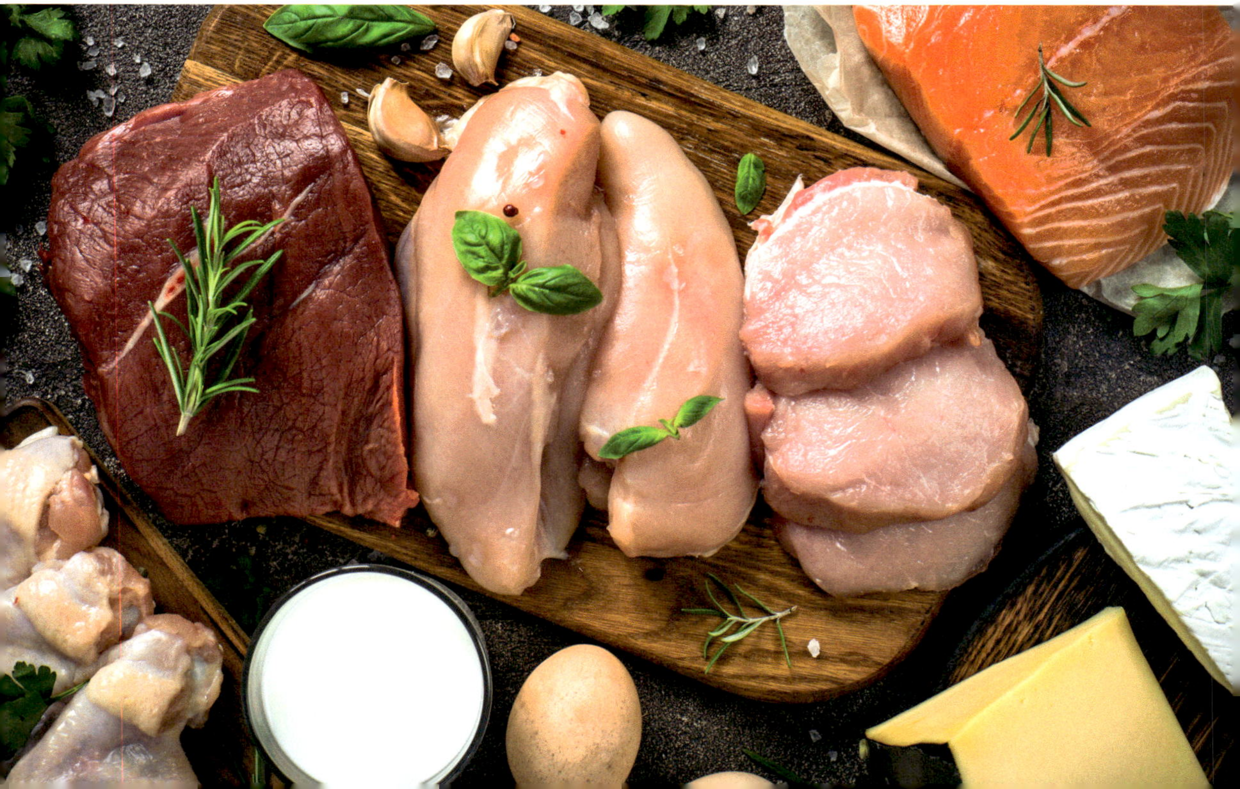

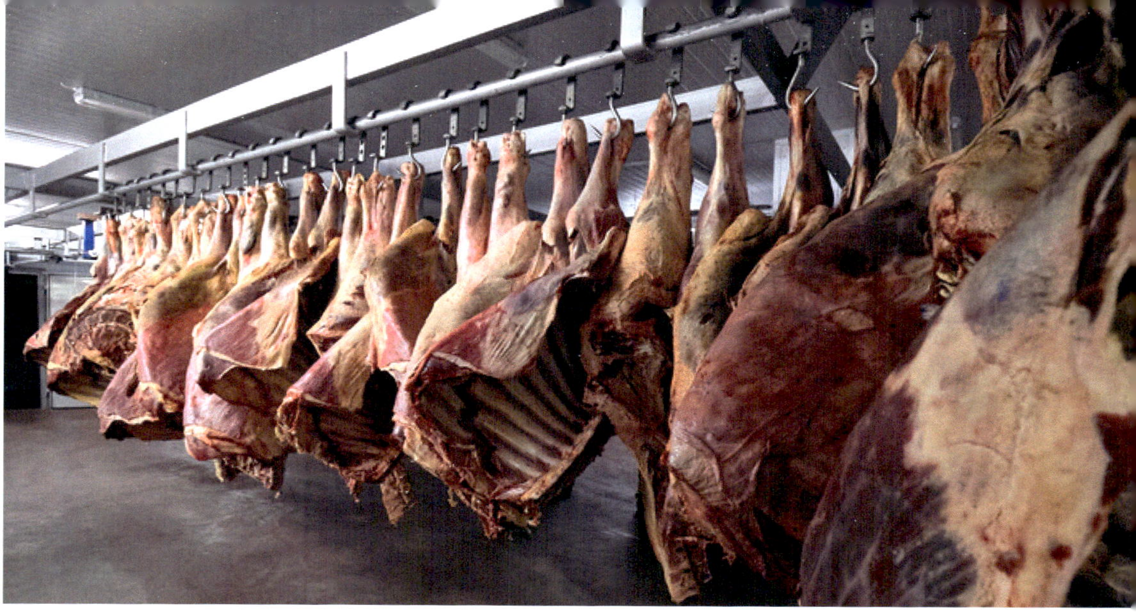

Die meisten tierischen Produkte, die wir heute konsumieren, stammen aus der Großindustrie. In diesen riesigen Farmen und Verarbeitungsbetrieben werden Milchprodukte, Fleisch, Fisch und Eier produziert. Wie ich bereits am praktischen Beispiel von Big Food gezeigt habe, nutzen diese Unternehmen alle möglichen süchtig machenden Zutaten, um Produkte herzustellen, die unsere Geschmacksnerven lieben und nach denen sie immer mehr verlangen. Die Gesundheit der Konsumenten spielt dabei eine untergeordnete Rolle. Es geht um Profit. Die tierischen Produkte in den Supermärkten stammen von Tieren, die unter schrecklichen Bedingungen gehalten und mit dem billigsten Futter gefüttert werden. Sie werden oft mit Hormonen[69] so schnell wie möglich gezüchtet, stehen unter chronischem Stress und werden wahrscheinlich mit Medikamenten oder Antibiotika[70] behandelt. Ich erwähne dies nicht nur aus ethischen, sondern aus praktischen Gründen.

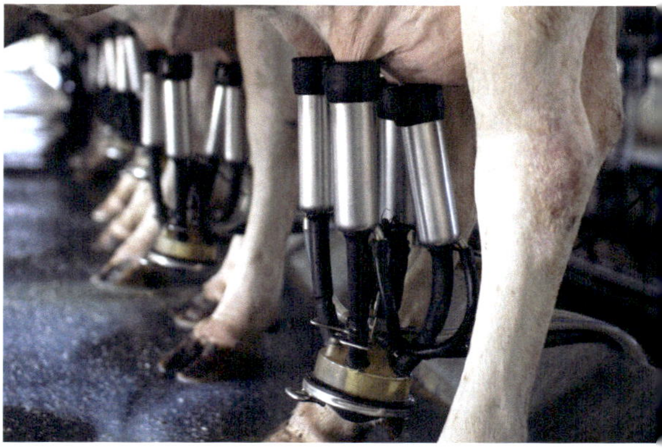

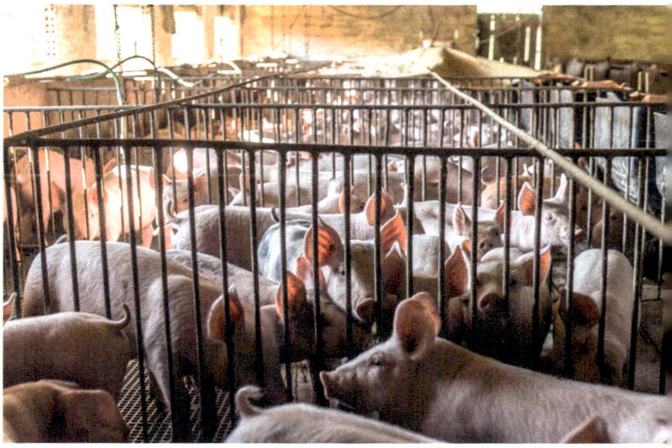

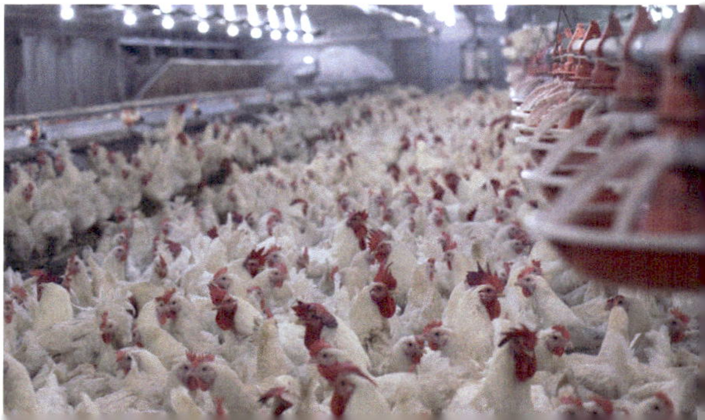

Unter solchen **Stressbedingungen** werden bei den Tieren bestimmte Hormone ausgeschüttet, zum Beispiel Adrenalin. Adrenalin kann in großen Mengen im Fleisch

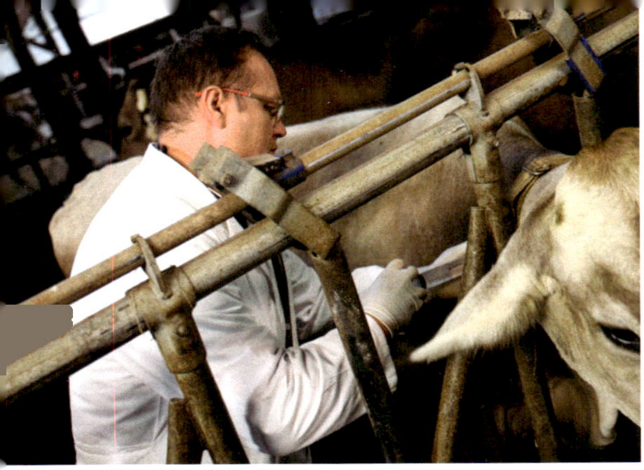

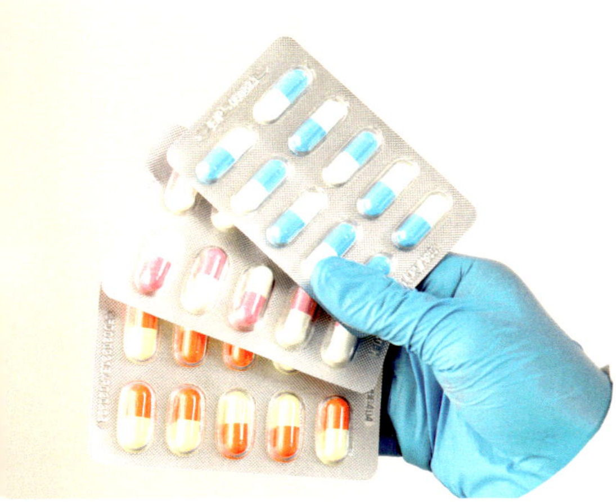

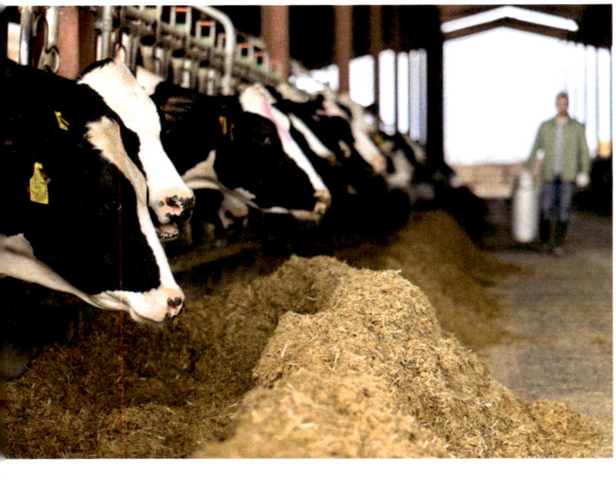

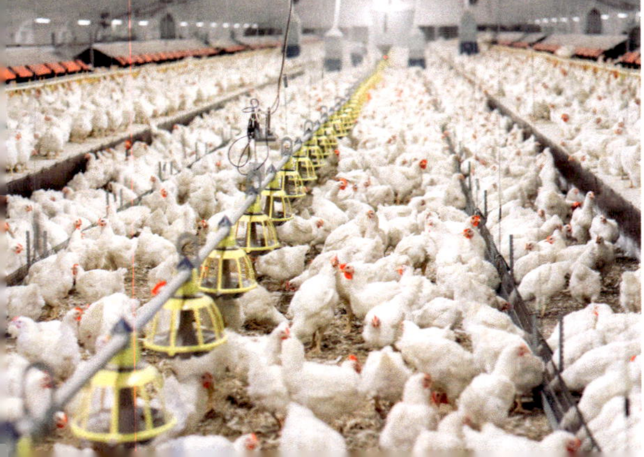

und in den Produkten dieser Industrie gefunden werden[71]. Das ist normal, denn Stress hat viele negative Auswirkungen auf den Körper jedes Tieres, aber auch auf den des Menschen, der es konsumiert. Dauerstress produziert Cortisol, und ein hoher Spiegel dieses Stresshormons führt zu **einem schwächeren Immunsystem**. Abgesehen von den gesundheitlichen Problemen können Produkte von gestressten Tieren sogar schlechter schmecken als Produkte von Tieren, die auf natürlichere Weise gehalten wurden.

Die Hormone, die eingesetzt werden, um die Tiere so schnell wie möglich wachsen zu lassen, verbleiben natürlich auch im Fleisch und in den Produkten, die von diesen Tieren stammen. Dies kann negative Auswirkungen auf die hormonelle Gesundheit haben und die Darmgesundheit[72] und die endokrinen Funktionen[73] beeinträchtigen. In einigen Ländern wurden Wachstumshormone in der Tierhaltung verboten, in anderen ist ihr Einsatz noch immer üblich.

Wenn es um den Einsatz von **Antibiotika** geht, fragst du dich vielleicht, warum die Tiere überhaupt behandelt werden. Tatsache ist, dass die Haltung von vielen Schafen, Kühen, Schweinen, Hühnern und sogar Fischen auf engem Raum leicht zu weit verbreiteten Krankheiten oder Infektionen führen kann. Ein einziges krankes Tier reicht aus, um den ganzen Betrieb zu infizieren. Deshalb werden häufig Antibiotika und andere Medikamente eingesetzt, um den Ausbruch oder die Ausbreitung von Krankheiten zu verhindern. Aber wo, glaubst du, landen all diese Antibiotika? Richtig! In den tierischen Produkten[74]. Der Verzehr von tierischen Produkten, die mit Antibiotika behandelt wurden, könnte einer der Gründe sein, warum Anti-

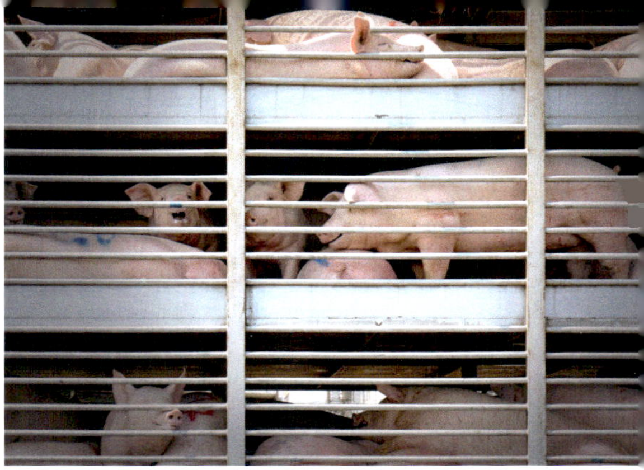

biotikaresistenzen zu einem großen Problem geworden sind. Sie töten sowohl gute als auch schlechte Bakterien der Darmflora, wodurch die Vielfalt der Organismen in deinem Mikrobiom verringert wird.

Wenn es also um tierisches Eiweiß geht, ist mein erster Rat, **Fleisch aus Weidehaltung** zu wählen. Während Massentierhaltungen schreckliche, krankmachende Produktionsketten sind, ist Fleisch aus Weidehaltung das Gegenteil. Tiere, die auf diese Weise gehalten werden, produzieren magereres Fleisch, das mehr Nährstoffe wie zum Beispiel Omega-3 enthält. Wenn du sorgfältig auswählst, woher dein Fleisch kommt, kannst du auch die Hormone und Antibiotika vermeiden, die wir bereits erwähnt haben. Aber das ist noch nicht alles. In der Massentierhaltung werden die Tiere oft mit Getreide, Bohnen und anderen Futtermitteln gefüttert. Selten oder nie bekommen sie frisches Gras. **Wenn du dich für Fleisch aus Weidehaltung entscheidest, wählst du die „fitte Version" der Tiere**. Gute Entscheidungen, die ich auf deine Einkaufsliste setzen würde, sind Rindfleisch aus Weidehaltung, Hackfleisch und ganze Freilandhühner. Ich würde dir empfehlen, zweimal in der Woche, oder bis zu einmal am Tag, Fleisch zu essen. Abwechslung ist bei der Zusammenstellung des Speiseplans wichtig, deshalb solltest du auch bei den anderen Mahlzeiten darauf achten, verschiedene Proteinquellen zu verwenden.

Da wir üblicherweise nur Muskelfleisch essen und kaum mehr Knorpel, Sehnen und Haut verzehren, empfehle ich jedem, mindestens 10 g Kollagenpeptide einzunehmen. Kollagen enthält insbesondere die Aminosäuren Glycin, Prolin und Hydroxyprolin, bei denen wir andernfalls einen Mangelzustand aufweisen. Kollagen

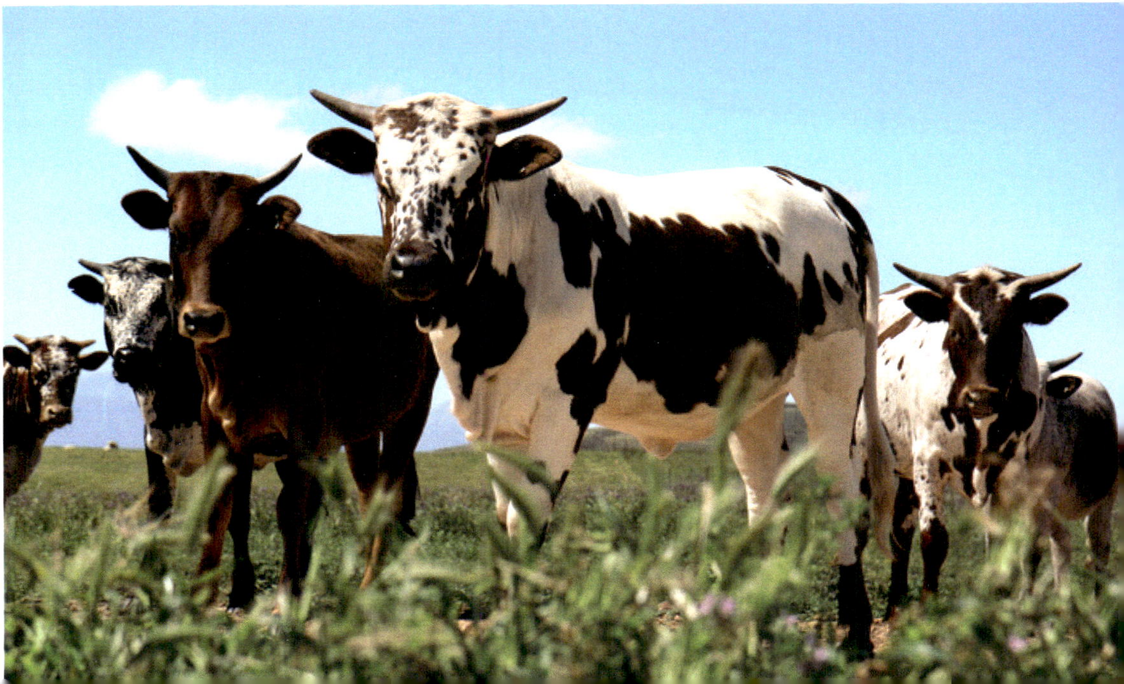

verbessert die Darmgesundheit, indem es die Schleimhaut aufbaut, und verbessert maßgeblich die Hautgesundheit.[75]

Bei **Fischen** sollte auf keinen Fall auf Lachs verzichtet werden. Fettfische sind reich an gesunden Fettsäuren wie Omega-3-Fettsäuren und anderen Nährstoffen. Entscheide dich immer für Wildlachs statt für Zuchtlachs. Zuchtfische können leicht von Parasiten und anderen Krankheiten befallen werden. Wie Schweine oder Kühe werden die Tiere in den Zuchtbetrieben auf engstem Raum im Wasser zusammengepfercht. Das bedeutet für die Fische großen Stress und kann leicht zu weit verbreiteten Krankheiten führen. Die Antibiotika und Chemikalien, mit denen die Fische aufgezogen werden, landen unweigerlich in den Produkten, die an die Verbraucher verkauft werden.

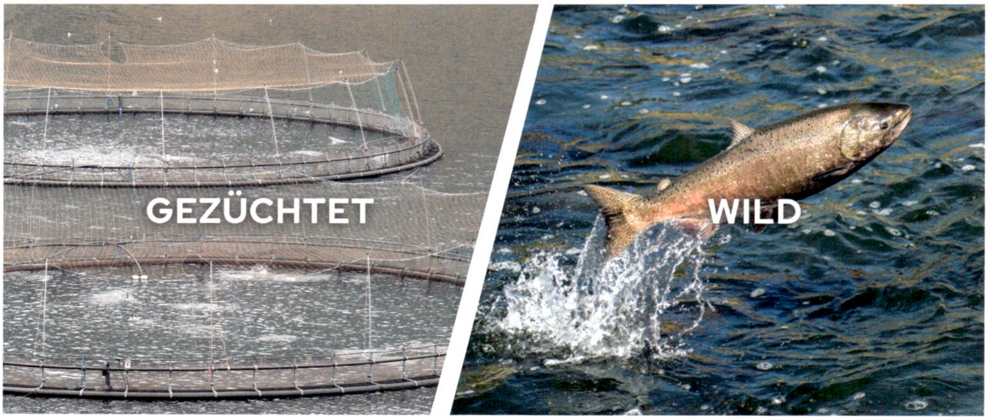


Durch den Kauf von Wildlachs lassen sich solche Vergiftungen vermeiden. Da wir jedoch auf einem Planeten leben, auf dem die Meere zunehmend verschmutzt werden, ist eine **Schwermetallvergiftung** ein weiteres Risiko, das mit dem Verzehr von Fisch verbunden ist. Um dieses Problem zu vermeiden, sollte man Wildfisch immer mit Kräutern kombinieren, die Schwermetalle aus dem Körper ausscheiden können. Gute Beispiele sind Koriander, Petersilie und Knoblauch. (Thunfisch würde ich aufgrund der massiven Mengen an in ihm enthaltenem Blei jedoch meiden.)

Eine Sache, die ich bei Huhn, Rind und Fisch mache, ist, dass ich es wirklich im Ganzen esse. Wenn es um ganze Lebensmittel geht, vergessen die Leute manchmal, dass dieses Prinzip auch für tierisches Protein gelten sollte. Ich entferne also nicht die Haut vom Huhn. Und natürlich esse ich nicht nur Hähnchenbrust oder Hähnchenschenkel. Das Ganze essen bedeutet, dass man versucht, alle Teile des Lebensmittels zu essen, mit den Organen, den fetten und den mageren Teilen, aus denen man beispielsweise hervorragende Suppen kochen kann. Wenn du selten „das Ganze" essen kannst und lieber nur Muskelfleisch isst, empfehle ich dir, Kollagen zu supplementieren. Kollagen enthält nicht alle essenziellen Aminosäuren, aber es enthält diejenigen, die wir sonst unzureichend aus der Ernährung erhalten, insbesondere Glycin.

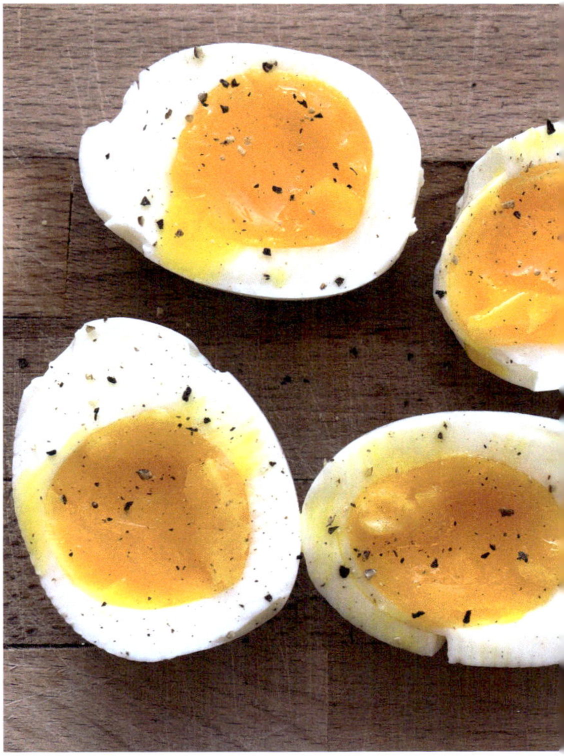

Eine meiner liebsten Proteinquellen sind definitiv Eier. Sie sind nicht nur reich an Eiweiß, sondern enthalten auch viele andere wichtige Nährstoffe. Außerdem sind sie leicht verdaulich, haben wenig Kalorien und enthalten lebensnotwendiges Cholesterin. **Eier sind das „Multivitamin" der Natur**. Achte nur darauf, dass du keine Eier aus industrieller Massentierhaltung kaufst, um unerwünschte Chemikalien, GVO und Hormone in deinem Omelett zu vermeiden. Ich greife immer zu Eiern von freilaufenden Hühnern und esse sie täglich. Sie halten das Hormonsystem gesund und sorgen dafür, dass der Körper die richtigen Hormone im richtigen Gleichgewicht produzieren kann.

Und schließlich gibt es noch die **Milchprodukte**. Genau wie normaler Zucker haben Milchprodukte die Eigenschaft, leicht süchtig zu machen[76]. Der Grund dafür ist einfach. Alle Milchprodukte werden aus Milch hergestellt, und die Milch hat die Aufgabe, ein Baby, ein Kalb, ein Lamm oder ein anderes Tierbaby aufzuziehen. Deshalb muss Milch für diese Säuglinge eine Art Suchtmittel sein, sonst würden sie verhungern. Laktose spielt dabei eine wichtige Rolle, denn Laktose ist der Zucker, der natürlicherweise in Milchprodukten vorkommt. Die Milch muss aber auch alle Elemente und Hormone enthalten, die für das Wachstum des Babys wichtig sind. Deshalb trinken alle Säugetiere nur Milch, bis sie groß genug sind, um andere Nahrung zu sich zu nehmen. Katzenbabys und Welpen wechseln dann zu Fleisch, und Kälber und Lämmer zu Gras. Für Menschenbabys wird jede andere Nahrung schmackhaft, sobald sie Zähne haben. Wenn man darüber nachdenkt, sind wir die einzige Spezies auf der Erde, die auch als Erwachsene noch Milch trinkt. Noch ungewöhnlicher ist, dass wir die Milch anderer Säugetiere trinken. Sie ist nicht natürlich für unseren Körper, um auf den Begriff der echten, natürlichen Ernährung zurückzukommen. Ich bin nie schockiert, wenn jemand sagt, er habe eine Laktoseintoleranz, denn dass der Körper die Fähigkeit verliert, Milch zu verdauen, ist eigentlich ganz normal. Natürlich gibt es Menschen, die sie trotzdem haben, aber das bedeutet nur, dass ihr Körper aus genetischen Gründen lebenslang die Enzyme produziert, die für die Verdauung von Milch notwendig sind. Aber die Tatsache, dass dein Körper etwas verdauen kann, reicht nicht aus, um es als „gut für dich" zu bezeichnen.

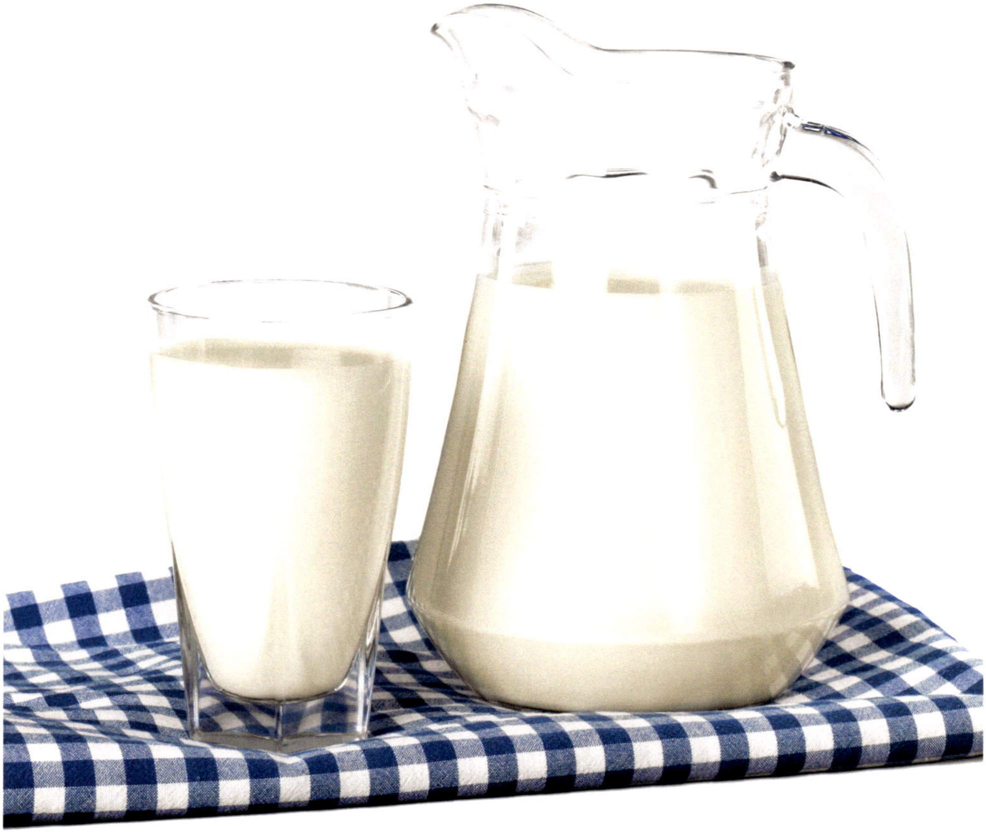

Milchprodukte sind natürlich nicht gleich Milchprodukte. Wenn dein Körper sie verdauen kann, haben einige Milchprodukte große Vorteile. Aber wenn dein Körper sie nicht verdauen kann, kannst du sie einfach weglassen. Ich glaube nicht, dass ein bestimmtes Lebensmittel unbedingt notwendig ist. Dein Körper braucht Nährstoffe, nicht einzelne Nahrungsmittel. Aber wenn du die besten Milchprodukte essen willst, solltest du rohen Quark und Joghurt den anderen vorziehen. Wenn ich roh sage, meine ich Milchprodukte, die nicht pasteurisiert wurden. Denn beim Pasteurisieren von Milch werden dem Naturprodukt wichtige Nährstoffe entzogen, genau wie beim Honig. Wenn du sie roh isst, nimmst du gesunde Probiotika, Enzyme und Mikronährstoffe zu dir. Pasteurisierte Milch ist ein totes Lebensmittel, das arm an lebenswichtigen Nährstoffen ist und dem wichtige lebende Bakterien entzogen wurden.

Natürlich kommt es auch auf die Qualität und die Herkunft der Milchprodukte an. Ziegenmilch wird von den meisten Menschen gut vertragen, auch von Menschen mit Laktoseintoleranz. Wer Kuhmilch bevorzugt, kann auf **A2-Milch** zurückgreifen, die kein besonders schwer verdauliches A1-Kaseinprotein enthält. Eine echte

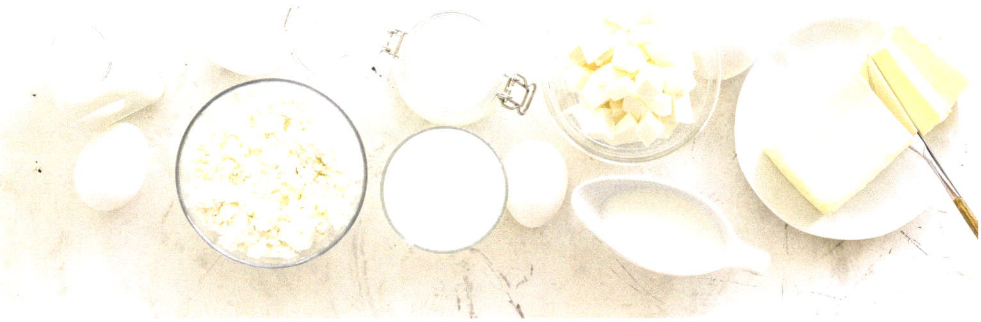

Laktoseintoleranz ist sehr selten. In der Regel handelt es sich um eine **Unverträglichkeit gegenüber stark verarbeiteten Proteinen**, die von gestressten und unhygienischen Kühen stammen, denen die nützlichen Probiotika entzogen wurden.

Wenn du ein echter **Käseliebhaber** bist, solltest du darauf achten, biologische und regionale Käseprodukte zu kaufen. Schmelzkäse enthält alle möglichen schlechten Zutaten, Zusatzstoffe, künstliche Aromen und Farbstoffe, Salz und vieles mehr. Wenn du aber lokalen Biokäse kaufst, bekommst du wenigstens gute Proteine, nützliche Bakterien für deinen Darm und weitere Nährstoffe. Meine Favoriten sind Ziegenkäse, Parmesan, Rohmilchkäse und Kefir. Du kannst sie jeden Tag essen, wenn dein Körper sie gut verträgt. Mit diesen Zutaten kannst du sogar tolle Eisrezepte kreieren. Mehr dazu in Kapitel 4.

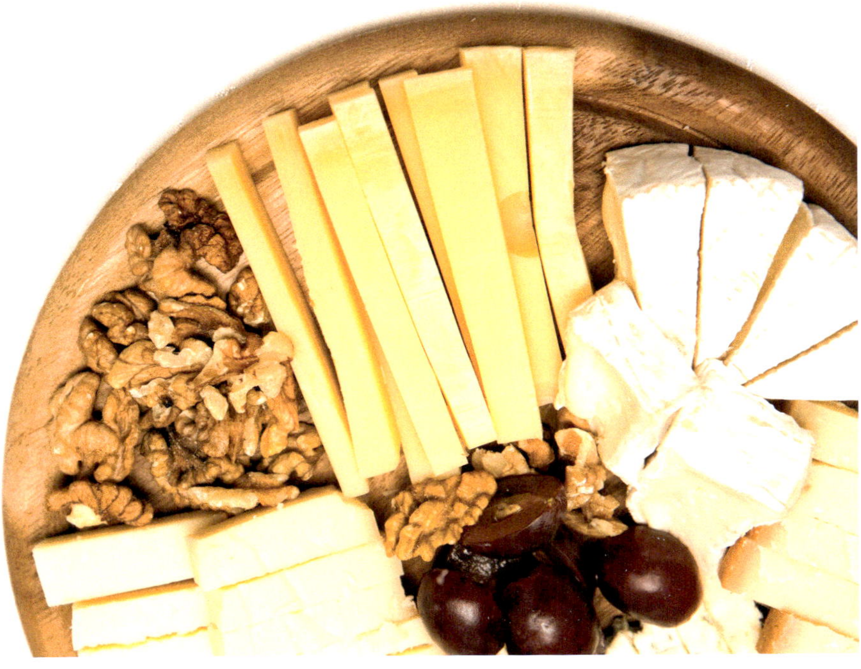

## FÜGE ES ZU DEINER FREILANDKAUFSLISTE HINZU:

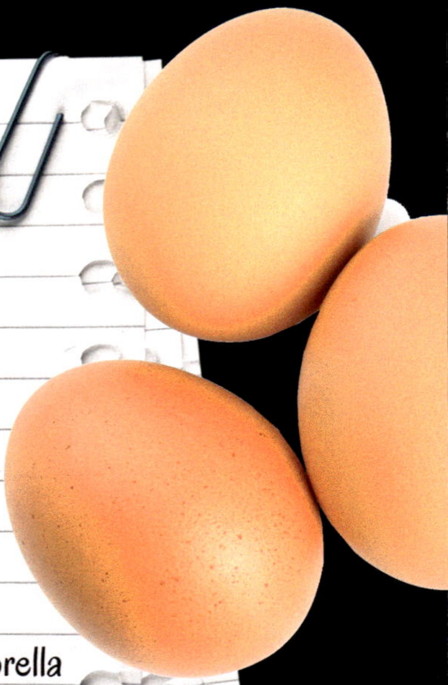

- ☑ Rindfleisch aus Weidehaltung
- ☑ Hackfleisch aus Weidehaltung
- ☑ Ganzes Huhn aus Weidehaltung
- ☑ Wildlachs
- ☑ Eier aus Freilandhaltung
- ☑ Gelbe Mungobohnen, Spirulina und Chlorella (optional, wenn du dich pflanzlich ernährst)
- ☑ Roher Quark und roher Joghurt, Kefir
- ☑ Roher Ziegenkäse, Parmesan
- ☑ Rohmilch (optional, gut für die Darmgesundheit, wenn du Milch gut verträgst)
- ☑ Weide-Kollagen

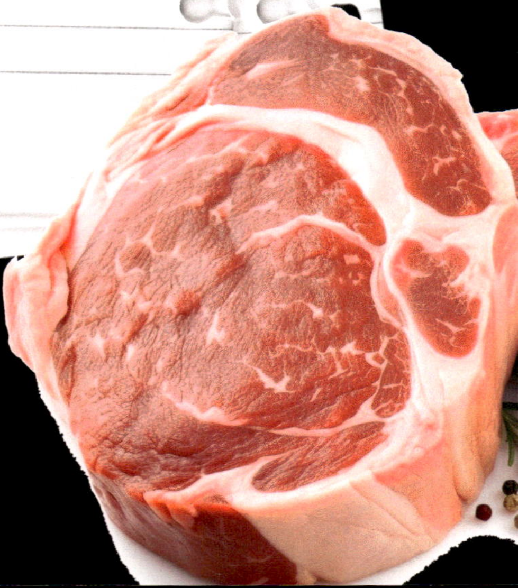

## KNOLLEN, KAROTTEN UND SÜSSKARTOFFELN: ÜBER KOMPLEXE KOHLENHYDRATE

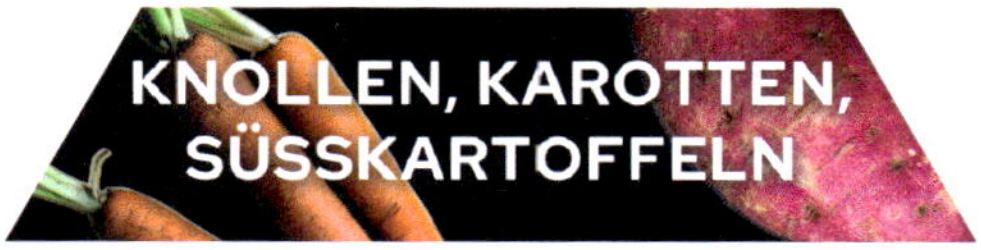


Wir haben die einfachen Kohlenhydrate bereits erwähnt, als wir über die Gefahren von weißem Zucker und anderen Süßungsmitteln gesprochen haben. Einfache Kohlenhydrate sind schlecht für die Gesundheit, weil sie den Blutzuckerspiegel in die Höhe treiben, ohne einen zusätzlichen Nutzen für die Gesundheit zu haben. Sie können hungrig machen und zu Entzündungen und Fettleibigkeit führen. Außerdem entziehen sie dem Körper B-Vitamine für den Stoffwechsel. Auch bei den komplexen Kohlenhydraten gibt es Unterschiede. Komplexe Kohlenhydrate kommen in vielen pflanzlichen Lebensmitteln vor, zum Beispiel in Getreide, Obst und Gemüse. Aber manche Quellen sind besser als andere. Ich habe dir erklärt, warum Obst ein Grundnahrungsmittel sein sollte. Jetzt können wir mit anderen guten Energiequellen für den Körper fortfahren.

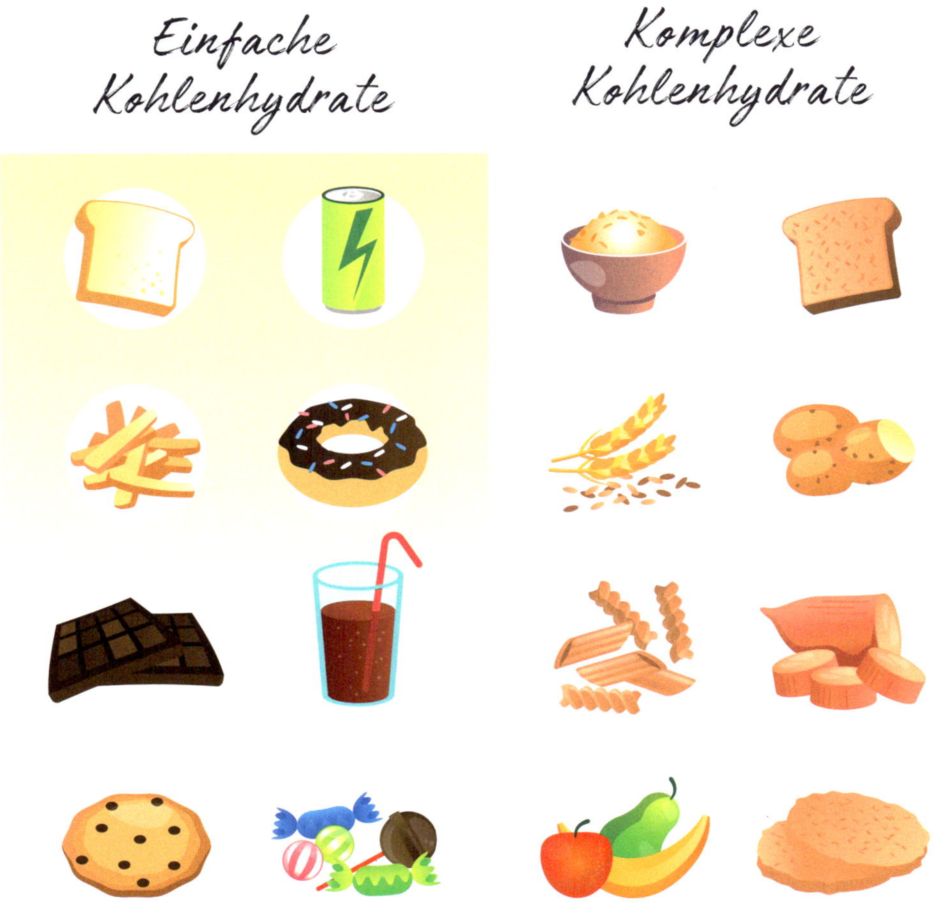

Karotten, vor allem rohe, kann ich dir besonders empfehlen. Sie enthalten verschiedene Nährstoffe, die die allgemeine Gesundheit des Körpers unterstützen, wie Beta-Carotin, Ballaststoffe, Vitamin K1, Kalium und viele Antioxidantien. Studien haben gezeigt, dass sie vor Krebs schützen[77], den Cholesterinspiegel senken[78] und sogar die Augengesundheit verbessern können[79]. Karotten sollten als sehr potentes Superfood betrachtet werden. Dr. Ray Peat (raypeat.com)[80], ein Biologe, der sich auf hormonelle und metabolische Gesundheit spezialisiert hat, ist einer der wichtigsten Forscher, die dazu beigetragen haben, all die Vorteile zu verstehen, die Karotten für den Körper haben. Tatsache ist, dass Karotten eine besondere Art von Ballaststoffen enthalten, die die Aufnahme von Endotoxinen verringern und so zur Reinigung des Körpers beitragen. Außerdem wirken diese Ballaststoffe im Körper wie ein natürliches Antibiotikum und befreien den Darm von unerwünschten Bakterien. Dr. Ray Peat empfiehlt, täglich einen rohen Karottensalat zu essen, um das hormonelle Gleichgewicht zu unterstützen, Stress abzubauen und die Schilddrüsenfunktion zu verbessern. Tatsächlich könnte „eine Karotte pro Tag" eines der besten natürlichen Heilmittel gegen Östrogendominanz sein.

Ein zu hoher Östrogenspiegel im Körper ist heute eines der häufigsten Probleme in der Gesellschaft. Dies führt zu Symptomen wie chronischer Müdigkeit, Reizbarkeit, Autoimmunerkrankungen, Schilddrüsenproblemen und sogar zu einem erhöhten Krebsrisiko. Was den Östrogenspiegel im Körper meist auf sehr unnatürliche Weise erhöht, sind Xenoöstrogene, also künstliche Substanzen, die im Körper genauso wirken wie menschliches Östrogen. Sie kommen in Lebensmitteln, aber auch in Kosmetika, Möbeln und Kleidung vor. Endokrine Disruptoren sind ein echtes Problem für das System, denn sie stören den Hormonhaushalt und verhindern, dass sich der Körper selbst regulieren kann. Die antiöstrogenen und schützenden Eigenschaften der rohen Karotte können in solchen Fällen Wunder wirken[81]. Und das

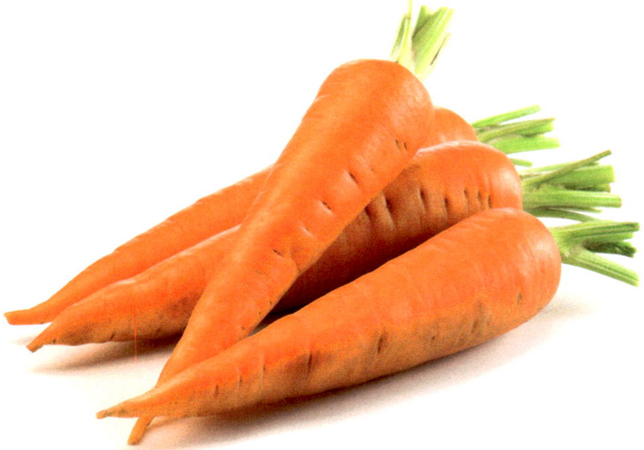

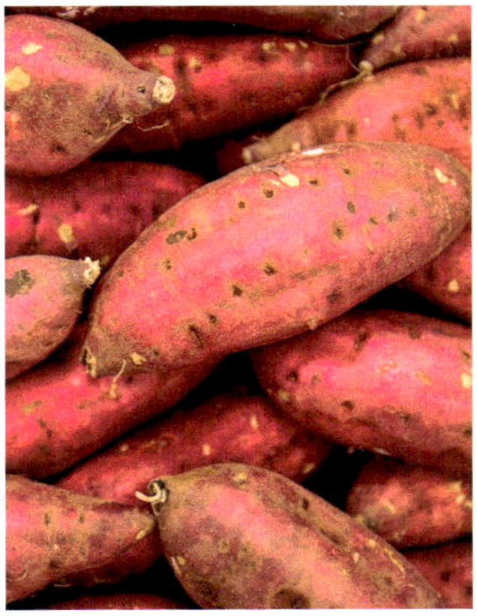 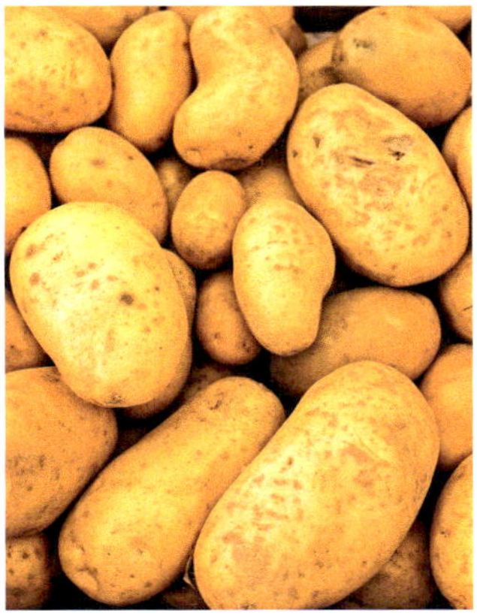 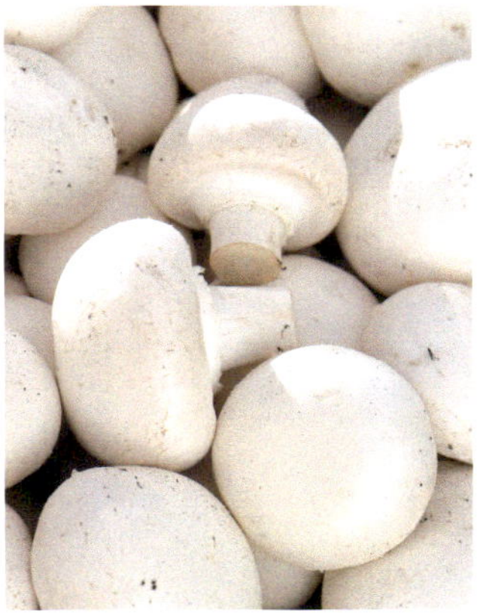

innerhalb weniger Tage. Wir sprechen natürlich immer von rohen, regionalen und biologischen Karotten. Achte darauf, sie vor dem Verzehr gründlich zu waschen, dann kannst du sie im Ganzen essen, ohne die Schale zu entfernen.

Andere Gemüsesorten, die du regelmäßig kaufen kannst, sind Süßkartoffeln, Kartoffeln und Pilze.

Da wir es hier mit komplexen Kohlenhydraten zu tun haben, muss ich ein paar Dinge erwähnen, auf die man vielleicht achten sollte. Ich würde generell nicht empfehlen, zu viel Gemüse zu essen. Wir haben gesehen, welche Auswirkungen es haben kann, zu viele Antinährstoffe zu sich zu nehmen, und einige Pflanzen, wie die der Brassica-Familie (Kreuzblütler), enthalten viel zu viele potenziell schädliche Stoffe. Wenn du unbedingt Brokkoli essen willst, empfehle ich dir, ihn zumindest gekeimt zu essen. Aber das wäre ein **künstlich hergestelltes Lebensmittel, das weit von seiner natürlichen Form entfernt ist**.

Es gibt noch ein paar andere Dinge, die du vielleicht selbst ausprobieren solltest. Manche Menschen reagieren negativ auf Paprika. Das liegt an den **Alkaloiden**, den organischen Verbindungen, die für den bitteren Geschmack von Paprika verantwortlich sind. Obwohl diese Verbindungen für manche Menschen viele positive Wirkungen haben, können sie für andere giftig sein. Achte immer darauf, wie dein Körper auf verschiedene Lebensmittel reagiert, und handle entsprechend. Das gilt auch für Spinat. Dieses Blattgemüse ist für manche Menschen ein wahres Kraftpaket an gesunden Nährstoffen, für andere kann es wegen seines Oxalatgehalts schwer verdaulich sein. Wie bereits im ersten Kapitel erwähnt, sollten Menschen mit Nierenproblemen bei oxalathaltigen Lebensmitteln vorsichtig sein[82]. Linsen und Bohnen wurden bereits mehrfach erwähnt. Sie liefern Proteine und Ballaststoffe, können aber auch Lebensmittel sein, die manche Menschen meiden sollten. Und zwar wegen der Lektine. Es gibt einige Möglichkeiten, den Lektingehalt in diesen Lebensmitteln zu reduzieren, zum Beispiel durch Kochen[83], Fermentieren[84] oder Keimen.

Es kann aber sein, dass du auch auf geringe Mengen an Lektinen empfindlich reagierst. Obwohl Lektine im Allgemeinen mit gesundheitlichen Vorteilen in Verbindung gebracht werden, z. B. mit krebshemmenden Eigenschaften[85], würde ich dir empfehlen, lektinhaltige Lebensmittel in diesem Fall zu meiden oder einfach gelbe Mungobohnen zu essen.

Alles in allem **sollte die Ernährung immer individuell sein**. Ich möchte dich ermutigen, diese Lebensmittel auszuprobieren und zu sehen, wie dein Körper darauf reagiert. Viele meiner Kunden haben zum Beispiel von Blähungen nach dem Verzehr von Linsen oder einer Verschlechterung der Arthritis nach dem Verzehr von oxalathaltigen Lebensmitteln berichtet. Sprich mit deinem Arzt, wenn du den Verdacht hast, dass du eine Lebensmittelunverträglichkeit hast.

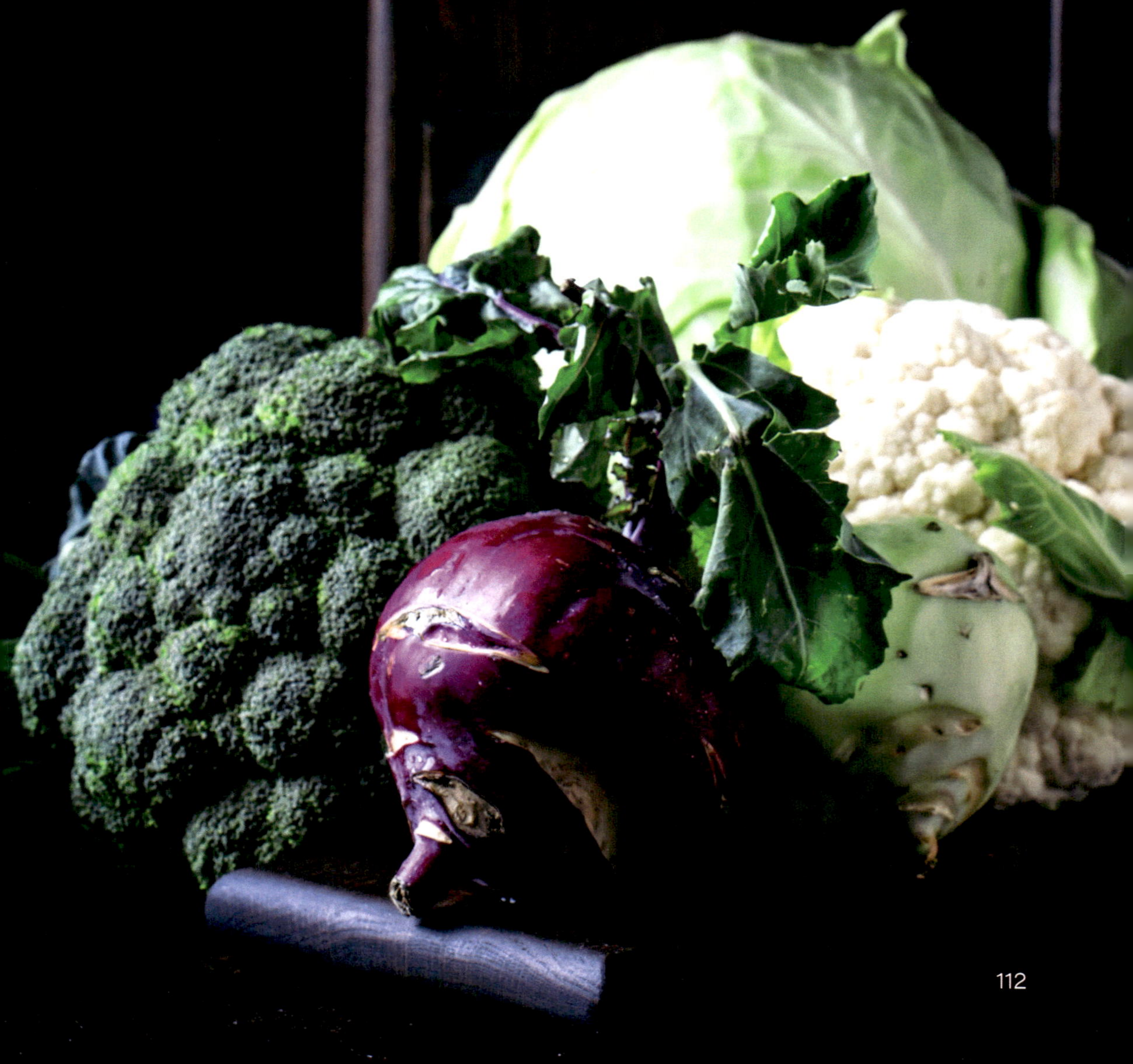

# GOTTES NAHRUNG = GOS?TES BOTSCHAFT?

## Die Form des Essens = Zeichen GOTTES?

Avocado = Gebärmutter

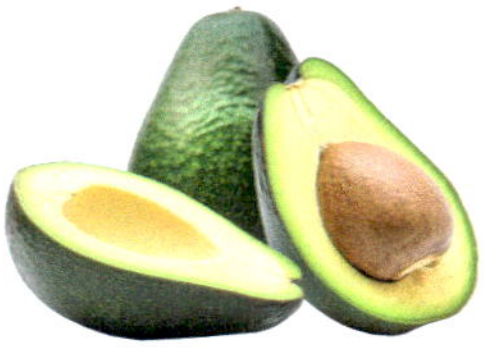
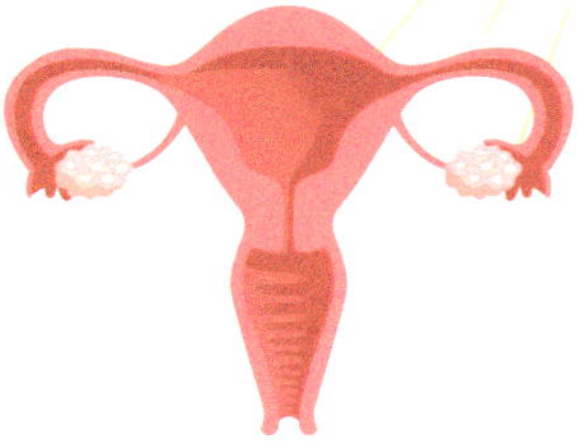

Tomate = Herz

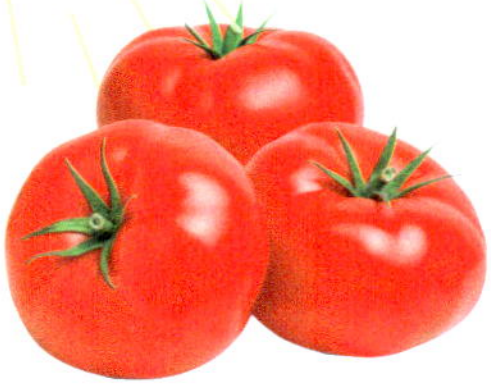
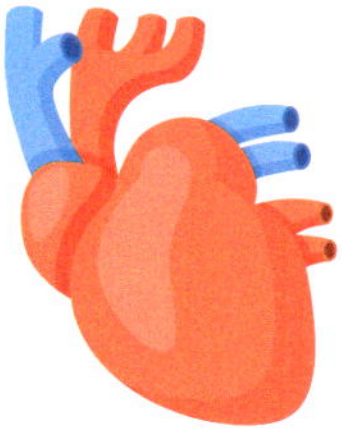

Trauben = Lunge

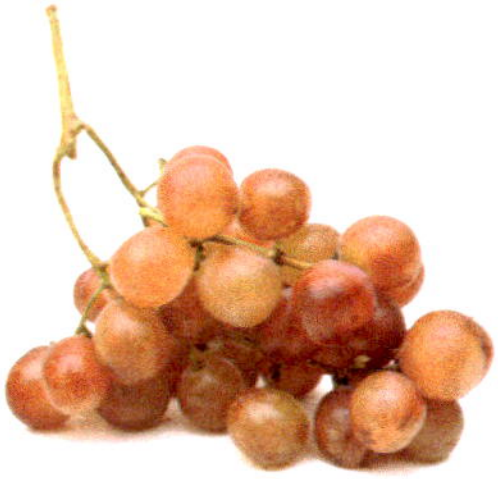
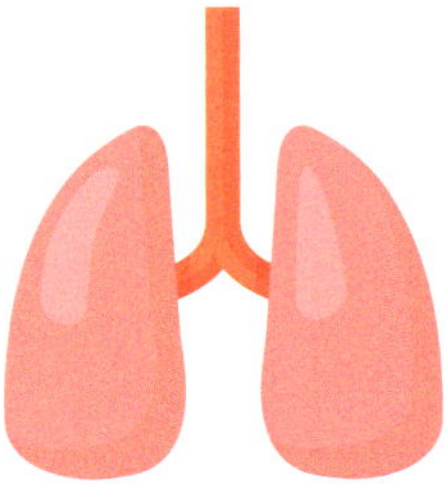

Walnuss = Gehirn

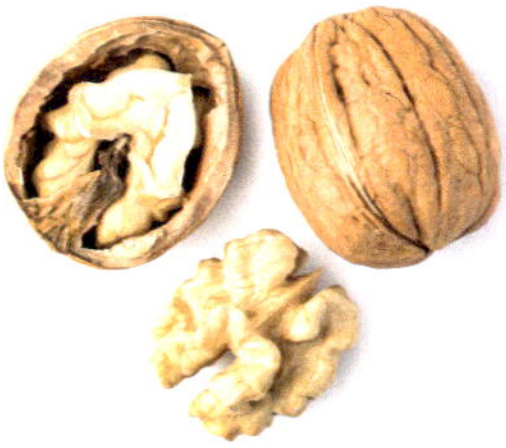
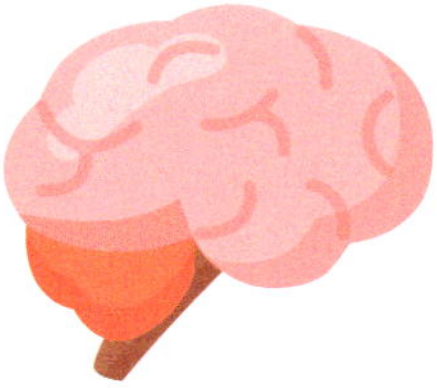

Pilz = Ohren

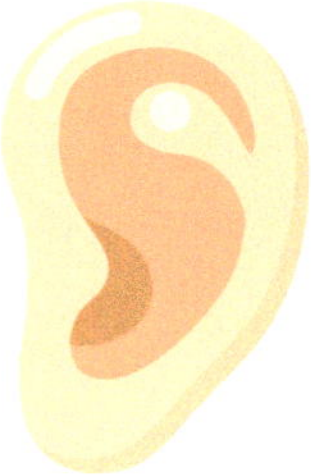
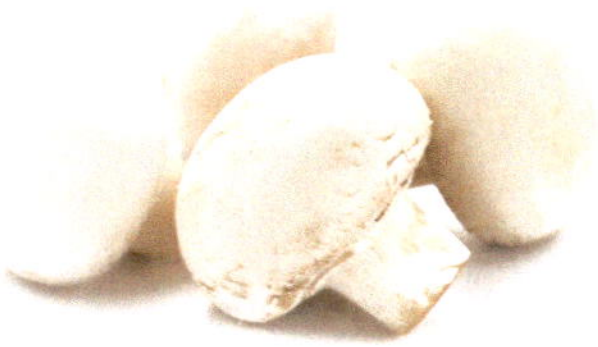

*Du wirst es merken, wenn du viele Samenöle zu dir nimmst!*

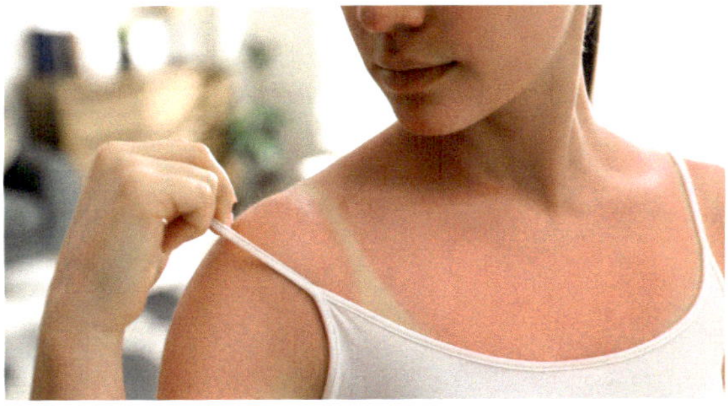

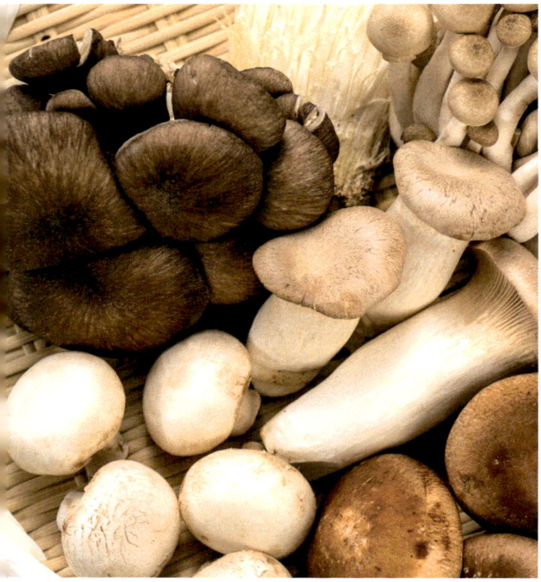

Zu guter Letzt ist es wichtig, die Bedeutung von Pilzen zu erwähnen. Obwohl du sie vielleicht nur wegen ihres geringen Kaloriengehalts schätzt, sind Pilze definitiv Superfoods. Seit Jahrhunderten gelten sie als Heilpflanzen, und das aus den unterschiedlichsten Gründen. Zu den Pilzen, die in den westlichen Ländern häufig verzehrt werden, gehören Portobello-Pilze, Shiitake-Pilze, Steinpilze (vor allem in Italien) und Champignons. Sie unterscheiden sich in ihrem Nährwert, enthalten aber große Mengen an Antioxidantien wie Selen, Beta-Glucane, die den Cholesterinspiegel senken, Ballaststoffe, B-Vitamine, Kupfer und Kalium. Pilze kann man roh oder gekocht essen. Ich würde sie in möglichst viele Mahlzeiten einbauen, da sie sehr kalorienarm sind.

Man kann sicher nicht über Kohlenhydrate sprechen, ohne Vollkorn zu erwähnen. Leider glaube ich, dass weder Getreide noch Bohnen gut für den Körper sind. Einige sind definitiv besser als andere, aber aus ernährungsphysiologischer Sicht sind sie in der Kategorie Kohlenhydrate im Vergleich zu Obst, rohem Honig und Knollenfrüchten minderwertig. Wenn du wirklich nicht auf Getreide verzichten möchtest, empfehle ich dir, dich zumindest an Pseudogetreide wie **Quinoa, Buchweizen, Amaranth und Hirse** zu halten. Diese Körner enthalten noch geringe Mengen an Nährstoffen und etwas Eiweiß.

**Buchweizen** ist glutenfrei und in der Regel in Reformhäusern, Großmärkten und Bioläden erhältlich. Wenn du gewohnt bist, viel Hafer zu essen, kann dieses Getreide eine bessere Alternative sein. Es ist reich an Mangan, Magnesium, Kupfer, Phosphor, Eisen und B-Vitaminen und enthält auch einige Ballaststoffe. Im Vergleich zu Hafer ist Buchweizen besser für den Darm[86], kann zur Kontrolle des Blutzuckerspiegels beitragen und hilft beim Abnehmen[87].

**Hirse** ist eine weitere Getreideart, die von Natur aus kein Gluten enthält. Ähnlich wie Buchweizen kann Hirse helfen, Entzündungen im Körper zu reduzieren, die Triglyzeride[88] im Blut zu senken und den Blutzuckerspiegel zu verbessern[89].

Ein weiteres Pseudogetreide mit guten Eigenschaften ist **Quinoa**, das kein Gluten enthält und alle neun essenziellen Aminosäuren besitzt. Wenn du dich pflanzlich, vegan oder vegetarisch ernährst, ist Quinoa vielleicht eines der wenigen Getreide, die du ab und zu essen kannst.

Ich finde auch, dass Brot nicht auf der täglichen Einkaufsliste stehen sollte. Die Menschen heutzutage essen zu viel Brotiges in Form von Brot, Fladenbrot, Wraps,

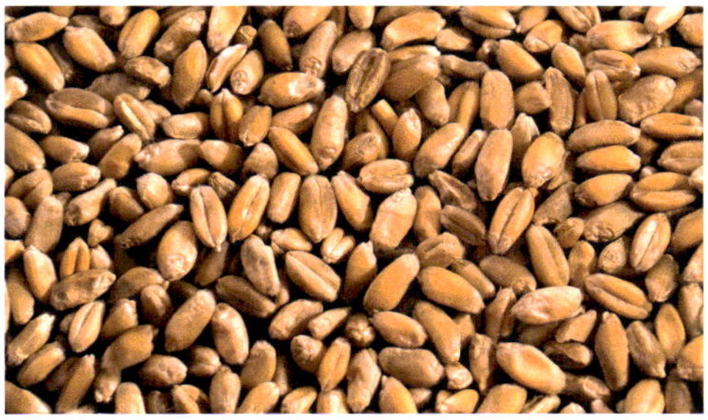
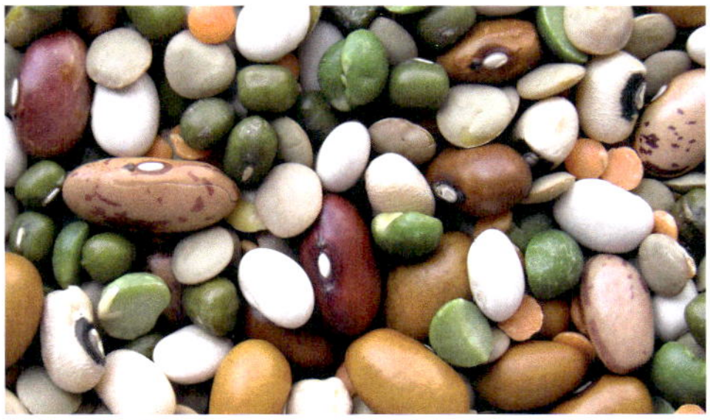
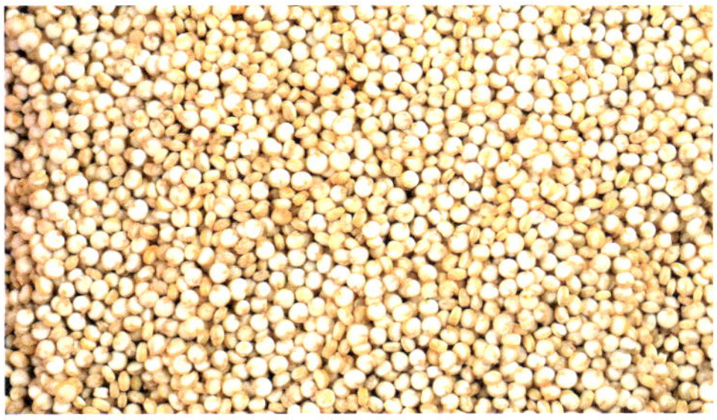
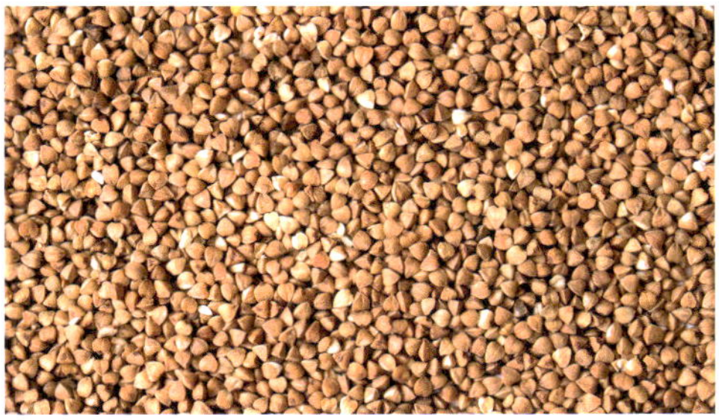

Tortillas, Pizza, Sandwiches und alle möglichen anderen Sorten. Brot kann aus Weißmehl oder aus Weizen- und Vollkornmehl hergestellt werden, aber am Ende des Tages wird es immer verarbeitet. Deshalb hat Brot, genau wie Getreide, keinen Platz in unserer Ernährungspyramide. Wenn du es trotzdem ab und zu essen möchtest, empfehle ich dir zumindest Sauerteigbrot. Statt mit handelsüblicher Hefe wird Sauerteigbrot meist mit einer Mischung aus wilder Hefe und Milchsäure gebacken. Dadurch ist wirkt es sich weniger auf den Blutzuckerspiegel aus, enthält weniger Gluten und ist leichter verdaulich. Sauerteigbrot ist generell besser für den

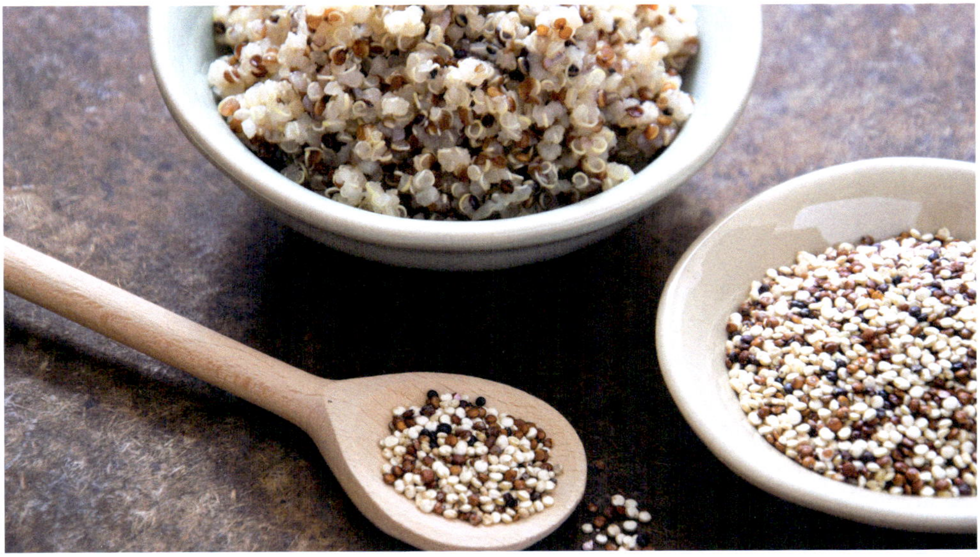

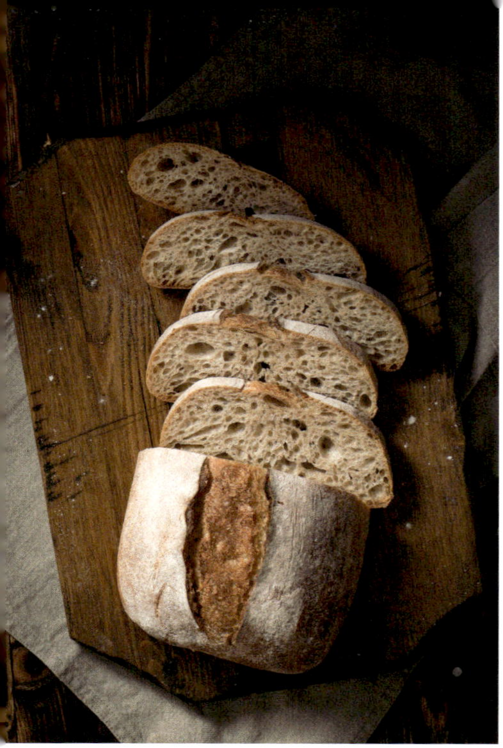

Darm, da es gesunde Bakterien enthält, die auch in anderen fermentierten, darmfreundlichen Lebensmitteln zu finden sind. Wenn du nach dem Verzehr von Sauerteigbrot Blähungen bekommst, kannst du es trotzdem von deiner Liste streichen, da es kein notwendiges Lebensmittel für deine Kohlenhydrataufnahme ist.

#### EIN HINWEIS ZU ZUSÄTZLICHEN BALLASTSTOFFEN

Ballaststoffe sind ein gesunder Bestandteil pflanzlicher Lebensmittel, insbesondere von Obst und Gemüse. Ballaststoffe in ausreichender Menge sind wichtig für eine gute Verdauung, die Darmgesundheit und die Reinhaltung des gesamten Körpers, da sie den Stuhlgang fördern und die gesunden Bakterien des Mikrobioms ernähren.

Aber Ballaststoffe sind nicht die Lösung für alles. Ich hatte Kunden mit Reizdarmsyndrom und Darmproblemen, die sehr viele Ballaststoffe zu sich genommen hatten. Für manche Menschen können Ballaststoffe nur ein weiteres Hindernis bei der Heilung sein, weil der Körper erst gereinigt werden muss. Deshalb ist es in manchen Fällen sogar von Vorteil, eine Phase mit wenig oder gar keinen Ballaststoffen zu durchlaufen. Das ist der Fall bei der karnivoren Diät, einer Art restriktiver Diät, die ich auf Dauer nicht empfehlen würde, die aber bei bestimmten Krankheiten helfen kann.

Wenn man sich an die Ernährungspyramide hält, findet man die meisten Ballaststoffe in Obst und Knollen.

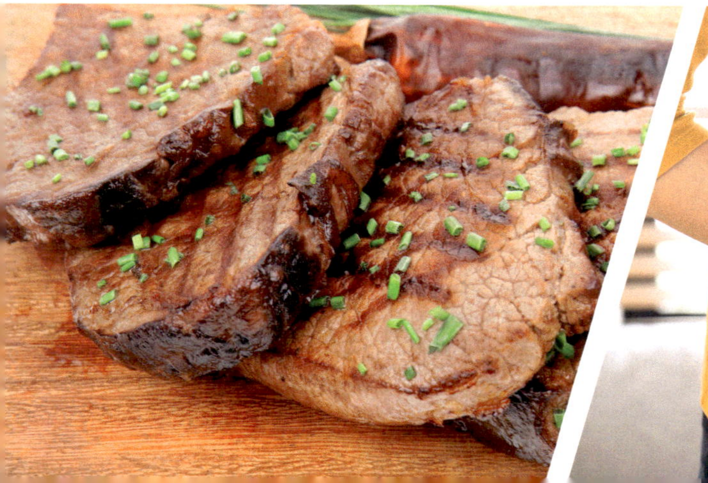

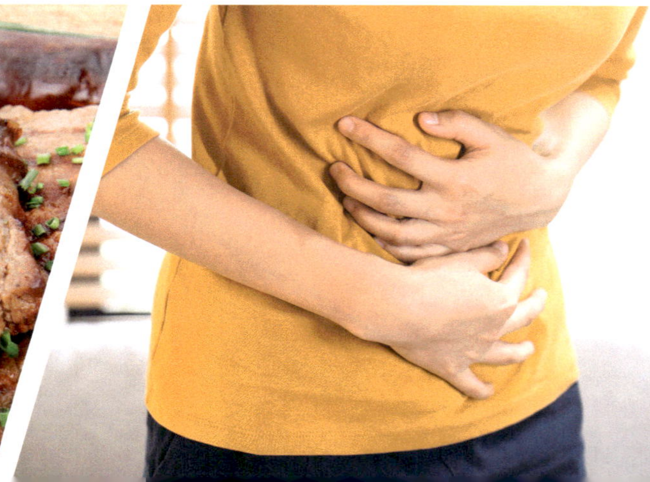

## FÜGE ES ZU DEINER EINKAUFSLISTE HINZU:

- [x] Karotten (biologisch, ganz)
- [x] Süßkartoffeln, Kartoffeln und andere Knollen (biologisch, ganz)
- [x] Pilze
- [x] Quinoa, Hirse, Amaranth oder Buchweizen (in Maßen, nur wenn du noch nicht bereit bist, auf Getreide zu verzichten)
- [x] Sauerteigbrot (in Maßen, nur wenn du noch nicht bereit bist, auf Brot zu verzichten, und keine Candida-Überwucherung hast)

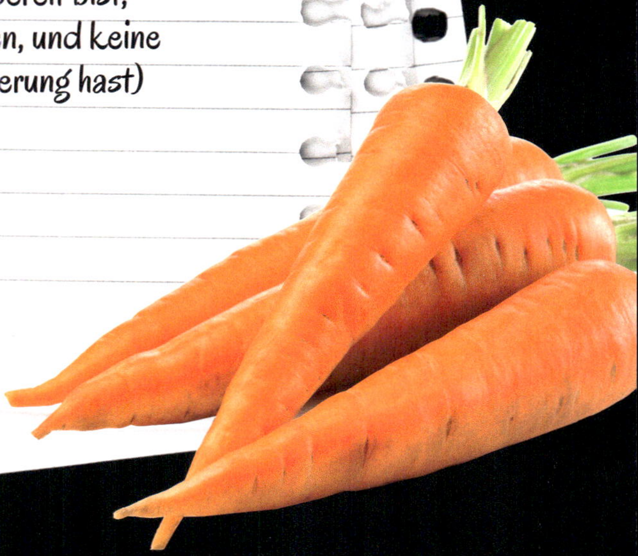

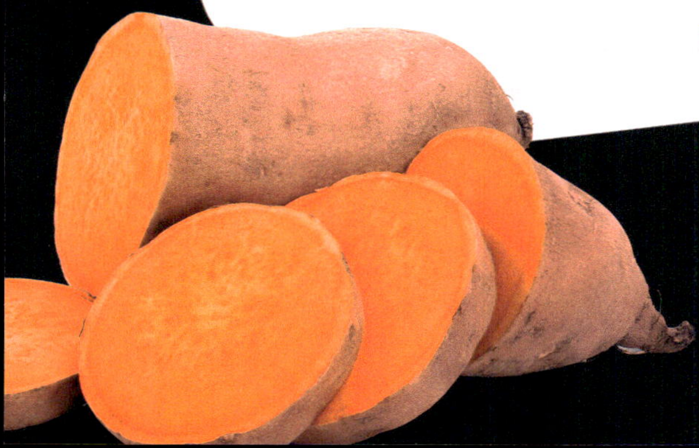

## GESUNDE FETTQUELLEN: KLEINE MENGEN, GROSSER NUTZEN

**KOKOSÖL, OLIVENÖL, BUTTER, GHEE**

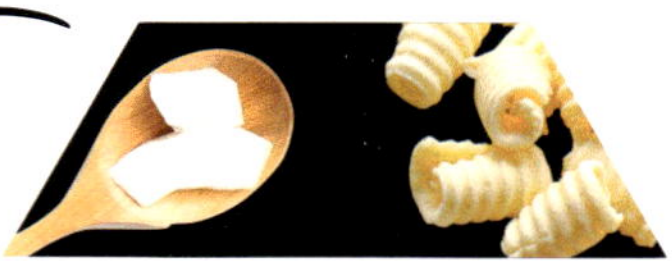

An der Spitze der Pyramide stehen die Fette. Natürlich sollten wir über gesunde Fette sprechen, die für die **hormonelle Gesundheit** wichtig sind. Zu den gesunden Fetten gehören Kokosöl, Rohmilchbutter, Ghee, Rindertalg (das übrigens auch super als Hautcreme verwendet werden kann) und die Fruchtöle: Avocadoöl und Olivenöl. Ungesunde Fette sind wiederum alle Fette, die aus verarbeiteten Lebensmitteln stammen. Wir haben die Liste der Produkte gesehen, in denen ungesunde Fette reichlich enthalten sind, und jetzt ist es an der Zeit, deinen Einkaufswagen mit den richtigen Dingen zu füllen. Wenn du die Hälfte der Lebensmittel in deinem Kühlschrank entsorgt hast, möchte ich dir helfen, ihn wieder mit besseren Lebensmitteln zu füllen.

Fangen wir mit **Butter** an. Obwohl sie in vielerlei Hinsicht in Verruf geraten ist, ist Butter wirklich gut für dich. Wie du dir denken kannst, spreche ich von Butter aus Rohmilch und nicht aus pasteurisierter Milch. Wenn du Butter von Tieren kaufst, die mit Gras gefüttert wurden, erhältst du ein Produkt, das im Vergleich zu Butter von Tieren, die mit Getreide gefüttert wurden[90], einen hohen Gehalt an Omega-3-Fettsäuren und anderen nützlichen Nährstoffen aufweist. Wenn du möchtest, kannst du auch Butter kaufen, die aus Ziegenmilch statt aus Kuhmilch hergestellt wurde. **Natürlich enthält Butter viele gesättigte Fette, aber das ist ja genau das, was du auf deinem Teller haben willst**. Wir haben die Erkenntnisse aus dem israelischen und dem französischen Paradoxon diskutiert: Gesättigte Fette (in Maßen) sind gesund.

**Zu viele ungesättigte Fette, insbesondere Omega-6-Öle, können der Gesundheit schaden.** Natürlich ist Butter ein Lebensmittel, das in Maßen verwendet werden sollte. Ein Stückchen Butter beim Kochen oder ein Teelöffel auf einer Scheibe Sauerteigbrot kann gut für den Körper sein.

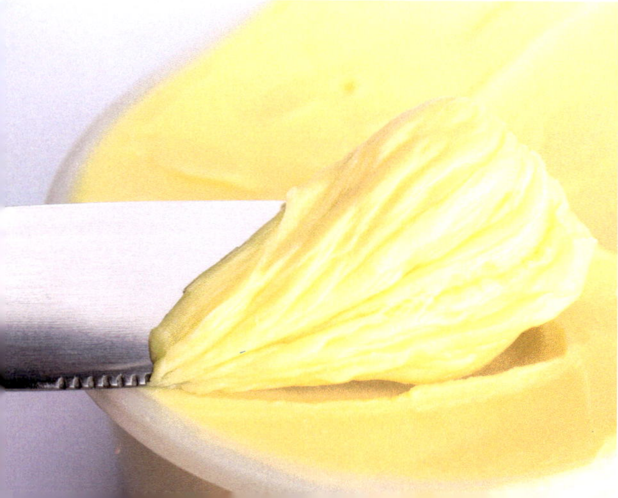

**Butter enthält über 400 verschiedene Fettsäuren.** Studien haben gezeigt, dass die in Butter enthaltenen Fette eine gesunde Wirkung auf den Körper haben[91]; einige können vor Krebs schützen[92] und einige können sogar beim Abnehmen helfen[93].

Dann gibt es noch **Ghee**, das eigentlich Butterschmalz ist. Ghee enthält mehr

Fett, aber weder Laktose noch Kasein aus der Milch. Deshalb ist es für die meisten Menschen leicht verdaulich. Ghee wird in einigen Kulturen, z. B. in Indien und Pakistan, seit Jahrtausenden verwendet. Ursprünglich wurden die festen Bestandteile der Butter entfernt, um sie vor dem Verderben zu schützen, und Ghee war das Endprodukt, das sich leichter aufbewahren ließ. Ähnlich wie Kokosöl hat es im kalten Zustand eine dickflüssige Konsistenz und wird beim Erhitzen flüssig. Ich empfehle natürlich, Ghee zu kaufen, das aus Butter bzw. Milch hergestellt wurde, die von Gras gefütterten Tieren stammt.

Was die gesundheitlichen Aspekte betrifft, so entstehen beim Kochen von Ghee viel weniger giftige Verbindungen als bei anderen Fettquellen. Da der Siedepunkt von Ghee höher ist als der von Butter, eignet es sich besser für bestimmte Kochmethoden, wie zum Beispiel das Braten. Butter ist jedoch etwas süßer als Ghee, sodass man bei anderen Gelegenheiten besser Butter verwendet.

Mehrere Studien haben gezeigt, dass Ghee gut für die Gesundheit ist. Es ist reich an Vitamin A[94], das fettlöslich ist, und an Omega-3-Fettsäuren[95], die helfen, Entzündungen zu reduzieren.

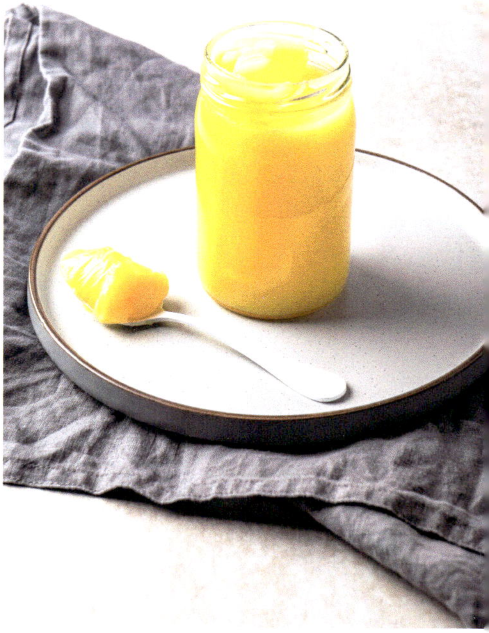

Wie bei Butter bedeuten die gesundheitlichen Vorteile von Ghee natürlich nicht, dass man es im Übermaß verwenden sollte. Da Ghee immer noch an der Spitze der Fettpyramide steht, ist es wichtig, es in der richtigen Menge zu verwenden, ohne es zu übertreiben. Denn Fettquellen haben immer noch viele Kalorien, und schon kleine Mengen reichen aus, um dem Körper den vollen Nutzen zu bringen.

Abschließend gibt es unter den Bratfetten mit hohem Schmelzpunkt und gesundheitlichen Vorteilen Rindertalg oder Tallow. Dieses ist extrem hitzebeständig und optimal für jeden, der statt dem buttrigen einen kräftigeren Geschmack bevorzugt. Tallow eignet sich auch hervorragend als Gesichtskosmetik, im Gegensatz zu ungesunden Chemikalien. Tallow entspricht der natürlichen Zusammensetzung der Hautbarriere und wird seit Jahrzehnten erfolgreich gegen Ekzeme, Akne und Psoriaris sowie für ein generell gepflegtes Äußeres der Haut genutzt.

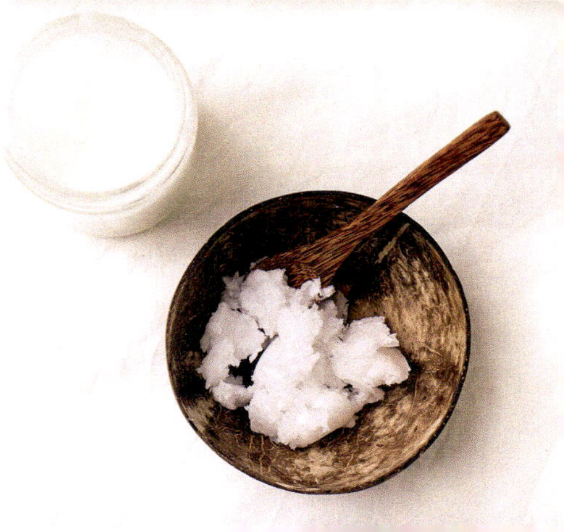

Unter den pflanzlichen Ölen ist **Kokosöl** sicherlich eine nähere Betrachtung wert. Die Kokosnuss ist eine der wenigen gesättigten Fettquellen im Pflanzenreich.

Die im Kokosöl enthaltenen Fette sind **mittelkettige Triglyceride (MCT)**, die erwiesenermaßen einen großen Nutzen für die Gesundheit haben. Sie haben möglicherweise fettverbrennende Eigenschaften[96] und könnten daher den Fettabbau unterstützen. Sie können den Körper **schnell mit Energie versorgen**[97] und haben **antimikrobielle und antimykotische Eigenschaften**[98], da 50 % der MCTs Laurinsäure enthalten. Kokosöl ist ideal, um den Hunger zu stillen und das Sättigungsgefühl zu verbessern. Und als ob das noch nicht genug wäre, ist dieses Öl auch noch eine erstaunliche Quelle von **Antioxidantien**[99], denn es enthält **Flavonoide** und **Polyphenole**, die entzündungshemmende und gehirnschützende Eigenschaften haben[100].

Geheimtipp: Zum Braten nehme ich immer das billigere, raffinierte Kokosöl. Es enthält keine ungesättigten Fette, die es oxidieren lassen. Raffiniertes Kokosöl bleibt bei sehr hohen Temperaturen stabil. Deshalb ist dieses Öl auch ein guter Ersatz für chemische Sonnenschutzmittel. Es spendet der Haut Feuchtigkeit und wirkt als Gleitmittel.

Und auch das **Olivenöl** sollte man nicht vergessen. Olivenöl hat unter anderem antioxidative Eigenschaften, ist reich an gesunden ungesättigten Fetten und wirkt entzündungshemmend. Je weniger es verarbeitet ist, desto besser. Deshalb empfehle ich dir, nach Shops Ausschau zu halten, in denen du extra natives Olivenöl statt gefiltertem Öl kaufen kannst. Außerdem gibt es auf der Welt nicht einmal genug Olivenbäume, um die Öle zu produzieren, die wir in den Regalen sehen. Achte darauf, dass du das echte Öl von einem örtlichen Biohof, Bauern oder einer anderen vertrauenswürdigen Quelle bekommst.

Die entzündungshemmenden Eigenschaften von Olivenöl sind auf seinen Gehalt an Ölsäure[101] zurückzuführen. Sie reduziert oxidativen Stress und das Risiko für eine Reihe anderer Krankheiten wie Herzerkrankungen, Diabetes, Alzheimer und Arthritis[102]. Wie die oben genannten Fette ist auch Olivenöl in der richtigen Menge wirksam. Es gibt keinen Grund, zu viel davon zu konsumieren. Wenn möglich, sollte Olivenöl nur roh verzehrt werden. (Der Oxidationspunkt, also die Temperatur, bei der die ungesättigten Fette oxidieren, liegt deutlich niedriger als der Rauchpunkt, bei dem die Fette verrauchen.) Zum Kochen können Ghee oder Kokosöl verwendet werden.

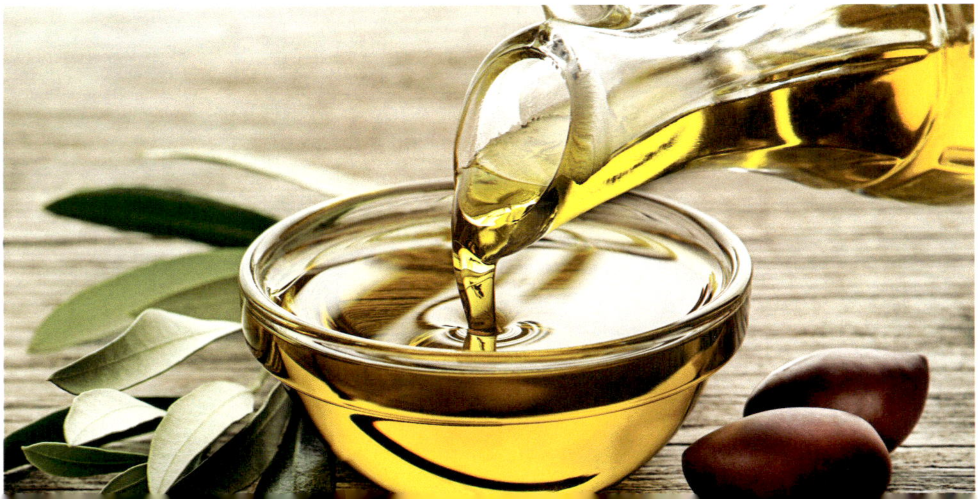

## WAS IST MIT NÜSSEN?

Ich persönlich bin kein großer Fan von den meisten Nüssen, oder zumindest von dem, was als „Nuss" gilt. Die Wahrheit ist, dass es nur wenige echte *Nüsse* gibt, und die meisten enthalten viele Antinährstoffe. Wie wir bereits gesehen haben, können die Antinährstoffe in seltenen Fällen durch Einweichen der Nüsse entfernt werden, z. B. bei Mandeln[103]. Ich würde jedoch jedem empfehlen, Nüsse nicht täglich oder regelmäßig zu essen.

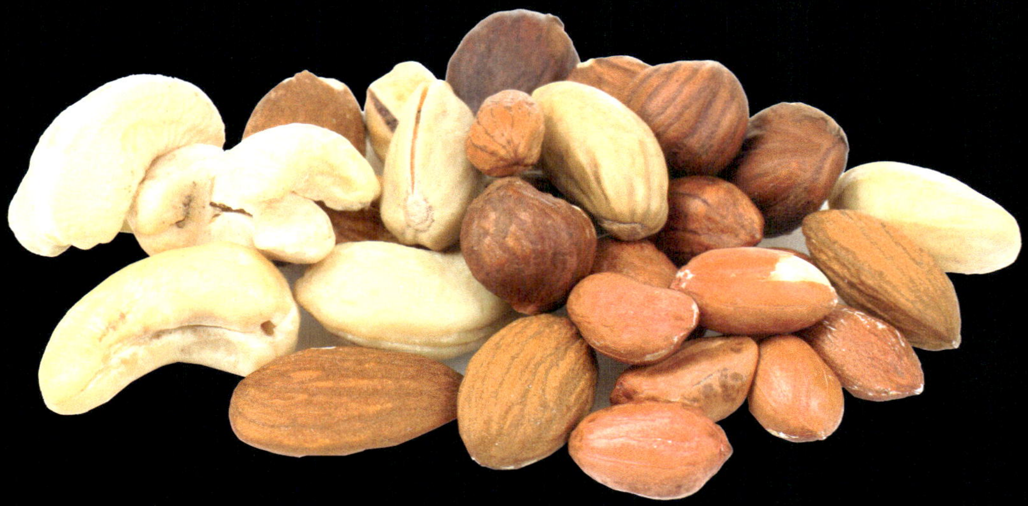

Zu den **„falschen" Nüssen** gehören auch Erdnüsse. Studien zeigen, dass sie Entzündungen im Körper fördern und bei manchen Menschen gefährliche allergische Reaktionen auslösen können. Dann gibt es noch die Cashewnüsse, die einen sehr hohen Zuckergehalt haben und eigentlich gar keine Nüsse sind! Cashewnüsse stammen von einem tropischen Baum und sind eigentlich Steinfrüchte.

Wenn du wirklich ab und zu von den Vorteilen von Nüssen profitieren möchtest, empfehle ich dir Macadamianüsse[104], die reich an Omega-7-Fettsäuren sind, Walnüsse[105], die reich an Omega-3-Fettsäuren sind, oder **Paranüsse**, wegen ihres Selengehalts[106]. **Gekeimte Mandeln** sind der letzte Punkt auf der Liste.

## FÜGE ES ZU DEINER EINKAUFSLISTE HINZU:

- ☑ Butter aus Weidehaltung
- ☑ Ghee aus Weidehaltung
- ☑ Kokosnussöl
- ☑ Natives Olivenöl extra
- ☑ Macadamianüsse, Walnüsse, Paranüsse (in Maßen)
- ☑ Mandeln (in Maßen, müssen eingeweicht werden)

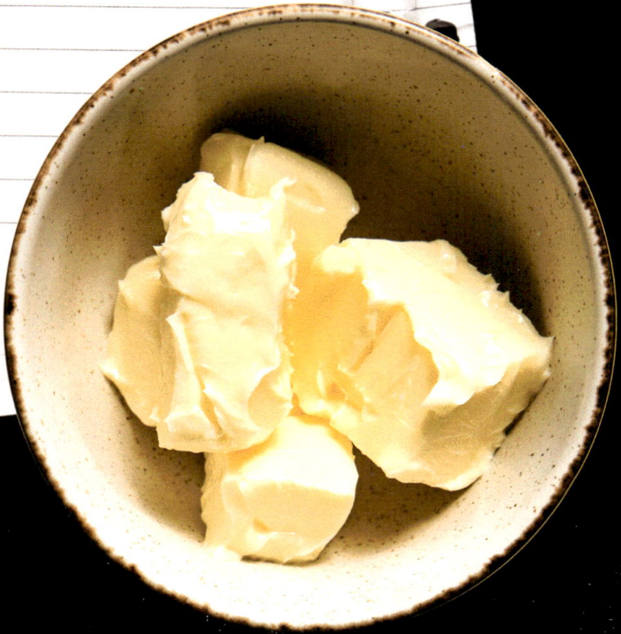

## KRÄUTER, SALZ UND NAHRUNGSERGÄNZUNGSMITTEL: DIE SPITZE DER PYRAMIDE

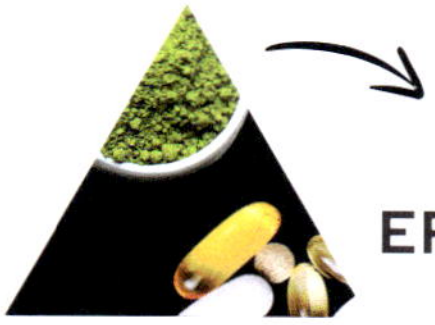

**KRÄUTER, NAHRUNGS-ERGÄNZUNGSMITTEL, URSALZ**

An der Spitze der Pyramide befinden sich die Quellen für essenzielle Nährstoffe, die sehr wirkungsvoll sind, aber nur in kleinen Mengen benötigt werden. Dazu gehören Kräuter und Nahrungsergänzungsmittel, die wir in Kapitel 5 kennenlernen werden, sowie **Ursalz**. Wie ich bereits im Abschnitt über Wasser erklärt habe, kann Salz dem Körper dabei helfen, die Zellen durch den Prozess namens Osmose, d. h. Transport entlang des Gradienten, für Nährstoffe zu öffnen. Gleichzeitig reduziert Ursalz den Cortisolspiegel, was vor dem Schlafen ein echter Gamechanger sein kann. Auch bei Kopfschmerzen und niedrigem Blutdruck ist (gutes) Salz essenziell. Gutes Salz: Keltensalz, Fleur de Sel, Ursalz, Steinsalz. Meersalz ist in Ordnung, enthält aber etwas mehr Mikroplastik.

**Kräuter und Gewürze** haben nachweislich einen unglaublichen Nutzen für unsere Gesundheit. Sie können deine Mahlzeiten mit vielen Phytonährstoffen und Antioxidantien anreichern, den Geschmack verbessern und verhindern, dass du dich an den gleichen Zutaten satt isst. Wenn du lernst, Kräuter und Gewürze zu verwenden, wird keine Mahlzeit mehr langweilig oder fade sein. Außerdem eröffnen dir einige Kräuter in Kombination mit bestimmten Lebensmitteln ernährungsphysiologisch wertvolle Möglichkeiten, die du sonst nicht hättest. Wir haben zum Beispiel gesehen, dass Wildlachs mit Kräutern wie Koriander gegessen werden sollte, um Schwermetalle und Giftstoffe aus dem Körper zu entfernen. Diese traditionellen Lebensmittelkombinationen dienen nicht nur dem guten Geschmack, sondern sind die Art und Weise, wie bestimmte Lebensmittel von der Natur für den Verzehr vorgesehen sind. Das ist **funktionelle Ernährung**.

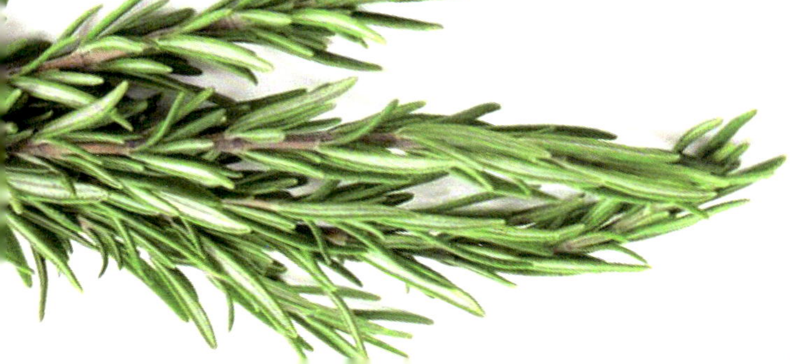

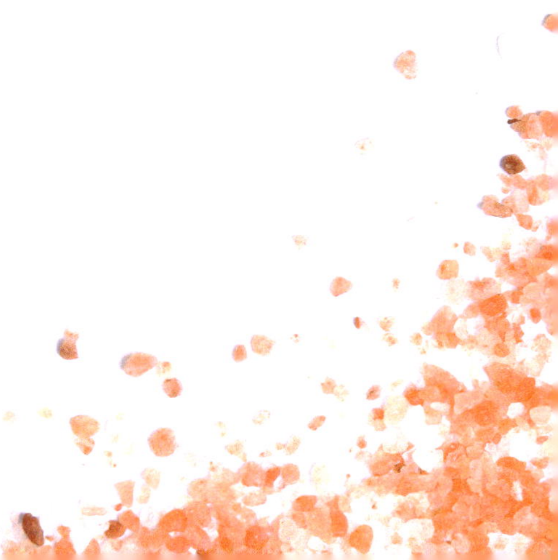

Ich wünschte, wir bräuchten keine **Nahrungsergänzungsmittel**, aber wir brauchen sie. Die Welt, in der wir leben, ist nicht perfekt, und die Böden haben so viele Nährstoffe[107] verloren, dass wir gezwungen sind, sie durch Nahrungsergänzungsmittel wieder in unsere Ernährung aufzunehmen. Trotzdem bin ich kein Fan von Proteinshakes, Kreatin oder Proteinriegeln. Für mich sind das keine Nahrungsergänzungsmittel, sondern verarbeitete Lebensmittel. Die richtigen Nahrungsergänzungsmittel kommen aus der Natur und folgen den bereits beschriebenen Prinzipien (Bio, Rohkost, Vollwertkost). In Kapitel 5 stelle ich dir meine bevorzugten Nahrungsergänzungsmittel für den Alltag vor und gebe dir eine Liste von Nahrungsergänzungsmitteln, die bei bestimmten Gesundheitsproblemen helfen können.

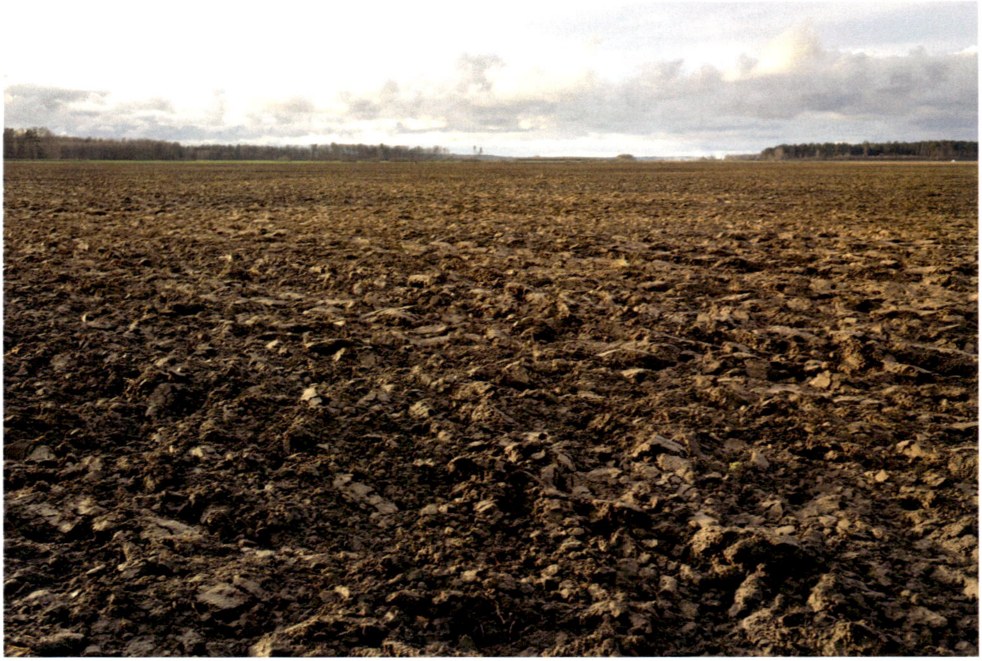

## FÜGE ES ZU DEINER EINKAUFSLISTE HINZU:

- ☑ Meersalz
- ☑ Kräuter (siehe Kapitel 5)
- ☑ Nahrungsergänzungsmittel (siehe Kapitel 5)

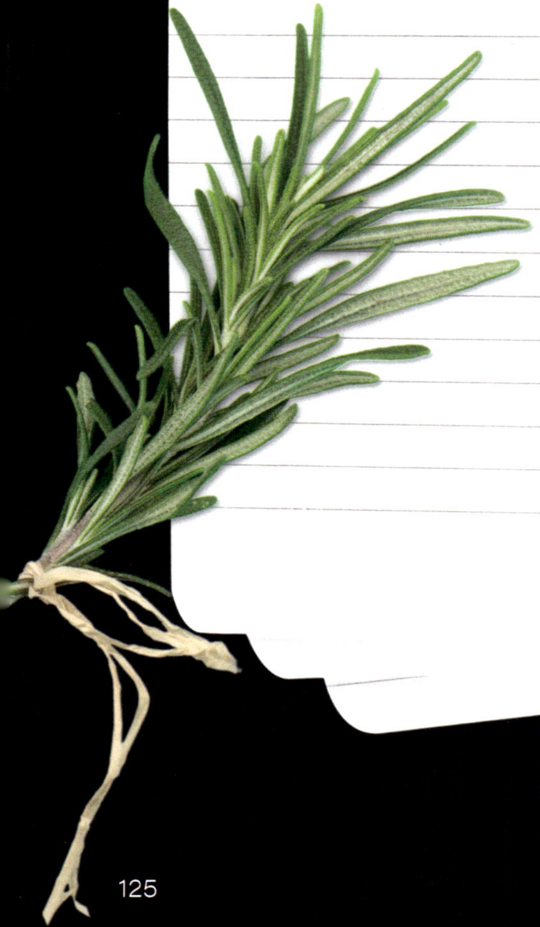

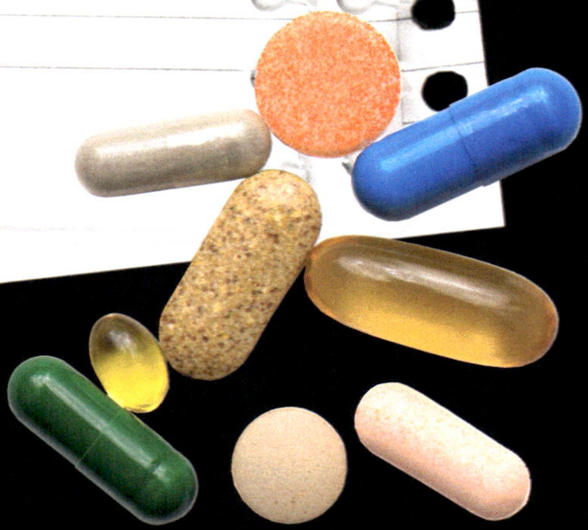

# DIE ECHTE ERNÄHRUNGSPYRAMIDE

ERGÄNZUNGEN

- Schwarzkümmelöl
- Vitamin D3+K2
- Magnesium
- Sauna
- Diätspezifisches (OPC, Omega 3)
- Kollagen

LIMITIEREN

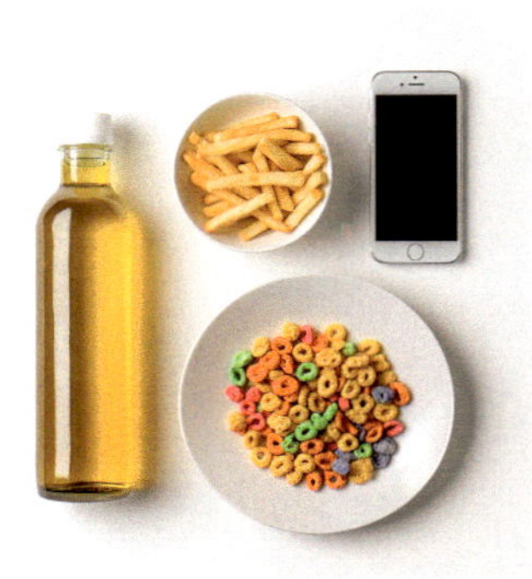

BRATEN/KOCHEN

- Niemals Samenöle
- Zum Braten: Butter, Ghee, Tallow, Kokosöl
- Nur kalt: Fruchtöle: Avocadoöl, echtes Olivenöl

## DIE ECHTE LEBENSMITTELPYRAMIDE

GELEGENTLICH

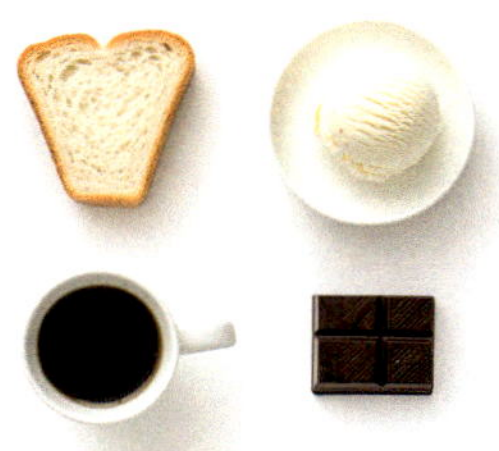

1-3 X PRO WOCHE

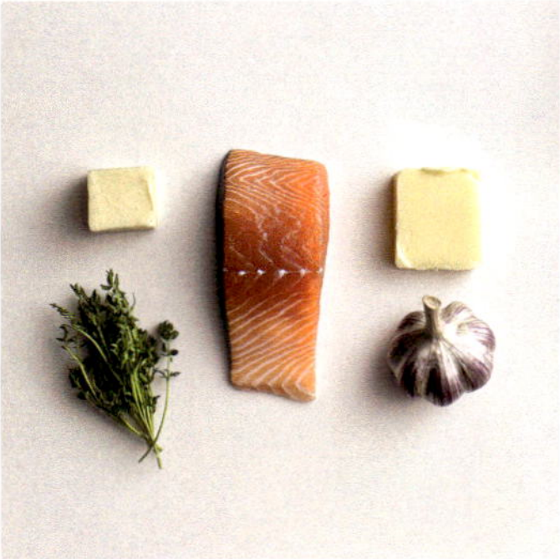

HAUPTBESTANDTEIL

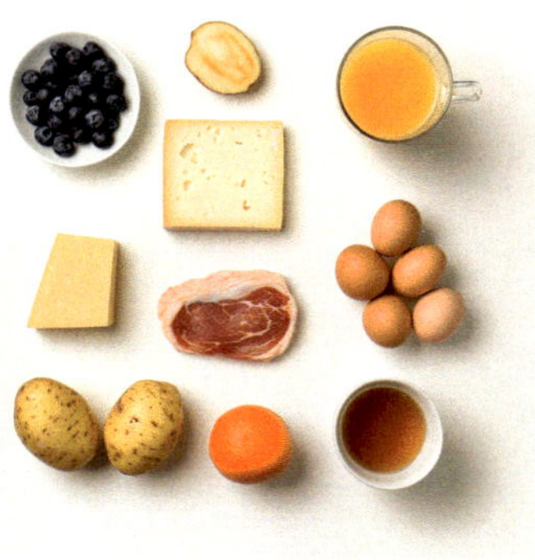

KAPITEL 3

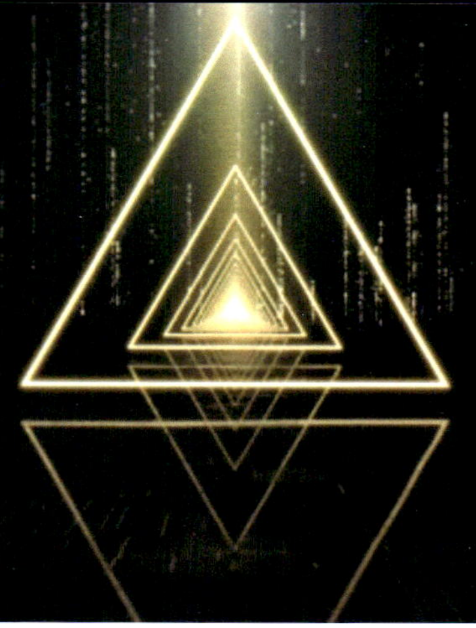

# DIE ERNÄHRUNGS-PRINZIPIEN

Wenn du an einem Heilungsmarathon teilnehmen würdest, würdest du vielleicht denken, dass du kurz vor der Ziellinie stehst. Schließlich kennen wir alle die Regeln deines Einkaufszettels, also ist alles in Ordnung, oder? Schnall dich an, denn wir haben gerade mal die Hälfte geschafft.

Wenn es nur darum ginge, die richtigen Dinge zu essen, wäre eine einfache Liste mit Häkchen und Kreuzen alles. Aber genauso wichtig wie das Was ist, ist, *wie* du isst.

Jetzt kennst du die Lebensmittel, die Entzündungen verursachen, und die, die dir wirklich helfen können, deinen Körper zu reinigen und all die ungesunden Giftstoffe, Antinährstoffe, Schwermetalle, Hormone und zugesetzten Chemikalien loszuwerden. Aber wir müssen einen Schritt weiter gehen. Jetzt ist es an der Zeit, zu lernen, wie du dich wirklich mit den Bedürfnissen und dem Timing deines Körpers verbindest, wie du die ungesunden Essgewohnheiten loswirst, die zu Verdauungs- und Ausscheidungsproblemen geführt haben, und wie du deinem Magen die verschiedenen Lebensmittelgruppen richtig zuführst, damit er seine Arbeit tun kann.

Fangen wir damit an, dass du dein Hungergefühl wieder wahrnimmst.

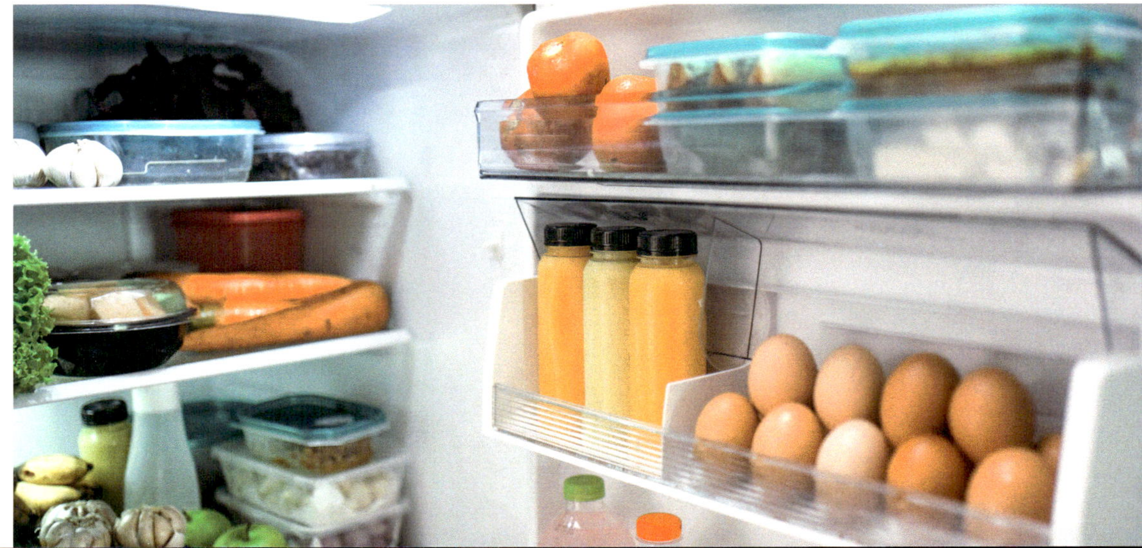

# VERTRAUE DEINEM HUNGERGEFÜHL

Wir haben uns mit Diäten und den damit verbundenen Gefahren beschäftigt. Die Diätkultur gibt es seit Jahrzehnten. Sie sorgt dafür, dass sich die Menschen ständig schlecht fühlen, und drängt sie zu drastischen Veränderungen, um unglaubliche Ergebnisse zu erzielen, die am Ende fast nie erreicht und kaum gehalten werden. Sicherlich sind einige Konzepte, die in vielen Diäten enthalten sind, gut. Die Vollwertkost-Bewegung, die Idee, dass Ausgewogenheit der wichtigste Faktor sein sollte, oder die Betonung von Regionalität, Bio und Vielfalt sind sicherlich Merkmale, die auch ich unterstütze. Aber wenn man schon eine Weile auf diesem Planeten lebt, weiß man, dass Diäten oft ziemlich hart sind. Bei manchen geht es nur darum, einen Haufen Produkte zu kaufen, bei anderen werden alle möglichen Einheitslösungen propagiert, manche sind furchtbar restriktiv und manche basieren einfach auf falschen wissenschaftlichen Grundlagen. Aus eigener Erfahrung weiß ich, dass verschiedene Ernährungsansätze unterschiedlichen Zielen dienen können. Individualisierung ist immer der Schlüssel zu dauerhafter Gesundheit, und vor allem sollte man seine natürlichen Körperinstinkte und inneren Empfindungen niemals in eine vergessene Kiste sperren.

Ich empfehle sogar das Gegenteil. Wir müssen uns wieder auf unser eigenes Hungergefühl einstellen und lernen, dem Körper nur so viel Nahrung zu geben, wie er braucht. Warum fällt das den meisten Menschen nicht so leicht? Weil die meisten Menschen immer noch all die ungesunden, süchtig machenden Inhaltsstoffe

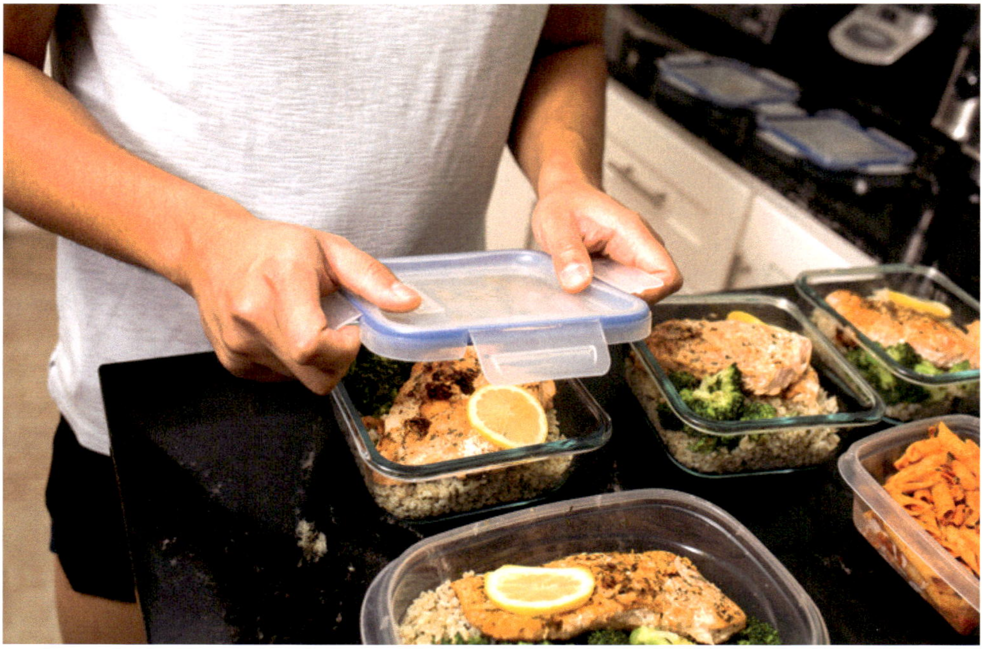

zu sich nehmen, die wir in den letzten Kapiteln kennengelernt haben. Wenn du Zucker isst, kannst du nicht damit aufhören. Wenn du zu viel Salz isst, wirst du noch mehr davon essen wollen, und noch mehr, und noch mehr, bis du so satt bist, dass du nicht mehr denken kannst. Wenn dein Essen künstliche Aromen, Süßstoffe, Duftstoffe usw. enthält, ist dein Körper natürlich nicht in der Lage, dir mit normalen Hungergefühlen und Signalen zu helfen, die dir sagen, wann du genug hast. **Wir ignorieren unsere natürlichen Systeme und beschuldigen sie dann, nicht richtig zu funktionieren!** Intuitives Essen funktioniert also nur, wenn es mit der richtigen Verfügbarkeit von natürlichen, authentischen Lebensmitteln kombiniert wird.

Wenn sie richtig durchgeführt wird, verbessert die intuitive Ernährung viele Aspekte der Gesundheit, einschließlich der körperlichen und geistigen Gesundheit. Das ist nicht verwunderlich, denn intuitive Ernährung bedeutet nichts anderes, als seinem Körper zu vertrauen. Eine unglaubliche Anzahl von Studien hat gezeigt, wie diese Praxis die Selbstakzeptanz verbessert, negative Einstellungen gegenüber dem Körper abbaut, aber auch die Genesung von Depressionen unterstützt, Ängste reduziert und die Lebensqualität insgesamt verbessert. Das klingt nach viel, aber die Wahrheit ist, dass herkömmliche Diäten genau das Gegenteil bewirken. Sie zwingen die Menschen, sich einzuschränken und sich schuldig oder beschämt zu fühlen, wenn sich keine schnellen Erfolge einstellen. Und all das kann passieren, wenn man sich zu sehr auf Kalorien und Makros konzentriert und all die Inhaltsstoffe, die wir oben besprochen haben, vernachlässigt.

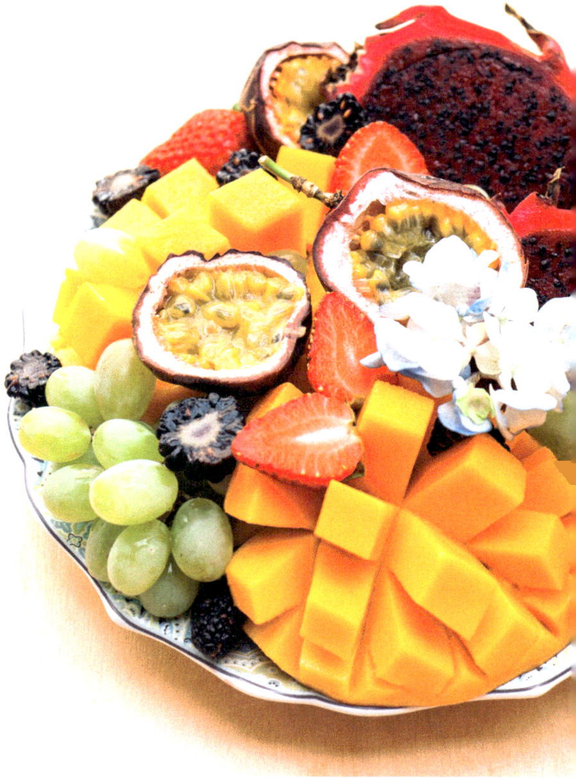

Auf deinen Körper zu hören kann so einfach sein, wie es klingt. Und wenn du denkst, es ist gefährlich oder zu schön, um wahr zu sein, denk noch einmal nach! Tatsächlich hat die Wissenschaft herausgefunden, dass intuitive Esser bessere Cholesterinwerte und einen niedrigeren Blutdruck haben, sich mehr bewegen, ein besseres Verhältnis zum Essen haben und nicht nur mehr Gewicht verlieren, sondern auch weniger Probleme haben, es zu halten[108].

Wie kannst du also anfangen? Wenn du dich derzeit zwanghaft einschränkst, Kalorien zählst, zu ganz bestimmten Zeiten isst,

Snacks auslässt, auch wenn du hungrig bist, oder ähnliche „Regeln“ oder „Dogmen“ hast, dann **hör einfach damit auf**. Wenn du deine Ernährung umstellst und auf verarbeitete, ungesunde Lebensmittel verzichtest, wird dein Körper innerhalb von ein bis zwei Monaten aufhören, Heißhungerattacken zu haben. Wenn du auf Zucker und ungesunde Fette verzichtest, kannst du Entzugserscheinungen bekommen. Ich empfehle dir dringend, mit jemandem zu sprechen, der dir hilft, Verantwortung zu übernehmen und den Drang zu überwinden, zu deinen alten Gewohnheiten zurückzukehren. Es wird sich lohnen, das verspreche ich dir.

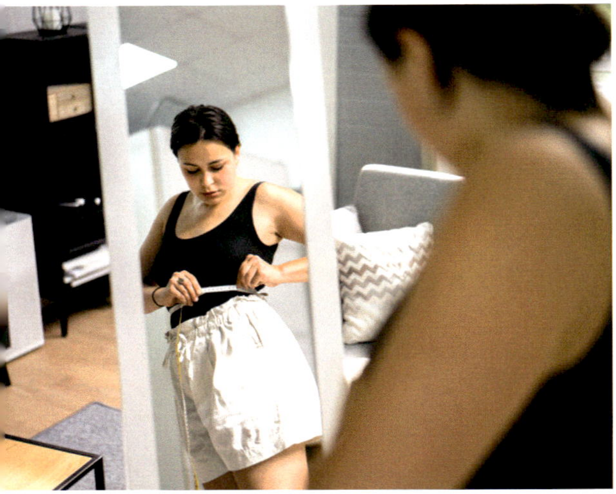

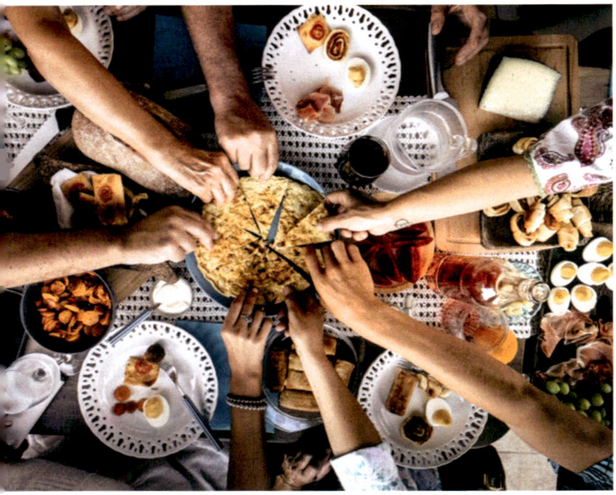

Wenn du diese 1–2 Monate überstanden hast, kannst du dich auf deinen Körper einstellen und seinen Signalen vertrauen. Worauf hast du Hunger, wenn du hungrig bist? Wenn du aufwachst und bis zum Mittag keinen Hunger hast, zwinge dich nicht, etwas zu essen. Wenn du Lust auf einen Snack hast, dann greif zu. Wenn nicht, lass es. Manchmal merkst du vielleicht, dass du gar keinen Hunger hast, sondern nur dehydriert bist. Ein anderes Mal fällt dir auf, dass du aus Langeweile nach etwas Essbarem greifst, aber nicht wirklich hungrig bist. Am Anfang mag das verwirrend sein, aber es wird eine Weile dauern, bis sich dein Körper daran gewöhnt hat. Nach ein paar Wochen wirst du anfangen, Muster zu erkennen. Diese sind sehr individuell und basieren auf deinem aktuellen Arbeitsplan und deinen familiären Gewohnheiten. Es ist nicht schlimm, wenn du ein paar chaotische Phasen durchmachst. Bleib dran.

Ein weiterer wichtiger Punkt ist, dass du beim Essen anwesend bist. Schalte Fernseher, Smartphones und andere unnötige Bildschirme oder Ablenkungen während des Essens aus. Gib deinem Gehirn Raum und Zeit, um zu realisieren, was du tust. Und kaue dein Essen, damit dein Magen Zeit hat, die Nahrung aufzunehmen und die nötigen Signale an dein Gehirn zu senden. Räum die Reste weg, wenn du dich satt fühlst. Der Kühlschrank ist immer da und du „musst“ nicht alles essen, nur weil du Lust dazu hast. Du bist kein Mülleimer. Dein Körper auch nicht.

## AUF DIE TO-DO-LISTE SETZEN:

- ☑ Hör auf, dich mit Kalorien, Makros, Regeln und Diäten zu beschäftigen.
- ☑ Verzichte komplett auf Zucker und andere ungesunde Zutaten, falls du das noch nicht getan hast.
- ☑ Erlaube deinem Körper 30 bis 60 Tage, um Entzugserscheinungen zu erleben.
- ☑ Höre auf dein Hungergefühl, ohne zu urteilen.
- ☑ Iss, wenn du Lust hast zu essen.
- ☑ Sei während der Mahlzeiten präsent und vermeide Ablenkungen.
- ☑ Höre auf zu essen, sobald du dich satt fühlst, und stelle die Reste weg.

# FASTEN

Eine weitere Modeerscheinung der letzten Zeit ist das Mantra „immer naschen", um entweder Muskeln aufzubauen oder den Hunger zu kontrollieren. Tatsache ist, dass es in beiden Fällen nicht wirklich hilft. Der Muskelaufbau hängt nicht davon ab, wie oft man isst, sondern vor allem von der Qualität des Essens. Die Kontrolle des Hungergefühls hängt vor allem davon ab, mit welchen Lebensmitteln man sein Mikrobiom füttert, und nicht von anderen Dingen.

Intuitives Essen ist also ein guter Anfang und kann dir helfen zu erkennen, dass du länger keinen Hunger hast, als du es für möglich gehalten hast. Das ergibt Sinn, denn Fasten ist etwas, das alle Tiere instinktiv tun. Der Mensch hat es nur nicht gelernt. Wenn du also intuitiv isst und es so aussieht, als hätte der Hunger irgendwie Urlaub gemacht, ist das eigentlich ein gutes Zeichen, denn dein Körper braucht von Zeit zu Zeit eine Pause, um sich von innen heraus zu reinigen. Wenn du ständig Nahrung durch den Verdauungstrakt schaufelst, kann dein Körper nie in den Heilungsmodus schalten. Wenn alle Energie in die Verdauung fließt, bleiben keine Zeit und keine Energie für Heilung, Regeneration, Reinigung und Wiederaufbau von Zellen und Gewebe.

Im Gegensatz dazu wird beim Fasten ein interessanter Prozess im Körper aktiviert, der **Autophagie**[109] genannt wird. Dabei handelt es sich um einen Prozess, der mit der Zellreparatur zusammenhängt, einschließlich der Verdauung und Beseitigung alter und dysfunktionaler Proteine, die sich im Körper angesammelt haben.

Fasten wird seit Jahrtausenden von den Menschen praktiziert. In manchen Kulturen ist es auch Teil religiöser Praktiken. Mönche fasteten früher mindestens zwei Tage pro Woche und ernährten sich nur von Wasser. Und Gorillas, deren Physiologie der

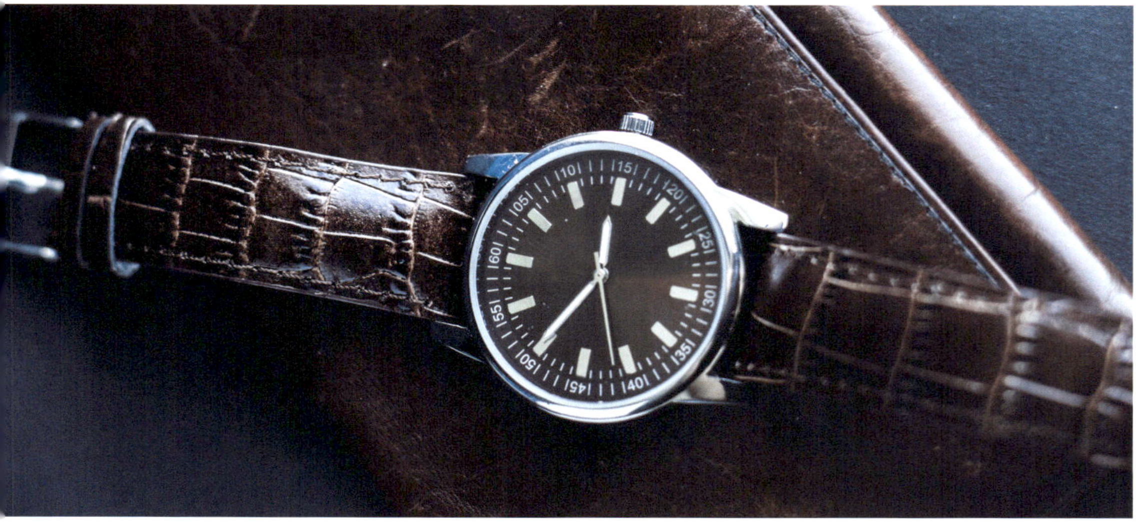

unseren gar nicht so unähnlich ist, praktizieren ein tägliches intermittierendes Fasten, bei dem sie ihre Nahrung in einem Zeitfenster von durchschnittlich acht Stunden zu sich nehmen. Heutzutage erfreut sich diese Praxis zunehmender Beliebtheit, da sie einfach und wirksam ist, um Gewicht zu verlieren, Verdauungsprobleme zu lindern und sogar die kognitive Leistungsfähigkeit zu verbessern. **Schließlich funktioniert ein gereinigter und erholter Körper besser.**

Vielleicht hast du schon mehr über intermittierendes Fasten gehört als über andere Methoden. IF ist in der Tat eine der am besten anwendbaren Fastenmethoden, die du heute praktizieren kannst. Beim Basis-IF wird 12 bis 14 Stunden am Tag gefastet. Am besten funktioniert jedoch entweder die 8:16-Methode oder das Heilfasten.

Bei der 8:16-Methode des Intervallfastens wird die Nahrung in einem bestimmten Zeitfenster von 8 Stunden aufgenommen, dem sogenannten *Essensfenster*. Angenommen, du legst dein Essensfenster auf 12:00 Uhr fest. Dann dauert es jeden Abend bis 20:00 Uhr. In diesem Zeitfenster kannst du zu Mittag essen, ein paar Snacks zu dir nehmen und zu Abend essen. Und das war's. In den restlichen 16 Stunden, von 20:00 Uhr abends bis 12:00 Uhr am nächsten Tag, nimmst du nur Getränke zu dir, die deinen Blutzuckerspiegel nicht in die Höhe treiben können. Dazu gehören Wasser, Kräutertees und Zitronenwasser.

Ein ganz anderer Ansatz ist das Heilfasten. Es ist etwas herausfordernder, aber ebenso effektiv für den Körper. Dabei wird regelmäßig gegessen und dann 24 bis 72 Stunden lang komplett gefastet. Natürlich muss man sich darauf vorbereiten, denn der erste Tag des 72-Stunden-Fastens kann körperlich und geistig ziemlich anstrengend sein. Diese Art des Fastens kann jedoch Wunder für die Heilung bewirken, da sie dem Körper eine ausreichende Zeitspanne gibt, um sich wirklich darauf zu konzentrieren, alle dysfunktionalen Zellen loszuwerden und neue aufzubauen.

Studien haben gezeigt, dass regelmäßiges Fasten den Fettabbau und den Muskelaufbau fördert[110]. Die Insulinempfindlichkeit verbessert sich, wodurch der Körper die Fettspeicherung optimieren kann[111]. Die Zellreparatur wird verbessert und sogar die Genexpression wird beeinflusst[112]. All dies geschieht aufgrund der Tatsache, dass Fasten die Produktion von Wachstumshormonen auf natürliche Weise um bis zu 800 % steigern kann. Infolgedessen wirkt sich IF positiv auf die Expression von Genen aus, die mit der Langlebigkeit und der Entwicklung von Krankheiten in Zusammenhang stehen. Man

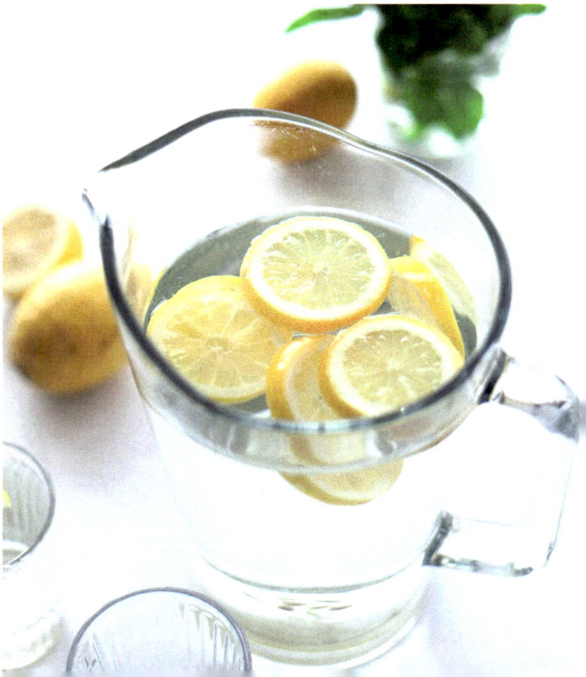

# DER JUNGBRUNNEN

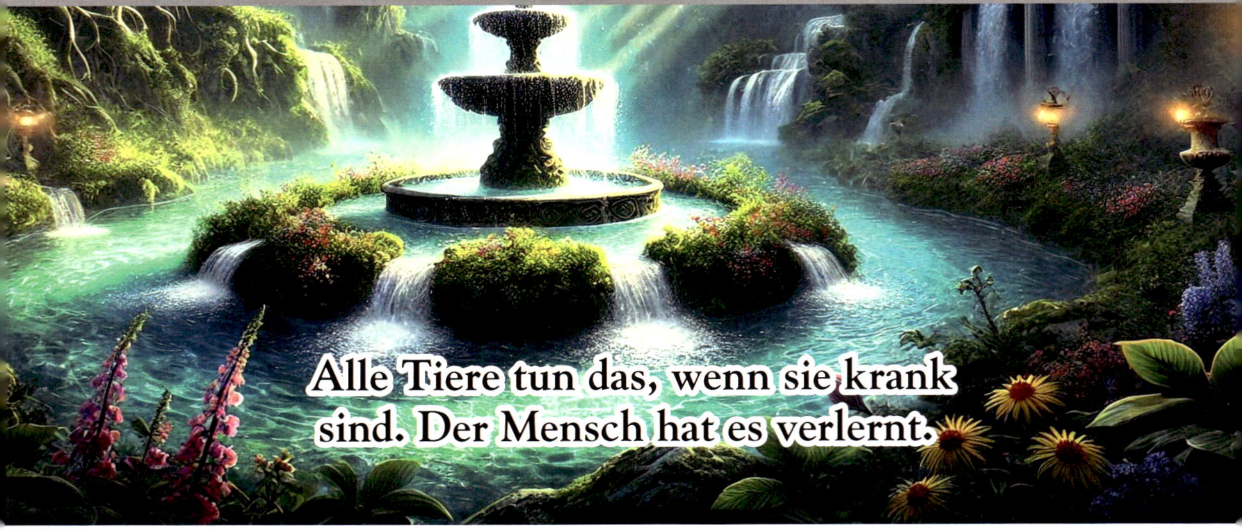

Alle Tiere tun das, wenn sie krank sind. Der Mensch hat es verlernt.

**Fasten ist das magische Heilmittel, das sie vor euch verbergen.**

Wachstumshormon-Steigerung durch Fasten

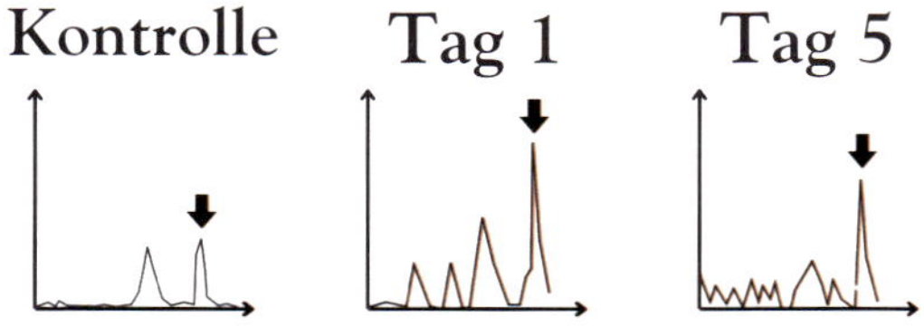


Fasten kann das Wachstumshormon um bis zu 800 % erhöhen.

Das Wachstumshormon heilt Krankheiten, baut Fettzellen ab und sorgt für den Aufbau von Muskelzellen.

## Option 1: 2-tägiges Fasten

Mönche fasteten früher mindestens zwei Tage pro Woche (Wasserfasten).

Gorillas fasten jeden Tag zeitweise (8 Stunden essen, 16 Stunden fasten).

## Option 2: 8:16-Intervallfasten

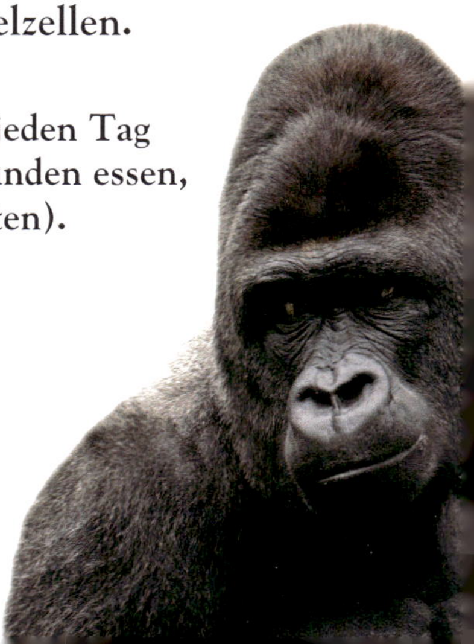

könnte fast sagen, dass IF ein **natürliches Anti-Aging** ist[113]. Durch die Autophagie gehen die Entzündungen im Körper zurück; was erstaunlich ist, wenn man weiß, dass so etwas geschieht. Schließlich erleben manche Menschen ein stabileres Energieniveau und eine **allgemeine Verbesserung der kognitiven Funktionen.** Diese Vorteile treten natürlich nur bei einem guten Flüssigkeitshaushalt während des Fastens auf.

Um mit dem IF zu beginnen, analysiere, wie du dich zur Zeit ernährst. Frühstückst du, wenn du aufstehst? Hast du dann auch wirklich Hunger? Wie sieht es am Abend aus? Wann isst du normalerweise zu Abend? Welches Zeitfenster könnte für dich am besten funktionieren?

Du könntest damit anfangen, deine 24 Stunden in zwei gleich große Abschnitte einzuteilen. Zum Beispiel könntest du jeden Tag von 7.00 bis 19.00 Uhr essen. Nach einer Woche könntest du auf 10:14 umstellen, sodass du von 7:00 bis 17:00 Uhr oder von 9:00 bis 19:00 Uhr isst. In der dritten Woche kannst du dann den 8:16-Plan für das intermittierende Fasten einhalten. **Die häufigsten Essenszeiten** für dieses Schema sind von 12:00 bis 20:00 Uhr oder von 8:00 bis 16:00 Uhr.

Gibt es Menschen, die diese Methode nicht anwenden sollten? Ich denke, dass IF, wie alles, was mit Gesundheit zu tun hat, individuell angepasst werden sollte. Im Allgemeinen kommen Männer besser mit dem Fasten zurecht als Frauen. Aber sich an das Fasten zu gewöhnen, kann für jeden eine Herausforderung sein, besonders wenn man von 24/7 Junkfood auf **echte Nahrung** in einem begrenzten Zeitrahmen umstellen muss. Wenn du jedoch eine Frau bist, würde ich keine längeren Fastenfenster als die 8:16-Methode wählen. Als Faustregel gilt: Gib deinem Körper bei jeder Umstellung mehr Zeit, sich anzupassen. Wenn deine Periode zu Beginn des Intervallfastens ausbleibt, sei geduldig und verkürze das Fastenfenster eventuell etwas, bis deine Periode wieder einsetzt. Hab keine Panik und konsultiere deinen Arzt, wenn du den Verdacht hast, dass eine Grunderkrankung vorliegen könnte. Andererseits kannst du als Mann auch längere Fastenperioden ausprobieren und herausfinden, was für deinen Körper am besten funktioniert.

Andere spezifische Fälle, in denen Intervallfasten mit Vorsicht zu behandeln oder ganz zu vermeiden ist, sind Menschen mit einer früheren oder aktuellen Essstörung und Frauen, die versuchen, schwanger zu werden, schwanger sind oder stillen.

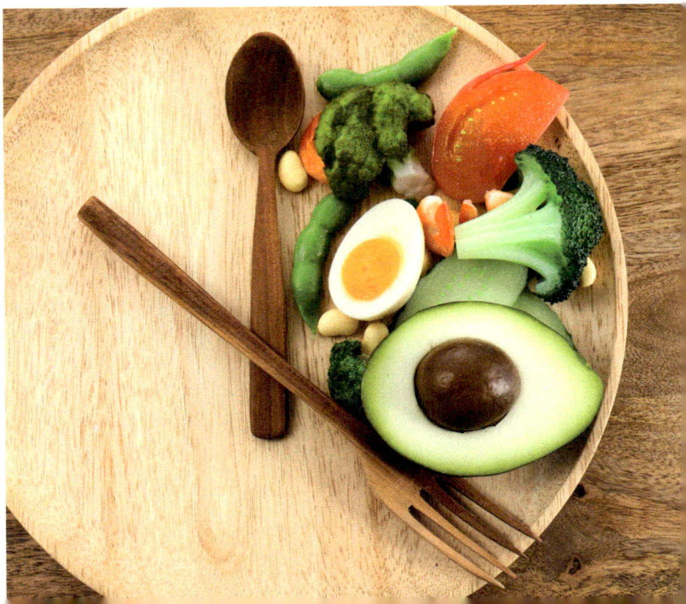

## AUF DIE TO-DO-LISTE SETZEN:

- ☑ Analysiere das Muster, dem du derzeit folgst, und wähle einen IF-Plan, mit dem du beginnen möchtest (es könnte einfach das 12:12-Fasten sein).
- ☑ Während der Fastenzeit solltest du nur Zitronenwasser, Wasser oder Kräutertees ohne Süßstoffe zu dir nehmen.
- ☑ Du kannst während der Fastenzeit trainieren oder dich körperlich betätigen.
- ☑ Während des Zeitfensters für die Nahrungsaufnahme solltest du deine Mahlzeiten regelmäßig einnehmen und dabei die Prinzipien des intuitiven Essens berücksichtigen.
- ☑ Steigere deine Fastenstunden wöchentlich, bis du den gewünschten IF-Zeitplan erreicht hast.
- ☑ Gib deinem Körper einige Tage Zeit, sich anzupassen. Unkontrollierte Heißhungerattacken werden bald verschwinden.
- ☑ Vertraue immer auf deinen Körper: Wenn nach ein paar Wochen etwas nicht stimmt, reduziere die Anzahl der Fastenstunden und finde einen neuen Zeitplan, der für dich funktioniert.

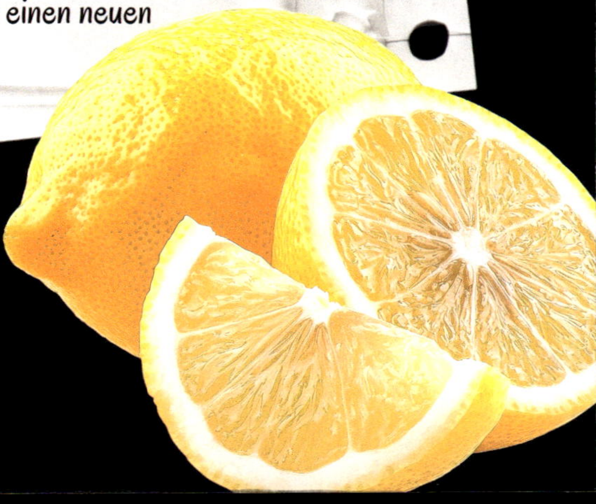

# LASS DAS NASCHEN

Das Konzept, nach dem eigenen Tagesrhythmus zu essen, mag auf den ersten Blick schwer verständlich sein. Wir sind so daran gewöhnt, rund um die Uhr Essen und Snacks zur Verfügung zu haben, dass wir gar nicht merken, wie sehr das unserem Körper schadet. Wir sind nicht dafür geschaffen, ständig zu essen, und das haben wir gerade bei all den Vorteilen des intermittierenden Fastens gesehen. Aber das ist noch nicht alles. In der Tat wäre es nicht sehr sinnvoll, intermittierendes Fasten mit einem Essfenster von 20.00 bis 8.00 Uhr durchzuführen. Natürlich gibt es Menschen, die aufgrund ihrer Arbeitszeiten zu anderen Zeiten essen müssen, aber für die meisten Menschen gilt das nicht.

Für einen sehr großen Teil der Bevölkerung ist es jedoch zur Gewohnheit geworden, spätabends noch etwas zu essen oder einfach zu spät zu essen. Das bringt nicht nur den Tagesrhythmus durcheinander und beeinträchtigt die Schlafqualität, sondern führt nachweislich auch zu Stoffwechselstörungen. Denn die innere Uhr des Körpers orientiert sich an der Tageslichtzeit. Wenn man es genau nimmt, haben die Zellen keine Uhr. Ihr einziger zuverlässiger äußerer Zeitgeber ist daher das Sonnenlicht.

Wenn die Sonne aufgeht, weiß der Körper, dass es Zeit wird, aktiv zu werden. Deshalb werden bestimmte Organe aktiviert, während andere in den Ruhemodus schalten. Wir werden uns später mit der Uhr der Organe beschäftigen, denn auch sie kann sehr hilfreich sein, wenn es darum geht, den Tag nach den eigenen gesundheitlichen Bedürfnissen zu gestalten.

Wenn also die Sonne untergeht, schalten einige Organe, darunter die Verdauungsorgane, von der Betriebsbereitschaft in den Aufräummodus. Sie gehen davon aus, dass du jetzt, wo kein Sonnenlicht mehr da ist, bereit bist zu schlafen. Natürlich können sie nicht vorhersehen, dass du um 21.30 Uhr einen Tisch reserviert hast und bis

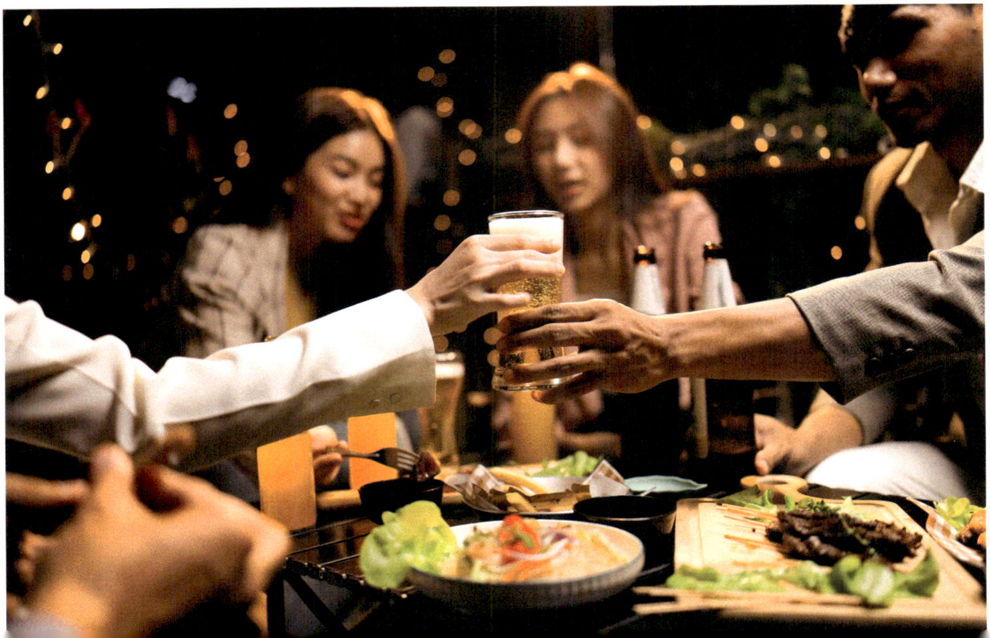

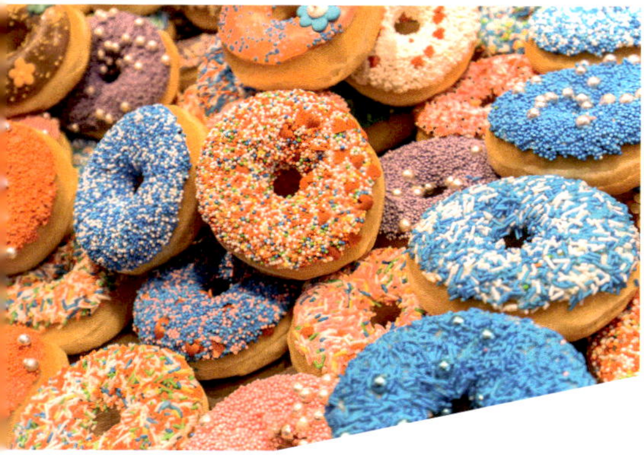

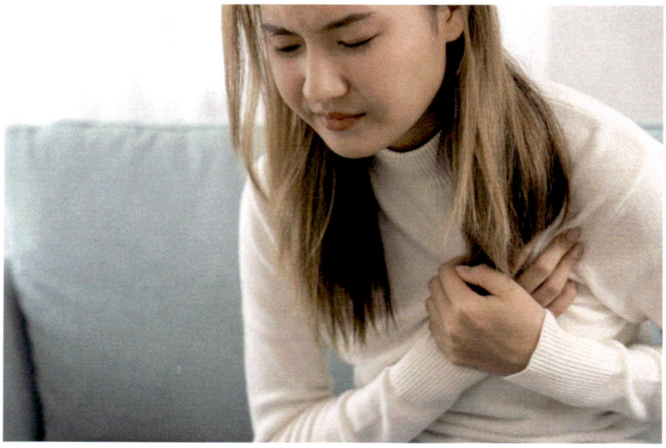

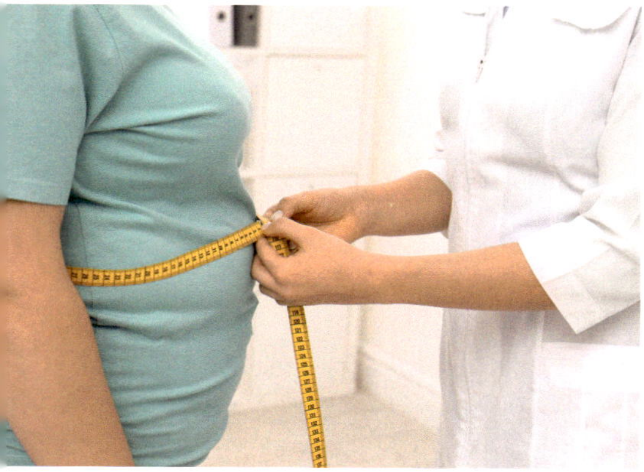

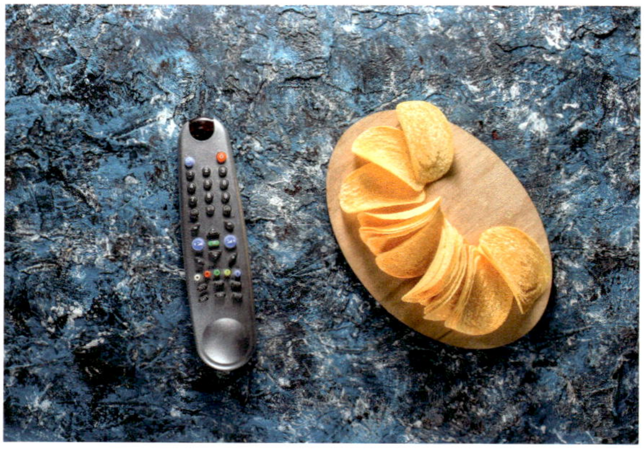

2.00 Uhr morgens etwas trinken und feiern willst. Deine Organe sind eingeladen, aber sie haben die Einladung nie erhalten. Also sind sie früh schlafen gegangen.

Wenn du dich nach deinem Tagesrhythmus ernährst, optimierst du die Nährstoffaufnahme, erhöhst die Insulinempfindlichkeit und die **Stoffwechselfunktionen**[114]. Deine Zellen sind dann bereit, alle Nährstoffe aufzunehmen und optimal zu nutzen. Wenn du jedoch nachts isst, verstößt du gegen deinen natürlichen Rhythmus. In der Regel bedeutet das, dass dein Zeitfenster für die Nahrungsaufnahme länger als 8 bis 12 Stunden ist. IF ist eine Möglichkeit, deine Mahlzeiten nach deiner inneren Uhr zu planen.

Was passiert also, wenn wir das vernachlässigen? Die Wissenschaft sagt uns, dass das Risiko für Fettleibigkeit, Diabetes und Herzerkrankungen steigt[115]. Tatsächlich ist es recht einfach, spätabends und ohne nachzudenken zu naschen, da wir in der Regel müde und nicht mehr entscheidungsfähig sind. So kann es passieren, dass man sich zuckerreichen Snacks hingibt und sich später schuldig fühlt, weil man sich den Tag verdorben hat. Natürlich wird eine Mahlzeit nicht den Fortschritt zunichte machen, den man durch wiederholte Gewohnheiten und deren Umwandlung in feste Routinen erreichen kann. Aber das Naschen am späten Abend wird leicht zur Gewohnheit.

## AUF DIE TO-DO-LISTE SETZEN:

- [x] Wenn du nachts immer noch unbewusst naschst, höre damit auf. Du kannst etwas Zitronenwasser trinken oder einen Kräutertee zubereiten, um das Verlangen zu reduzieren.
- [x] Wenn du es noch nicht geplant hast, beginne mit dem intermittierenden Fasten (du kannst in der ersten Woche mit 12 : 12 beginnen).
- [x] Achte auf deinen Körper: Wie fühlst du dich, wenn du spät abends isst? Und wie fühlst du dich, wenn du mit leerem Magen ins Bett gehst (nachdem du vor mehr als 3 Stunden gegessen hast)?

## LERNE RICHTIGES KAUEN

Wir alle haben es schon einmal gehört, aber nur wenige halten sich daran: Richtiges Kauen mag wie ein sehr alter und simpler Ratschlag klingen, aber er funktioniert. Wenn man bedenkt, was für den Körper natürlich ist, gehört es sicher nicht dazu, zwischen Telefonaten und Meetings in Eile zu essen.

Längeres Kauen könnte also eine der einfachsten Veränderungen sein, die du heute vornehmen kannst und die sich positiv auf die Qualität deiner Verdauung auswirkt. Die Verdauung beginnt im Mund. Wenn du dir also die Zeit nimmst, deine Nahrung zu kauen, ohne Ablenkungen, erlaubst du deinem Körper, mehr Verdauungsenzyme zu produzieren, die für eine gute Verdauung, eine optimale Nährstoffaufnahme und dafür, dass dein Gehirn erkennt, dass du satt bist, unerlässlich sind. Tatsächlich isst man schneller und mehr, wenn man wenig kaut. Das gilt auch für flüssige Mahlzeiten. Wenn du zum Beispiel einen Smoothie zu dir nimmst, solltest du auch ihm viel Beachtung schenken. Trink ihn nicht in einem Zug aus. Nimm dir die Zeit, langsam zu trinken, mit der gleichen Sorgfalt, mit der du dein Essen kauen würdest.

Längeres Kauen fördert die Verdauung auch aus mechanischen Gründen. Durch das Zerkleinern der Nahrung in kleinere Stücke wird die Aufspaltung der einzelnen Moleküle für den Magen und die Aufnahme der Nährstoffe durch den Verdauungstrakt erleichtert. Im Idealfall solltest du deine Nahrung zwanzig- bis dreißigmal kauen. Doch auch andere einfache Tricks können helfen. Benutze kleinere Gabeln

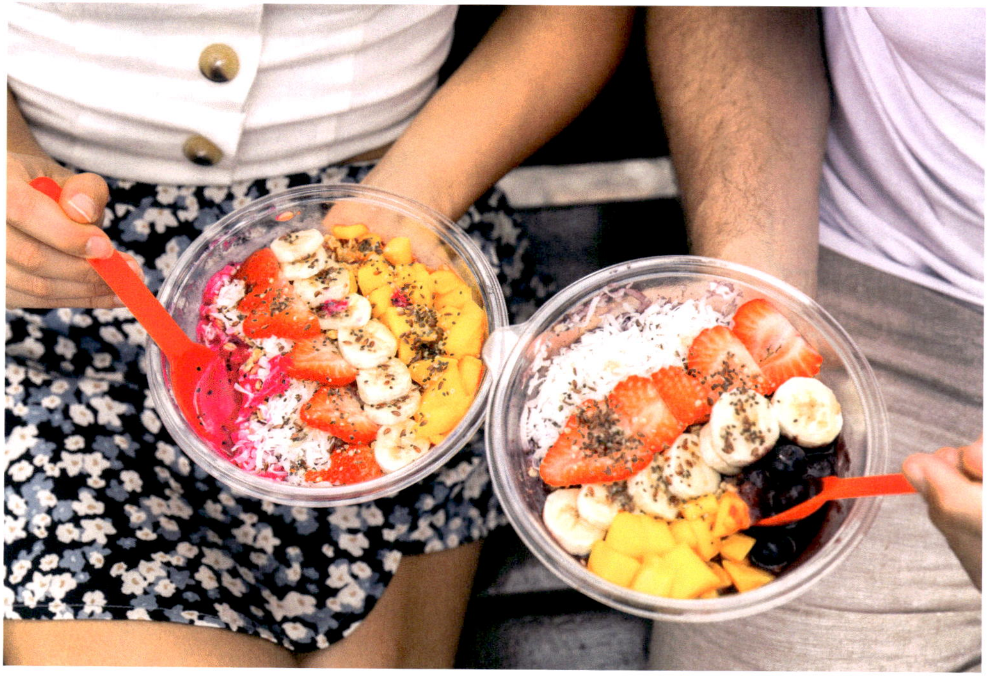

## AUF DIE TO-DO-LISTE SETZEN:

- [x] Vermeide Ablenkungen während des Essens.
- [x] Konzentriere dich darauf, dein Essen zu kauen und während der Mahlzeiten präsent zu sein.
- [x] Plane für jede Mahlzeit mindestens 20 Minuten ein.
- [x] Trink Wasser vor den Mahlzeiten, anstatt viel während und direkt nach den Mahlzeiten zu trinken.

und Löffel, benutze Stäbchen, wenn du welche hast, fülle deinen Löffel erst, wenn du alles, was sich bereits in deinem Mund befindet, vollständig gekaut hast, und lass dich beim Essen nicht ablenken. Es ist schön, sich mit der Familie zu unterhalten, aber schalte Bildschirme, laute Musik, Nachrichten im Hintergrund und soziale Medien aus.

Wenn du die Angewohnheit hast, zu schnell zu essen, oder wenn du weißt, dass du dein Essen nicht so gut kauen kannst, wie du solltest, dann achte auf die Symptome, die damit zusammenhängen können. Blähungen, Sodbrennen, Bauchkrämpfe, Kopfschmerzen, Reizbarkeit und Verdauungsstörungen nach dem Essen können auftreten. Benutze einen Timer, wenn du dich zum Essen hinsetzt. Im Idealfall solltest du etwa 20 Minuten essen. So lange braucht dein Gehirn, um zu erkennen, dass dein Magen voll ist. Wenn dein Teller also schon nach 8 Minuten leer ist, ist die Wahrscheinlichkeit groß, dass du dich überessen wirst, bevor dein Gehirn merkt, dass es zu spät ist.

Ein weiterer schneller Tipp für eine gute Verdauung ist, auf die Kombination der Nahrungsmittel und den Zeitpunkt der Flüssigkeitsaufnahme zu achten. Wir werden uns im nächsten Abschnitt mit den besten Nahrungsmittelkombinationen befassen, aber bedenke, dass zu viel Trinken während des Essens auch zu Verdauungsproblemen führen kann. Deshalb solltest du deine Verdauungssäfte nicht zu stark verdünnen. Es ist besser, Wasser vor den Mahlzeiten zu trinken, als zu viel während und unmittelbar nach den Mahlzeiten.

## WENDE GRUNDLEGENDE TROPHOLOGISCHE RICHTLINIEN AN

Trophologie, auch wenn es sehr kompliziert klingt, ist die Wissenschaft der Kombination von Nahrungsmitteln. Die Wissenschaft selbst ist ziemlich alt, und neuere Studien haben gezeigt, dass alte Dogmen zu diesem Thema einfach nicht stimmen. Tatsächlich ist der Körper ein komplexer Organismus, der in der Lage ist, verschiedene Nährstoffe gleichzeitig zu verdauen, da einige Lebensmittel, wie z. B. Fleisch, mehrere Nährstoffe gleichzeitig enthalten. Fleisch ist reich an Proteinen, aber auch an Fetten. Zwar benötigen Eiweiße für ihre Verdauung ein stark saures Milieu im Magen, und Fette werden hauptsächlich durch die Galle aus der Gallenblase und der Leber sowie durch Enzyme der Bauchspeicheldrüse aufgespalten, aber es ist kein Problem, sie zusammen zu essen. Das sollte man sogar tun.

Es gibt aber auch andere Ernährungsgrundsätze, die wissenschaftlich belegt sind und die die Qualität der Verdauung und der Nährstoffaufnahme erheblich verbessern können.

Zunächst einmal gibt es eine Faustregel für den Verzehr von Obst. Idealerweise wird es auf nüchternen Magen gegessen. Dies ist sinnvoll, da Obst **sehr leicht verdaulich** ist. Daher kann es die komplexeren Verdauungsprozesse stören, die für andere Lebensmittelgruppen wie Fette erforderlich sind. Obst sollte deshalb am besten als Snack oder am frühen Morgen gegessen werden. Ein weiterer Tipp zur Kombination von Nahrungsmitteln ist es, Fette immer zusammen mit den fettlöslichen Vitaminen zu sich zu nehmen. Denn die Vitamine A, D, E und K (Eselsbrücke „EDEKA") können nur in Verbindung mit Fett im Körper transportiert werden. Um ehrlich zu sein, sind diese Vitamine normalerweise auch in fettreichen Lebensmitteln enthalten; z. B. Fisch, Leber und Butter enthalten viel Vitamin A; Fisch, Lachs und Eier sind sehr Vitamin-D-reich und Öle und Nüsse besitzen viel Vitamin E. Die einzige Ausnahme ist Vitamin K, das hauptsächlich in Blattgemüse und in geringeren Mengen in tierischen Produkten und fermentierten Sojaprodukten enthalten ist.

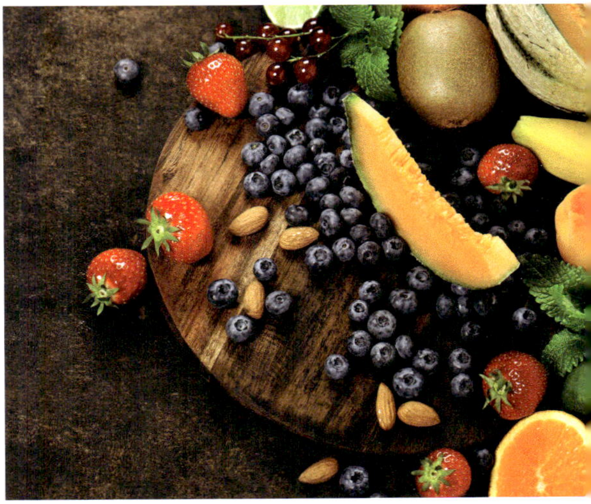

Einfach ausgedrückt: Um diesen Vorgaben gerecht zu werden, kann man sein Gemüse mit etwas Olivenöl beträufeln oder zu Obst ein paar Nüsse essen. Und keine Sorge, kleine Portionen Nüsse beeinträchtigen die Verdauung des Obstes nicht. Es ist ja nicht so, als würde man neben einer Scheibe Wassermelone ein ganzes fettes Steak essen.

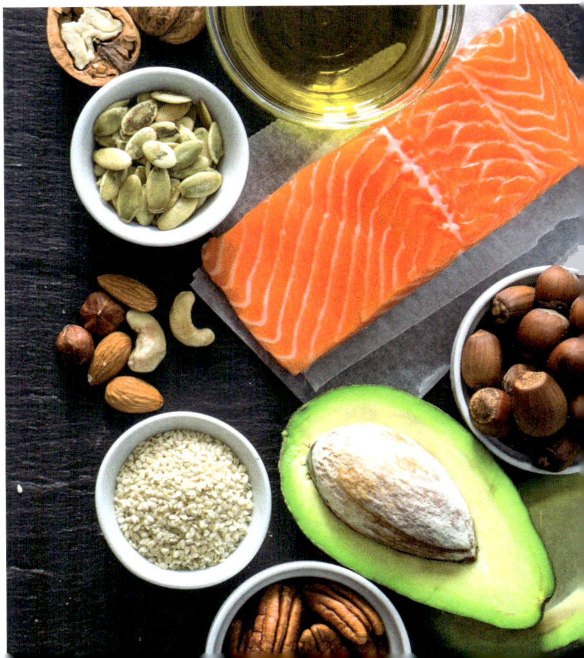

Ein weiterer sehr einfacher Trick, den man täglich anwenden kann, ist die Kombination einer Zitronenscheibe oder etwas Zitronensaft mit Kräutertee, insbesondere mit grünem Tee. Eine Verbindung, die in grünem Tee reichlich enthalten ist, ist EGCG (Epigallocatechingallat). Diese Substanz ist ein starkes Antioxidans, das in der Forschung für seine entzündungshemmende Wirkung bekannt ist. Das könnte einer der Hauptgründe sein, warum grüner Tee als Superfood gilt. Wenn du also eine Pflanze, die diesen Phytonährstoff enthält, mit etwas Zitronensaft beträufelst, kann dein Körper ihn noch besser aufnehmen. Außerdem kombinierst du zwei starke Superfoods in einer Tasse, was für deinen Körper einfach ideal ist.

## AUF DIE TO-DO-LISTE SETZEN:

- [x] Vermeide es, Obst direkt nach den Mahlzeiten zu essen.
- [x] Iss Obst auf nüchternen Magen oder zusammen mit ein paar Nüssen.
- [x] Kombiniere fettlösliche Vitamine (A, D, E, K) mit fetthaltigen Lebensmitteln.
- [x] Genieße deinen Kräutertee, insbesondere grünen Tee, mit einer Zitronenscheibe oder ein paar Tropfen frisch gepresstem Zitronensaft.
- [x] Halte deine Mahlzeiten einfach: Als Faustregel gilt, dass du nicht zu viele verschiedene Lebensmittel miteinander kombinieren solltest.

## FÜGE EINIGE AYURVEDISCHE ELEMENTE HINZU

Ayurveda ist die traditionelle indische Medizin. Obwohl es auf der Idee basiert, dass wir alle nach der Hauptenergie in unserem Körper unterteilt sind, bietet Ayurveda unglaublich wertvolle Erkenntnisse, die wir alle anwenden können. Schließlich ist Ayurveda als eines der ältesten Medizinsysteme und natürlichen Heilmethoden definitiv kein kommerzieller Trend oder einfach eine Reihe von dummen Richtlinien, die entwickelt wurden, um ein paar Produkte zu verkaufen.

Im Ayurveda gibt es viele Ratschläge zu Nahrungsmittelkombinationen und Tipps für eine gute Verdauung. Wir können uns die wichtigsten ansehen und sie zu den im vorigen Abschnitt genannten Tipps hinzufügen.

Die erste Empfehlung des Ayurveda lautet, **Früchte nicht mit Fleisch zu kombinieren**. Wir haben dies bereits kurz erwähnt, da es wissenschaftliche Beweise dafür gibt, dass Obst besser allein verzehrt werden sollte. Fleisch ist sehr eiweißhaltig und braucht ein sehr saures Milieu im Magen, um verdaut zu werden. Die Kombination von Obst und Fleisch ist daher für den Körper nicht geeignet.

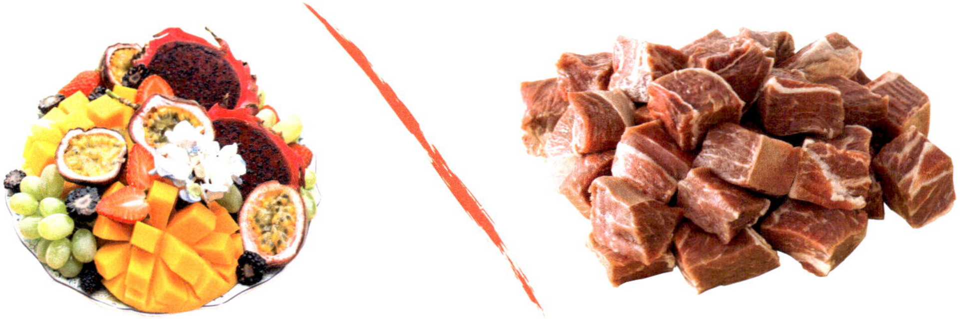

Das Gleiche gilt, wenn Obst unmittelbar nach einer fleischhaltigen Mahlzeit verzehrt wird. Idealerweise sollte Obst nicht als Dessert, sondern allein verzehrt werden. Der Verzehr von Obst zusammen mit oder direkt nach einer fleischhaltigen Mahlzeit erhöht die Wahrscheinlichkeit von Verdauungsstörungen, Blähungen, Gasen, Verdauungsbeschwerden und Gärung.

Laut Ayurveda sollte Obst nur in kleinen Mengen gegessen werden, wenn es vorher gekocht wurde. Ich empfehle jedoch, Obst nicht zu kochen, da dabei viele nützliche Nährstoffe, wie Vitamin C, verloren gehen, die durch hohe Temperaturen geschädigt werden.

Milchprodukte sind definitiv ein weiterer guter Punkt, der angesprochen werden sollte. Milchprodukte enthalten Eiweiße, und Eiweiß wird von ganz bestimmten Enzymgruppen verdaut. Daher ist es am besten, nicht zu viele verschiedene

Eiweißquellen zu mischen. Wenn möglich, sollten Milchprodukte überhaupt nicht mit anderen Eiweißquellen gemischt werden. Im Ayurveda wird empfohlen, Milchprodukte in Kombination mit einigen gesunden Getreidesorten zu verzehren. Es ist sicher bekannt, dass **Milchprodukte niemals mit anderen tierischen Produkten gemischt werden sollten**.

Insgesamt halte ich es für einen guten Rat, sich für eine Hauptproteinquelle pro Mahlzeit zu entscheiden und dabei zu bleiben. Das ist besser für die Verdauung und hilft, die Mahlzeiten ausgewogen zu gestalten.

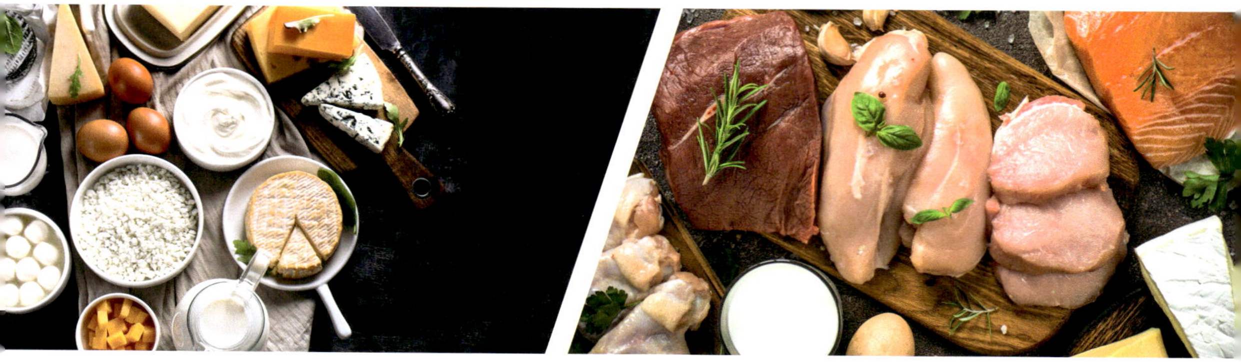

Hier findest du eine Tabelle, die direkt von der ayurvedischen Ernährungslehre inspiriert ist:

| Lebensmittelart | Beste Kombinationen | „Vermeide es, mit … zu mischen" | Anmerkungen |
|---|---|---|---|
| Gemüse | Anderes Gemüse, Käse, Joghurt, Fleisch, Fisch, Eier | Obst oder Milch | |
| Eier | Getreide, nicht stärkehaltiges Gemüse | Milchprodukte, Obst, Kartoffeln, Fleisch, Fisch | Wenn Protein und Stärke innerhalb eines Zeitfensters von 3 Stunden gegessen werden, wird die Verdauung schwerer. |
| Joghurt | Getreide und Gemüse | Obst, andere Milchprodukte | |
| Milch | Am besten allein oder mit Datteln/Mandeln verzehren | Alle anderen Lebensmittel | |
| Käse | Getreide und Gemüse | Obst, Eier, andere Milchprodukte | |
| Bohnen und Stärke | Getreide, Gemüse, Bohnen, Nüsse, Samen | Obst, Milchprodukte, Eier, Fleisch, Fisch | |
| Getreide | Alle Lebensmittel außer Obst | Obst | |
| Obst | Obst | Alle anderen Lebensmittel | Obst sollte niemals mit Proteinen, Gemüse oder stärkehaltigen Lebensmitteln kombiniert werden. |

## AUF DIE TO-DO-LISTE SETZEN:

- ☑ Vermeide es, Obst mit anderen Lebensmitteln, insbesondere Fleisch, zu mischen.
- ☑ Vermeide es, Milchprodukte mit anderen Proteinquellen zu mischen, insbesondere mit anderen tierischen Produkten.
- ☑ Halte deine Mahlzeiten einfach und wähle nur eine Art von Protein pro Mahlzeit.
- ☑ Iss Obst allein oder mit (rohem) Honig.
- ☑ Verwende beim Kochen Gewürze (mehr dazu in Kapitel 5).
- ☑ Wähle im Winter wärmere Speisen.
- ☑ Wähle im Sommer kalte oder scharfe Speisen.
- ☑ Erhöhe den Kohlenhydratanteil in heißen Jahreszeiten (oder wenn du in einem besonders heißen Land lebst).
- ☑ Erhöhe den Fettanteil in der kalten Jahreszeit (oder wenn du in einem besonders kalten Land lebst).

Wie du vielleicht bemerkt hast, sind einige Kombinationen oder „No-Gos" sehr ungewöhnlich. In der ayurvedischen Kultur werden Bananen mit Milch, Nachtschattengewächse mit Käse oder Bohnen mit Käse vermieden. Alles in allem haben wir bereits diskutiert, warum einige dieser Nahrungsmittel nicht gut sind und die ayurvedische Philosophie berücksichtigt auch die Auswirkungen von Antinährstoffen auf die korrekte Aufnahme anderer Vitamine und Mineralien.

Ayurveda gibt auch weitere Kombinationsratschläge: Obst sollte pur oder mit Honig gegessen werden, wenn es etwas süßer sein soll. Getreide und Gemüse passen gut zusammen, besonders wenn sie mit Ghee[116] gekocht werden. Und alle Gewürze sind unglaublich hilfreich, aber dazu später mehr. Schließlich wird empfohlen, **im Winter wärmere Speisen zu essen und im Sommer kalte oder scharfe.** Das ergibt Sinn, denn mit dem Wechsel der Jahreszeiten gewöhnt sich der Körper an andere Lebensmittel. Beachte jedoch, dass dies auch von dem Land abhängen kann, in dem du lebst. Menschen, die in wärmeren Ländern leben, werden sich natürlich eher zu Lebensmitteln hingezogen fühlen, die mehr Kohlenhydrate enthalten, während Menschen, die in kälteren Ländern leben, sich eher von Lebensmitteln ernähren sollten, die reich an gesunden Fetten sind. Im Sommer oder an warmen und heißen Orten ist es normalerweise natürlicher, aktiv zu sein. Daher ist es sinnvoll, mehr Kohlenhydrate zu sich zu nehmen, um Energie zu tanken. Im Winter oder in kalten Regionen helfen Fette, sich warm zu halten, und die körperliche Aktivität ist in der Regel etwas eingeschränkter. Daher werden viele Kohlenhydrate leichter in Fettdepots umgewandelt.

## RICHTE DICH NACH DER UHR DEINER ORGANE

Nach der chinesischen Medizin arbeiten nicht alle Organe im gleichen Rhythmus. Da die Energie des Körpers begrenzt ist, unterteilt sie die innere Uhr in verschiedene Zeitabschnitte und weist jeder Stunde des Tages bestimmte Funktionen zu, die mit der natürlichen Uhr in Verbindung stehen. Tatsächlich kann die innere 24-Stunden-Uhr des Körpers in 12 zweistündige Intervalle unterteilt werden. Jedes Intervall definiert die Spitzenzeit eines bestimmten Organs und die Art und Weise, wie sich die inneren Energien bewegen. So fließt die Energie des Körpers beispielsweise nachts nach innen, wenn Erholung und Regeneration stattfinden. Morgens erreicht der Magen seinen Höhepunkt, die Energie steigt und die Konzentration wird gefördert. Im Laufe des Tages werden leichtere Mahlzeiten benötigt, da sich der Stoffwechsel allmählich verlangsamt. Lass uns einen Überblick über jedes Intervall in der Organuhr des Körpers geben, damit du verstehst, wie du dich am besten auf deinen natürlichen Rhythmus einstellen kannst.

**5.00 bis 7.00**

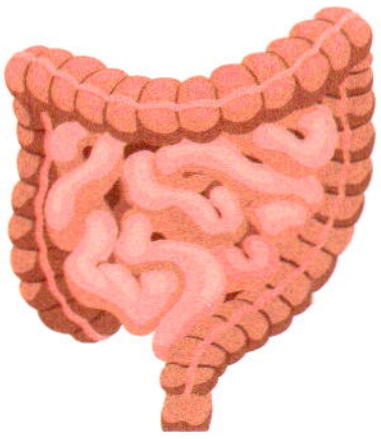

ist die Zeit des Dickdarms. Es ist eine gute Zeit, um aufzuwachen, den Darm zu entleeren und zu meditieren.

**7.00 bis 9.00**

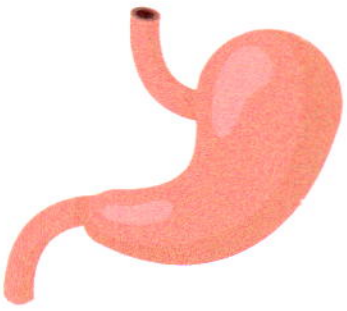

ist die Zeit des Magens. Man kann frühstücken, sich erstaunlich gut konzentrieren, die Schuhe anziehen und einen flotten Spaziergang machen.

**9.00 bis 11.00**

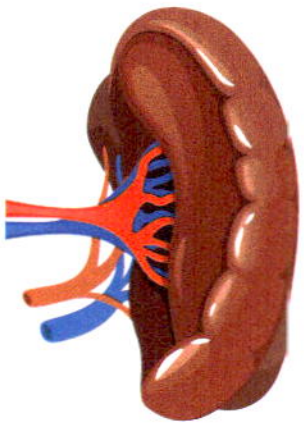

ist die Zeit der Milz. Klares Denken wird erleichtert und die Milz wandelt Nahrung leichter in Energie um.

**WICHTIG: Das hier sind die Annahmen der chinesischen Medizin. Dieser Abschnitt dient nur dazu, deinen Horizont noch etwas zu erweitern.**

**11.00 bis 13.00**

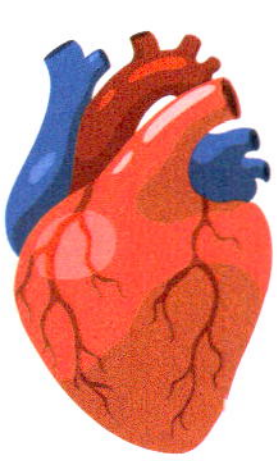

ist die Zeit des Herzens. Das Energieniveau ist hoch, das Blut pulsiert im Körper und man kann nach etwas Bewegung zu Mittag essen. Die chinesische Medizin sagt, dass es wichtig ist, das Stressniveau in dieser Zeit niedrig zu halten.

**13.00 bis 15.00**

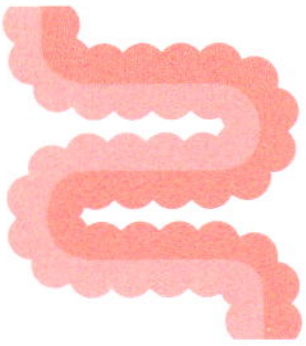

ist die Zeit des Dünndarms. Das Energieniveau sinkt, während der Körper die Nahrung verarbeitet. Normalerweise ist dies die Zeit für einen Mittagsschlaf.

**15.00 bis 17.00**

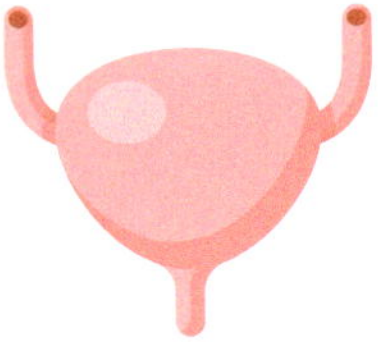

ist die Zeit der Blase. Neue Energie fließt, wenn der Körper flüssige Abfallstoffe ausscheidet. Die perfekte Zeit, um zu lernen oder noch etwas zu erledigen.

**17.00 bis 19.00**

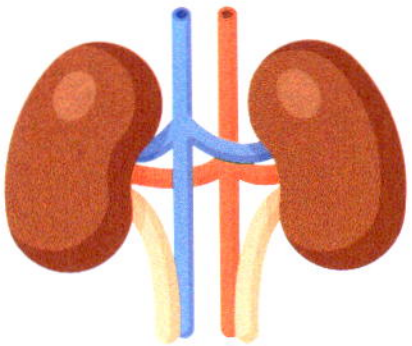

ist die Zeit der Nieren. Nährstoffe werden gespeichert und neues Knochenmark wird gebildet. Es ist die Zeit des Abendessens.

**19.00 bis 21.00**

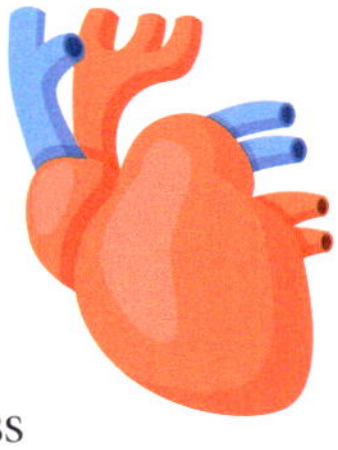

ist die Zeit des Herzbeutels (ein dünner Sack, der das Herz umgibt). Der Körper stellt sich langsam auf ein niedrigeres Energieniveau ein. Es wird angenommen, dass dies eine gute Zeit ist, um zu lesen, für Selbstliebe zu sorgen oder eine schöne Zeit mit dem Partner zu verbringen.

**21.00 bis 23.00**

ist die Zeit des Dreibrenner (der für das Organsystem als Ganzes steht). Die meiste Wärme wird erzeugt, weil endokrine und metabolische Funktionen ausgeführt werden, um ein Gleichgewicht zu erreichen. Man wird müde.

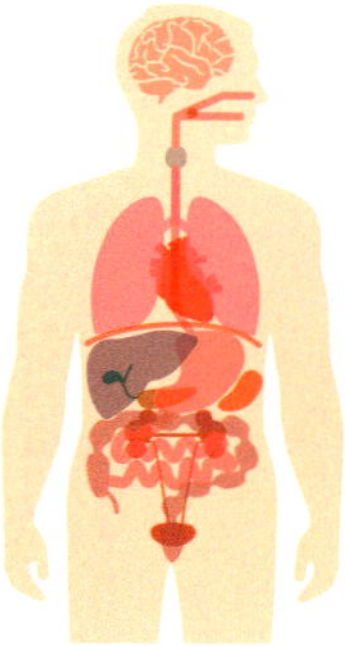

**23.00 bis 1.00**

ist die Zeit der Gallenblase. Die Galle wird ausgeschieden, die Zellen schalten in den Reparaturmodus und neue Blutzellen werden gebildet. Guter Schlaf ist notwendig, damit sich der Körper richtig erholen kann.

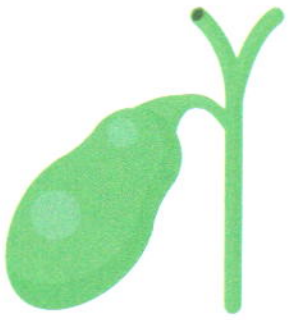

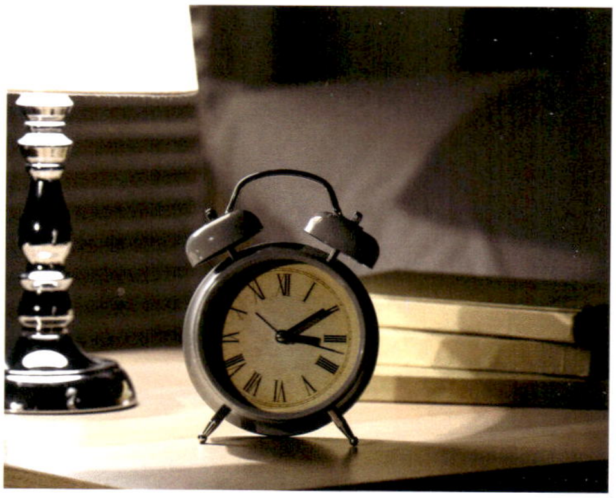

**1.00 bis 3.00**

ist die Zeit der Leber. Du solltest dich im Tiefschlaf befinden, da dein Blut auf natürliche Weise entgiftet wird. Alle Körpergewebe ruhen und erholen sich, und der Körper bereitet sich langsam auf den nächsten Tag vor.

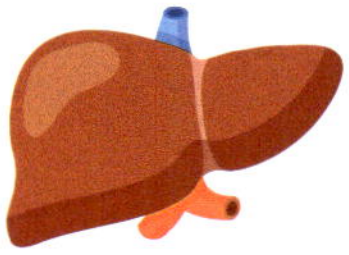

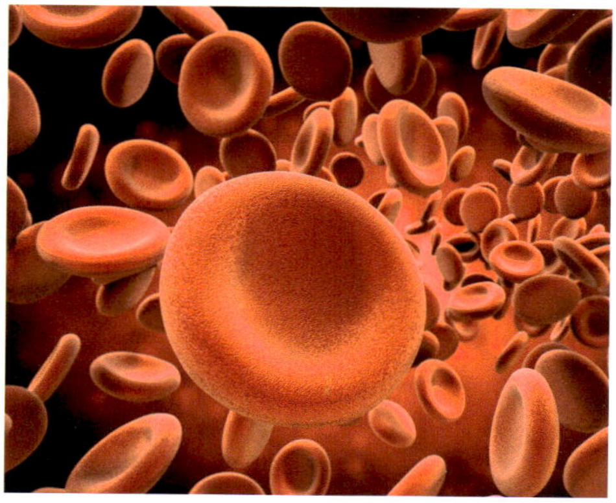

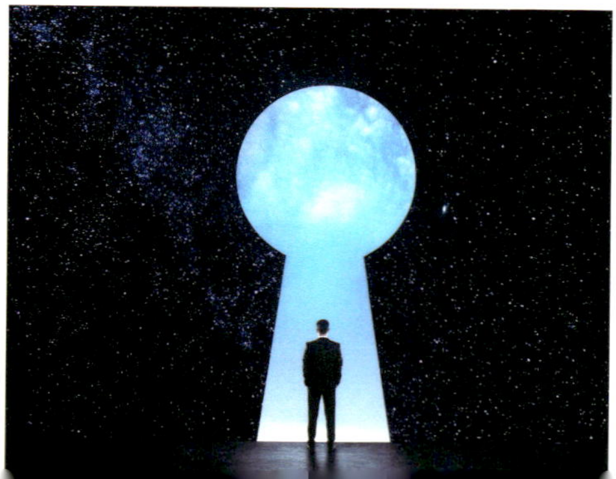

**3.00 bis 5.00**

ist die Zeit der Lunge. Hier finden Träume und die Verarbeitung von Erinnerungen statt, und die Lunge entgiftet.

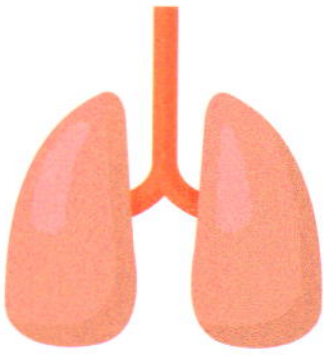

# IN IHNEN VERBIRGT SICH CHINESISCHE WEISHEIT …

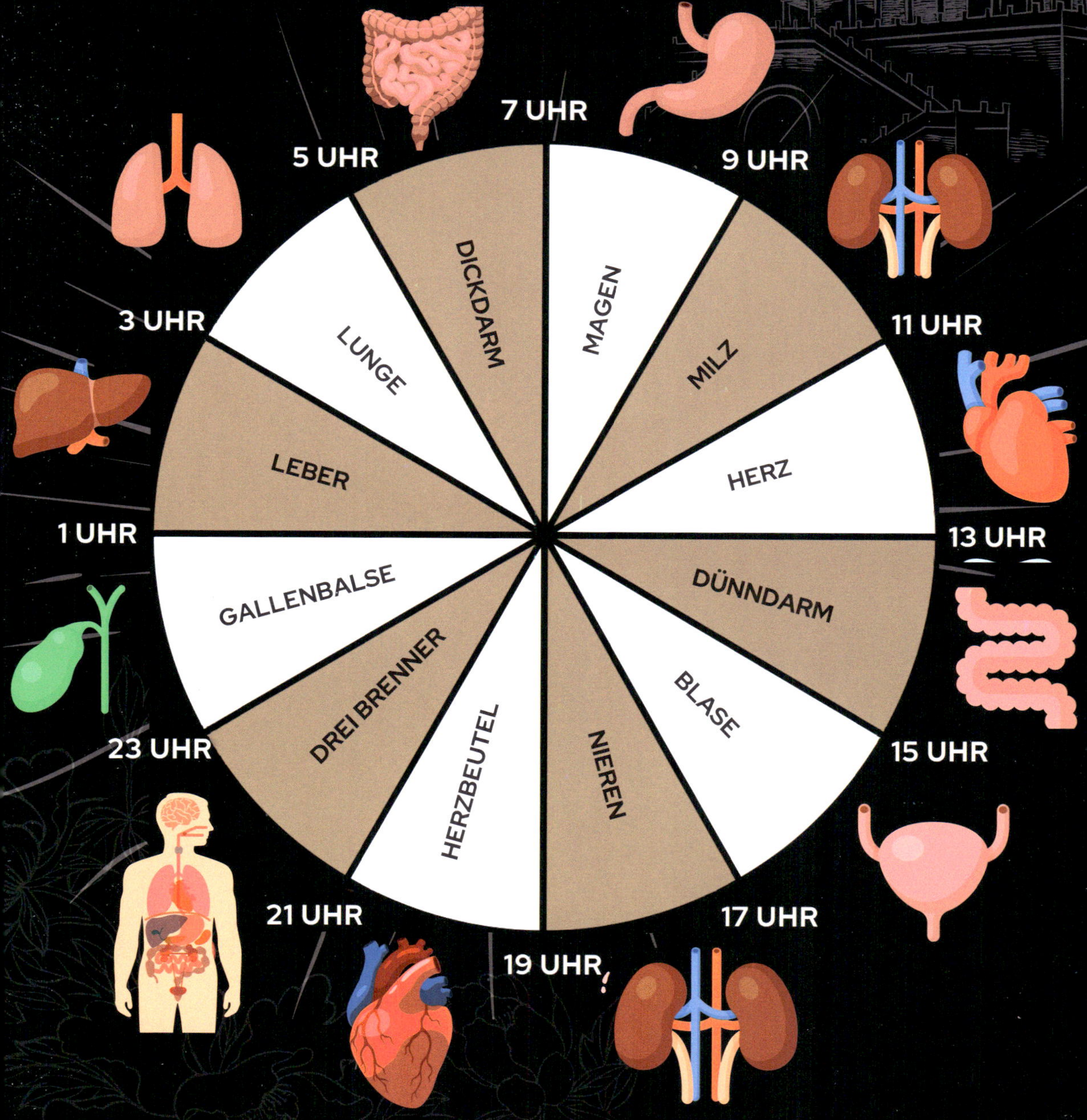

Dann wiederholt sich der Zyklus von Neuem. Was ich vermitteln möchte, ist ein einfaches Verständnis des Körpers als perfektes System. Nicht alles geschieht gleichzeitig. Im Gegenteil, **alles geschieht dann, wenn es für den Körper sinnvoll ist**. Wenn man sich also darauf einlassen will, kann man damit beginnen, etwas früher aufzustehen, ein gutes Frühstück, ein leichtes Mittagessen und ein frühes Abendessen zu sich zu nehmen. Ich meine „Iss morgens wie ein König, mittags wie ein Bauer und abends wie ein Bettler". Kommt dir das bekannt vor? Dieses Sprichwort gibt es schon seit Jahrhunderten und es ergibt Sinn.

Frage dich ganz ehrlich, ob du bemerkst, dass sich die Organuhr nach den Funktionen deines Körpers richtet. Merkst du das Leistungstief am Mittag? Oder den Energieschub am Morgen? Vielleicht hat die Traditionelle Chinesische Medizin doch recht, oder? Wer seiner inneren Uhr folgt, hat den ganzen Tag über mehr Energie und kann die Nährstoffe jeder Mahlzeit optimal verwerten.

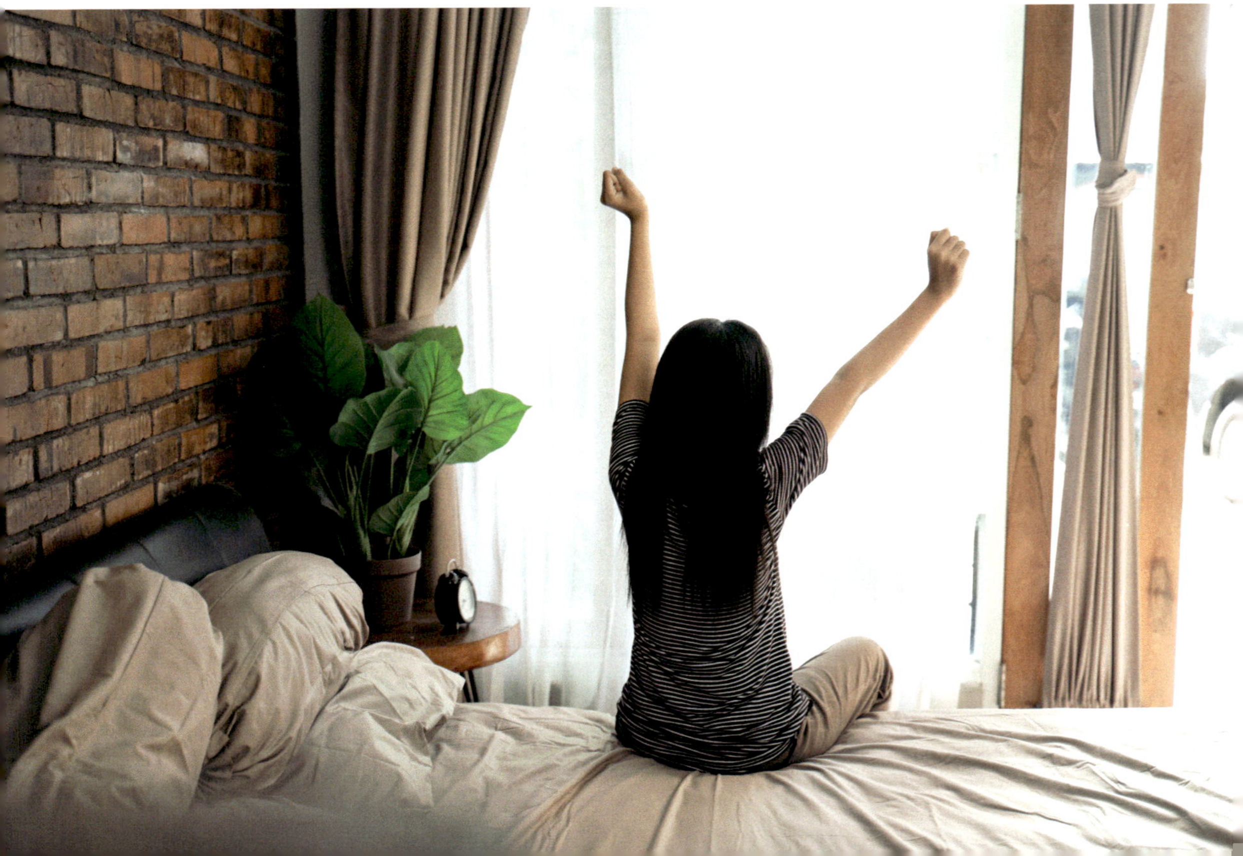

## AUF DIE TO-DO-LISTE SETZEN:

- ☑ Steh früher auf, wenn du kannst.
- ☑ Nimm dir Zeit für ein reichhaltiges Frühstück (es sei denn, du praktizierst IF und dein Essensfenster beginnt zur Mittagszeit).
- ☑ Nimm ein leichtes Mittagessen zu dir.
- ☑ Iss früh zu Abend.
- ☑ Du kannst deine Übungen morgens oder mittags einplanen, je nach der inneren Uhr deiner Organe.
- ☑ Achte darauf, dass du ausreichend schläfst, damit sich deine Organe regenerieren und deine Gesundheit optimiert wird.

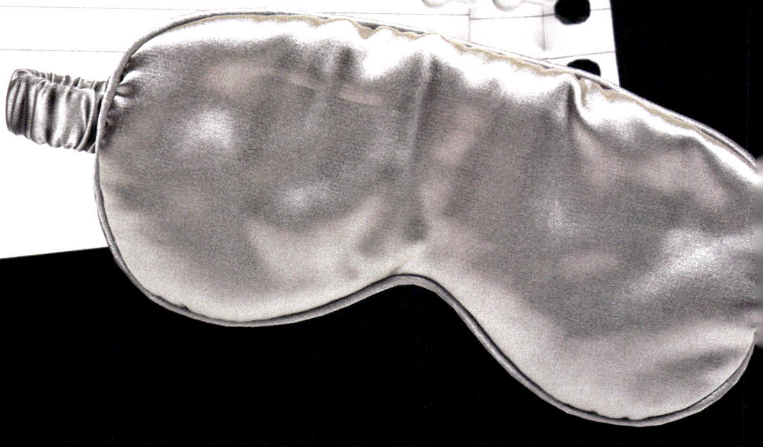

KAPITEL 4

# REZEPTE, UM NICHT KRANK ZU WERDEN

Jetzt kommen wir endlich zum praktischen Teil des Handbuchs. In diesem Kapitel werde ich dir genau sagen, was du jeden Tag essen kannst, und dir viele Ideen geben, wie du alles, was wir bisher besprochen haben, am besten und mit Leichtigkeit umsetzen kannst. Schließlich ist Veränderung schwer. Aber denk daran, dass wir langfristige und nachhaltige Veränderungen anstreben, indem du Woche für Woche einen Schritt nach dem anderen machst. Wenn du auf Zucker, künstliche Aromen und besonders salzige Snacks verzichtest und stattdessen echte, frische und rohe Lebensmittel zu dir nimmst, werden sich deine **Geschmacksknospen an die neuen Aromen gewöhnen.** In den ersten Wochen der Ernährungsumstellung kann es zu Heißhungerattacken kommen, aber mit der Zeit wirst du auch neue Geschmackserlebnisse wahrnehmen. Mein bester Rat ist, weiter zu experimentieren und immer das zu wählen, worauf dein Körper am besten anspricht. Versuche, alle Farben in deine Ernährung zu integrieren – wie das Sprichwort sagt: **„Iss den Regenbogen."** Das ist nicht nur für Kinder gedacht, sondern eine einfache Art auszudrücken, dass jede Farbe der Lebensmittel mit bestimmten gesundheitlich wirksamen Nährstoffen verbunden ist.

**Rot** steht für Lycopin und Anthocyane, die gut für die Gesundheit von Herz und Gehirn sind; **Orange und Gelb** stehen für Beta-Carotin und Vitamin C, die gut für die Immunabwehr und die allgemeinen Entgiftungsfunktionen sind; **Grün** steht für Chlorophyll, Lutein, Zeaxanthin und Folsäure, die gut für die Gesundheit der Leber und die Regeneration von Zellen und Gewebe sind; **Blau und Violett** sind gut für die Durchblutung und die Gesundheit der Augen und enthalten viele Antioxidantien; **Weiß und Braun** stehen für Allicin und Schwefelverbindungen, die den Blutdruck senken und die Immunfunktionen stärken.

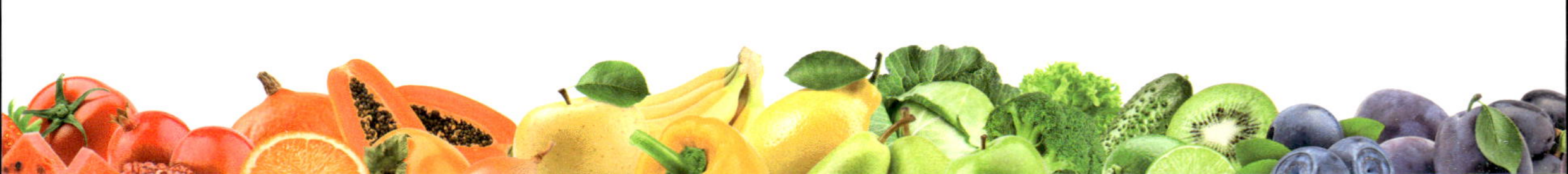

# ISS DEN REGENBOGEN

Rot = Lycopin und Anthocyane für die Gesundheit von Herz und Gehirn

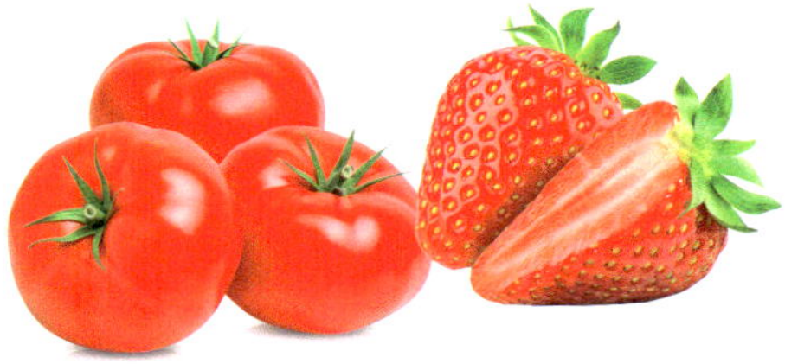

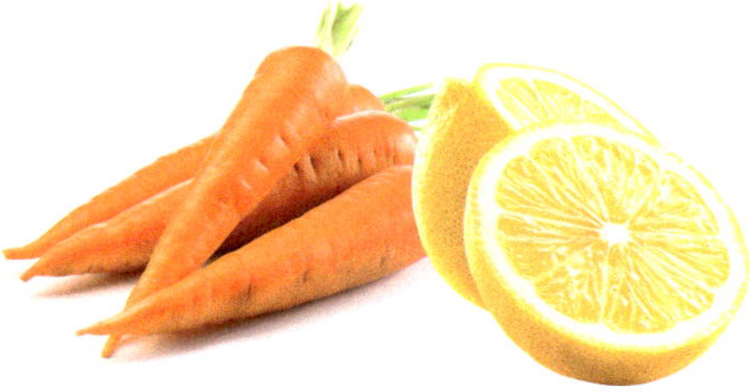

Orange/Gelb = Beta-Carotin und Vitamin C für die Immunfunktion und die Gesundheit der Haut, Körperentgiftung

Grün = Chlorophyll, Lutein, Zeaxanthin, Folsäure für Leber- und Zellfunktion und Gewebewachstum

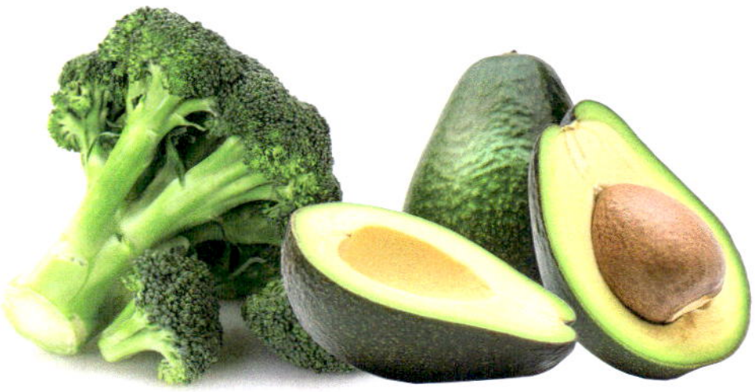

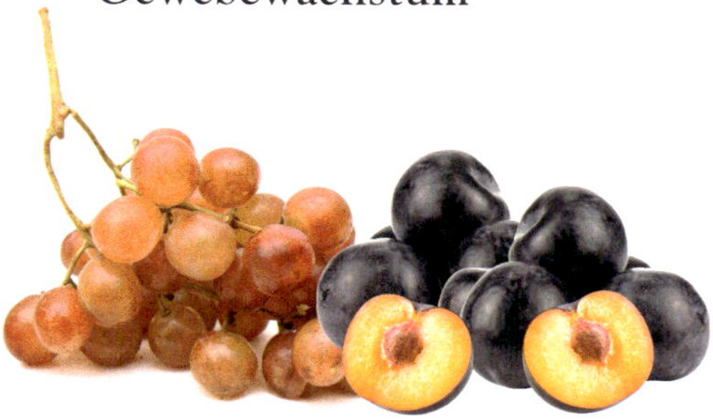

Blau/Violett = Chlorophyll, Lutein, Zeaxanthin, Folsäure für Herz-Kreislauf- und Augengesundheit, Anti-Aging

Weiß/Braun = Allicin und Schwefelverbindungen für einen niedrigeren Blutdruck und ein stärkeres Immunsystem

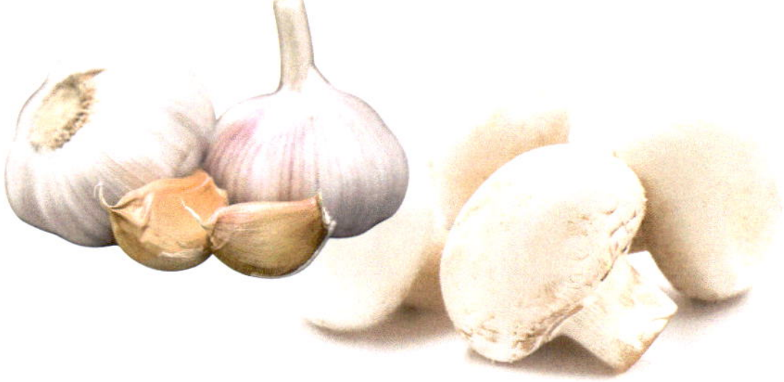

Wenn du diese Reise mit Familienmitgliedern unternimmst, z. B. mit deinem Partner oder deinen Kindern, denke daran, dass jeder von euch auf bestimmte Nahrungsmittel besser reagiert und andere nicht so gut verträgt. Passt eure Ernährung an und gebt euren Körpern Zeit, sich zu reinigen, anzupassen und auf die neue Lebensweise einzustellen.

## WIE DU IN DEN TAG STARTEST

Nach einer langen Nacht voller Regeneration brauchen deine Zellen einfach eine hochwertige Flüssigkeitszufuhr. Die meisten Menschen sind nach dem Aufwachen nicht hungrig und das ist völlig normal. Lerne, die innere Uhr deines Körpers zu respektieren und zwinge deinem Körper niemals Nahrung auf, wenn dein Körper sie nicht braucht.

Das Erste, was du nach dem Aufwachen tun solltest, ist, Wasser zu trinken. Natürlich nicht irgendein Wasser. Wähle Wasser aus Glasflaschen oder Quellwasser. Noch besser: Hier sind zwei Rezepte zur Auswahl.

### ZITRONENWASSER

**Zutaten:**

1 Glas Wasser
1 Zitrone oder Limette, entsaftet

**So hilft es:**

Entgiftet, regt den Stoffwechsel an und fördert den Stuhlgang. Enthält keine Kalorien und unterbricht daher nicht das Fasten.

## KOLLAGENKAFFEE

### Zutaten:

1 Tasse Kaffee (Demeter) 10g
Weidekollagenpeptide

### So hilft es:

Kaffee hilft die Aufmerksamkeit und Produktivität zu erhöhen. Kollagen verbessert die Hautgesundheit, wirkt sich positiv auf die Darmschleimhaut aus und versorgt den Körper mit Aminosäuren, die in unserer Nahrung kaum vorhanden sind.

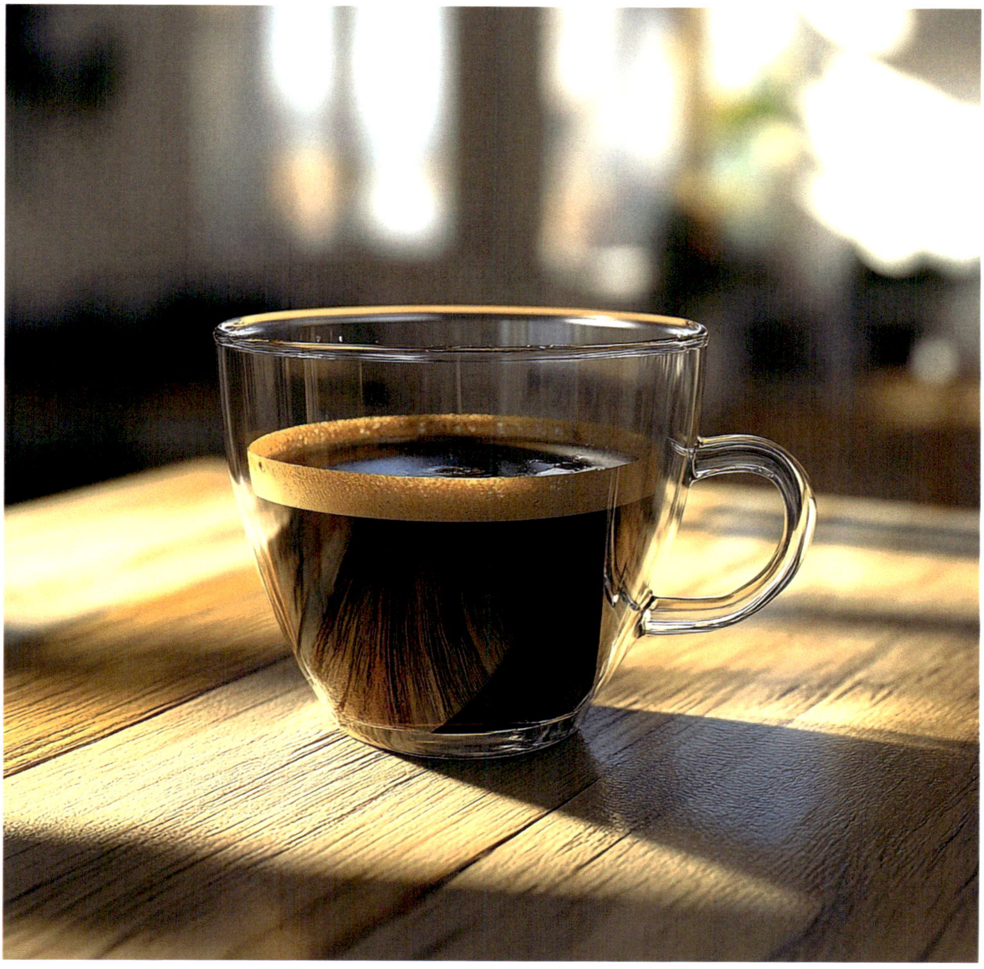

## WASSER MIT ESSIG UND MEERSALZ

### Zutaten:

1 Glas Wasser
1 EL Apfelessig
1 Prise Meersalz
1 Prise Cayennepfeffer oder Ingwer (optional)

### So hilft es:

Dieses Getränk ist eine hervorragende Alternative zu Zitronenwasser, wenn es darum geht, die Flüssigkeitszufuhr und die Verdauung zu unterstützen. Meersalz versorgt den Körper mit Elektrolyten, Apfelessig unterstützt die Entgiftung der Leber und Cayennepfeffer und Ingwer fördern die Durchblutung und reduzieren Entzündungen im Körper. Trinke das Getränk auf nüchternen Magen und setze entweder das Fasten fort oder nimm nach 20 bis 30 Minuten ein Frühstück zu dir.

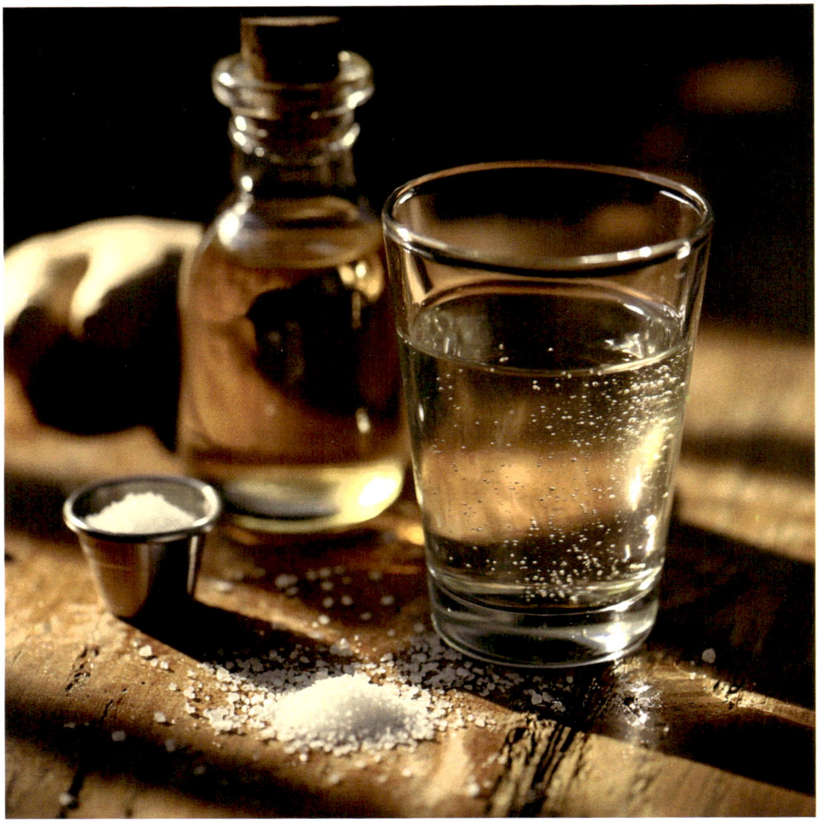

## SCHWARZKÜMMELÖL

**Zutaten:**

1 Esslöffel 1/3 Kapseln Schwarzkümmelöl

**So hilft es:**

Schwarzkümmelöl stammt von einer Pflanze namens Nigella sativa, die in Asien, Afrika und Europa wächst. Das daraus gewonnene Öl wird seit Jahrtausenden in der traditionellen Medizin wegen seiner zahlreichen Vorzüge verwendet. Es gilt als so wirksam, dass es den Namen „Universalheilmittel" erhalten hat. Zunächst einmal ist es reich an Antioxidantien, es kann bei der Behandlung von Asthma und beim Abnehmen helfen, es kann den Blutzuckerspiegel, den Blutdruck und sogar den Cholesterinspiegel senken. Viele seiner Eigenschaften sind auf den Gehalt an Thymoquinon zurückzuführen, einen Pflanzenstoff, der für seine entzündungshemmende Wirkung bekannt ist[117]. Insgesamt habe ich festgestellt, dass dieses Nahrungsergänzungsmittel Menschen mit Allergien hilft und die Immunfunktionen stärkt. Ich nehme es morgens entweder in flüssiger Form oder in Kapselform ein.

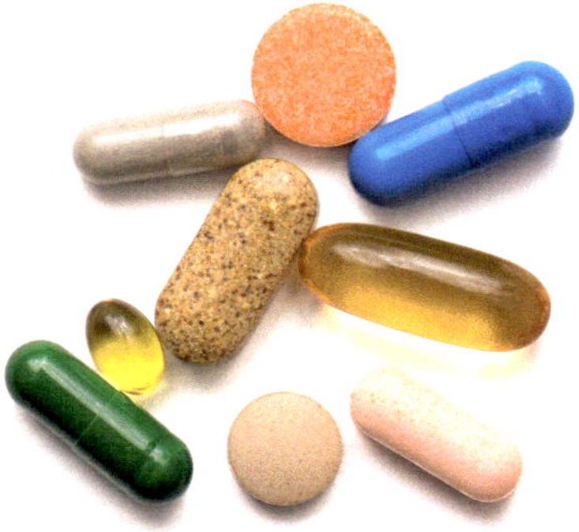

## ERGÄNZUNGSMITTEL

**Inhaltsstoffe:**

Magnesiumcitrat (400 mg)
Vitamin D (D3: 10.000 IU + K2)
Jod
Omega-3-Fettsäuren (wenn du wenig oder keinen Fisch isst)

**So hilft es:**

Auch wenn ich im nächsten Kapitel auf meine Lieblingskräuter und Nahrungsergänzungsmittel näher eingehe, sind dies meine morgendlichen Grundlagen. Jeder sollte Magnesium zu sich nehmen, da es für die Muskel- und Nervenfunktion wichtig ist. Zusätzlich haben die meisten Menschen einen Mangel an Vitamin D, das an mehreren lebenswichtigen Funktionen beteiligt ist, z. B. der Stärkung der Knochen und der Aufrechterhaltung einer optimalen Immunfunktion. Ich nehme morgens Jod, um die Schilddrüsenfunktionen zu unterstützen.

Normalerweise nehme ich diese drei zusammen mit meinem Morgengetränk auf nüchternen Magen ein. Schließlich sind Omega-3-Fettsäuren im Körper der meisten Menschen definitiv Mangelware, und sie sind unerlässlich, um das Gleichgewicht zwischen Omega-3- und Omega-6-Fettsäuren wiederherzustellen.

Danach kannst du entweder weiter fasten (wenn du willst) oder frühstücken. Ich schlage vor, dass du nach dem Trinken eine Weile wartest, auch wenn es nur 20 Minuten sind, bevor du etwas isst. Hier sind ein paar Vorschläge für dein Frühstück:

## MATCHA LATTE

### Zutaten:

1 Esslöffel Matcha-Pulver
50 ml heißes Wasser (≈ 1/4 Tasse)
300 ml Ziegenmilch (ca. 1 1/4 Tassen)

### Zubereitung:

Dieses Getränk ist ganz einfach zuzubereiten. Einfach das Matcha-Pulver mit heißem Wasser übergießen und umrühren. Wenn du einen Matcha-Besen hast, geht es noch besser. Während du weiterrührst, gibst du Ziegenmilch hinzu, bis du eine cremige Konsistenz erreichst.

### Gesundheitliche Vorteile:

Matcha ist eine Art grüner Tee. Aufgrund der Art und Weise, wie er geerntet wird, enthält Matcha Nährstoffe aus dem gesamten Blatt der Pflanze, darunter mehr natürliches Teein[118] und Antioxidantien als normaler grüner Tee. Matcha wird seit Jahrtausenden in fernöstlichen Kulturen getrunken, und Studien haben gezeigt, dass er die Leber schützt[119], die Herzgesundheit fördert und beim Abnehmen helfen kann. Du musst dir über eines im Klaren sein: Obwohl Matcha Koffein enthält, ist er nicht schädlich für die Gesundheit. Matcha wirkt nämlich nicht auf die gleiche Weise wie Kaffee, der zwar schnell Energie gibt, dann aber einen Energieabfall verursacht. Eine in diesem grünen Pulver enthaltene Verbindung namens L- Theanin kann die Art und Weise verändern, wie das Koffein aufgenommen wird, wodurch das Energieniveau länger aufrechterhalten und der Energieabfall, den Kaffee verursachen würde, vermieden wird[120].

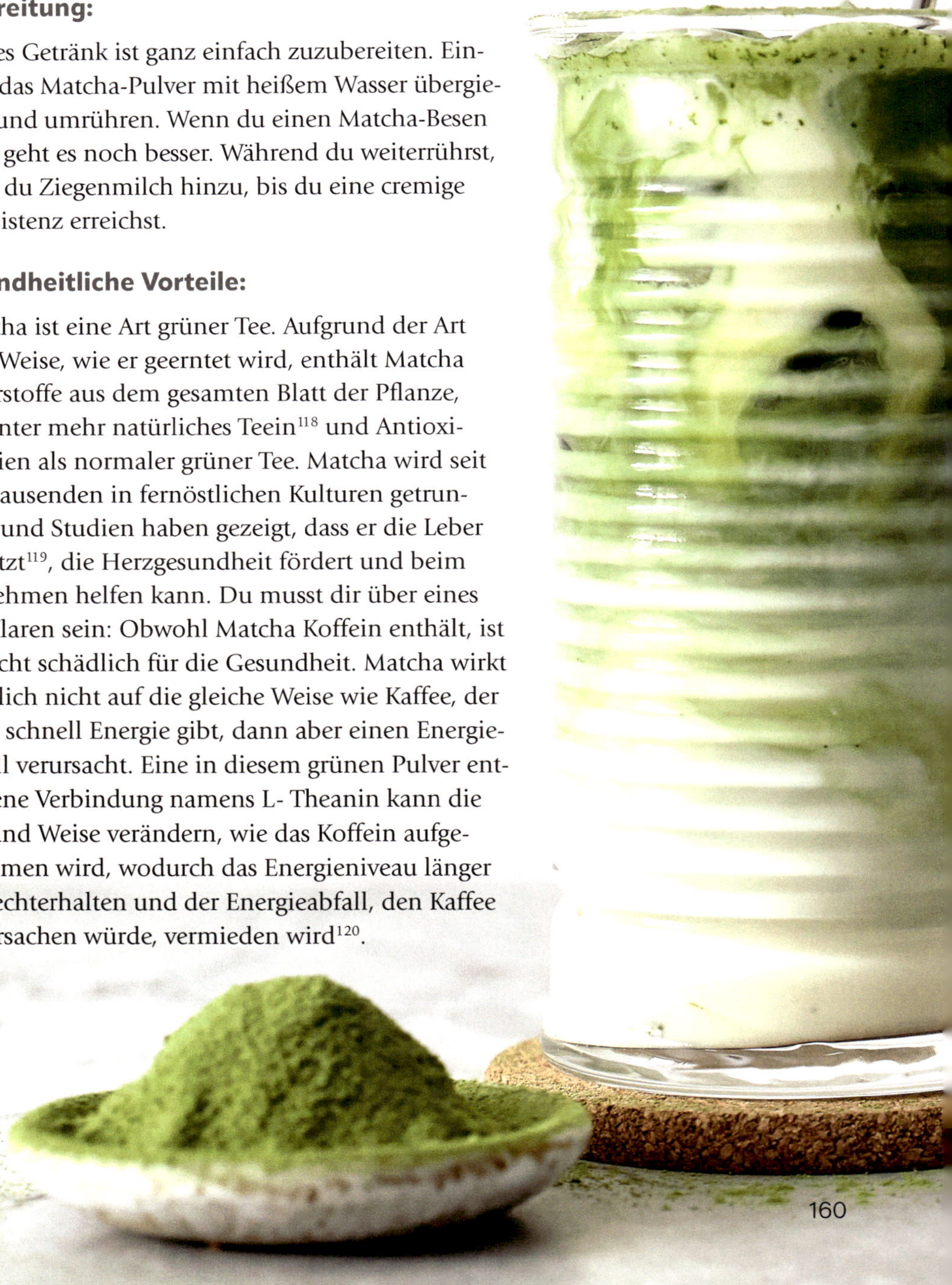

## GRÜNER SMOOTHIE

### Zutaten:

1 Apfel
1 rohe Karotte
1 EL Kokosöl
1 EL Spirulina- oder Chlorella-Pulver
Rohmilch (optional)
Roher Honig (optional)

### Zubereitung:

Alle Zutaten einfach glatt pürieren. Für mehr Cremigkeit oder Süße kann ein Schuss Rohmilch oder etwas Rohhonig zugegeben werden.

### Gesundheitliche Vorteile:

Die Kombination von Äpfeln, Karotten, Kokosöl und Algenpulver ergibt einen basischen, entgiftenden und nährstoffreichen Smoothie, der sich hervorragend zur Unterstützung der allgemeinen Gesundheit und des Energieniveaus eignet. Kokosöl ist eine besondere Zutat, die nicht nur für einen tropischen Geschmack sorgt, sondern auch antimykotische, antibiotische und antiparasitäre Eigenschaften besitzt. Als Smoothie oder Snack unterstützt es Ketoseprozesse und fördert die Stoffwechselfunktionen.

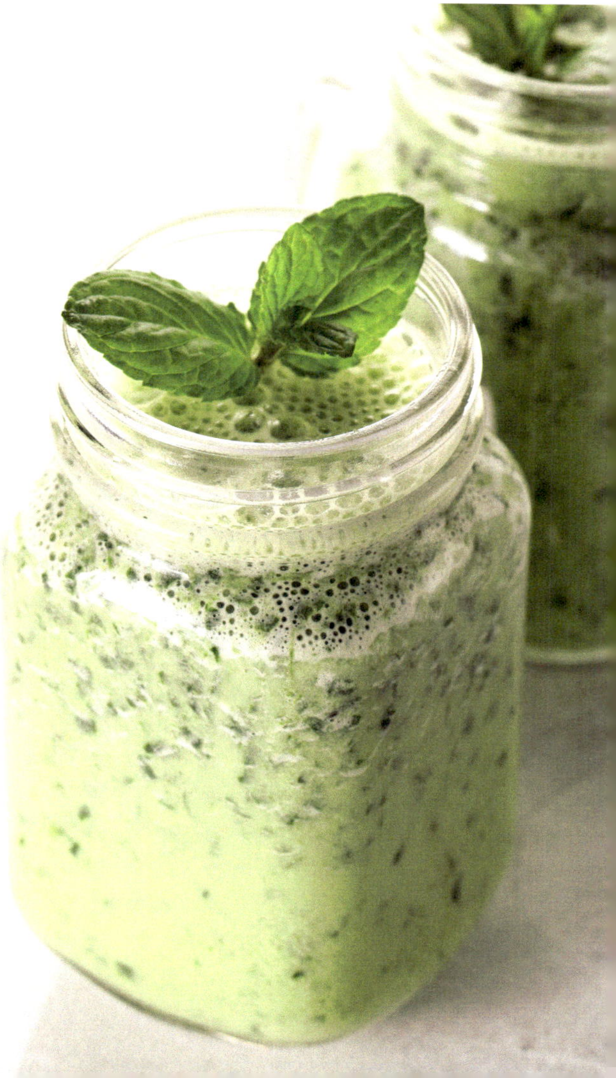

## SMOOTHIE-VARIANTE: BLUTREINIGER

**Zutaten:**

1 Rote Bete
⅓ Wassermelone, einschließlich Samen
1 EL Kokosöl
1 EL Spirulina- oder Chlorella-Pulver
2–3 Minzblätter
Rohmilch (optional)
Roher Honig (optional)
Eine Prise Knoblauch, Kurkuma und Cayennepfeffer (optional, für eine tiefere Blutreinigung)

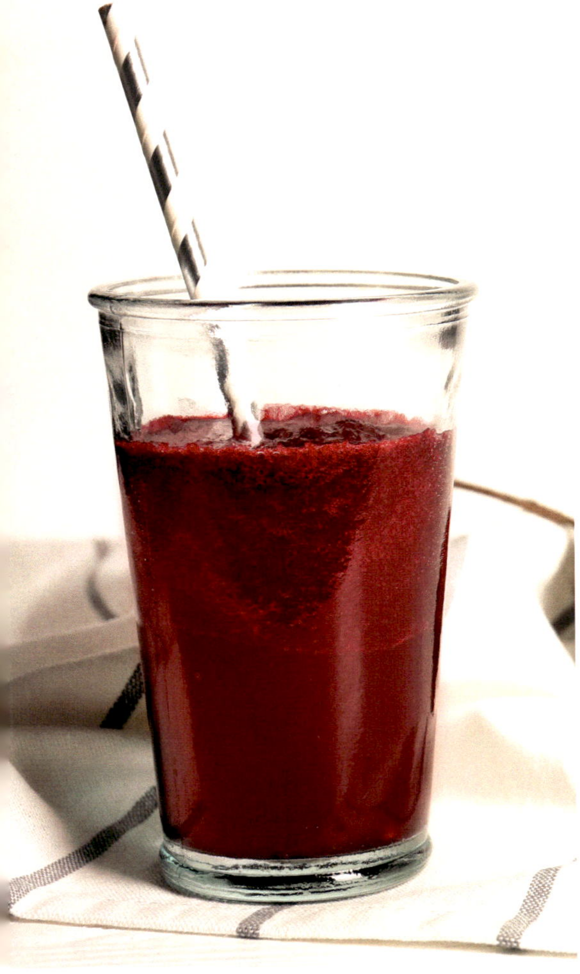

**Zubereitung:**

Befolge die gleichen Anweisungen wie für den grünen Smoothie.

**Gesundheitliche Vorteile:**

Moderne Chemikalien in Lebensmitteln und Hautpflegeprodukten vergiften unseren Körper Tag für Tag. Sonnenschutzmittel, künstliche Süßstoffe, Pestizide und viele Chemikalien in alltäglichen Kosmetika, Küchengeräten und in der Luft, die wir einatmen, sind verheerend für die Gesundheit des Blutes. Deshalb arbeitet dein Körper Tag und Nacht daran, diese Giftstoffe aus deinem Blutkreislauf zu entfernen und auszuscheiden. Eine kleine Unterstützung durch deine Ernährung und bestimmte Inhaltsstoffe können einen großen Unterschied für die Reinheit deines Blutes machen. Da das Blut zu allen Organen transportiert wird, führt verunreinigtes Blut zu Funktionsstörungen der Organe. Sauberes und reines Blut hingegen kann dazu beitragen, dass alle Organe effizienter arbeiten.

Rote Bete hilft nachweislich bei der Regulierung des Blutdrucks und ist noch wirksamer, wenn sie roh verzehrt wird[121]. Sie kann die Atmungsleistung steigern, was sie zu einem hervorragenden Hilfsmittel für die Sauerstoffverwertung im Körper macht[122].

Wassermelonen sind reich an Citrullin und Lycopin, Verbindungen, die mit einem niedrigeren Blutdruck und einem gesünderen Stoffwechsel in Verbindung gebracht werden. Citrullin ist eigentlich eine Aminosäure, die im Körper in Arginin umgewandelt wird. Die höchste Menge an Citrullin befindet sich im weißen Fruchtfleisch, das den roten, süßen Teil der Frucht umgibt. Achte also darauf, dass du etwas davon in deinen Smoothie gibst. Citrullin und Arginin sind sehr wichtig für die Synthese von Stickstoffmonoxid, das erwiesenermaßen die Blutgefäße erweitert und entspannt und so das Risiko von Schlaganfällen und Herz-Kreislauf-Erkrankungen senkt[123].

Minzblätter sind eine hervorragende Quelle für Antioxidantien und verbessern die Verdauung. Insgesamt ist diese Smoothie-Variante ideal, um Entzündungen im Körper zu reduzieren, das Blut zu reinigen und die Durchblutung zu fördern.

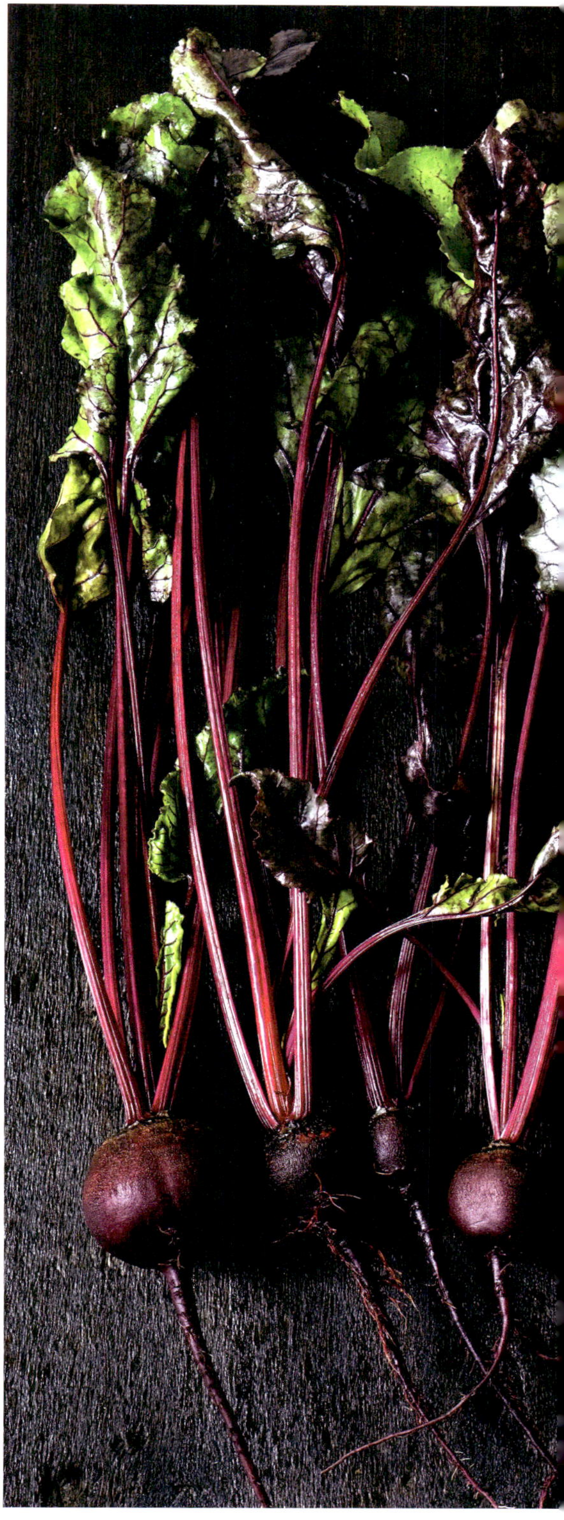

# DEIN BLUT IST UNREIN?

Moderne Chemikalien aus Sonnenschutzmitteln, Süßstoffen Pestiziden können dein Blut über den Leberstoffwechsel verunreinigen. Blutreinigung = Entgiftung

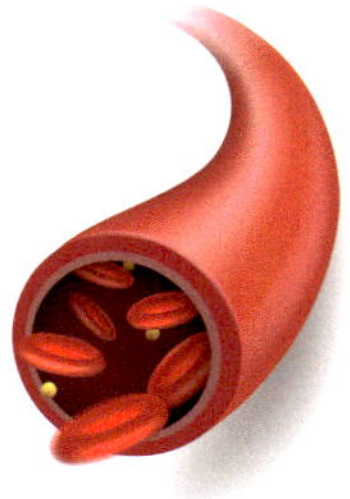

Das Blut transportiert das Gift in deinen gesamten Körper.

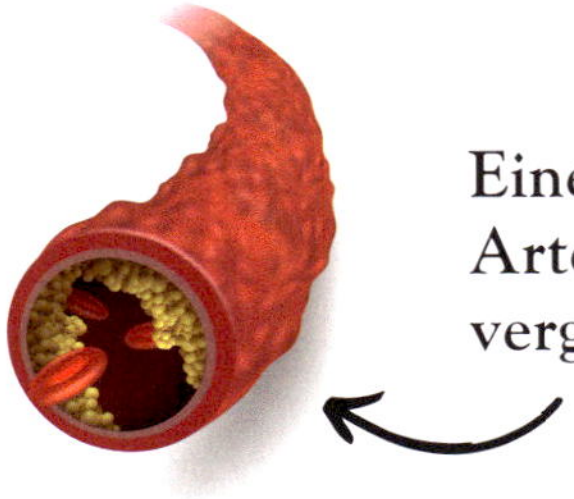

Eine <u>verstopfte</u> Arterie ist eine vergiftete Arterie.

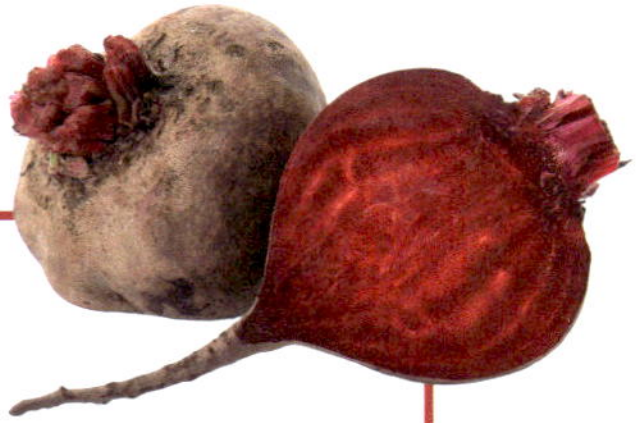

**Rote-Bete-Shake**
= rot wegen der roten Antioxidantien
= gut für das Herz
= gut für das Blut

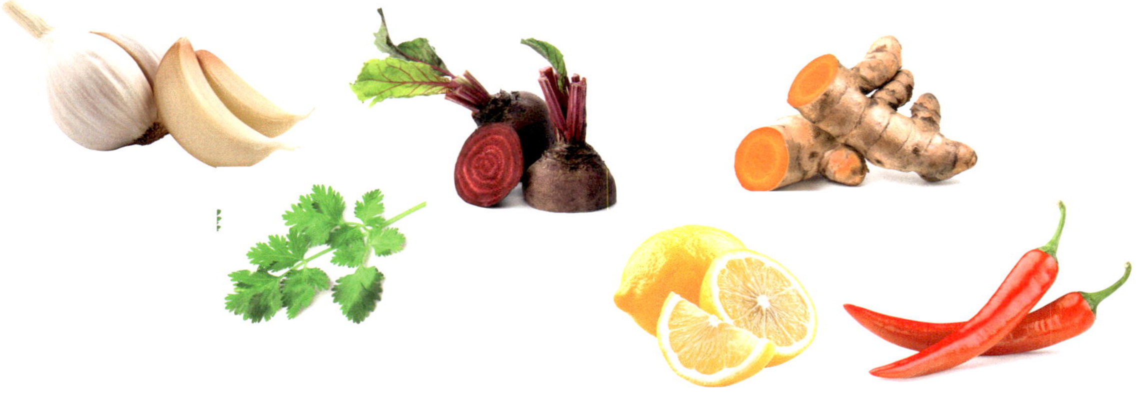

Die besten Lebensmittel zur Blutreinigung: Knoblauch, Koriander, Rote Bete, Zitrone, Kurkuma und Cayennepfeffer

## SMOOTHIE-VARIANTE: LEBERREINIGER

### Zutaten:

1 Orange
1 rohe Karotte
1 EL Kokosöl
1 EL Spirulina- oder Chlorella-Pulver
1 Stück Ingwer
Rohmilch (optional)
Roher Honig (optional)

### Zubereitung:

Befolge die gleichen Anweisungen wie für den grünen Smoothie.

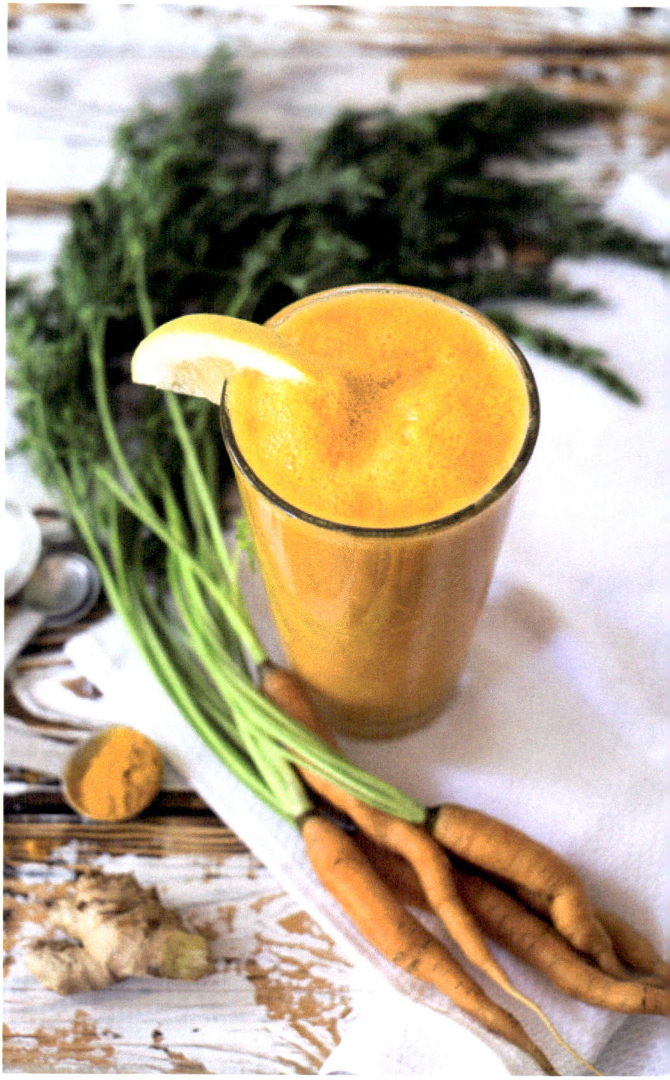

### Gesundheitliche Vorteile:

Dies ist der perfekte Smoothie, um Entgiftungsprozesse zu unterstützen. Die Kombination aus rohen Karotten, Zitrusfrüchten und Ingwer sowie die Eigenschaften der anderen Zutaten in der Zutatenliste sind sehr effektiv bei der Unterstützung einer gründlichen Leberreinigung. Ich empfehle, diesen Smoothie mindestens einmal pro Woche zu trinken, um von den Vorteilen einer regenerierenden inneren Entgiftung zu profitieren.

## SMOOTHIE-VARIANTE: LUNGENREINIGER

### Zutaten:

1 grüner Apfel
1 rohe Karotte
½ Zitrone, entsaftet
1 EL Kokosöl
1 EL Spirulina- oder Chlorella-Pulver
1 TL roher Honig
Rohmilch (optional)

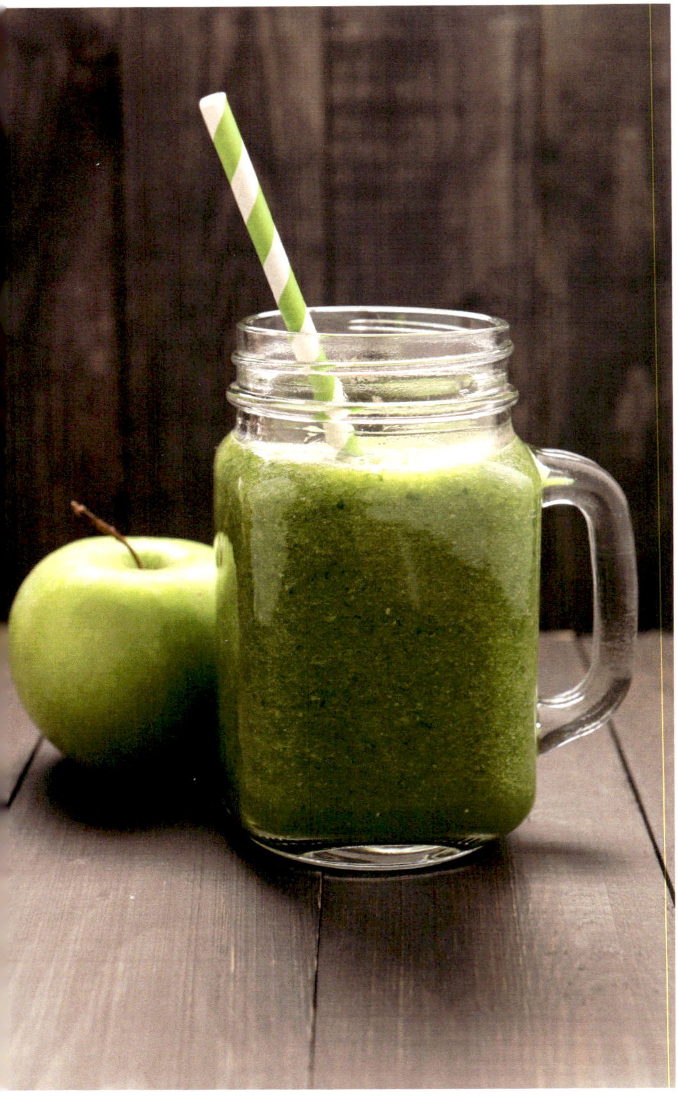

### Zubereitung:

Befolge die gleichen Anweisungen wie für den grünen Smoothie.

### Gesundheitliche Vorteile:

Dies ist eine weitere Variante, die meine ganze Familie liebt. Der bittere und saure Geschmack wird durch den rohen Honig und den optionalen Schuss Rohmilch ausgeglichen. Die Kombination der Zutaten ist wirksam bei der Wiederherstellung der Atemfunktion und kann bei Verschleimung oder Entzündung der Atemwege helfen.

## SMOOTHIE-VARIATION – WEITERE HILFREICHE ZUTATEN

**Zutaten:**

1–2 Selleriestangen: sind gut für die Darmgesundheit
5–10 Korianderblätter: sind wirksam bei der Beseitigung von Schwermetallen
100 g Ananas (≈½ Tasse): Das enthaltene Bromelain ist erstaunlich hilfreich dabei, Akne-Symptome zu reduzieren
1 TL Olivenöl: kann die Stoffwechselfunktionen unterstützen

**Zubereitung:**

Kombiniere Zutaten, um Smoothies zu kreieren, die deiner Gesundheit und deinem Gaumen guttun. Achte darauf, dass die Zutaten von guter Qualität sind und dass sie der Jahreszeit entsprechen.

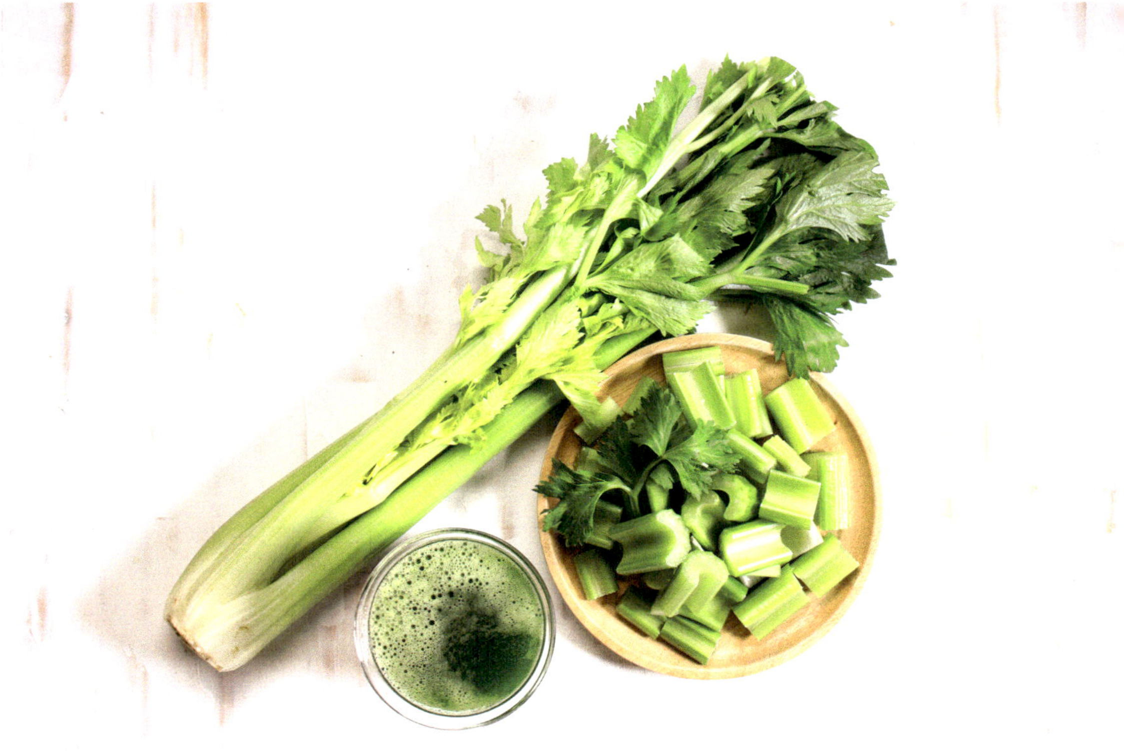

## ALLESKÖNNER-HONIG

### Zutaten:

10–15 Knoblauchzehen
1 Glas Rohhonig

### Optional:

1 EL Kurkuma
½ TL Pfeffer
1 rote Zwiebel
2 Knollen Ingwer

### Zubereitung:

Schneide die Knoblauchzehen in Hälften, presse sie an und übergieße sie mit dem Rohhonig in einem Glas. Verschließe den Deckel gut und bedecke den Knoblauch komplett mit Honig, sodass keine Luft mehr im Glas ist.

Nimm jeden Tag 1 EL von dieser Mischung.

Optional: Füge zusätzlich Kurkuma, Pfeffer und rote Zwiebeln oder Ingwer hinzu, um die Mischung noch effektiver zu machen. Man kann diese Mischung auch 2–3 Tage fermentieren lassen, wodurch sie unangenehmer schmeckt, aber noch efffektiver wird. Die Mischung hält sich maximal 2 Wochen im Kühlschrank. Du kannst alle Zutaten kombinieren, um den ultimativen Gesundheitsbooster herzustellen.

### Gesundheitliche Vorteile:

Dieses Rezept ist eines der stärksten natürlichen antiviralen und antibiotischen Mitteln. Auch bei Zellveränderungen, Lungenproblemen und Schleim wird dieses Rezept empfohen.

# WAS DU ZUM FASTENBRECHEN ESSEN SOLLTEST

Wenn du IF machst, ist das Mittagessen wahrscheinlich die Mahlzeit, mit der du dein Fasten brichst. (Kaffee, Tee, Selleriesaft und Zitronenwasser brechen dein Fasten nicht. Die Smoothies schon. Diese setze ich insbesondere dann ein, wenn ich bestimmte Probleme habe und morgens nicht faste.) Du kannst dir im vorherigen Abschnitt Ideen für Mahlzeiten ansehen oder einfach mit den Optionen weitermachen, die wir hier sehen werden. Wenn das Mittagessen die zweite Mahlzeit des Tages ist, sollte es dennoch nährstoffreich sein und eine gute Menge an Proteinen enthalten, ohne dass du dich am frühen Nachmittag schwer fühlst.

Schließlich führt der Verzehr von zu vielen Kohlenhydraten zum Mittagessen leicht zu einem Energiemangel in den nächsten Stunden. Die meisten Menschen halten das für normal, aber ehrlich gesagt ist es absolut vermeidbar. Sehen wir uns einige ausgewogene Mittagsideen an.

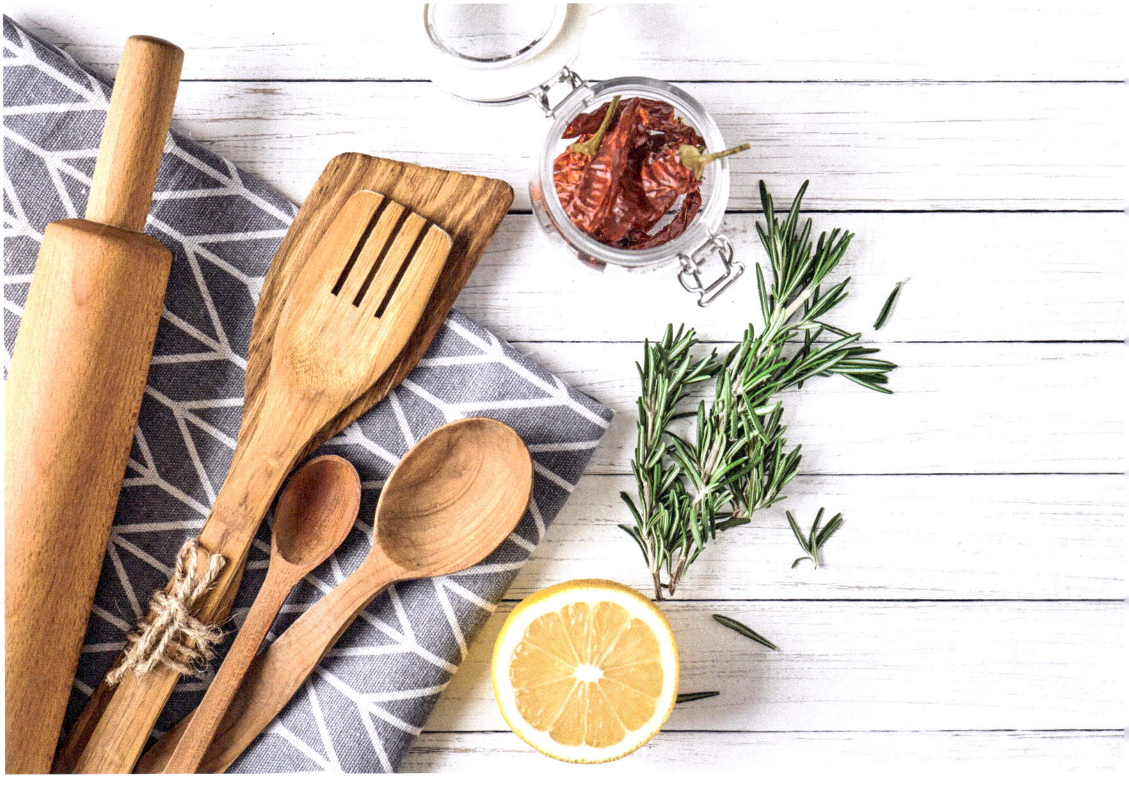

## HART GEKOCHTE EIER AUF MÖHRENSALAT

### Zutaten:

2 Eier
2 geraspelte Karotten
Apfelessig
Roher Honig
Olivenöl
Meersalz, Kräuter und Pfeffer

### Zubereitung:

Du kannst die zwei Eier weich kochen. Normalerweise dauert es etwa 5–6 Minuten. Mische alle Salatzutaten und passe den Geschmack mit Essig und Honig an.

### Gesundheitliche Vorteile:

Auch hier sind Eier der eiweißreiche Bestandteil der Mahlzeit. Karotten sind gut für den Darm und roher Honig enthält Antioxidantien und wirkt entzündungshemmend. Apfelessig ist gut für die Verdauung und hilft, den Blutzuckerspiegel zu regulieren. Du kannst verschiedene Kräuter und Gewürze verwenden, um den Geschmack zu variieren.

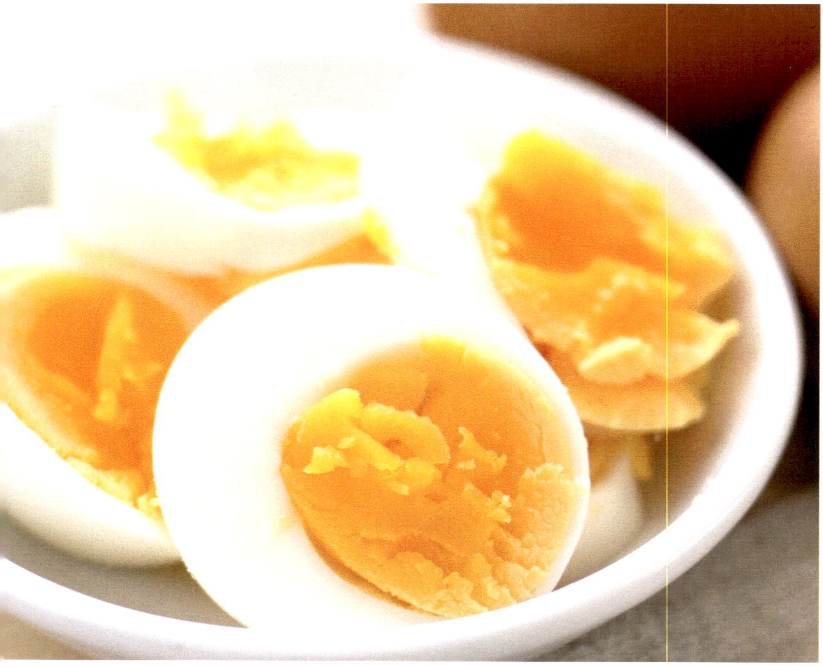

## FLEISCHBÄLLCHEN

### Zutaten:

450 g Hackfleisch
1 Ei
25 g geriebener Käse (ca. 1/4 Tasse)
Gewürzmischung zum Binden
(Meersalz, schwarzer Pfeffer, Knoblauchpulver usw.)

### Zubereitung:

Ein weiteres tolles Rezept, das ganz einfach ist. Für die Frikadellen werden alle Zutaten vermischt und zu Kugeln geformt. Auch Kinder haben Spaß daran, diese zuzubereiten. Anschließend können sie gebacken oder in Butter oder Ghee gebraten werden, bis sie gar sind.

### Vorteile:

Dies ist ein sehr einfaches und proteinreiches Rezept. Es lässt sich leicht aufbewahren und mit beliebigen Beilagen kombinieren.

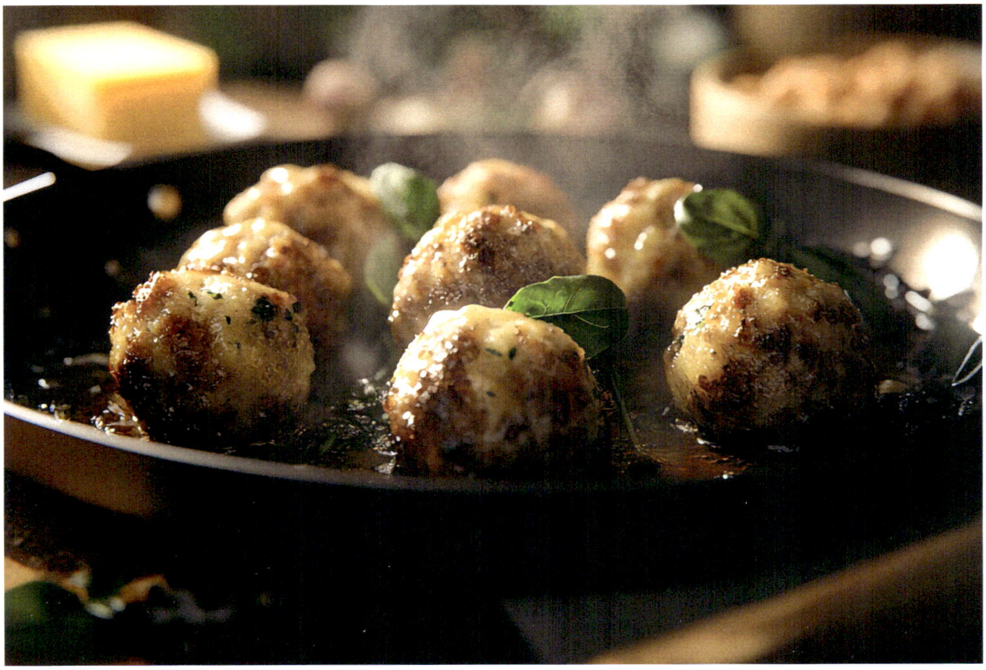

## RUMPSTEAK MIT SÜSSKARTOFFELPÜREE

### Zutaten:

1 Rumpsteak
1 Süßkartoffel
1 EL Butter
Meersalz und Pfeffer

### Zubereitung:

Das Rumpsteak einfach grillen und mit Meersalz und Kräutern würzen. Süßkartoffeln in Wasser mit Butter kochen und mit einer Gabel zerdrücken. Mit etwas Meersalz und Gewürzen abschmecken. Das Steak mit dem Püree als Beilage servieren.

### Gesundheitliche Vorteile:

Während das Rumpsteak reich an Eiweiß und Fett ist, enthält die Süßkartoffel komplexe Kohlenhydrate und viele Nährstoffe. Diese Mahlzeit macht lange satt. Außerdem schmeckt sie jedem. Süßkartoffeln haben einen etwas niedrigeren glykämischen Index als herkömmliche Kartoffeln, sind schneller gar und enthalten mehr Nährstoffe. Definitiv die beste Wahl, wenn es um Knollen zum Kochen geht.

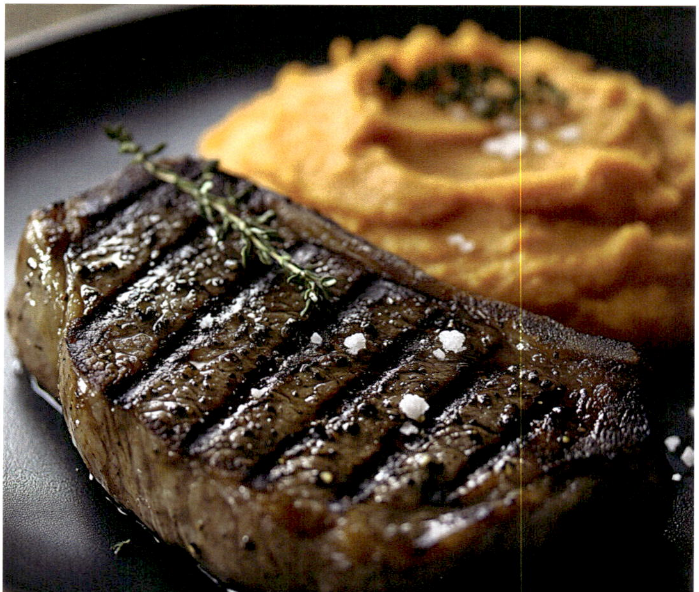

## BUDDHA BOWLS

Obwohl man hier so ziemlich alles hineintun kann, was man möchte, gebe ich dir eine meiner Lieblingskombinationen für Familienessen.

### Zutaten:

150–200 g gekochter Buchweizen (ca. 1 Tasse)
100–150 g gekochtes Hackfleisch oder Lachs (ca. ½ Tasse)
100 g geschnittene Karotten oder Tomaten (ca. ½ Tasse)
½ geschnittene Avocado
Zitronensaft oder Apfelessig
Meersalz und Pfeffer

### Zubereitung:

Ganz einfach: Nimm eine Schüssel und gib alle Zutaten hinein. Mit etwas Zitronensaft beträufeln und mit Salz und Pfeffer abschmecken. Du kannst das Gericht gerne an die jeweilige Jahreszeit und die lokalen Zutaten anpassen.

### Gesundheitliche Vorteile:

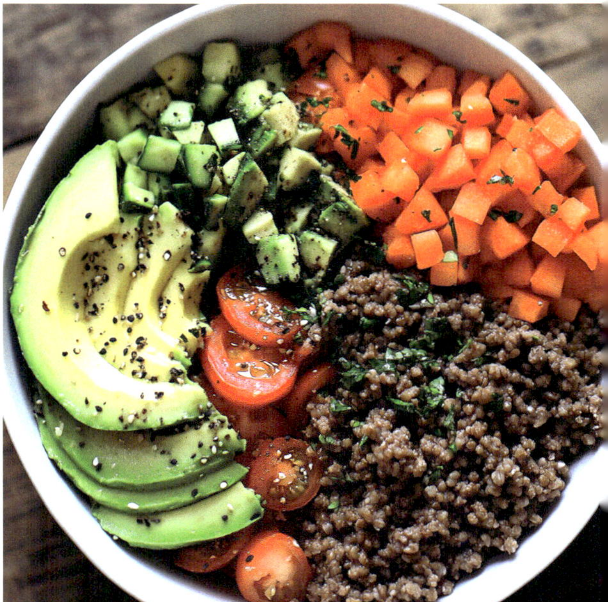

Neben den Vorteilen der einzelnen Zutaten ist das Schöne an All-in-one-Bowls, dass man sich einfach hinsetzen und das Essen genießen kann. Dieses Beispiel ist bereits ausgewogen, da es Proteine, Fette und komplexe Kohlenhydrate enthält. Du kannst jederzeit Gewürze hinzufügen, wenn dir danach ist. Ich empfehle immer, alle Gerichte auf einem Teller zu servieren, denn so vermeidest du, dass du zu viel isst und deinen Teller zwei- oder dreimal füllst. Wenn du weißt, wie viel Essen du brauchst, um satt zu werden, kannst du dein Menü einfach nach deinen Bedürfnissen zusammenstellen.

Außerdem essen Frauen in der Regel etwas weniger, Männer mehr. Kinder können natürlich kleinere Schüsseln bekommen. Denke daran, jedem Familienmitglied das zu geben, was es speziell braucht.

## FALAFEL UND OFENGEMÜSE

### Zutaten:

200–250 g gekochte Kichererbsen oder gelbe Mungbohnen
250–300 g gemischtes Gemüse, z. B. Paprika, Zucchini, Pilze usw. (ca. 2 Tassen)
40 g gehackte Zwiebeln (ca. 1/4 Tasse)
2 Knoblauchzehen
Gewürzmischung (Meersalz, schwarzer Pfeffer, Kreuzkümmel, Koriander, Curry usw.)
Roher Honig (optional)

### Zubereitung:

Für die Falafel werden die Kichererbsen oder Mungbohnen mit Zwiebeln, Knoblauch und Gewürzen gekocht und zu den klassischen Falafelbällchen püriert. Wenn du etwas Flüssigkeit benötigst, kannst du einen Teil des Wassers verwenden, das zum Kochen verwendet wurde. Frittiere die Bällchen in Butter oder Ghee, bis sie goldbraun sind. Wasche und schneide das Gemüse und verwende es entweder roh oder gekocht. Zum Kochen kann jedes Fett verwendet werden. Kokosöl gibt dem Gemüse einen süßen Geschmack. Du kannst auch einige Gewürze hinzufügen, z. B. eine Currymischung, Kreuzkümmel oder Koriander. Füge zum Schluss etwas rohen Honig hinzu, damit es besonders süß schmeckt.

### Gesundheitliche Vorteile:

Falafel sind reich an Proteinen und Ballaststoffen und eine einfache Möglichkeit, reichlich Gewürze, Zwiebeln und Knoblauch zu sich zu nehmen, die alle erstaunliche Vorteile haben. Die Zugabe von rohem Honig zu Gemüse ist eine fantastische Möglichkeit, den Heißhunger auf Süßes zu stillen, ohne sich ungesunden Snacks hinzugeben.

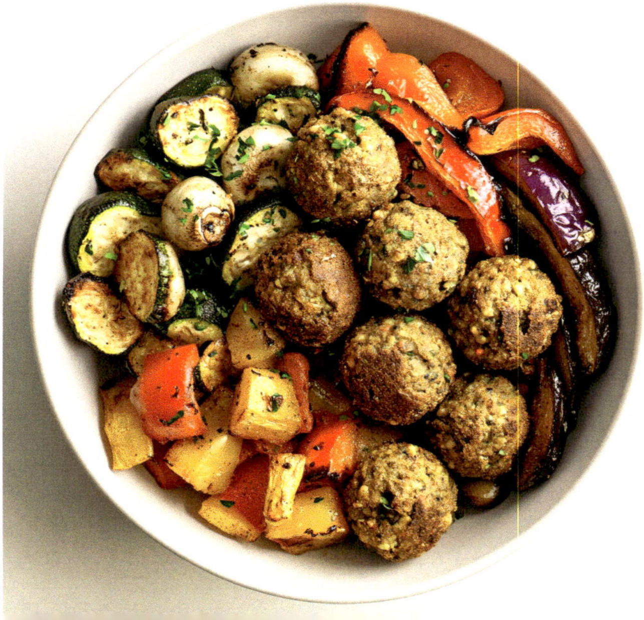

## RÜHREI MIT GEMÜSE

### Zutaten:

3 Eier
1 geraspelte rohe Karotte
100 g Pilze (ca. 1 Tasse)
Meersalz, Kräuter und Pfeffer
Selbst gemachter Ketchup*
Optional 2 EL Rohhonig

### Zubereitung:

Die Eier werden einfach in einer Pfanne mit einem guten Fett, z. B. Butter, Ghee oder Kokosöl, zu einem Rührei gebraten. Du kannst Kräuter und Meersalz hinzufügen, um den Geschmack zu intensivieren. Dann die geriebene Karotte und die Champignons unter das Rührei mischen und noch etwas braten. Sowohl die EIer als auch der Karottensalat können bei Belieben mit Rohhonig gesüßt werden. Mit selbst gemachtem Ketchup servieren.

### Gesundheitliche Vorteile:

Ich liebe dieses Gericht, weil es schnell zubereitet ist und sehr nahrhaft und sättigend ist. Die Eier liefern hochwertiges Eiweiß, die Karotten und Pilze haben viele weitere Vorteile. Die Kombination hilft, Endotoxine aus dem Körper zu entfernen, unterstützt die Darmgesundheit und stärkt das Immunsystem.

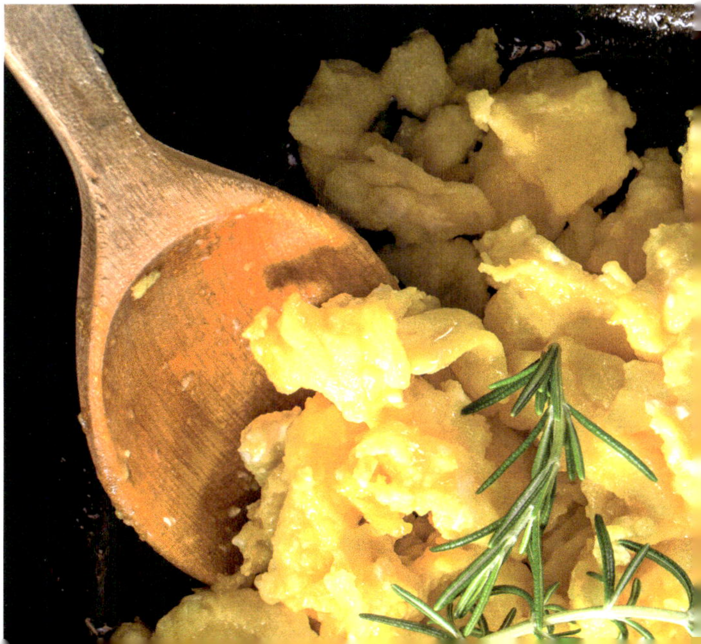

## *REZEPT FÜR HAUSGEMACHTEN KETCHUP

### Zutaten:

425 g Tomatenmark (ca. 1 ¾ Tassen)
120 ml Apfelessig (ca. ½ Tasse)
80 g roher Honig (≈ ¼ Tassen)
60 ml Wasser (ca. ¼ Tasse)
1 Teelöffel Meersalz
½ TL Knoblauchpulver
¼ TL gemahlener schwarzer Pfeffer

### Zubereitung:

Alle Zutaten einfach in einem Mixer vermischen und in einen Topf geben. Bei niedriger bis mittlerer Hitze 15–20 Minuten köcheln lassen. Abkühlen lassen und in einem Glasbehälter im Kühlschrank aufbewahren.

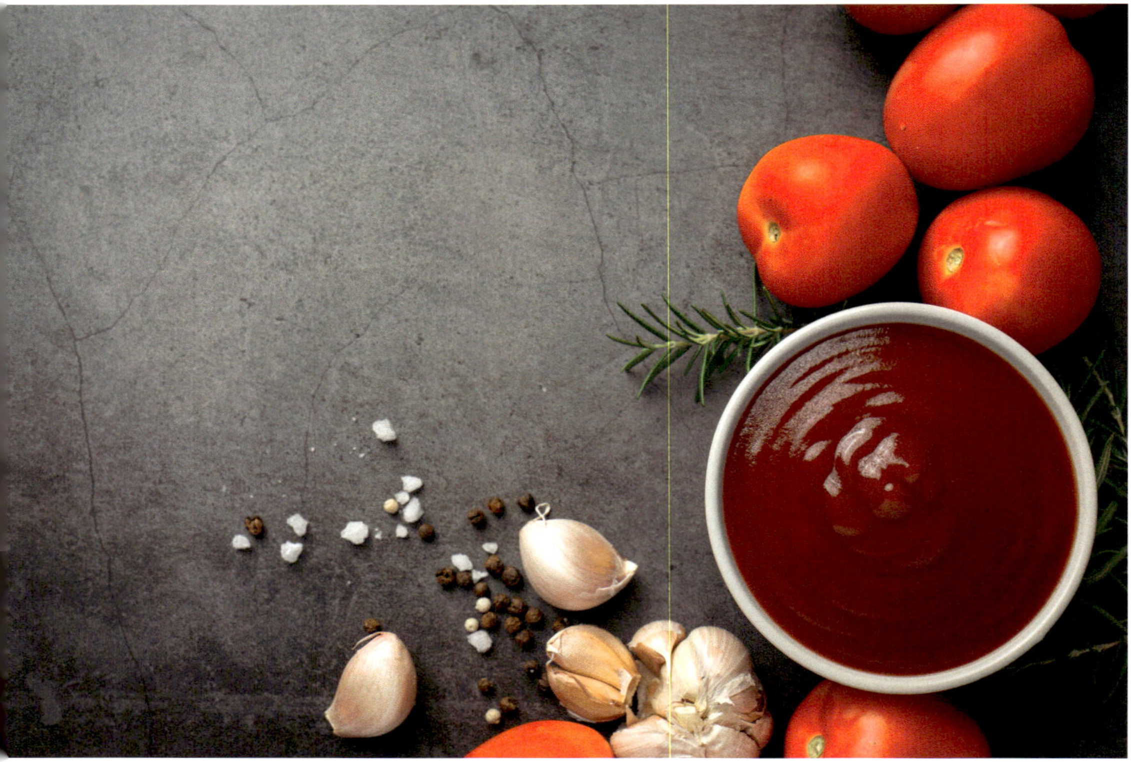

## HALLOUMI-SALAT NACH MEDITERRANER ART

### Zutaten:

1 Portion Halloumi-Käse (normalerweise 80–100 g)
1 Tomate oder ⅓ Wassermelone
1 Paprika oder Gurke
Gehackte Pinienkerne oder gekeimte Walnüsse (*optional*)
Olivenöl
Meersalz und Pfeffer
Kräuter nach Geschmack, z. B. Minze, Petersilie oder Koriander

### Zubereitung:

Schneide den Halloumi in Scheiben und brate ihn in einem Fett deiner Wahl an. Wenn du keinen guten Halloumi findest, verwende Feta oder einen anderen guten Käse deiner Wahl.

Schneide das Gemüse in Scheiben und gib es in eine Schüssel. Füge Olivenöl, Meersalz und Pfeffer hinzu und schmecke mit Kräutern und Gewürzen ab. Wenn du möchtest, kannst du die gehackten Walnüsse darüber streuen.

### Gesundheitliche Vorteile:

Naturkäse kann eine gute Quelle für Proteine und andere Enzyme sein. Gemüse enthält mehr Nährstoffe und auch einige Ballaststoffe. Die Mahlzeit ist reich an gesunden Fetten, aber sie ist nicht schwer und belastet das Verdauungssystem nicht.

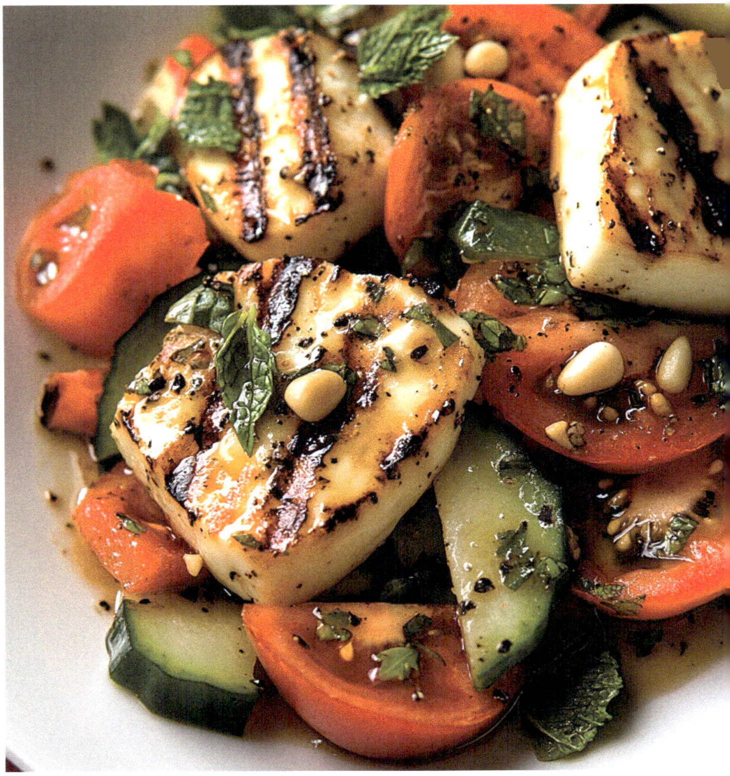

## TOAST MIT EI, AVOCADO UND SÜSSKARTOFFELN

### Zutaten:

1 Süßkartoffel
1 reife Avocado
Zitronensaft
2 Eier
Olivenöl
Meersalz, Kräuter und Pfeffer

### Zubereitung:

Wasche die Süßkartoffel, ohne sie zu schälen, und schneide sie in Scheiben. Röste sie mit Kokosöl, Ghee oder Butter. Nach 10–20 Minuten sollte sie weich sein. Püriere die Avocado in einer anderen Schüssel mit etwas Zitronensaft, Salz und Pfeffer. Pochiere die Eier oder bereite sie als Rührei zu. Nach Belieben kannst du sie auch mit Kräutern und Gewürzen verfeinern. Gib alles zusammen auf einen Teller: die Süßkartoffel, das Avocadopüree darauf und die Eier.

### Gesundheitliche Vorteile:

Süßkartoffeln sind reich an Ballaststoffen und Antioxidantien. Avocados sind nicht nur reich an gesunden Fetten, die gut für das Herz-Kreislauf-System sind, sondern senken auch den Spiegel des schlechten Cholesterins und reduzieren so die Ablagerungen an den Arterienwänden[124]. Eier enthalten ebenfalls viel Cholesterin, aber die gute Art. Anstatt also den Cholesterinspiegel zu erhöhen, tragen sie zu einer ausgewogenen Ernährung bei. Wenn du Eier von Hühnern aus Freilandhaltung kaufst, erhältst du außerdem reichlich Omega-3-Fettsäuren.

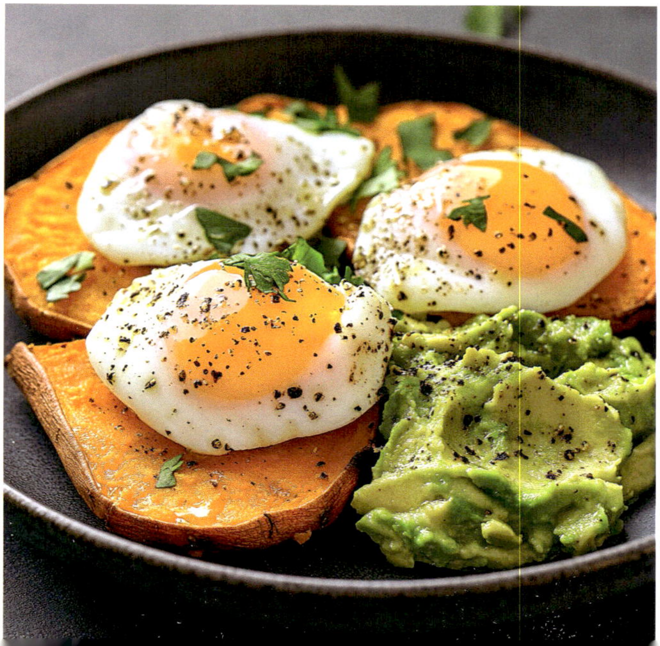

## BUCHWEIZENPFANNKUCHEN

### Zutaten:

120 g Buchweizenmehl (ca. 1 Tasse)
240 g Milch (ca. 1 Tasse)
1 Ei
1 EL roher Honig
1 TL Backpulver
80 g wilde Blaubeeren (ca. ½ Tasse)
Apfelmus oder zerdrückte Banane (optional, nach Geschmack)

### Zubereitung:

Vermische alle trockenen Zutaten in einer Schüssel. Gib dann die flüssigen Zutaten hinzu und verrühre alles gut miteinander. Füge den Großteil der Blaubeeren hinzu. Gib etwas Butter in eine Pfanne und backe die Pfannkuchen bei mittlerer Hitze.

Brate die Pfannkuchen auf beiden Seiten goldbraun. Serviere die Pfannkuchen nach Belieben mit zusätzlichen Blaubeeren und rohem Honig.

### Gesundheitliche Vorteile:

Von allen Getreidesorten ist Buchweizen eine der besten, da er von Natur aus glutenfrei und reich an Ballaststoffen ist. Er ist leicht verdaulich und enthält einige zusätzliche Nährstoffe, z. B. viele Aminosäuren. Außerdem ist der Gehalt an Antinährstoffen im Buchweizen relativ gering, was gut ist, um Entzündungen vorzubeugen. Beeren enthalten Vitamine und Antioxidantien.

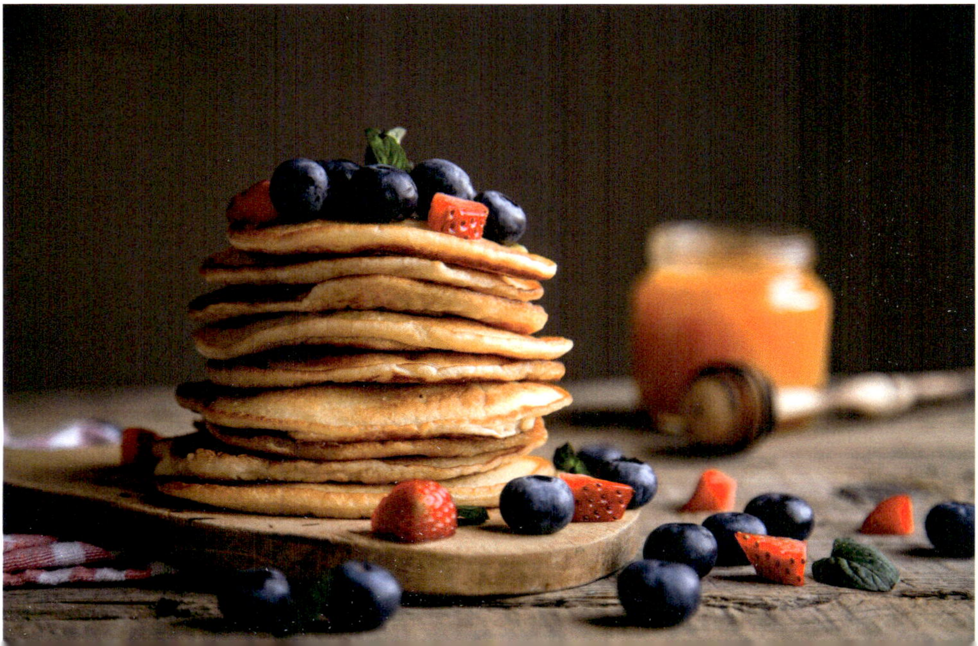

## GRIECHISCHE CRUNCHY-JOGHURT-BOWL

**Zutaten:**

240 g griechischer Joghurt (ca. 1 Tasse)
80 g wilde Blaubeeren (ca. ½ Tasse)
30 g Walnüsse (ca. ¼ Tasse)
Roher Honig (optional)

**Zubereitung:**

Gib den Joghurt in eine Schüssel und füge alle Zutaten hinzu. Du kannst auch rohen Honig hinzufügen, wenn du es süßer magst.

**Gesundheitliche Vorteile:**

Obwohl diese Mahlzeit auch in die Kategorie „Frühstück" fallen könnte, ist sie in der Tat eine gute Option, wenn du Lust auf eine schnelle, aber leichte Mahlzeit hast. Außerdem eignet sich dieses Rezept auch sehr gut, wenn du mittags dein Fasten brechen möchtest. Griechischer Joghurt ist reich an Proteinen und Probiotika, was ihn zu einem ausgezeichneten Nahrungsmittel für den Darm macht. Heidelbeeren stecken voller Antioxidantien und Walnüsse sorgen für eine knusprige Textur und liefern gesunde Fettsäuren. Eine Portion kann auch halbiert werden, um sie als Snack zu genießen.

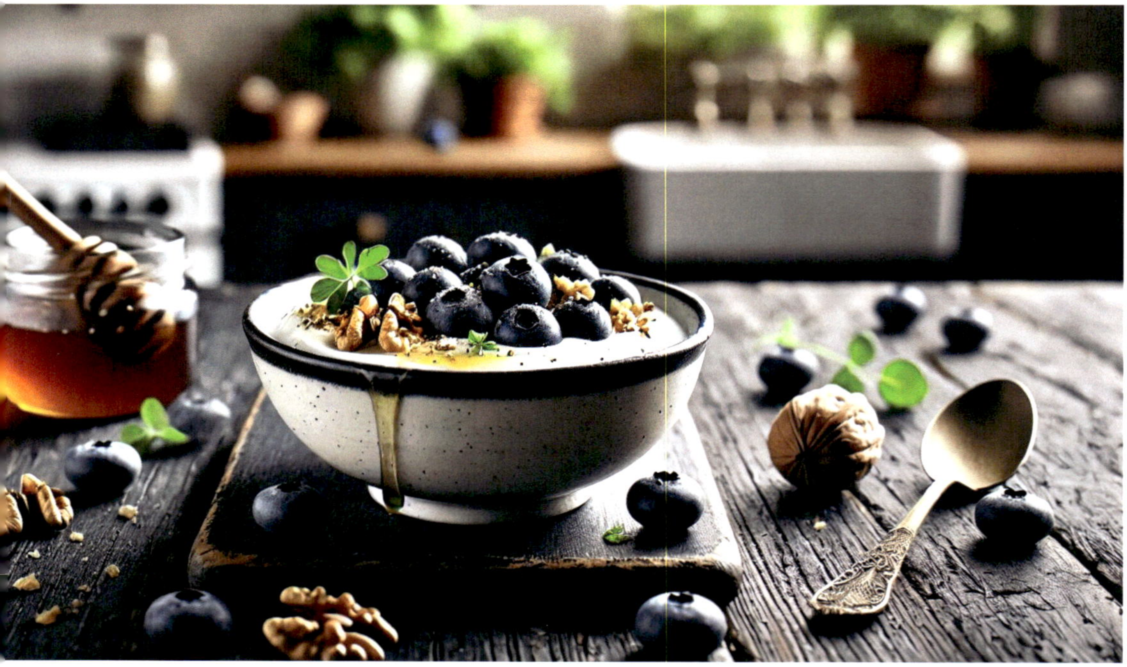

# WAS DU ALS SNACK ESSEN SOLLTEST

Beginnen wir mit der Entmystifizierung einiger weit verbreiteter Ansichten über Snacks. Snacks machen nicht dick. Snacks sind nicht von Natur aus ungesund, und nein, Snacks allein verderben nicht den Appetit. Es stimmt auch, dass Snacks allein nicht der Schlüssel zum Abnehmen sind. Sie helfen nicht dabei, Muskelmasse aufzubauen, und sie unterdrücken nicht den Hunger und den Heißhunger. **Snacks sind weder gut noch schlecht, es sei denn, wir schauen uns an, um welche Art von Snacks es sich handelt.** Natürlich sind alle verarbeiteten Snacks schlecht. Zuckerhaltige Cola, Schokoriegel und Gummibärchen sind wirklich nicht empfehlenswert. Aber es gibt gesunde Snacks. Sie können dir einfach helfen, deine Nährstoffe über den Tag zu verteilen und Energieschwankungen zu vermeiden. Wenn du fastest, brauchst du vielleicht gar keine Snacks. Oder du kannst dich von den folgenden Rezepten inspirieren lassen und sie in größere Mahlzeiten verwandeln. Auf jeden Fall gibt es hier einige Snacks, die meine Familie und ich jede Woche genießen.

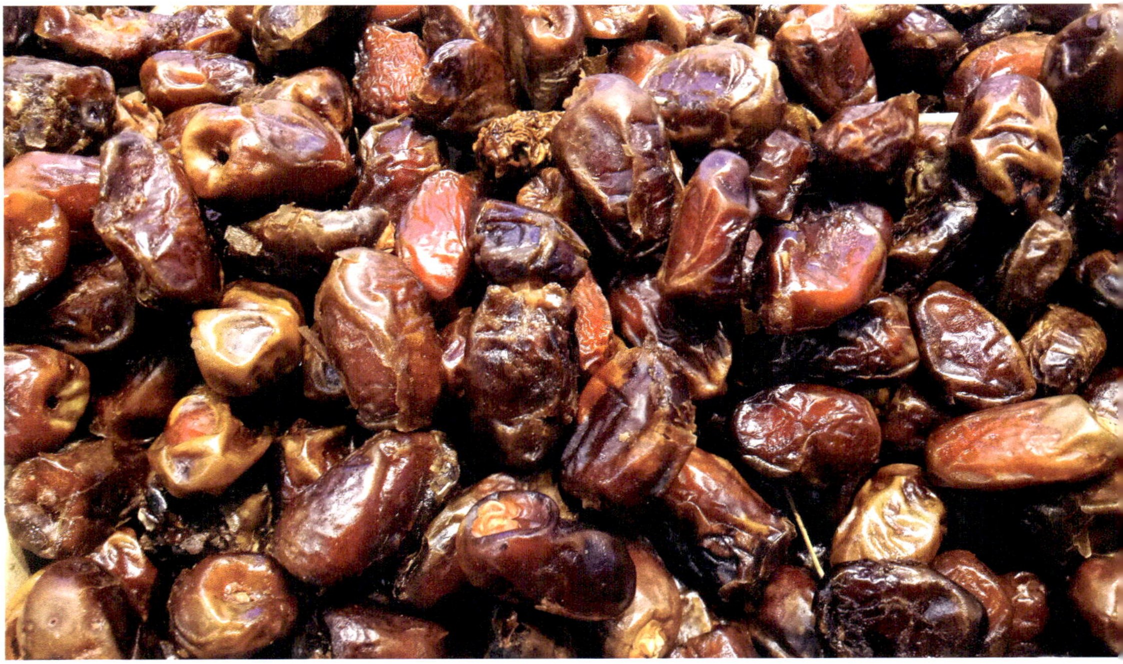

## MEDJOOL-DATTEL MIT NUSSBUTTER

### Zutaten:

5 Medjool-Datteln
1 EL Nussbutter (z. B. aus Mandeln)
Roher Honig oder dunkle Schokolade (optional)

### Zubereitung:

Entsteine die Medjool-Datteln. Sie sollten weich sein. Wenn sie zu hart sind, kannst du sie aber auch etwas einweichen. Gib etwas Nussbutter auf die Datteln und bestreue sie mit rohem Honig oder ein paar Stückchen Bitterschokolade.

### Gesundheitliche Vorteile:

Es handelt sich um einen Snack mit hohem Kaloriengehalt, der aber auch reich an Eisen und anderen Nährstoffen ist. Medjool-Datteln sind nicht nur unglaublich süß und sättigend, sie enthalten auch Ballaststoffe, natürlichen Zucker, Kalzium, Kalium, Kupfer, Vitamin B6 und Magnesium[125]. Wenn du Lust auf Schokolade hast, sind Medjool-Datteln ein gesunder Ersatz. Außerdem ist dieser Snack leicht verdaulich. Du kannst sie auch als Mahlzeit zubereiten und für einen Tag am Strand oder zur Arbeit mitnehmen.

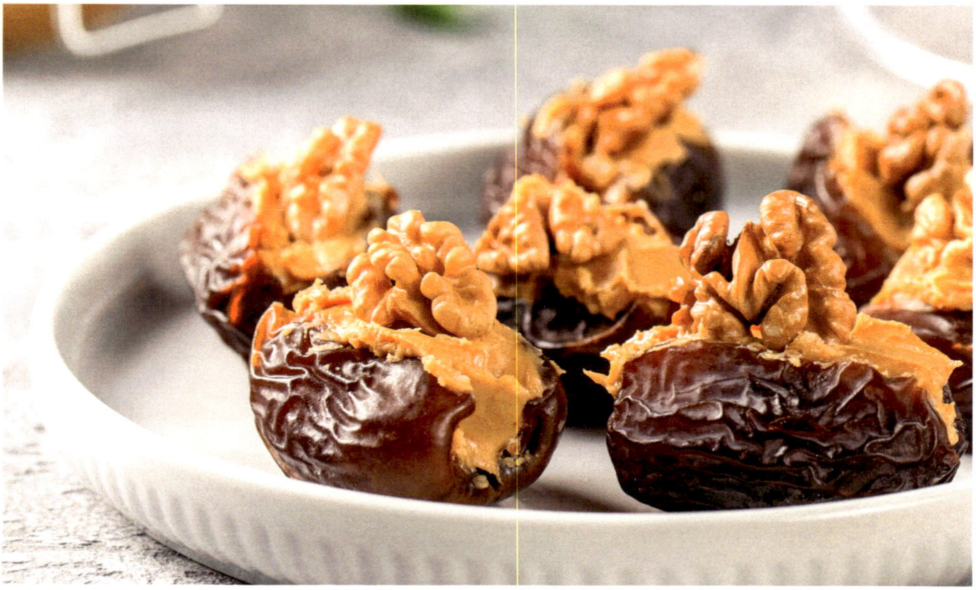

## HÜTTENKÄSE UND ANANAS

### Zutaten:

200 g Hüttenkäse
80 g Ananasstücke
Roher Honig (optional)

### Zubereitung:

Gib den Käse in eine Schüssel und lege die Ananasstücke darauf. Wenn du magst, kannst du noch etwas Honig für die Süße hinzufügen.

### Gesundheitliche Vorteile:

Wir haben bereits erwähnt, dass Obst nicht mit anderen Lebensmitteln gemischt werden sollte. Deshalb möchte ich daran erinnern, dass Probieren der Schlüssel ist, um herauszufinden, was gut für den Körper ist. Ich würde das nicht jeden Tag machen, weil ich Obst meistens pur esse. Aber wenn man sehr hungrig ist und etwas Eiweiß mit natürlicher Süße kombinieren möchte, könnte das eine gute Option sein. Hüttenkäse ist kalorienarm und reich an Eiweiß und vielen Mineralstoffen. Ananas enthält ein spezielles Enzym namens Bromelain, das die Verdauung fördert. Vielleicht ist sie deshalb eine der wenigen Früchte, die auch mit Käse gut vertragen werden.

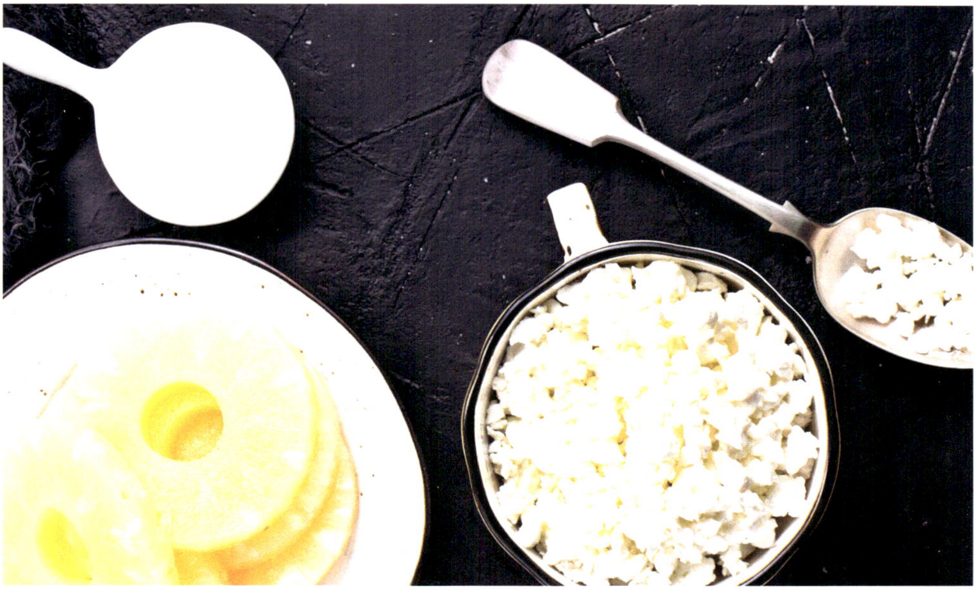

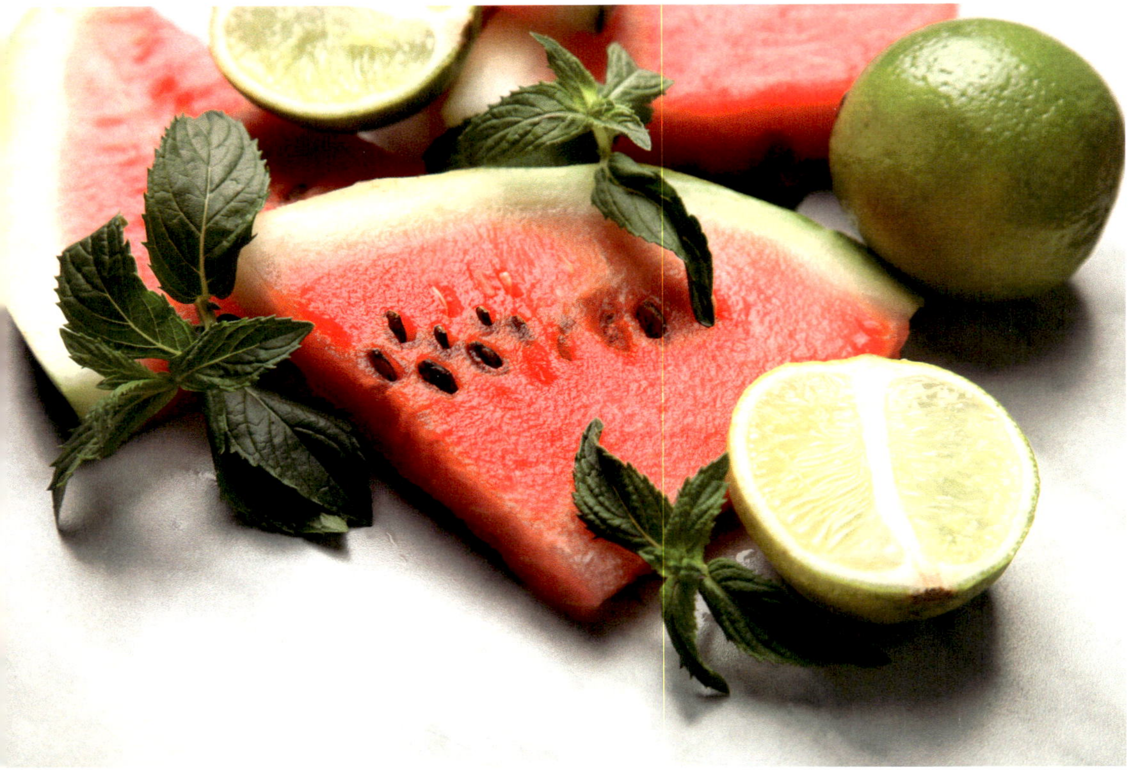

## WASSERMELONE MIT LIMETTE

### Zutaten:

⅓ Wassermelone
1 Limette

### Zubereitung:

Ganz einfach: Schneide die Wassermelone in Würfel, gib sie in eine Schüssel und beträufle die Früchte mit etwas frischer Limette.

### Gesundheitliche Vorteile:

Dies könnte der köstlichste und erfrischendste Snack sein, den man sich vorstellen kann. Außerdem ist er extrem hydratisierend und voller Nährstoffe und Phytonährstoffe.

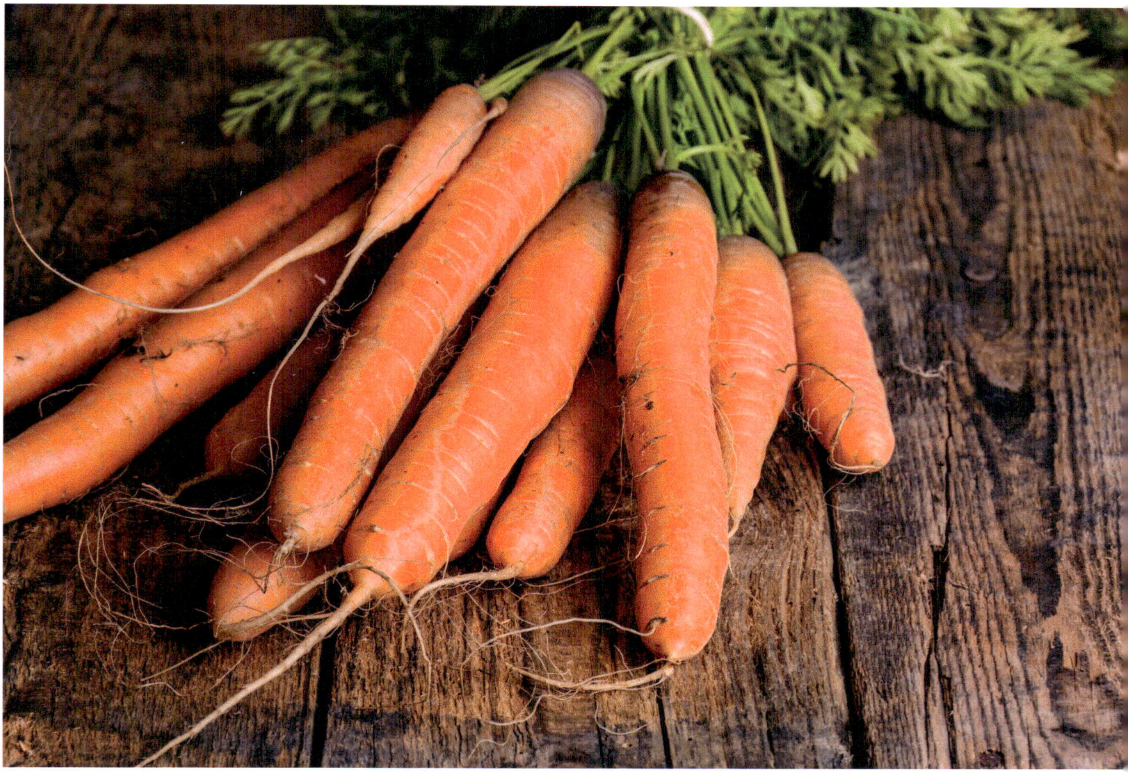

## ROHE KAROTTEN

**Zutaten:**

Rohe Karotten

**Zubereitung:**

Ganz einfach: Rohe Karotten sind einer der vielseitigsten Snacks, die man immer dabei haben kann. Genieße sie roh oder geraspelt mit etwas Zitronensaft, Salz und Pfeffer darüber.

**Gesundheitliche Vorteile:**

Wir haben bereits über die Vorteile von rohen Karotten gesprochen. Sie gehören zu den gesündesten und einfachsten Snacks, die es gibt. Sie helfen, Endotoxine und überschüssiges Östrogen aus dem Körper zu entfernen, beugen Sonnenbrand vor und unterstützen eine gesunde Verdauung und Entgiftung.

## MÖHRENSALAT MIT ESSIG UND ÖL

### Zutaten:

1 geraspelte Karotte
1 EL Apfelessig
1 EL Olivenöl
1 TL roher Honig

### Zubereitung:

Vermische den Essig, das Öl und den Honig in einer Schüssel. Gieße die Mischung über die Karotten und rühre alles gut um. Jetzt kannst du es servieren und genießen.

### Gesundheitliche Vorteile:

Die Zutaten des Salats senken den Blutzuckerspiegel, reduzieren die Magensäure und versorgen den Körper mit reichlich Antioxidantien und gesunden Fettsäuren.

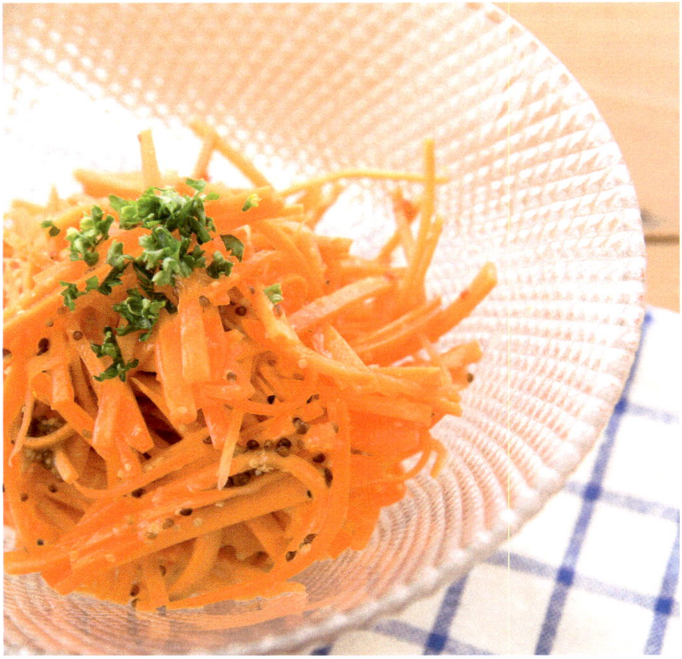

## NÜSSE IN ROHEM HONIG

### Zutaten:

140 g Macadamianüsse (ca. 1 Tasse)
70 g Paranüsse (ca. ½ Tasse)
70 g Walnüsse (ca. ½ Tasse)
150 g roher Honig (ca. ½ Tasse)

### Zubereitung:

Ich empfehle nicht, die Mischung zu backen, da dies viele der Vorteile zunichte machen würde, die sowohl die Nüsse als auch der rohe Honig mit sich bringen. Normalerweise mische ich einfach alles zusammen und lasse es ein paar Tage stehen. Dann kann man die Nüsse genießen.

### Gesundheitliche Vorteile:

Wie bereits erwähnt, rate ich davon ab, zu viele Nüsse zu essen. Diese Nusssorten sind aber möglicherweise die gesündesten. Macadamianüsse sind reich an Omega-7-Fettsäuren, Paranüsse enthalten Selen und Walnüsse Omega-3-Fettsäuren. Außerdem verleiht roher Honig dem Ganzen eine süße Note und liefert Mineralien und Antioxidantien.

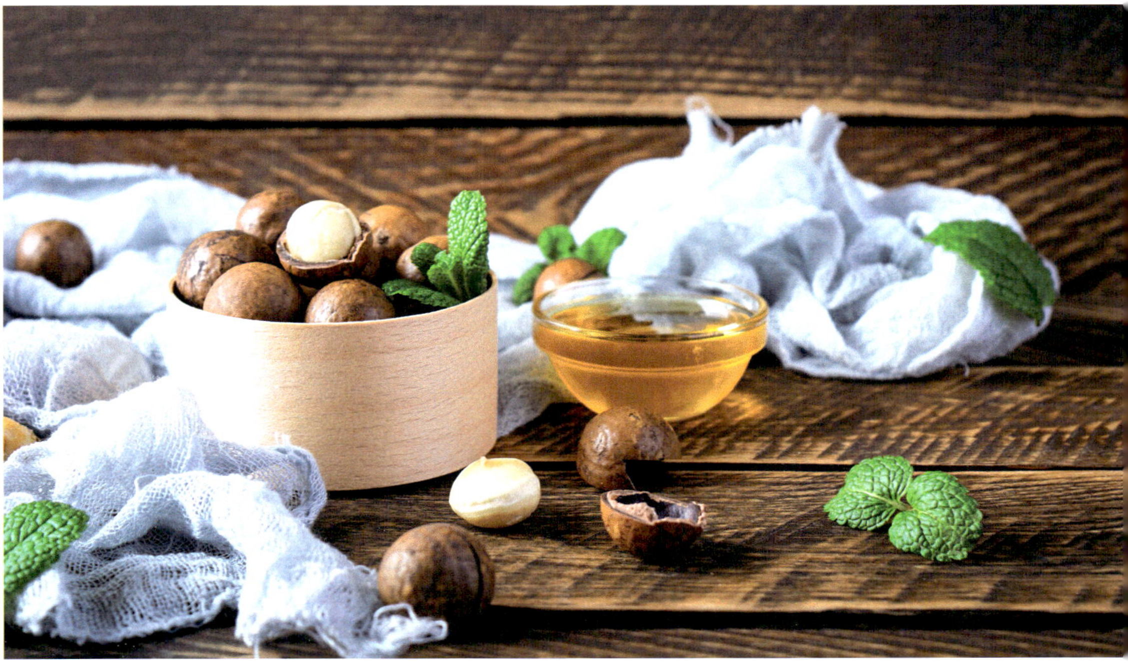

## EINGEWEICHTE MACADAMIANÜSSE

### Zutaten:

140 g Macadamianüsse (ca. 1 Tasse)
70 g Paranüsse (ca. ½ Tasse)
70 g Mandeln (ca. ½ Tasse)

### Zubereitung:

Gib die Mandeln über Nacht in eine Schüssel und lass sie in Wasser einweichen. Dadurch wird die Phytinsäure in den Mandeln reduziert und die Nährstoffaufnahme verbessert. Lass die Mandeln am nächsten Morgen abtropfen und mische sie mit den anderen Nüssen. Genieße sie pur oder verfeinere sie mit etwas Meersalz und Gewürzen.

### Gesundheitliche Vorteile:

Nüsse können einige gesunde Fette und verschiedene Mineralien enthalten. Obwohl ich nicht empfehle, Nüsse oft zu essen, sind dies die besten Sorten, die man finden kann.

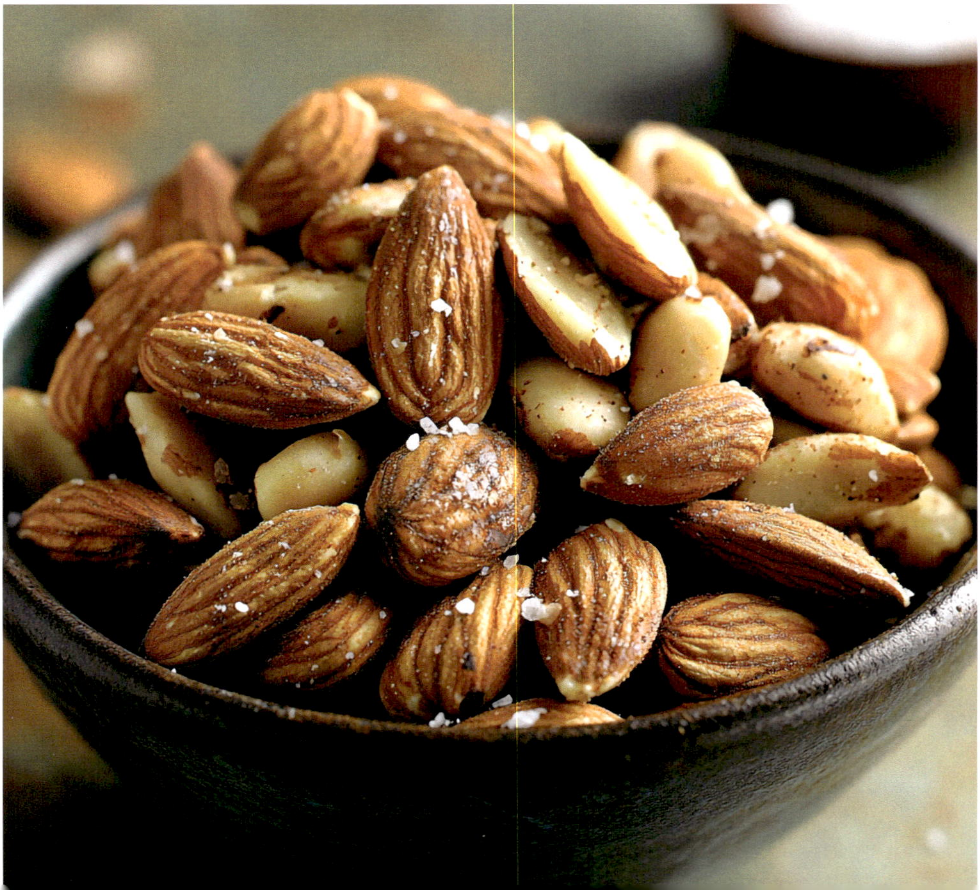

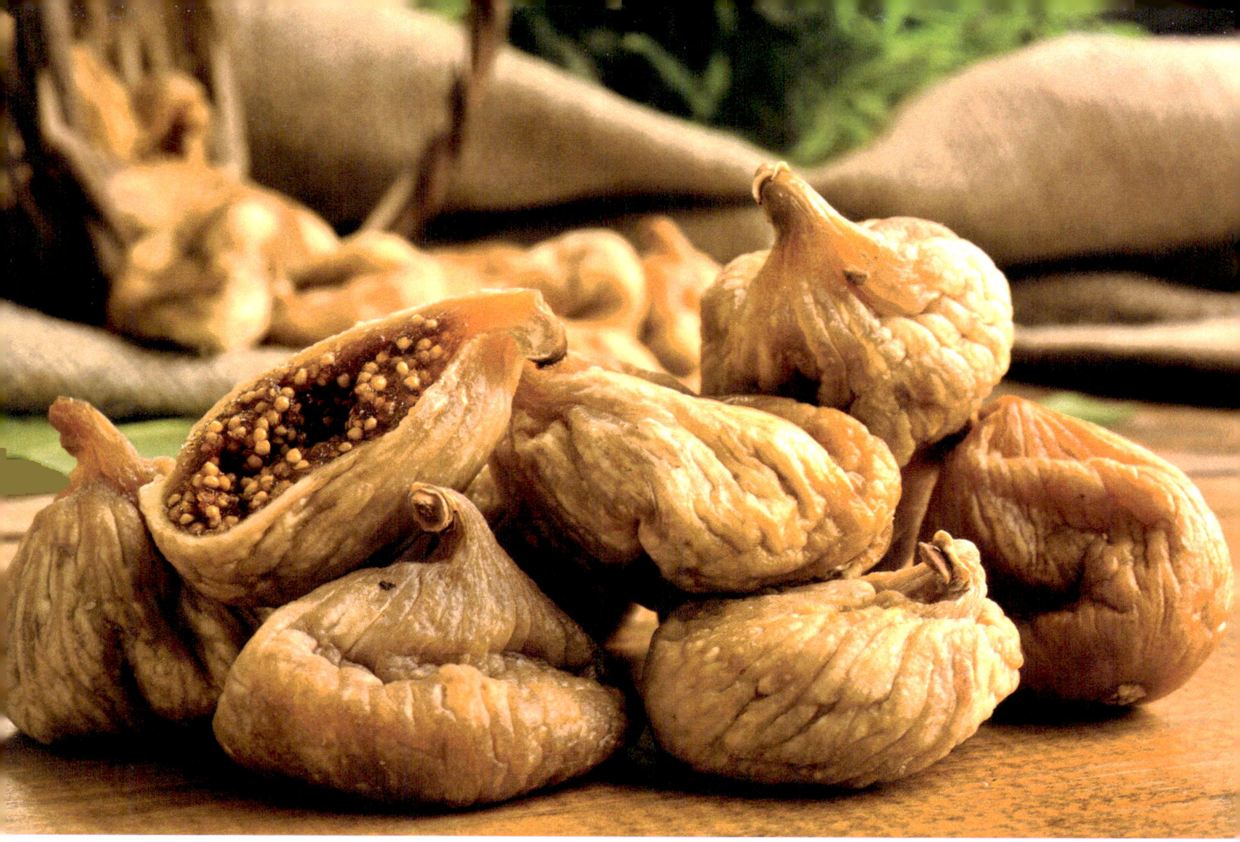

## GETROCKNETE FEIGEN UND PFLAUMEN

### Zutaten:

80 g getrocknete Feigen (ca. 125 g)
80 g getrocknete Pflaumen (ca. ½ Tasse)

### Zubereitung:

Du kannst sie bereits getrocknet kaufen oder sie zu Hause mit einem Dörrgerät trocknen. Achte nur darauf, dass sie keinen zugesetzten Zucker enthalten.

### Gesundheitliche Vorteile:

Getrocknete Feigen und Pflaumen sind reich an Ballaststoffen und vielen anderen Nährstoffen. Sie fördern die Darmtätigkeit und verbessern die Verdauung. Außerdem enthalten sie natürlichen Zucker und eignen sich daher hervorragend, um den Heißhunger auf Süßes zu stillen.

## NÄHRSTOFFREICHE SÜSSE BOWL

### Zutaten:

Obst nach Wahl oder Rohmilch (als Basis)
240 g Kefir (≈ 1 Tasse)
1 rohe Karotte
1 Handvoll Datteln
1 EL roher Honig

### Zubereitung:

Gib einfach das Obst oder die Rohmilch als Basis in eine Schüssel und verteile darauf alle anderen Zutaten. Du kannst auch etwas Zimt oder Muskatnuss darüber streuen. Wenn du etwas experimentieren möchtest, kannst du die Zutaten nach Belieben mischen und kombinieren. Du kannst zum Beispiel Kefir mit Datteln mischen und die Möhren in rohen Honig tauchen.

### Gesundheitliche Vorteile:

Wir haben gesehen, dass jede dieser Zutaten eine starke, nährstoffreiche Quelle für den Körper sein kann. Obst enthält Vitamine und Antioxidantien, Rohmilch liefert Proteine und wichtige Enzyme, Kefir enthält nützliche Bakterien für den Darm, Datteln und Honig sorgen für zusätzliche Süße und enthalten Vitamine, Mineralien und Ballaststoffe.

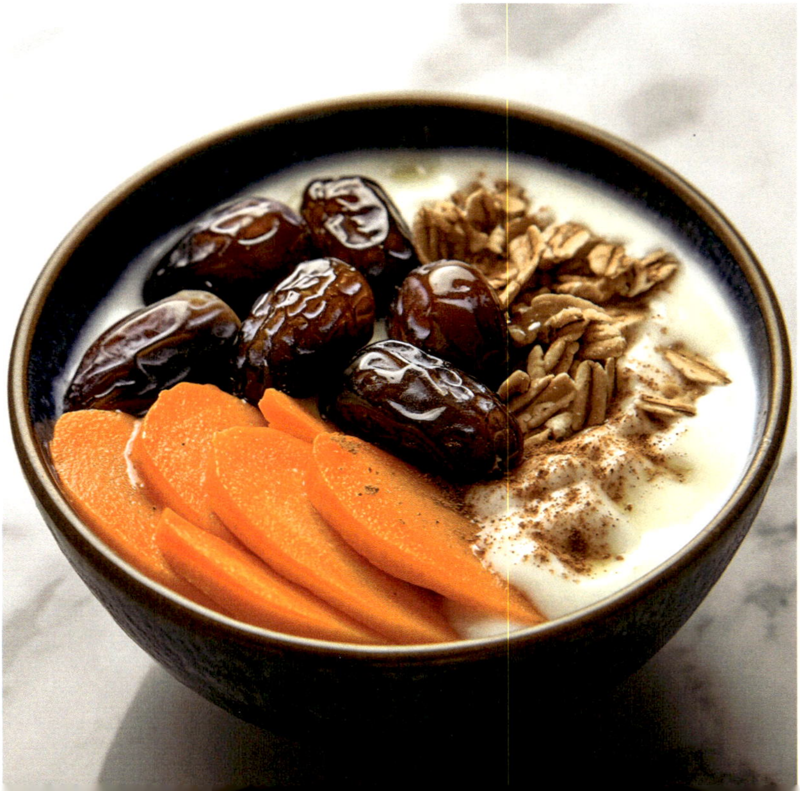

## ECHTES EIS

### Zutaten:

250 g roher Ziegenjoghurt (ca. 1 Tasse)
150 g gefrorenes Obst nach Wahl (ca. 1 Tasse)
1 EL roher Honig

### Zubereitung:

Verwende einen leistungsstarken Mixer. Achte darauf, dass du einige Früchte wie Mangos, Bananen und Beeren am Vortag in Würfel geschnitten einfrierst. Mixe den Joghurt mit allen Zutaten zu einer glatten, dickflüssigen Masse. Wenn die Masse zu flüssig wird, kannst du sie noch einmal für einige Stunden einfrieren. Garniere nach Belieben mit frischen Früchten.

### Gesundheitliche Vorteile:

Echte Eiscreme kann genauso gut sein wie gekaufte, aber ohne die Nachteile von zugesetztem Zucker und künstlichen Zutaten. Dieses Rezept ist eine tolle Möglichkeit, Probiotika, Antioxidantien und andere Nährstoffe zu sich zu nehmen. Außerdem wird es der ganzen Familie schmecken.

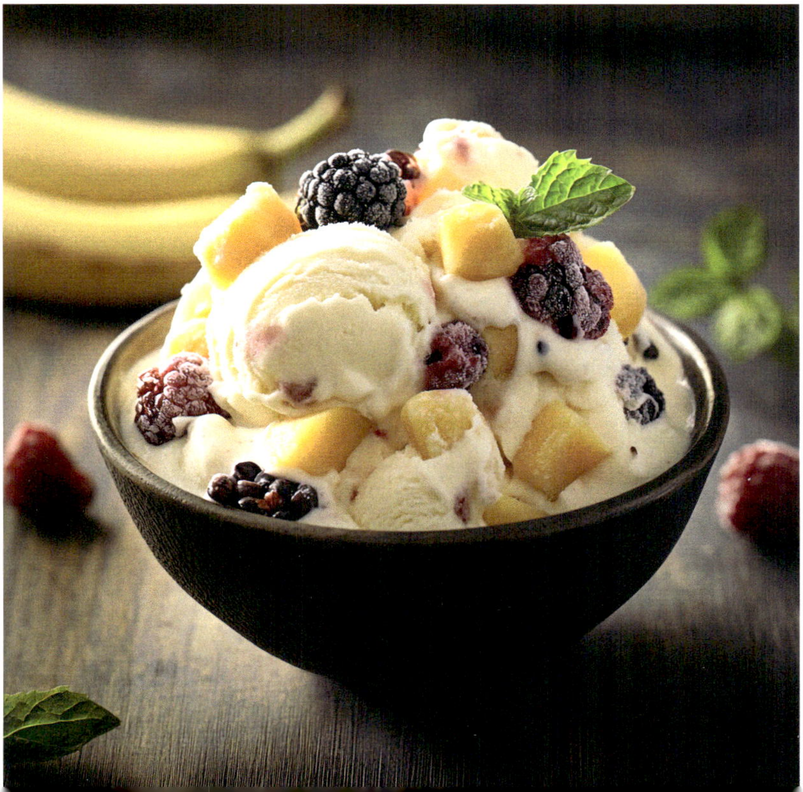

## SÜSSE BUCHWEIZEN-SCHÜSSEL

### Zutaten:

170 g gekochter Buchweizen
80 g wilde Blaubeeren
1 EL roher Honig

### Zubereitung:

Koche den Buchweizen in Wasser, das mit etwas Meersalz versetzt ist. Gieße das Wasser ab und gieße ein wenig Olivenöl oder ein Stück Butter über den Buchweizen, damit er nicht klebrig wird. Lass ihn abkühlen oder serviere ihn warm in einer Schüssel mit Beeren und rohem Honig. Man kann auch etwas Zimt darüber streuen, um den Geschmack zu verstärken.

### Gesundheitliche Vorteile:

Dieser Snack ist die gesündeste Version der üblichen Insta-Porridge-Rezepte mit Hafer. Buchweizen ist von Natur aus glutenfrei und enthält zusätzliche Ballaststoffe und Nährstoffe. Beeren liefern Antioxidantien und roher Honig weitere wichtige Nährstoffe.

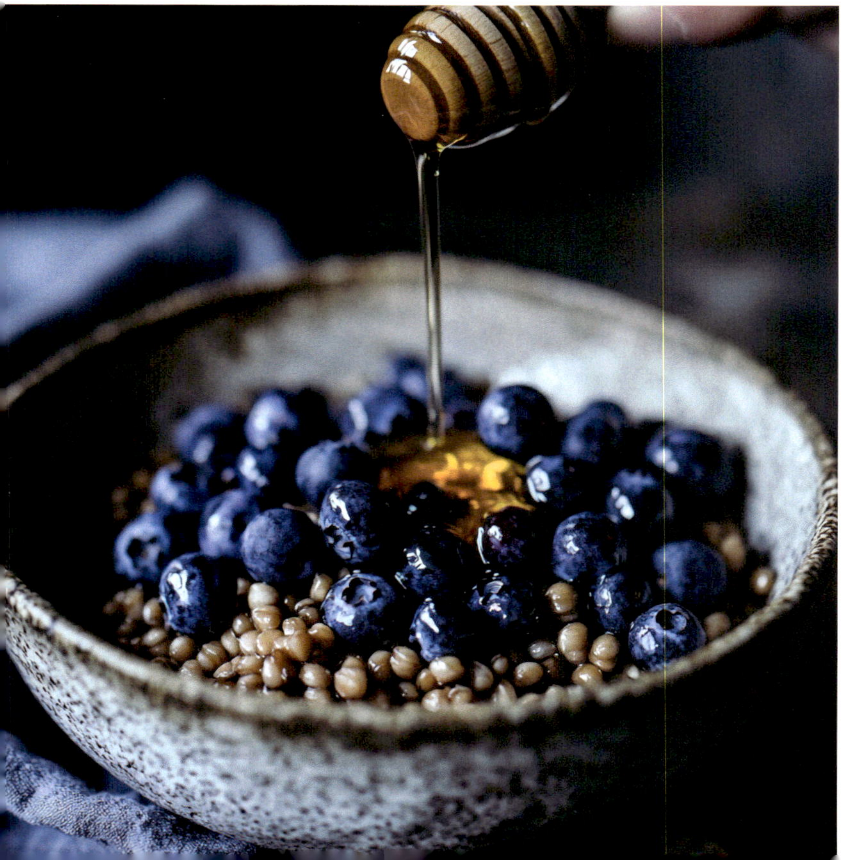

## CREMIGE QUINOA MIT FRÜCHTEN

**Zutaten:**

180 g gekochte Quinoa (ca. 1 Tasse)
120 g roher Joghurt (ca. ½ Tasse)
70 g Obst nach Wahl (ca. ½ Tasse)
30 g Walnüsse (ca. ¼ Tasse)
1 EL Kokosöl

**Zubereitung:**

Koche Quinoa mit Wasser und einer Prise Meersalz auf. Lass es abtropfen und füge das Kokosöl hinzu, um einen milden und süßen Geschmack zu erhalten. Gib es in eine Schüssel und bedecke es mit allen anderen Zutaten.

**Gesundheitliche Vorteile:**

Wie der Buchweizenbrei bietet auch Quinoa viele Vorteile, die es zu einer perfekten Alternative zu herkömmlichem Hafer macht. Quinoa enthält alle Aminosäuren und fügt deinem Snack pflanzliche Proteine hinzu. Kokosöl liefert gesunde Fette und hat einen süßen, delikaten Geschmack. Durch die Kombination der Zutaten ist dieser Snack sättigend und nahrhaft.

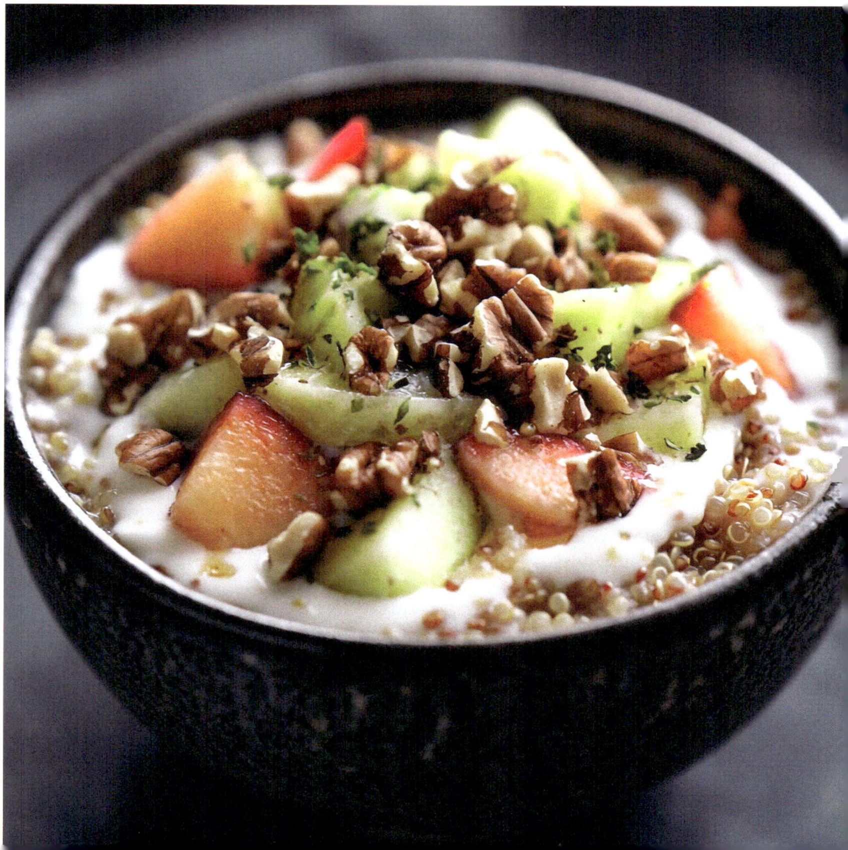

## WIE MAN HOCHSPEZIFISCHES VERLANGEN STILLT

Der Körper ist weise, und wir lernen nicht, seinen Signalen zu vertrauen und entsprechend zu handeln. Heißhunger ist ein Zeichen dafür, dass der Körper einen Nährstoffmangel meldet. Natürlich müssen wir zunächst unterscheiden: Heißhunger aufgrund von Süchten ist etwas anderes als echter Heißhunger. Wir haben zum Beispiel über die süchtig machende Wirkung von verarbeiteten Milchprodukten oder einfachem weißen Zucker gesprochen. Wenn man diese Art von Heißhunger wöchentlich oder täglich verspürt, sollte man als Erstes eine Entgiftung durchführen.

Aber andere Heißhungerattacken können mehr bedeuten. Hier ist eine Tabelle, die dir helfen kann, die Signale deines Körpers besser zu verstehen.

### HEISSHUNGER = NÄHRSTOFFMANGEL

Wenn du Lust auf **salzige Snacks** hast, brauchst du vor allem Chlorid. Füge etwas Meersalz zu deiner Ernährung hinzu, zusammen mit Meeresgemüse und Meeresfrüchten.

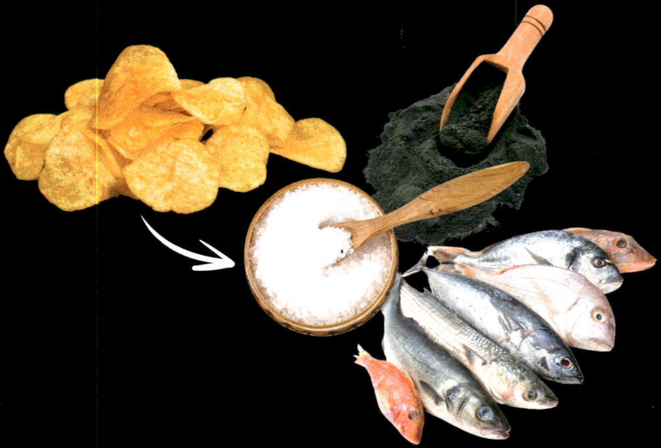

Wenn du Lust auf **Limonaden** wie Cola und andere zuckerhaltige Getränke hast, brauchst du Kalzium. Iss etwas Rohmilch, Qualitätskäse, Rohjoghurt, Kefir, Feigen, getrocknete Feigen und eingeweichte Mandeln (nicht die erste Wahl) und Amaranth.

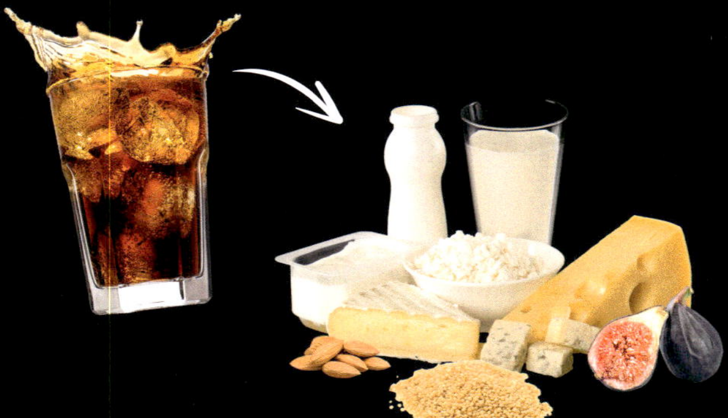

Wenn du Lust auf **Brot und Gebäck** hast, brauchst du Stickstoff. Iss Fleisch, Geflügel, Fisch, Schalentiere und Eier aus Freilandhaltung und füge mehr frische und getrocknete Kräuter zu deiner Ernährung hinzu, zusammen mit einem Rote-Bete-Smoothie mit etwas Spirulina.

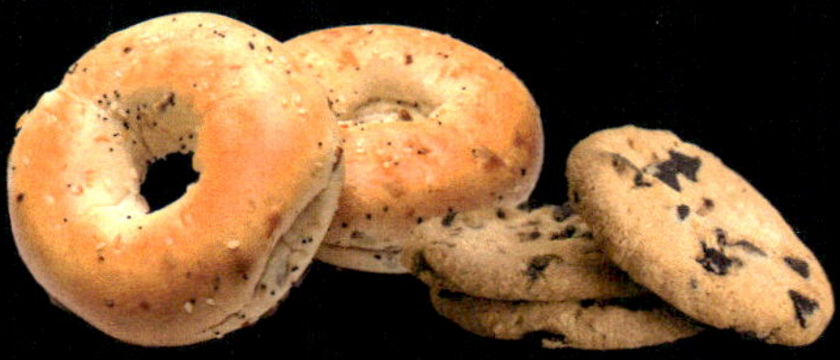

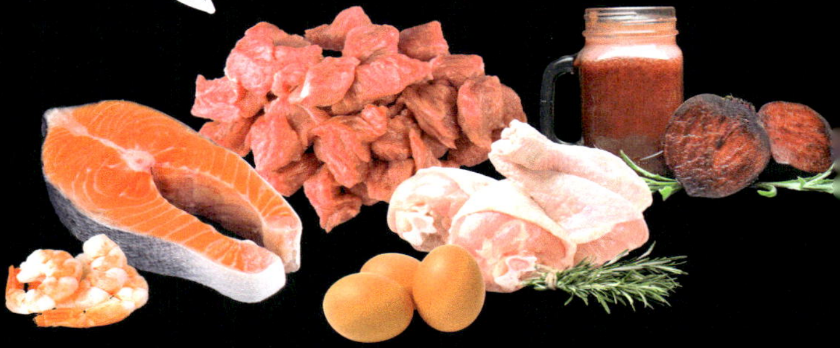

Und wenn du Lust auf **Schokolade** hast, brauchst du mehr Magnesium. Das ist besonders wichtig für Frauen an bestimmten Tagen ihres Zyklus. Iss mehr Obst, Beeren, Süßkartoffeln, hochwertige Milchprodukte, Quinoa und vor allem Avocado. Wenn du Schokolade essen musst, wähle dunkle Schokolade und achte darauf, dass sie keinen zugesetzten Zucker enthält. Aber wähle Schokolade nicht als Hauptnahrungsmittel, da du sonst unglaublich viele Kalorien zu dir nimmst.

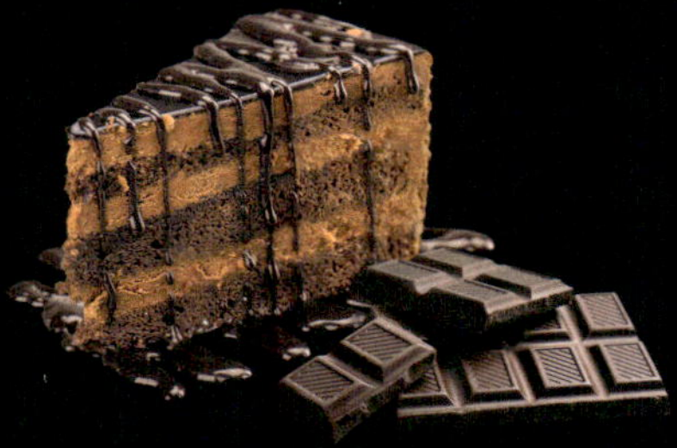

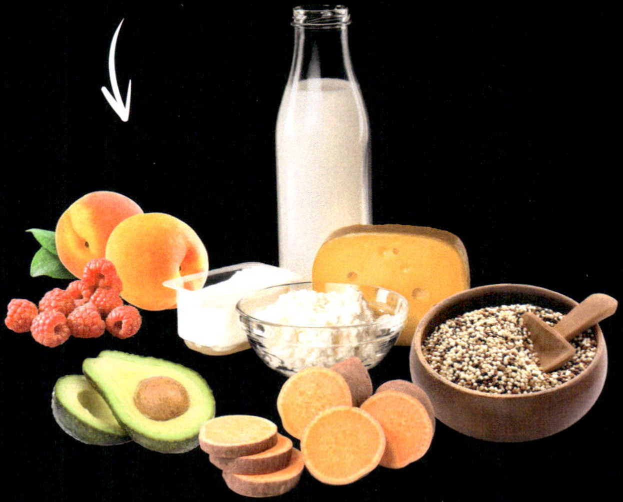

# WAS DU TRINKEN SOLLTEST, UM HYDRIERT ZU BLEIBEN

Wir haben die Vorteile von Quellwasser und Zitronenwasser kennengelernt. Außerdem haben wir kurz über die Vorteile von Kräutertees gesprochen und darüber, warum Kaffee kein guter Energiespender ist. Es gibt jedoch viele andere Alternativen, die du während des Tages oder als Snack zu dir nehmen kannst, um dich erfrischt und hydriert zu fühlen oder um deinem Körper zu helfen, sich von innen zu reinigen.

## NATÜRLICHES GELBES „GATORADE"

### Zutaten:

1 Glas kaltes Wasser
1 EL Apfelessig
2 Zitronen, entsaftet
1 EL roher Honig
1 Stück Ingwer

### Zubereitung:

Vermische alle Zutaten in einem Glas Wasser. Du kannst den Ingwer im Wasser ziehen lassen oder ihn gerieben dazugeben. Füge nach Belieben Eiswürfel hinzu.

### Gesundheitliche Vorteile:

Die Kombination der Zutaten versorgt den Körper mit Elektrolyten, kurbelt den Stoffwechsel an und unterstützt Entgiftungsprozesse.

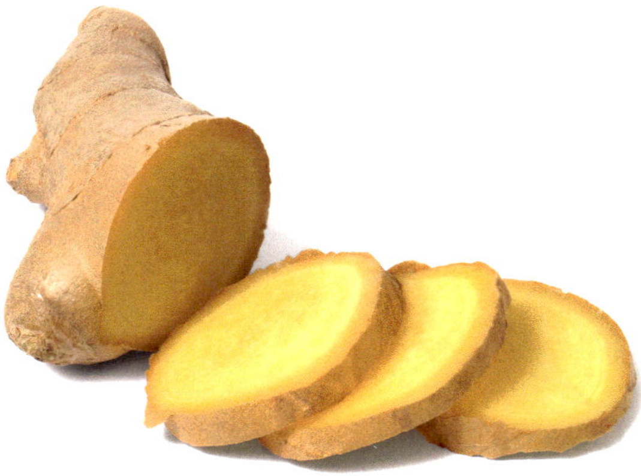

## NATÜRLICHES ROTES „GATORADE"

### Zutaten:

⅓ Wassermelone, einschließlich Samen
Kokoswasser (optional)

### Zubereitung:

Einfach mit etwas extra kaltem Wasser oder Kokoswasser mixen.

### Gesundheitliche Vorteile:

Das Trinken von pürierter Wassermelone liefert Elektrolyte und andere Vitamine. Sie unterstützt die Stoffwechselfunktionen und die Entgiftung und erfrischt gleichzeitig mit ihrem süßen Geschmack.

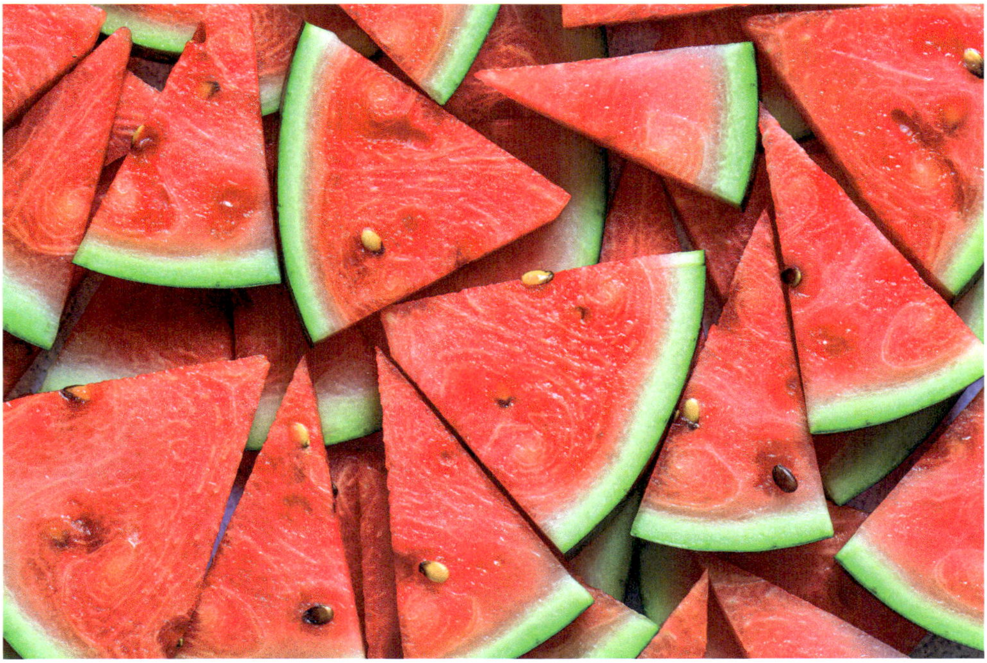

## NATÜRLICHES „PRIME ENERGY"

**Zutaten:**

250 ml Kokoswasser (≈ 1 Tasse)
1 Limette, entsaftet
1 EL roher Honig
¼ TL Kalzium- oder Magnesiumpulver
1 Prise Meersalz

**Zubereitung:**

Alle Zutaten in ein Glas geben und kalt genießen.

**Gesundheitliche Vorteile:**

Das Getränk füllt den Körper mit Elektrolyten auf, unterstützt die tiefe Hydratation und hilft dem Körper, überschüssige Flüssigkeit loszuwerden.

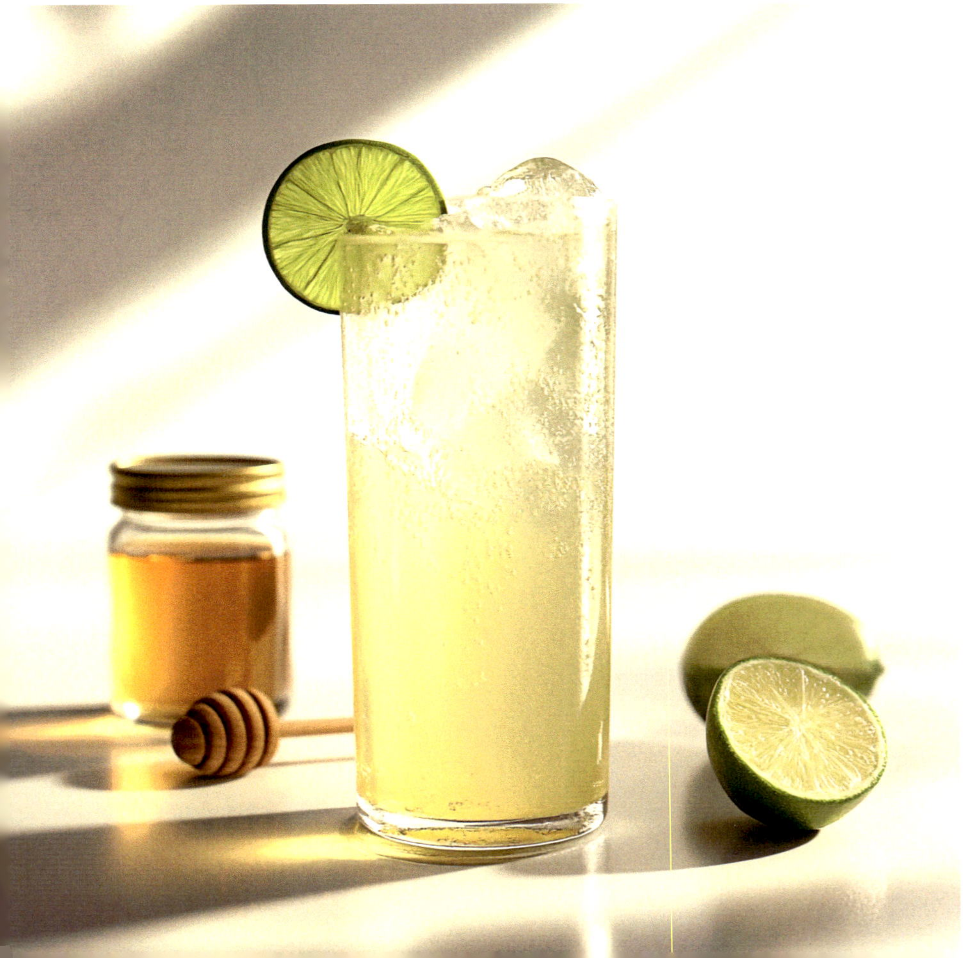

## GRÜNER DETOX-DRINK

### Zutaten:

250 ml grüner Tee (ca. 1 Tasse)
1 Zitrone, entsaftet
1 Stück Ingwer
1 EL roher Honig
1–2 Minzblätter

### Zubereitung:

Brühe den grünen Tee auf und vermische ihn mit allen anderen Zutaten. Du kannst den Ingwer in Wasser ziehen lassen oder gerieben hinzufügen.

### Gesundheitliche Vorteile:

Dieses Getränk kann morgens oder tagsüber als Erfrischung getrunken werden. Grüner Tee und Zitrone unterstützen Entgiftungsprozesse, während Ingwer Entzündungen im Körper lindert und Minze die Verdauung fördert.

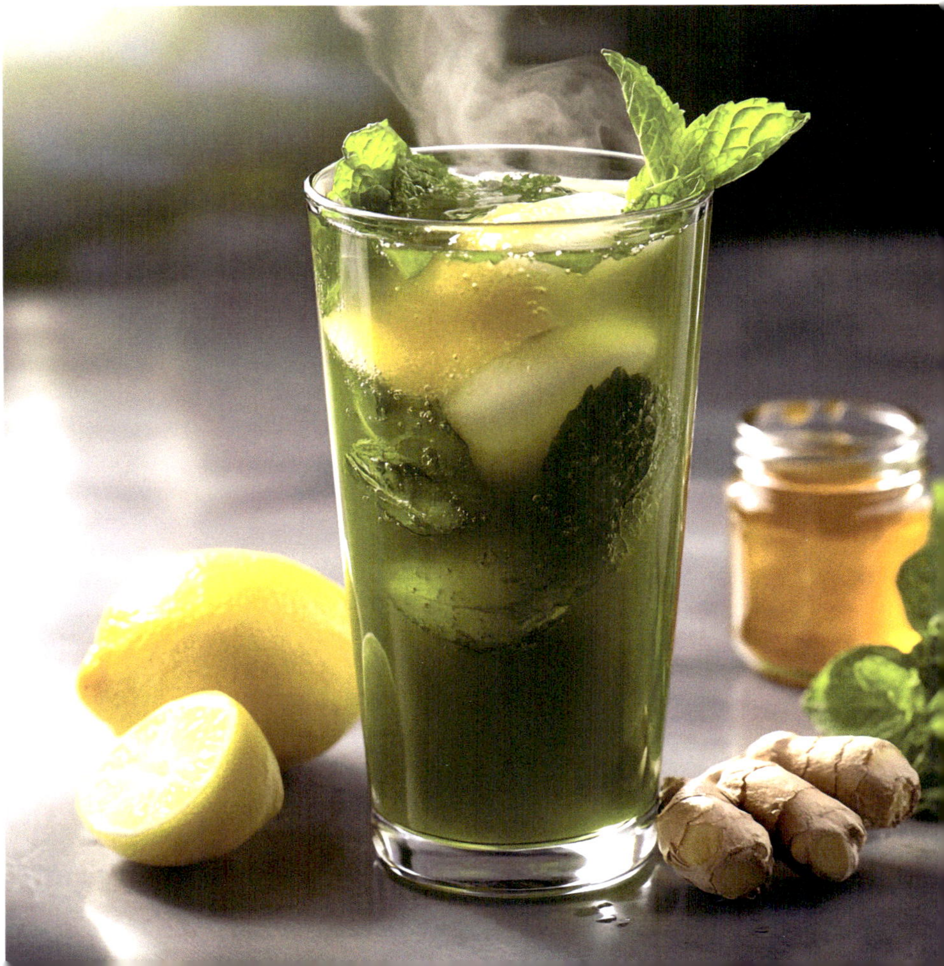

## INGWER-KURKUMA-TEE

### Zutaten:

250 ml Kurkuma-Tee (ca. 1 Tasse)
1 Stück Ingwer
1 TL roher Honig

### Zubereitung:

Einfach den Tee aufbrühen und den Ingwer in die heiße Kanne geben. In eine Tasse gießen und den rohen Honig hinzufügen, um den starken Geschmack auszugleichen.

### Gesundheitliche Vorteile:

Sowohl Ingwer als auch Kurkuma haben starke entzündungshemmende Eigenschaften. Das Getränk beruhigt den Körper und beugt Grippe und Husten vor.

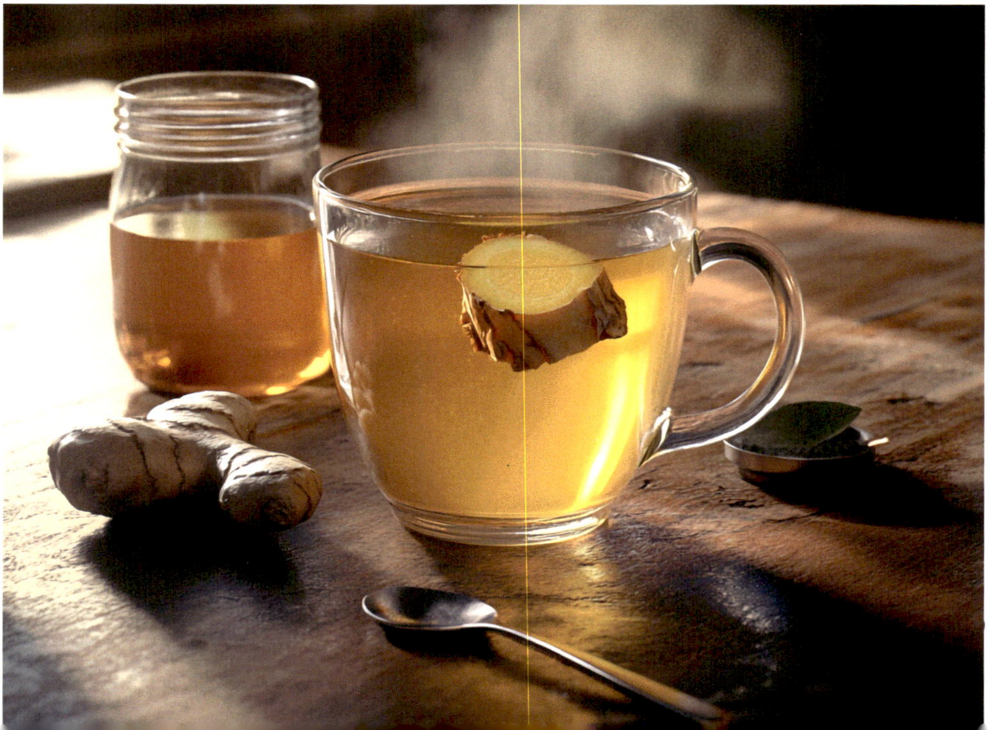

## GOLDENE ASHWAGANDHA-MILCH

### Zutaten:

250 ml Rohmilch (ca. 1 Tasse)
½ TL gemahlener Kurkuma
½ TL gemahlene Ashwagandha
¼ TL gemahlener Zimt
¼ TL gemahlener Ingwer
¼ TL gemahlener schwarzer Pfeffer
1 TL roher Honig (optional)
1 TL Kokosöl oder Ghee (optional)

### Zubereitung:

Erwärme die Milch bei mittlerer Hitze, ohne sie zum Kochen zu bringen. Gib alle Gewürze in den Topf und rühre gut um. Um die Mischung süßer und cremiger zu machen, kannst du Honig und Fett deiner Wahl hinzufügen. Rühre die Mischung einige Minuten um, ohne sie zum Kochen zu bringen. Gieße sie dann in eine Tasse und genieße sie warm.

### Gesundheitliche Vorteile:

Dieses warme Getränk ist wirklich ein Superdrink. Es vereint alle entzündungshemmenden Vorteile von Kurkuma und anderen Gewürzen mit den adaptogenen Eigenschaften von Ashwagandha. Es hilft, Stress abzubauen, die allgemeine Stimmung zu verbessern und das allgemeine Wohlbefinden von Körper und Geist zu fördern.

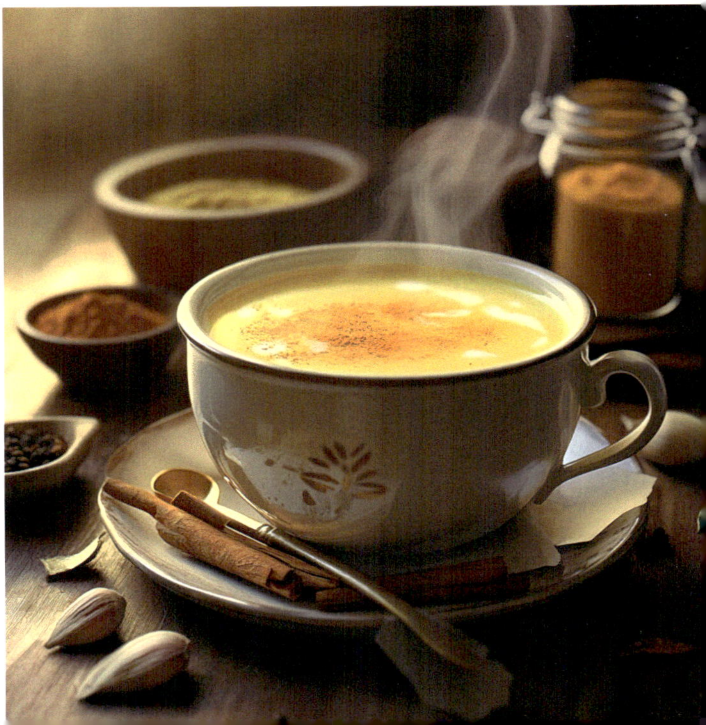

## SOMMERLICHES WASSER MIT GESCHMACK

### Zutaten:

½ Gurke, in Scheiben geschnitten
2–3 Minzblätter
1 Glas kaltes Wasser
Zitronensaft nach Geschmack

### Zubereitung:

Schneide die Gurke in Scheiben und gib alle Zutaten in ein Glas Wasser. Lass es über Nacht oder für ein paar Stunden im Kühlschrank stehen.

### Gesundheitliche Vorteile:

Mit Aufgusswasser kann man den ganzen Tag über viel Flüssigkeit zu sich nehmen und den Körper gleichzeitig mit Elektrolyten und zusätzlichen Nährstoffen versorgen, ohne zusätzliche Kalorien zu sich zu nehmen. Der Aufguss fördert die Verdauung und kann den Magen beruhigen.

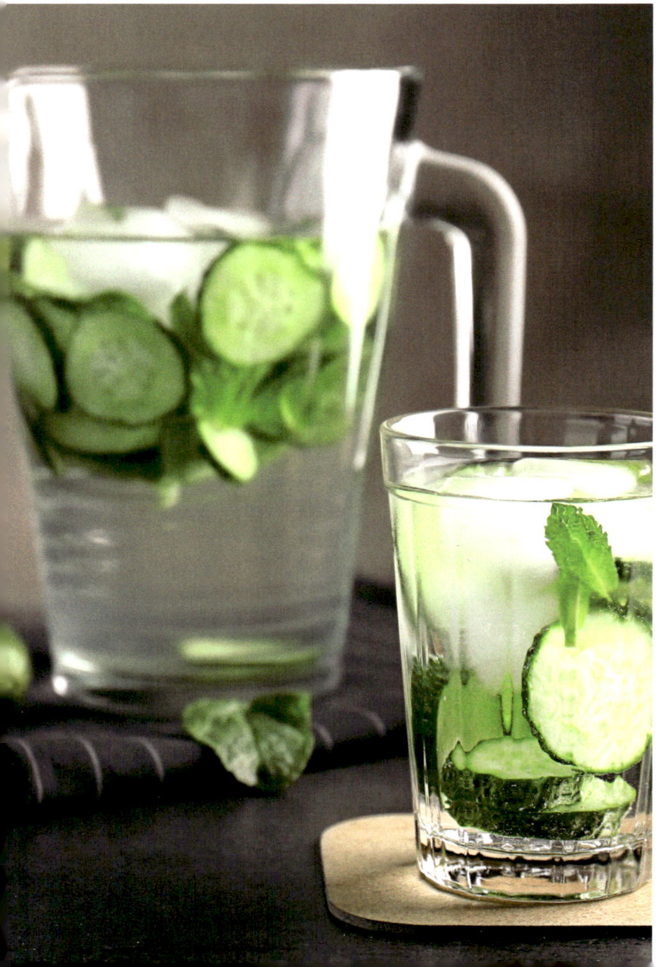

## MOCKTAIL „SLEEPY CHERRY"

### Zutaten:

250 ml Kirschsaft (≈ 1 Tasse)
250 ml kaltes Wasser (ca. 1 Tasse)
2 Kapseln Magnesiumpulver

### Zubereitung:

Einfach alle Zutaten zusammen in ein Gefäß geben und gut umrühren.

### Gesundheitliche Vorteile:

Das Getränk sollte vor dem Schlafengehen getrunken werden, um eine optimale Wirkung zu erzielen. Kirschsaft enthält Melatonin und verbessert dadurch die Schlafqualität. Auch Magnesium fördert die Entspannung und wirkt in Kombination mit Kirschsaft noch besser.

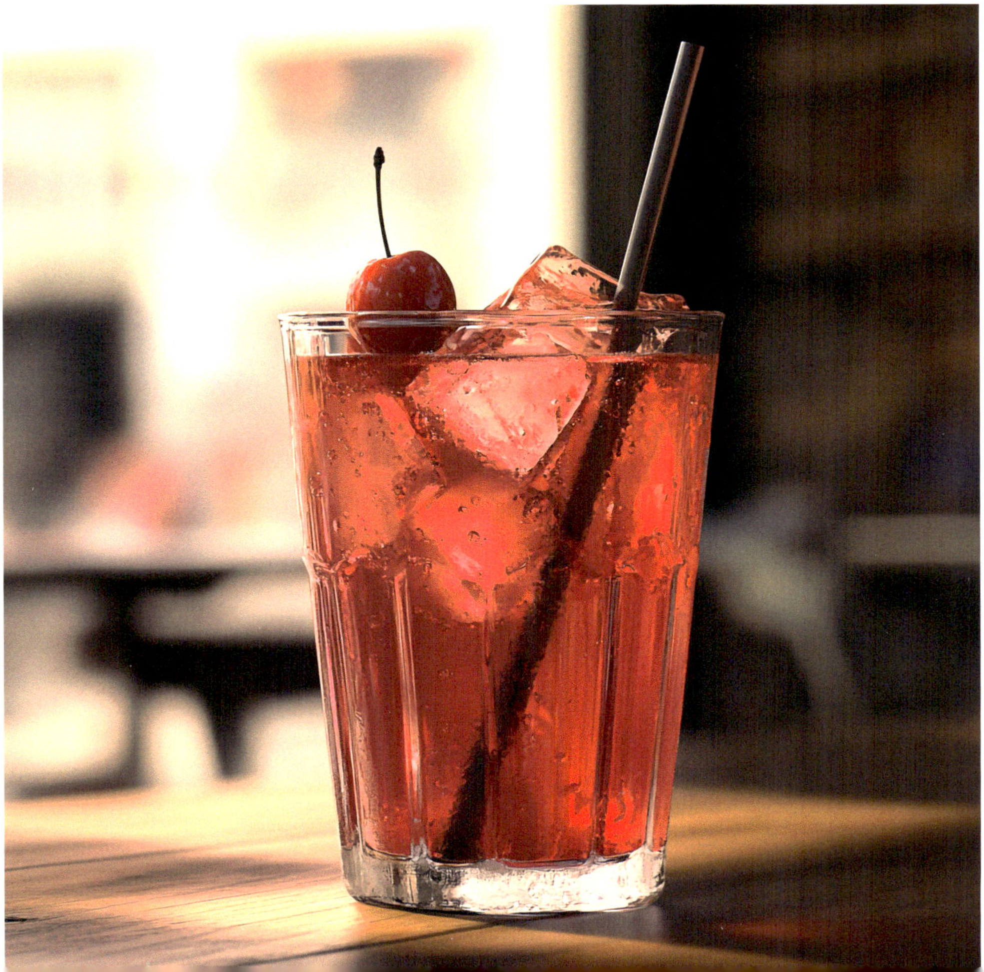

## SLEEPY COCOA MOCKTAIL

### Zutaten:

250 ml Ziegenmilch (ca. 1 Tasse)
250 ml kaltes Wasser (ca. 1 Tasse)
1 TL rohes Kakaopulver

### Zubereitung:

Einfach alle Zutaten zusammenfügen und gut umrühren.

### Gesundheitliche Vorteile:

Eine weitere gute Möglichkeit vor dem Schlafengehen. Er beruhigt die Nerven und bereitet den Körper auf die Schlafenszeit vor. Anstelle von Ziegenmilch kann auch Bio-Rohmilch verwendet werden. Für einen süßen Geschmack kannst du etwas rohen Honig hinzufügen.

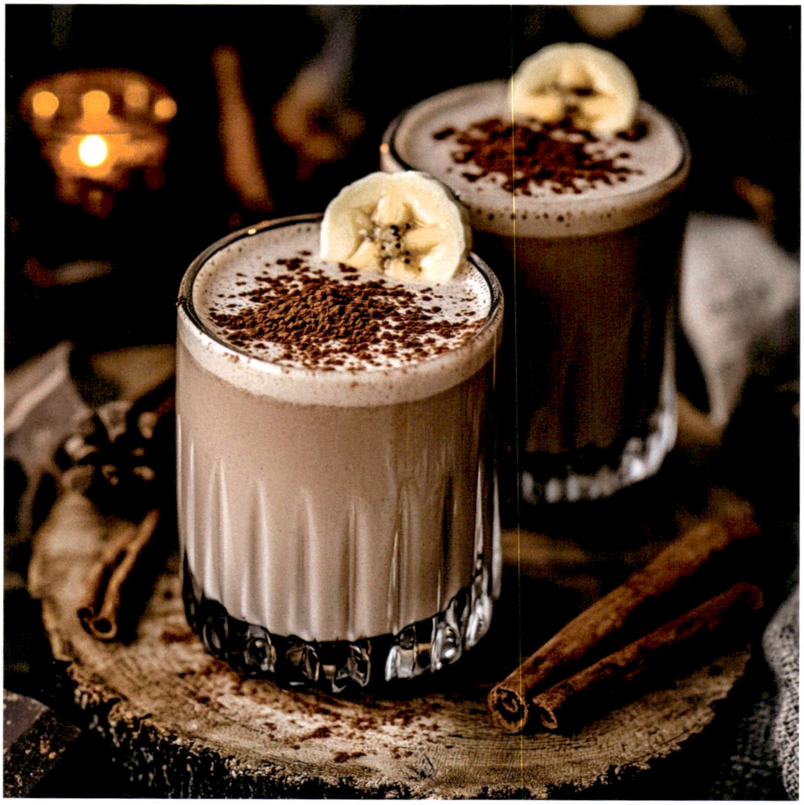

# GETRÄNKE, DIE DU AUF DEINE EINKAUFSLISTE SETZEN SOLLTEST:

☑ **Kokoswasser**

Ideal zur Flüssigkeitszufuhr und reich an lebenswichtigen Elektrolyten. Es enthält Kalzium, Magnesium, Phosphor und Kalium. Nach dem Training ist es eine hervorragende Möglichkeit, dem Körper schnell Flüssigkeit zuzuführen. Außerdem ist es von Natur aus süß und kalorienarm.

☑ **Orangensaft (frisch gepresst)**

Enthält viel Vitamin C und andere Antioxidantien wie Flavonoide, Carotinoide und Ascorbinsäure. Es ist erfrischend und natürlich und unterstützt die Gesundheit des Immunsystems. Kann Nierensteinen vorbeugen und hilft dem Körper, basischer zu werden. Frisch gepresst liefert er außerdem Ballaststoffe.

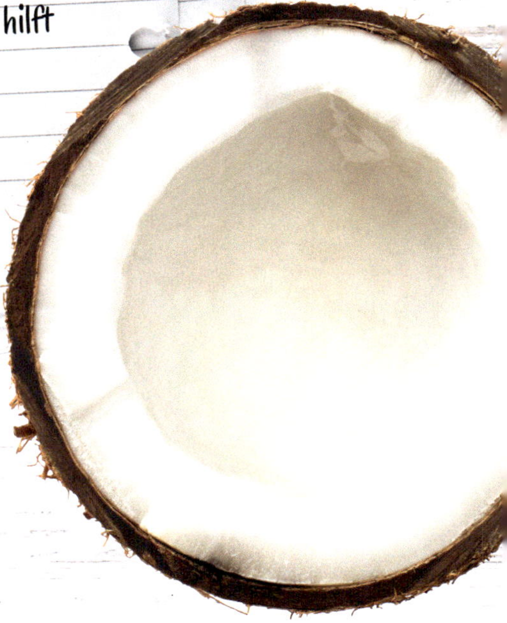

☑ **Granatapfelsaft (ohne Zuckerzusatz)**
Er enthält viele Nährstoffe, z. B. Ballaststoffe, Folsäure, Vitamin C, Magnesium und Kalium. Darüber hinaus ist Granatapfel reich an Antioxidantien, die Entzündungen hemmen und zur allgemeinen Gesundheit beitragen.

☑ **Rote-Bete-Saft (ohne Zuckerzusatz)**
Rote Bete ist reich an Vitaminen und Mineralstoffen, darunter Kalium, Magnesium und Vitamin C. Sie unterstützt die Herzgesundheit, den Nährstoffstoffwechsel und die Gehirnfunktion und trägt dazu bei, den Blutdruck im Gleichgewicht zu halten. Rote Bete zu entsaften ist sogar noch besser, als sie roh zu essen.

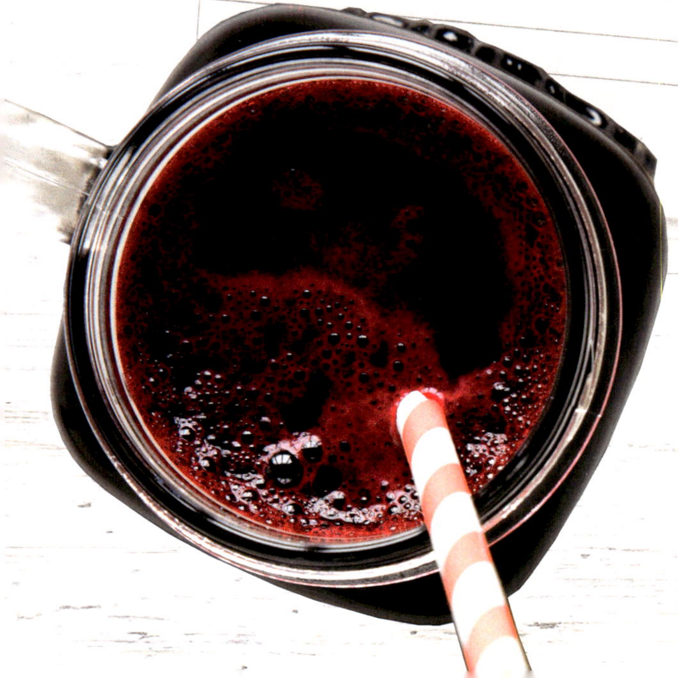

## ☑ Löwenzahntee

Die Pflanze ist ein natürliches Diuretikum und kann daher bei Völlegefühl und Blähungen helfen. Sie reinigt die Leber und unterstützt die Entgiftungsprozesse.

## ☑ Kamillentee

Er schmeckt nicht nur vor dem Schlafengehen, sondern ist auch eine gute Quelle für Antioxidantien. Er beruhigt die Verdauung und wirkt entzündungshemmend. Er fördert nicht nur einen guten Schlaf, sondern mindert auch Angstgefühle und beruhigt die Nerven.

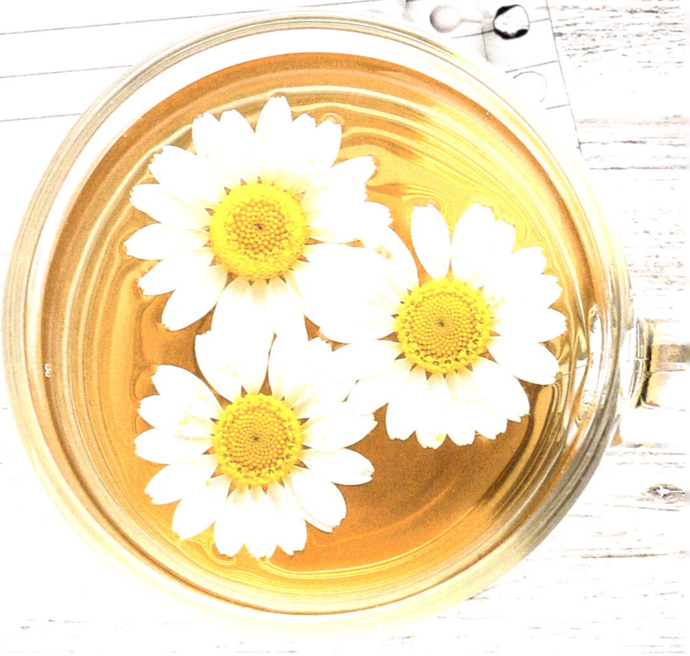

# WAS DU ALS ABENDESSEN ESSEN SOLLTEST

Vor dem Schlafengehen ist es wichtig, dem Körper Zeit zur Verdauung und zur Verlangsamung der Stoffwechselfunktionen zu geben. Entsprechend der inneren Uhr der Organe sollte das Abendessen 3 bis 4 Stunden vor dem Schlafengehen eingenommen werden. Das Abendessen sollte im Vergleich zu den ersten Mahlzeiten des Tages leicht, aber reich an Proteinen und Nährstoffen sein. Hier einige Rezepte für das Abendessen.

## SANDWICH MIT SAUERTEIG

**Zutaten:**

2 Scheiben Sauerteigbrot
2 hart gekochte Eier
1 Handvoll Microgreens wie Brokkolisprossen (10–50 g)
4 EL fermentierte Zwiebeln (ca. ¼ Tasse)

**Zubereitung:**

Toaste das Brot, koche die Eier und zerdrücke sie mit einer Gabel. Füge etwas Meersalz und schwarzen Pfeffer hinzu, um die Eier nach Geschmack zu würzen. Dann belegst du das Sandwich mit allen Zutaten. Wenn du möchtest, kannst du die Microgreens zu den zerdrückten Eiern geben.

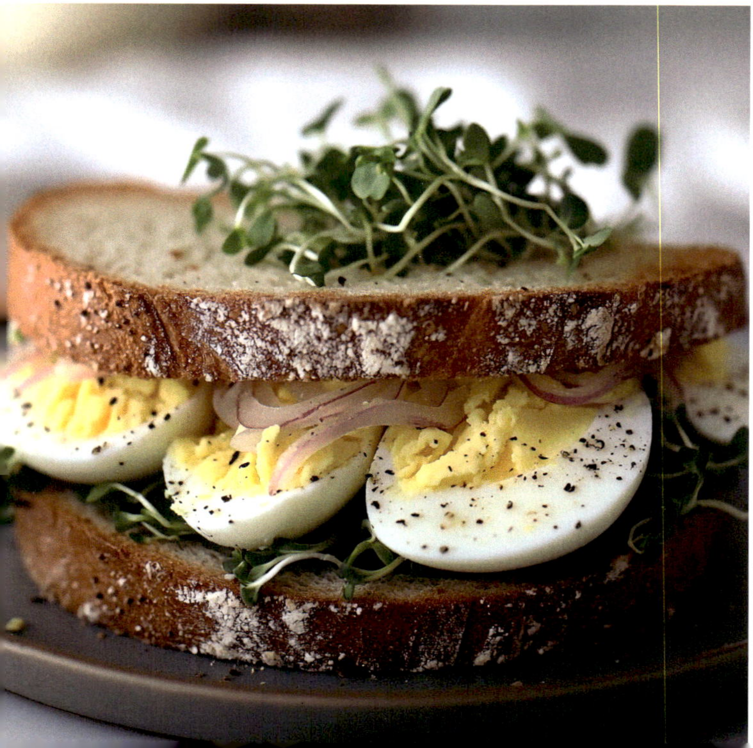

**Gesundheitliche Vorteile:**

Sauerteigbrot ist die beste Option unter den Backwaren. Es enthält einige Probiotika und Ballaststoffe. Microgreens sind junge, essbare Keimpflanzen, die aus Samen von Gemüse, Kräutern oder Getreide gezogen werden. Sie sind nährstoffreich und enthalten einige Proteine. Fermentierte Zwiebeln sind gut für den Darm und unterstützen die Verdauung.

## LACHS MIT KAROTTENSALAT

### Zutaten:

1 Lachsfilet
1 rohe Karotte, geraspelt
1 Zitrone, entsaftet
Meersalz, schwarzer Pfeffer und Kräuter

### Zubereitung:

Grille den Lachs mit etwas Ghee oder Butter. Schneide die Möhren in Streifen und würze nach Belieben mit Zitronensaft, Salz, Pfeffer und Kräutern. Kombiniere das Ganze zu einer Mahlzeit.

### Gesundheitliche Vorteile:

Lachs ist reich an Omega-3-Fettsäuren, die Entzündungen im Körper reduzieren und die Herzgesundheit fördern. Karotten verbessern die Verdauung und helfen bei der Entgiftung des Darms. Die hinzugefügten Kräuter können die Mahlzeit zusätzlich entzündungshemmend und nahrhaft machen.

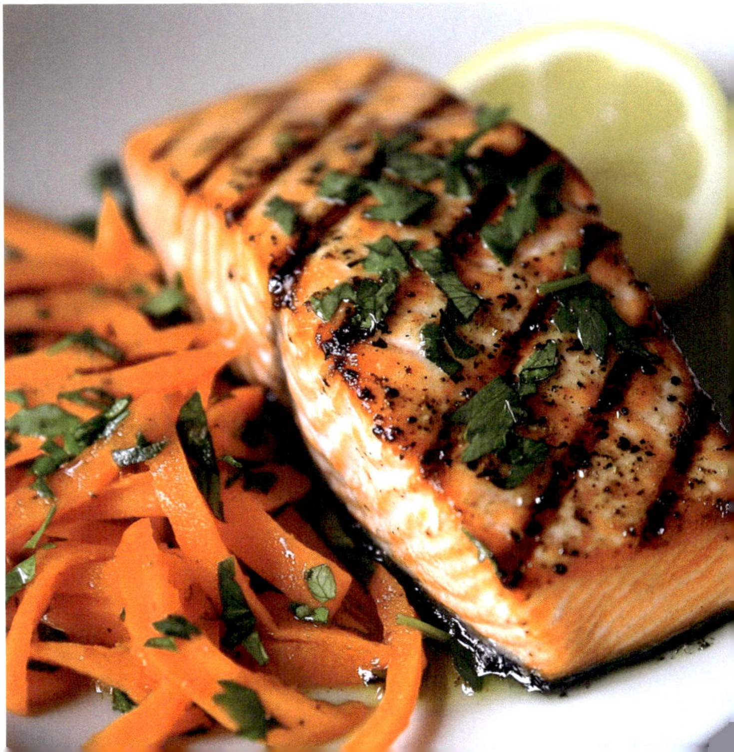

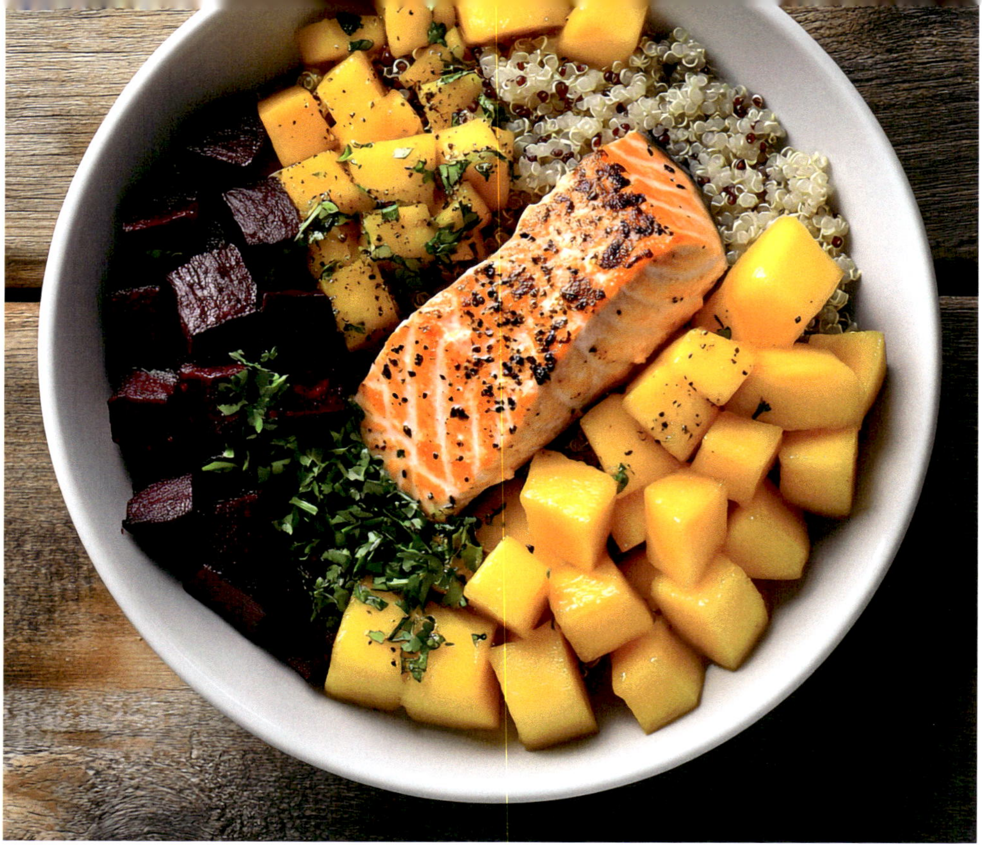

## BUDDHA BOWL MIT LACHS

### Zutaten:

1 Lachsfilet
180 g gekochte Quinoa (ca. 1 Tasse)
80 g gekochte Rote Bete (ca. ½ Tasse)
80 g Mango, gewürfelt (ca. ½ Tasse)
Olivenöl oder Kokosöl
Meersalz, schwarzer Pfeffer und Kräuter

### Zubereitung:

Grille den Lachs und koche die Quinoa. Gib etwas Oliven- oder Kokosöl zur Quinoa. Schneide alle anderen Zutaten in Würfel und gib sie in eine Schüssel. Schmecke das Gericht mit Salz, Pfeffer und den Kräutern nach Geschmack ab.

### Gesundheitliche Vorteile:

Das Gericht ist nahrhaft und reich an Omega-3-Fettsäuren, Proteinen und Antioxidantien.

## LACHS MIT BUCHWEIZEN UND GEMÜSE

### Zutaten:

1 Lachsfilet
170 g gekochter Buchweizen
120 g gemischtes Gemüse (Brokkoli, Paprika, Pilze usw.)
Olivenöl oder Kokosöl
Meersalz, schwarzer Pfeffer und Kräuter

### Zubereitung:

Grille oder backe den Lachs und koche den Buchweizen. Gib etwas Oliven- oder Kokosöl zum Buchweizen. Koche das Gemüse und richte es auf dem Teller an.

### Gesundheitliche Vorteile:

Das Gericht ist glutenfrei und nährstoffreich. Es ist sehr sättigend und perfekt ausgewogen.

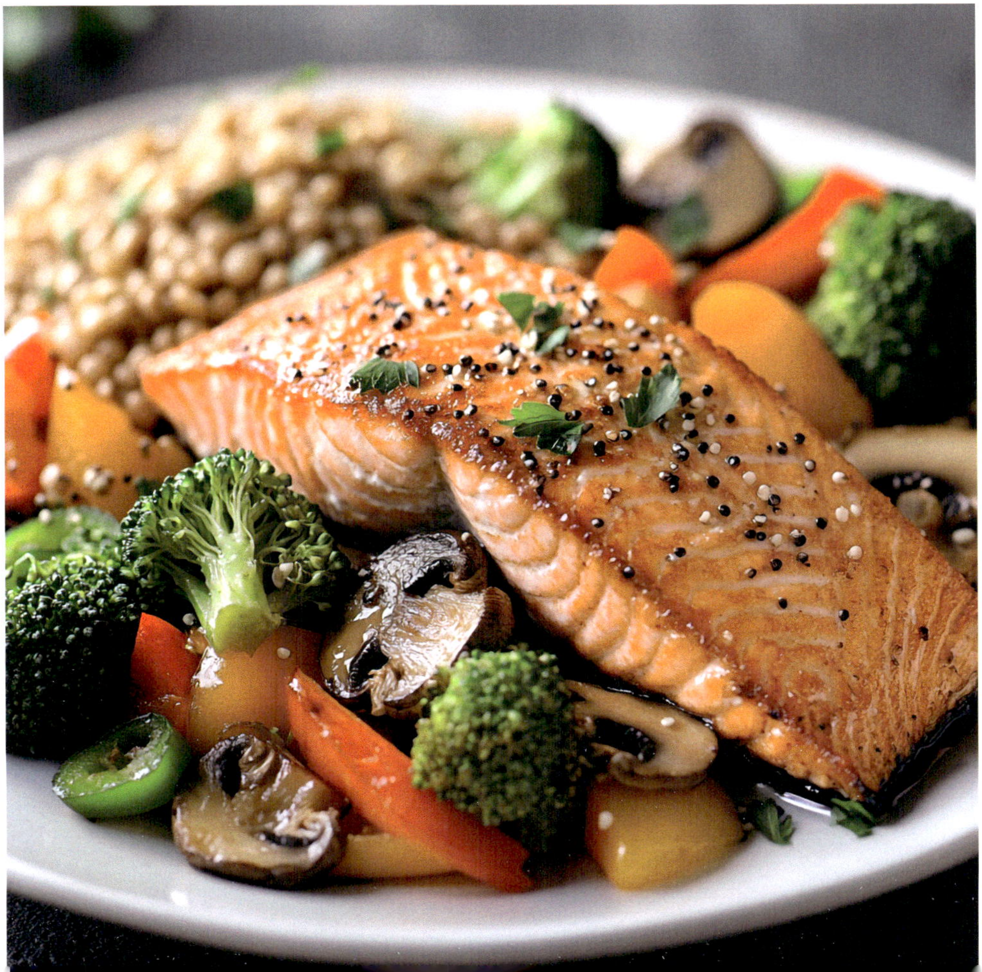

## HACKFLEISCH MIT TOMATENSAUCE

### Zutaten:

450 g Hackfleisch von Weidetieren (ca. 1 Pfund)
500 g Tomatensauce (ca. 2 Tassen)
Butter oder Ghee
Meersalz, schwarzer Pfeffer und Kräuter

### Zubereitung:

Brate das Hackfleisch in Butter oder Ghee an und gib die Tomatensauce in die Pfanne. Würze nach Belieben mit Salz, Pfeffer und Kräutern. Serviere es mit gekochtem Gemüse oder mit einer Beilage aus Buchweizen, Quinoa oder Hirse.

### Gesundheitliche Vorteile:

Die Mahlzeit ist reich an Proteinen und gesunden Fetten. Tomatensauce enthält Lycopin und Antioxidantien, die gut für das Herz sind.

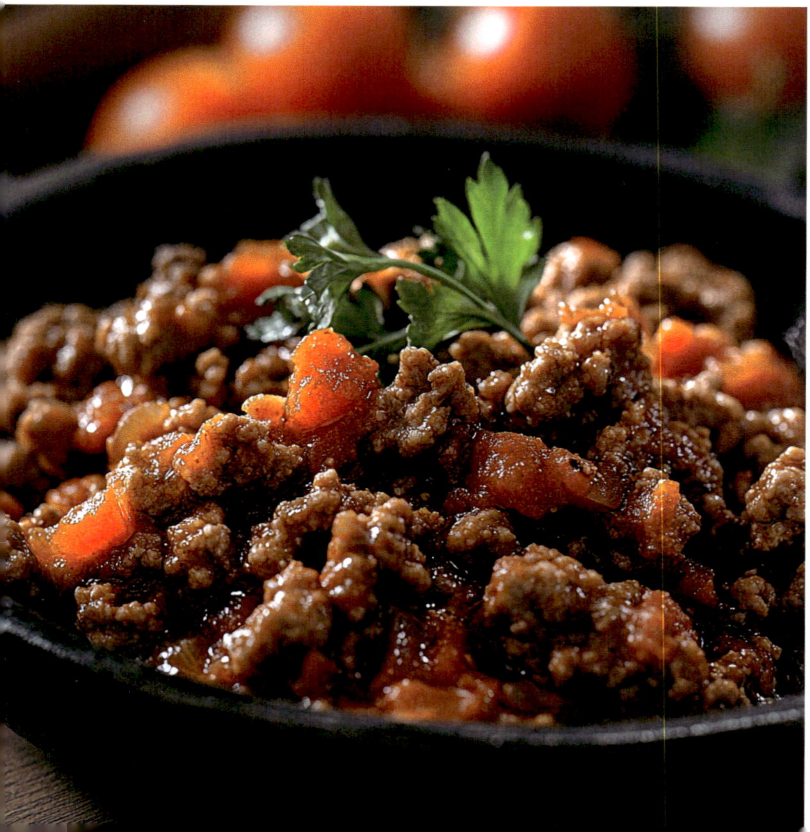

## STEAK MIT SÜSSKARTOFFELN

### Zutaten:

1 Steak vom Weiderind
1 Süßkartoffel
Butter oder Ghee
Meersalz, schwarzer Pfeffer und Kräuter

### Zubereitung:

Grille das Steak und röste die Süßkartoffel. Serviere das Steak und die Süßkartoffel zusammen als eine sehr sättigende Mahlzeit.

### Gesundheitliche Vorteile:

Mit Gras gefüttertes Rind ist reich an Omega-3-Fettsäuren und konjugierter Linolsäure (CLA), die ein gesundes Herz-Kreislauf- System fördern und zur Gewichtskontrolle beitragen. Süßkartoffeln liefern Ballaststoffe und Antioxidantien.

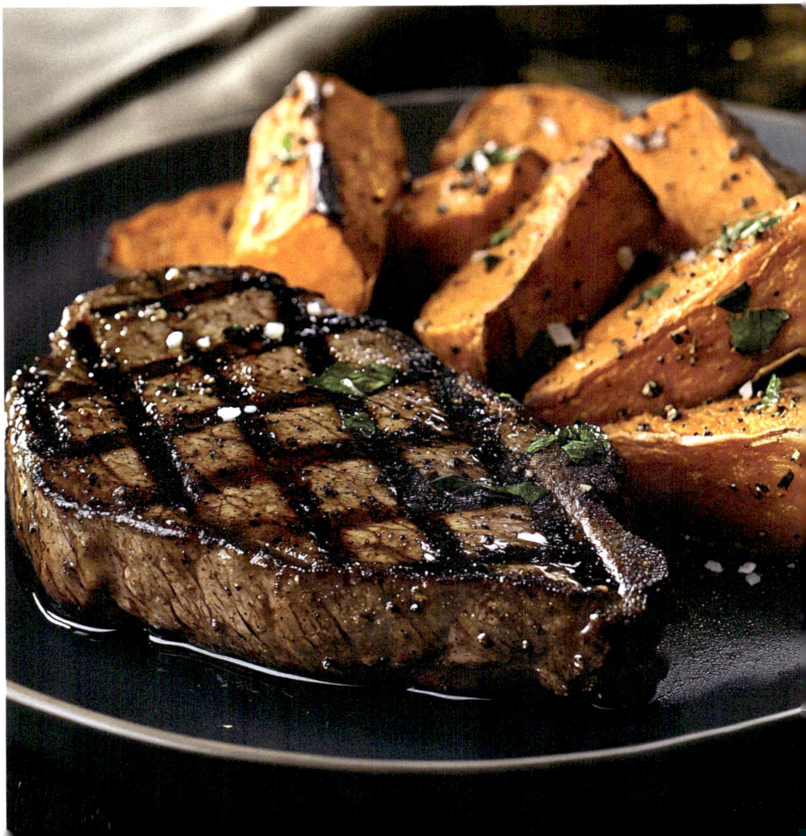

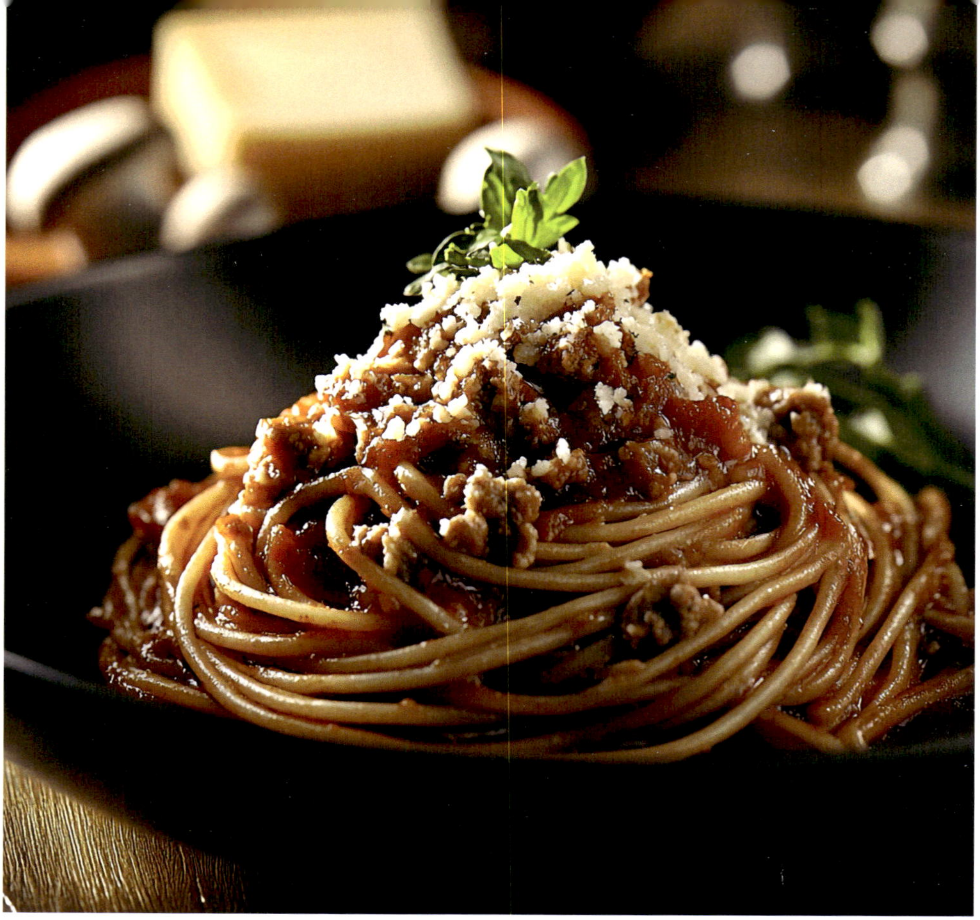

## NUDELN MIT KÄSE ODER FLEISCH

### Zutaten:

170 g Buchweizennudeln (ca. 1 Tasse)
60 g geriebener Parmigiano Reggiano (ca. ½ Tasse) oder 230 g Hackfleisch (ca. 1 Tasse)
250 g Tomatensauce (ca. 1 Tasse)
Meersalz und Pfeffer

### Zubereitung:

Koche die Nudeln und mische sie mit dem Käse oder dem gekochten Fleisch. Füge die Tomatensauce hinzu und verrühre die Sauce gut. Serviere es allein oder mit Pilzen oder anderem Gemüse als Beilage.

### Gesundheitliche Vorteile:

Buchweizennudeln sind glutenfrei und reich an Ballaststoffen. Käse enthält Kalzium und Eiweiß, während Fleisch auch viele andere Nährstoffe enthält. Das Rezept ist sehr sättigend und reich an Nährstoffen.

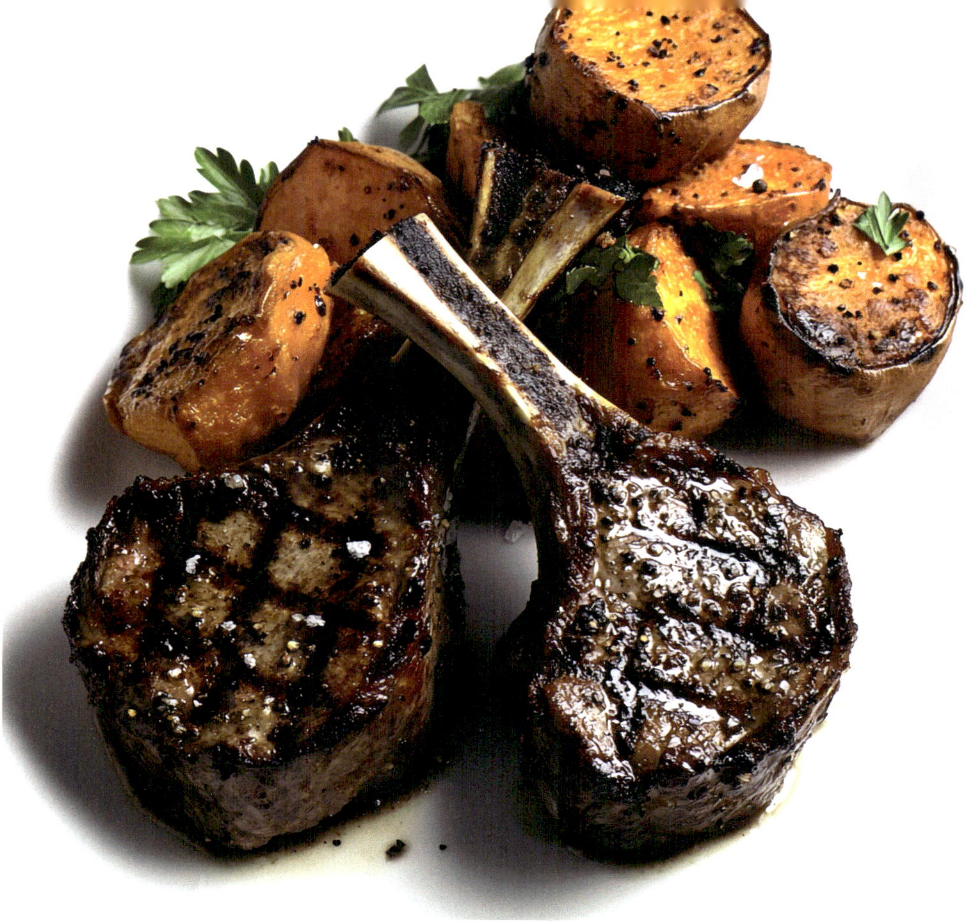

## LAMMKOTELETTS MIT SÜSSKARTOFFELN

### Zutaten:

2 Lammkoteletts oder Hühnerkeulen
1 Süßkartoffel
Butter oder Ghee
Meersalz, schwarzer Pfeffer und Kräuter

### Zubereitung:

Grille die Lammkoteletts mit Ghee oder Butter und brate die Süßkartoffeln. Schmecke nach Belieben mit Salz, Pfeffer und Kräutern ab, und serviere alles zusammen.

### Gesundheitliche Vorteile:

Lammfleisch enthält Proteine und Eisen. Süßkartoffeln enthalten Ballaststoffe und Antioxidantien. Dies ist eine ziemlich schnelle und sättigende Mahlzeit.

KAPITEL 5

# DIE HEILMITTEL DER NATUR

Zurück zu unserer wahren Ernährungspyramide: Wir sehen, dass Kräuter, Gewürze und Nahrungsergänzungsmittel ganz oben stehen. Nicht weil sie ungesund sind, sondern weil sie in kleinen Mengen eine große Wirkung haben. Kräuter und Gewürze sind seit Jahrtausenden die Hausapotheke der Natur. Hilfreiche Nahrungsergänzungsmittel sind solche, die ausschließlich aus natürlichen, gentechnikfreien Zutaten hergestellt werden. Leider sind die Böden heute drastisch an Nährstoffen verarmt, sodass wir den Körper auf anderen Wegen mit diesen Nährstoffen versorgen müssen. Saubere Nahrungsergänzungsmittel sind hier sehr praktisch. Kräuter und Gewürze werden seit Jahrtausenden von allen antiken menschlichen Populationen verwendet. Sie sind starke Antioxidantien, natürliche Heilmittel, und jedes einzelne hat ganz spezifische gesundheitliche Vorteile und Auswirkungen auf die körperliche und geistige Gesundheit. Ich glaube, dass einige Pflanzen und Wurzeln für jeden von Nutzen sein können, z. B. Kurkuma, Ingwer und grüner Tee. Auf der anderen Seite helfen diese Substanzen nur bei bestimmten Krankheiten, z. B. bei Verdauungsproblemen, Stoffwechselstörungen und sehr starken Entzündungen. In diesem Kapitel möchte ich meine Top-Heilkräuter und Gewürze sowie die Top-10-Nahrungsergänzungsmittel auflisten. Außerdem werde ich euch helfen, euch im Medizinschrank der Natur zurechtzufinden, damit ihr wisst, was ihr nehmen könnt, wenn ihr ganz bestimmte Heilmittel braucht.

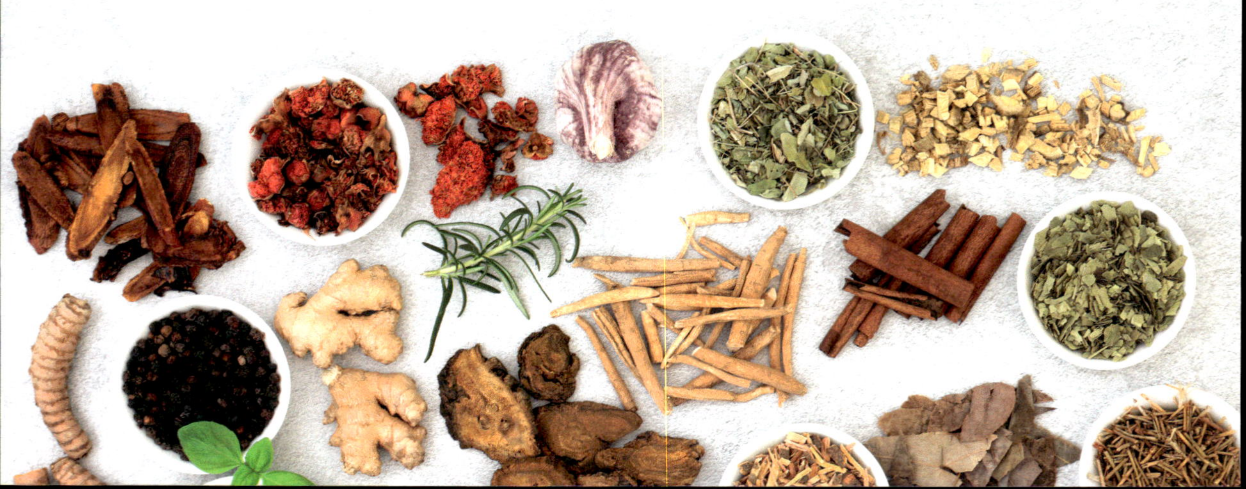

# KRÄUTERKUNDE FÜR ALLE

Beginnen wir mit den Kräutern und Gewürzen. Im Allgemeinen handelt es sich um Nährstoffe in konzentrierter Form. Kräuter können frisch oder getrocknet sein, während Gewürze aus gemahlenen Samen oder Wurzeln bestehen. Einige Kräuter sind für jeden Menschen geeignet, da sie den Körper in einem optimalen Zustand halten und reich an Antioxidantien sind. Sie können Smoothies beigemischt, über Gemüse gestreut oder Fleisch, Fisch und Süßkartoffeln hinzugefügt werden. Seit der Antike wissen die Menschen, wie sie verschiedene Kräuter gegen unterschiedliche Beschwerden einsetzen können. Unser Körper ist darauf ausgerichtet, mit den richtigen Chemikalien auf natürliche Weise zu heilen, und Kräuter können dazu beitragen, indem sie uns mit allen Nährstoffen versorgen, die wir brauchen. Hippokrates sagte einmal: „Alle Krankheiten beginnen im Darm."

Die Griechen wussten also, dass die Gesundheit des Mikrobioms der Schlüssel zur allgemeinen Gesundheit ist. Außerdem verehrten die Griechen den Gott Asklepios, der der Gott oder Vater der wahren Medizin ist. Die Menschen huldigten ihm, indem sie seinen Gesundheitsprinzipien folgten, zu denen **Bewegung**, die weise Verwendung von Kräutern, das Streben nach **Homöostase** und ein **ganzheitlicher Heilungsansatz** gehörten. Obwohl es sich um eine antike Kultur handelt, wussten die Griechen besser, wie man Gesundheit erreicht und erhält. Sie setzten stark auf natürliche Methoden, die wir heute wieder entdecken. Einige der Kräuter, die von den Griechen häufig verwendet wurden, können uns auch heute noch bei alltäglichen Beschwerden helfen. Fangen wir damit an.

## 1. ZITRONE UND LIMETTE

**Anwendung**:

Beide Zitrusfrüchte können in Wasser eingelegt, über Salate gepresst oder zum Würzen von Gerichten verwendet werden.

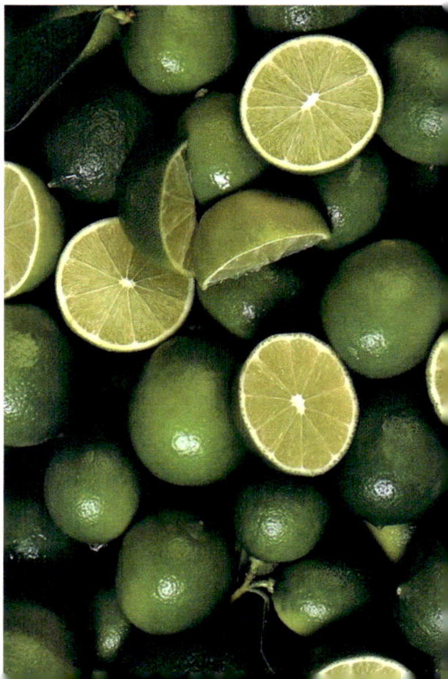

**Gesundheitliche Vorteile:**

Zitronen und Limetten sind reich an Vitamin C und Antioxidantien, die das Immunsystem unterstützen und die Oxidation im Körper reduzieren. Sie fördern Entgiftungsprozesse im Körper, regen den Stoffwechsel an und unterstützen die Gesundheit der Leber durch die Förderung der Gallenproduktion. Studien haben auch gezeigt, dass sie leberschützende Eigenschaften besitzen und möglicherweise so stark antioxidativ wirken, dass sie das Krebsrisiko senken können[126].

# GRIECHEN HEILTEN MIT KRÄUTERN

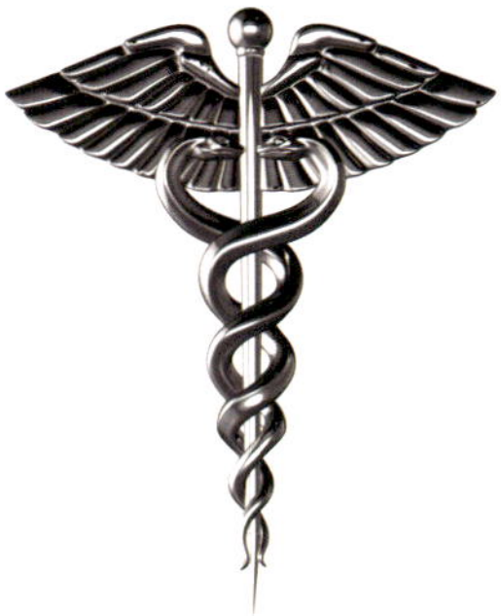

**Der Hermesstab**

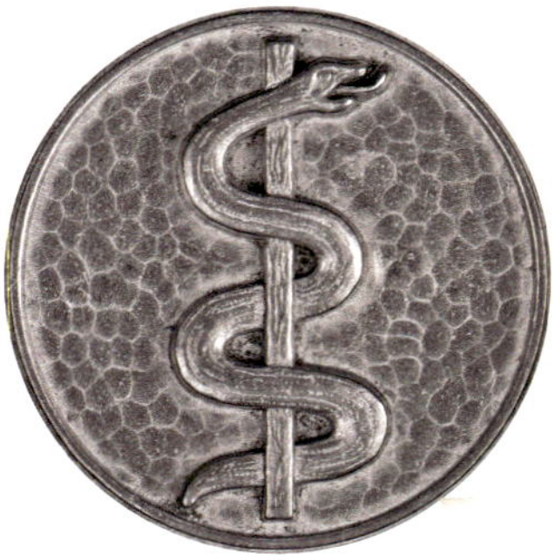

**Asklepiosstab**

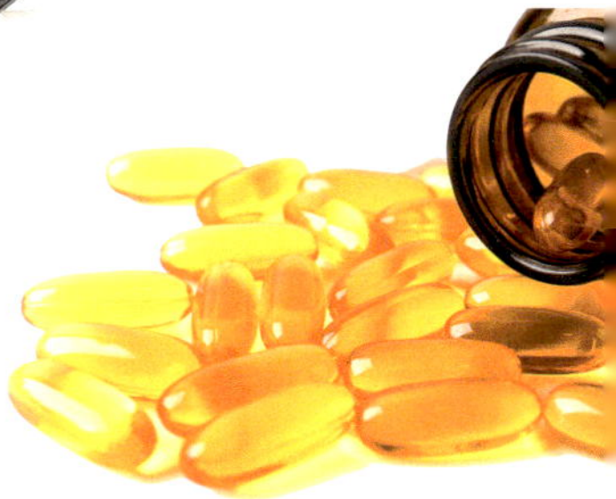

Asklepios = Gott der wahren Medizin

**Der Hermesstab = Symbolik**
**Moderne Gesundheit =** ***Behandlung mit Pharma***
**>> Krankheit, nicht Heilung = Korruption**

**Asklepios-Grundsätze:**
1) **Bewegung**
2) **Kräuter**
3) **Homöostase**
4) **Ganzheitlichkeit**

Die alten Griechen verwendeten Kräuter zur Heilung.

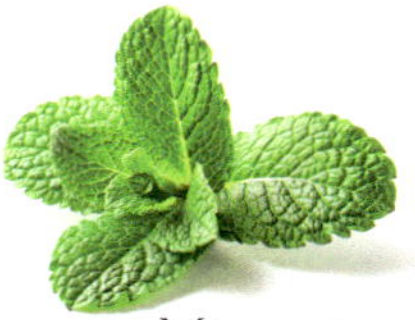

Minze

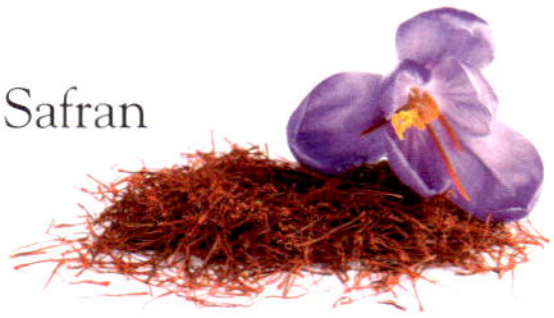

Safran

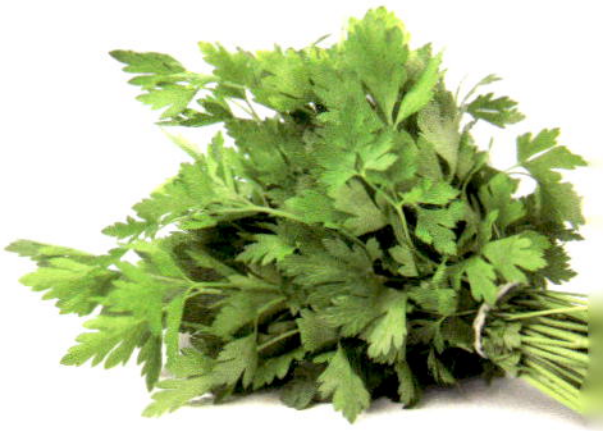

5 Heilpflanzen, die seit dem antiken Griechenland verwendet werden

Fenchel

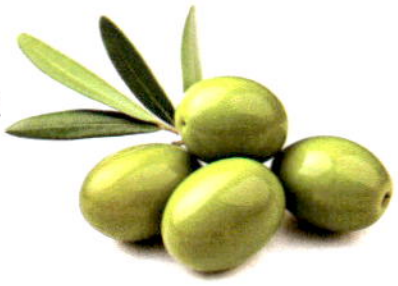

Oliven

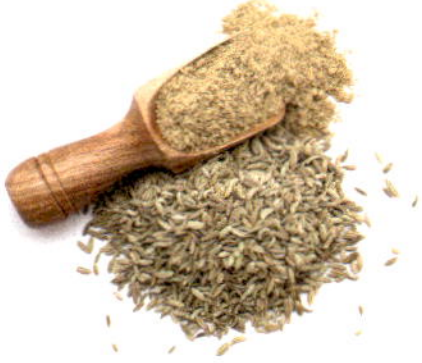

Petersilie

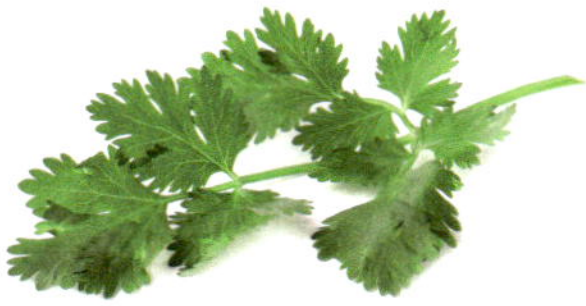

**„Alle Krankheiten beginnen im Darm"**
**– Hippokrates**

## 2. INGWER

**Anwendung**:

Die Ingwerwurzel ist vielseitig verwendbar. Es gibt auch gemahlenes Ingwerpulver, das eigentlich die getrocknete und gemahlene Wurzel ist. Frischer Ingwer hat einen stark würzigen Geschmack, der den Geschmack von Tees, Smoothies und anderen Gerichten verstärken kann.

**Gesundheitliche Vorteile:**

Die Wirkung von Ingwer auf den Körper ist vielfältig. Er ist gut für die Darmgesundheit[127], wirkt entzündungshemmend und kann dank seiner antimikrobiellen Eigenschaften[128] bei der Bekämpfung von Infektionen helfen. Er ist ein schnelles und einfaches Mittel gegen Übelkeit und Verdauungsprobleme.
Studien zeigen, dass Ingwer bei Magen-Darm-Problemen helfen kann[129] und ein starkes Antioxidans ist.

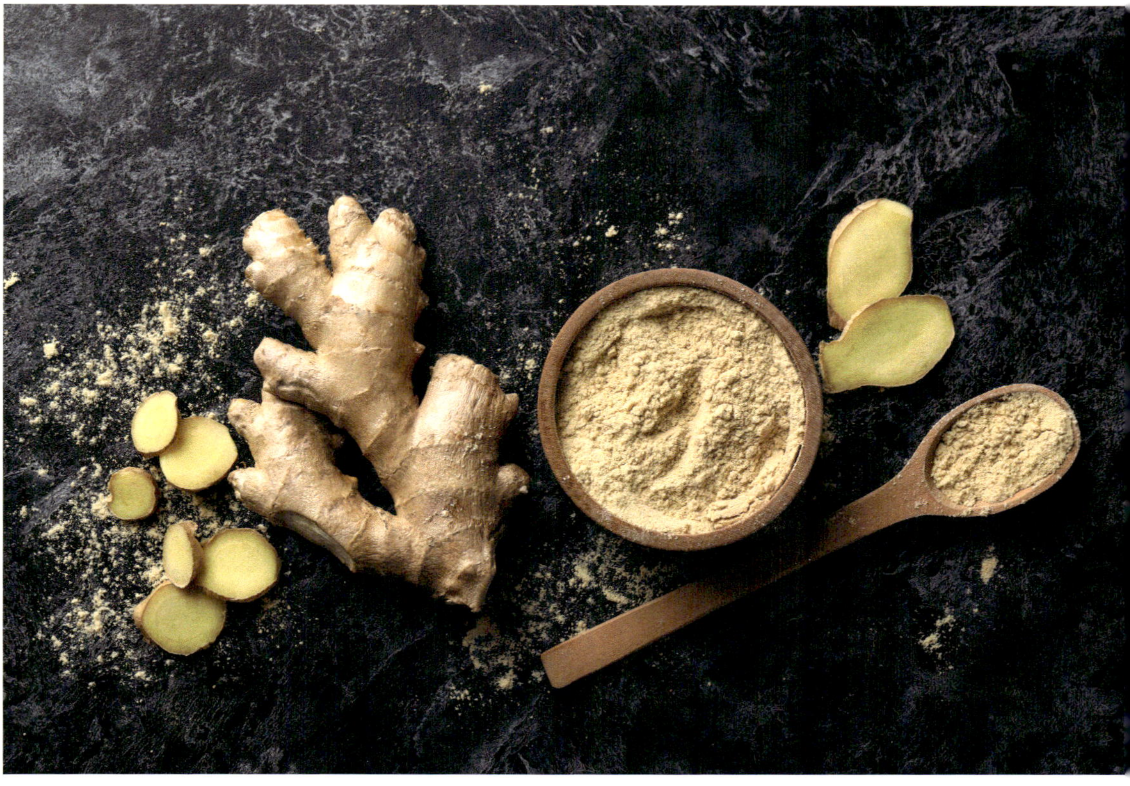

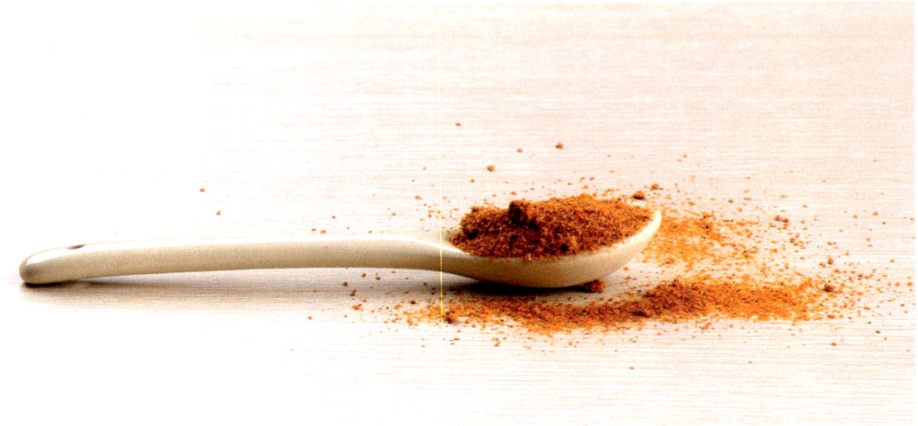

## 3. CAYENNEPFEFFER

### Anwendung:

Er kann getrocknet oder frisch zum Kochen verwendet werden. Cayennepfeffer ist auch in Kapseln erhältlich.

### Gesundheitliche Vorteile:

Der Wirkstoff, der Cayennepfeffer so scharf macht, ist Capsaicin[130]. Es ist dafür bekannt, dass es den Stoffwechsel anregt, die Herzgesundheit fördert und die Durchblutung durch Erweiterung der Blutgefäße verbessert[131]. Die Forschung zeigt eindeutig, dass Capsaicin für die kardiovaskulären Vorteile verantwortlich ist[132] und daher für Menschen, die ihren Kreislauf in Schwung bringen müssen, von Nutzen ist. Cayennepfeffer ist außerdem reich an Flavonoiden, Vitamin C und Carotinoiden, die die Zellen vor oxidativen Schäden schützen.

## 4. ALOE VERA

**Anwendung**:

Das Gel der Pflanze wird innerlich und äußerlich angewendet. Aloe-Konzentrat kann Getränken zugesetzt werden, während das Gel aus den Blättern der Pflanze direkt verwendet werden kann. Auf dem Markt sind auch zahlreiche Nahrungsergänzungsmittel mit Aloe erhältlich.

**Gesundheitliche Vorteile:**

Aloe beruhigt das Verdauungssystem und hilft dem Körper, sich von innen zu reinigen. Studien zeigen, dass sie die Verdauung fördert und Entzündungen im Körper reduziert. Sie ist auch ein ausgezeichnetes Heilmittel für die Darmschleimhaut[133].

Außerdem kann Aloe bei Verstopfung helfen, indem sie die Darmtätigkeit anregt. Auf die Haut aufgetragen, hat sie beruhigende und heilende Eigenschaften.

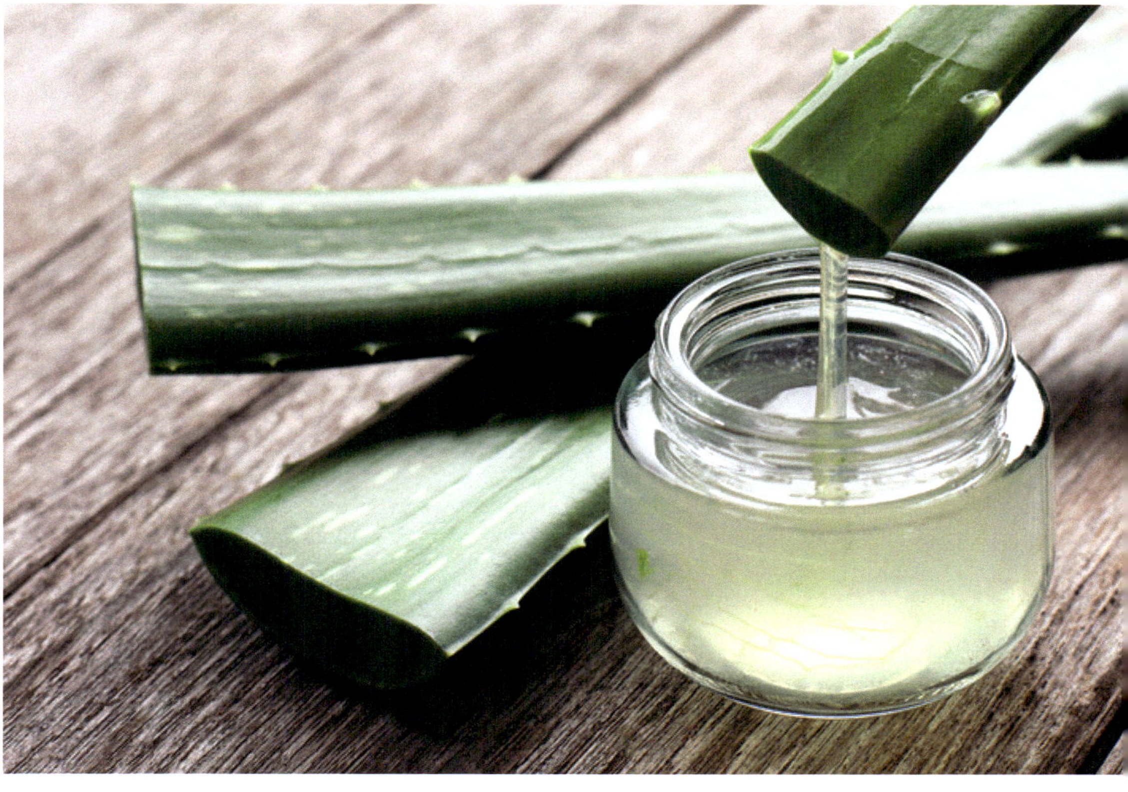

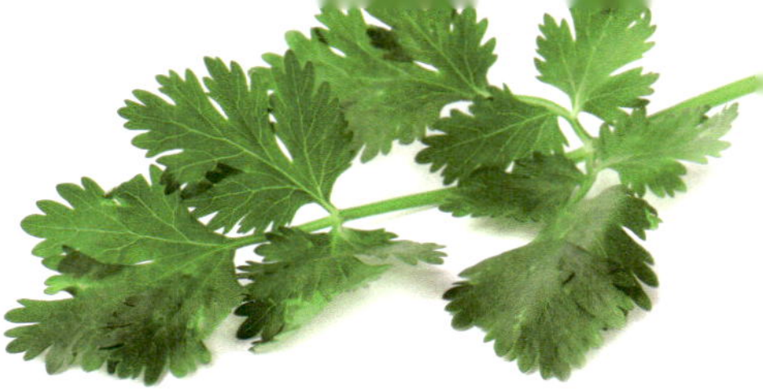

## 5. KORIANDER

**Anwendung**:

Sein frischer und scharfer Geschmack macht ihn in einigen Kulturen, z. B. in Indien, zu einem der am häufigsten verwendeten frischen Kräuter. Frische Korianderblätter können Salaten hinzugefügt oder als Garnierung für jedes Gericht verwendet werden. Die getrockneten Samen können zum Kochen oder als Teezusatz verwendet werden.

**Gesundheitliche Vorteile:**

Koriander ist Gegenstand zahlreicher Studien. Seine Samen können den Blutzuckerspiegel senken, indem sie die Enzymaktivität fördern[134]. Außerdem scheint Korianderextrakt den Cholesterinspiegel und den Blutdruck zu senken[135]. Die Blätter können die Verdauung fördern und entzündungshemmend wirken[136]. Der Extrakt kann Entgiftungsprozesse unterstützen[137].

Koriander eignet sich besonders gut, um den Körper von Schwermetallen zu befreien, und schließlich haben Koriandersamen und -öl auch natürliche antibakterielle Eigenschaften[138].

## 6. LAVENDEL

**Anwendung**:

Kann als Kapsel, als ätherisches Öl im Verdampfer oder als Duftöl genutzt werden.

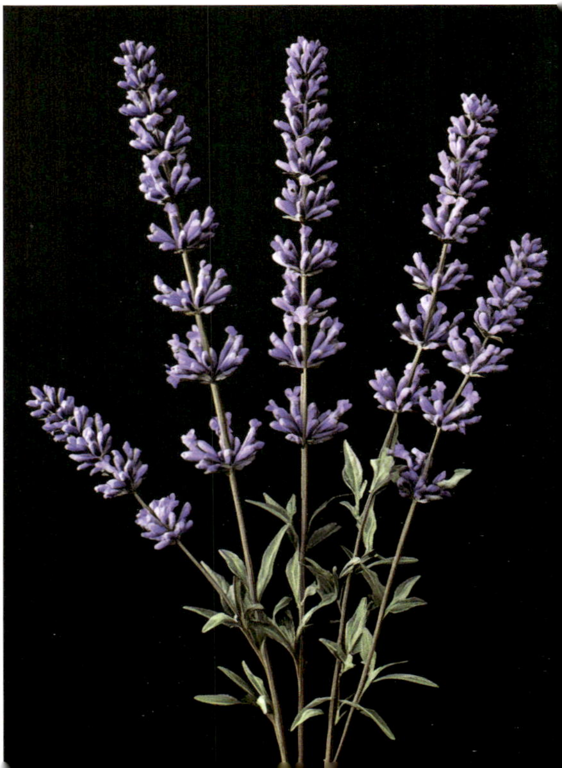

**Gesundheitliche Vorteile:**

Lavendel wird für seine entspannenden Eigenschaften geschätzt, die Stress und Schlaflosigkeit lindern können. Seine ätherischen Öle senken nachweislich den Cortisolspiegel, fördern die Entspannung und verbessern die Schlafqualität. Zudem hat Lavendel antiseptische und entzündungshemmende Eigenschaften, die bei Hautirritationen und Verbrennungen helfen. Die Inhalation von Lavendelduft kann auch Kopfschmerzen und Migräne effektiv behandeln.

## 7. OREGANO

**Anwendung**:

Er kann frisch oder getrocknet, als ätherisches Öl oder als Nahrungsergänzungsmittel verwendet werden.

**Gesundheitliche Vorteile:**

Oregano ist auf der ganzen Welt bekannt und wird fast überall verwendet. Die getrockneten Blätter und das ätherische Öl sind reich an Antioxidantien[139]. Als therapeutisches Mittel ist er besonders wirksam bei der Bekämpfung von Infektionen[140] und kann auch die Darmgesundheit positiv beeinflussen[141]. Es besitzt antimikrobielle[142], antimykotische und antiparasitäre Eigenschaften und ist damit eines der besten natürlichen Antibiotika ohne Nebenwirkungen[143].

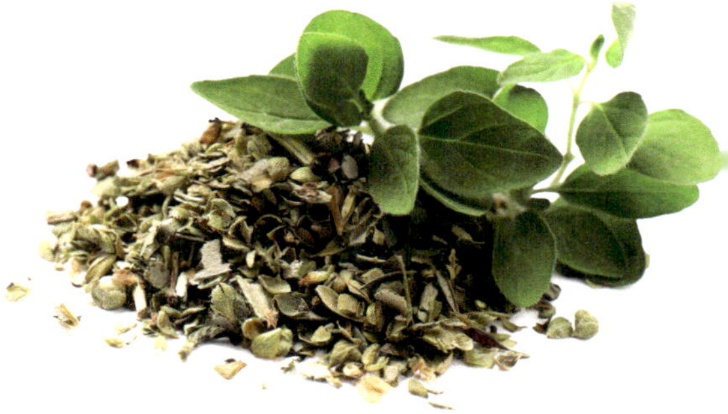

## 8. RINGELBLUME

**Anwendung**:

Die Pflanze kann als Tee (aus den Blüten), als Tinktur (aus den Blüten und Blättern) oder als topische Creme verwendet werden.

**Gesundheitliche Vorteile:**

Ihre beruhigende Wirkung ist bekannt. Die Ringelblume hat sich bei der Wundheilung und der Linderung von Entzündungen bewährt. Ihr Extrakt enthält viele verschiedene Antioxidantien[144] wie Triterpene, Flavonoide, Polyphenole und Carotinoide. Darüber hinaus besitzt die Ringelblume starke antimikrobielle Eigenschaften[145] und eignet sich hervorragend zur Unterstützung der Hautgesundheit und der Wundheilung[146].

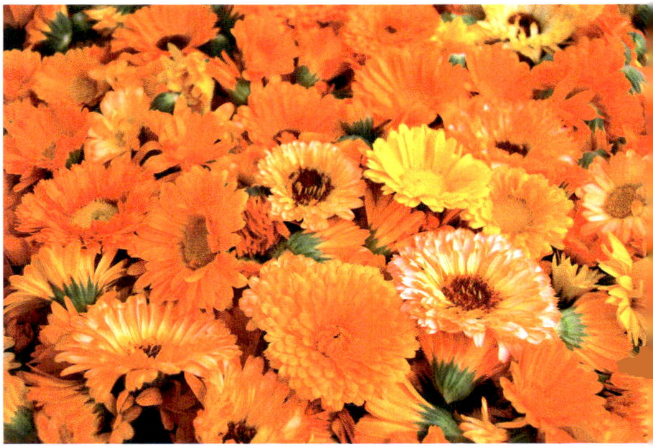

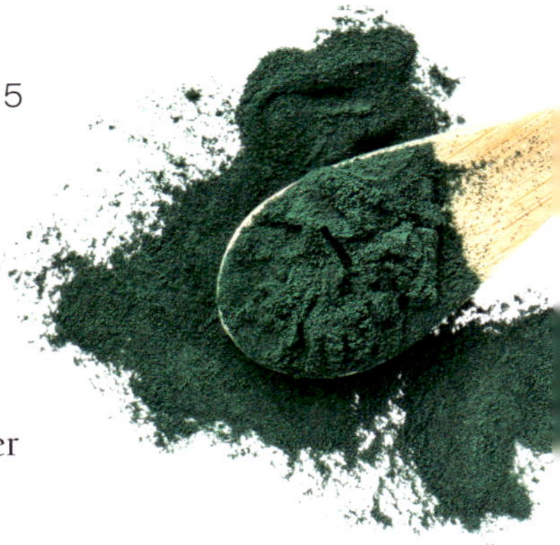

## 9. SPIRULINA UND CHLORELLA

**Anwendung**:

Die gebräuchlichste Form ist das Pulver, das häufig Smoothies und grünen Säften zugesetzt wird. Diese Algen sind aber auch in Kapseln erhältlich.

**Gesundheitliche Vorteile:**

Spirulina wächst in Süß- und Salzwasser, während Chlorella nur in Süßwasser gedeiht[147]. Sowohl Spirulina als auch Chlorella können den Körper bei der Entgiftung von Schwermetallen unterstützen[148] und die allgemeine Gesundheit verbessern[149]. Ihre leuchtend grüne Farbe verdanken sie dem Chlorophyll[150], einer Verbindung, die dafür bekannt ist, die Entgiftung zu fördern und die Immunfunktionen zu unterstützen. Beide sind außerdem reich an Antioxidantien, Omega-3-Fettsäuren[151], Proteinen[152], Vitaminen und Mineralstoffen[153].

## 10. BRENNNESSEL

**Anwendung**:

Sie kann als Tee, als Aufguss oder in Kapselform eingenommen werden.

**Gesundheitliche Vorteile:**

Die Pflanze wird seit der Antike in der Pflanzenheilkunde verwendet. Der wissenschaftliche Name stammt eigentlich aus dem Lateinischen und bedeutet ‚brennen', da die Brennnesselblätter auf der Haut ein vorübergehendes Brennen hervorrufen können. Außerdem kann die Struktur der Brennnesselblätter bei Berührung ein juckendes Gefühl hervorrufen[154], weshalb sie auch als „stechend" bezeichnet wird. Es wurde nachgewiesen, dass Brennnesseln Entzündungen im Körper reduzieren[155]. Sie kann die Leberfunktion[156] und die Nierengesundheit[157] unterstützen. Sie ist außerdem reich an Eisen, Vitaminen und anderen Nährstoffen[158].

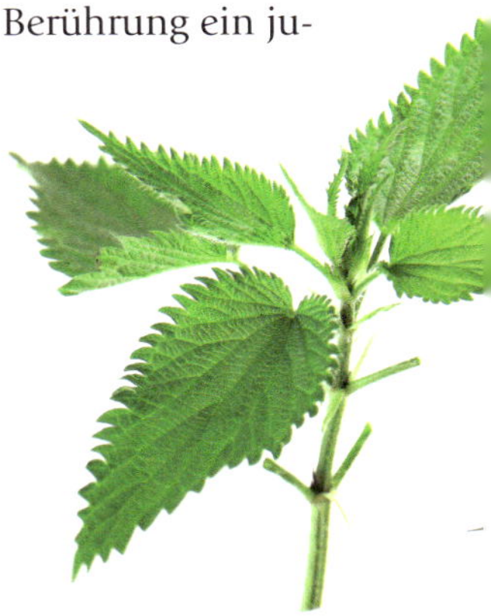

## 11. KLETTENWURZEL

**Anwendung**:

Obwohl es sich um ein Gemüse handelt, wird es häufig als Tee, Pulver, Tinktur oder als Beilage zu anderen Gerichten verwendet.

**Gesundheitliche Vorteile:**

Die Klettenwurzel wird seit Jahrhunderten in der ganzheitlichen Medizin verwendet. Studien haben gezeigt, dass sie ein hervorragendes Mittel zur Unterstützung der Lebergesundheit und der Entgiftungsprozesse ist. Sie trägt zur Heilung des Darms bei und wirkt stark entzündungshemmend[159]. Die Klette enthält zahlreiche Antioxidantien, darunter Quercetin, Luteolin und Phenolsäuren[160].

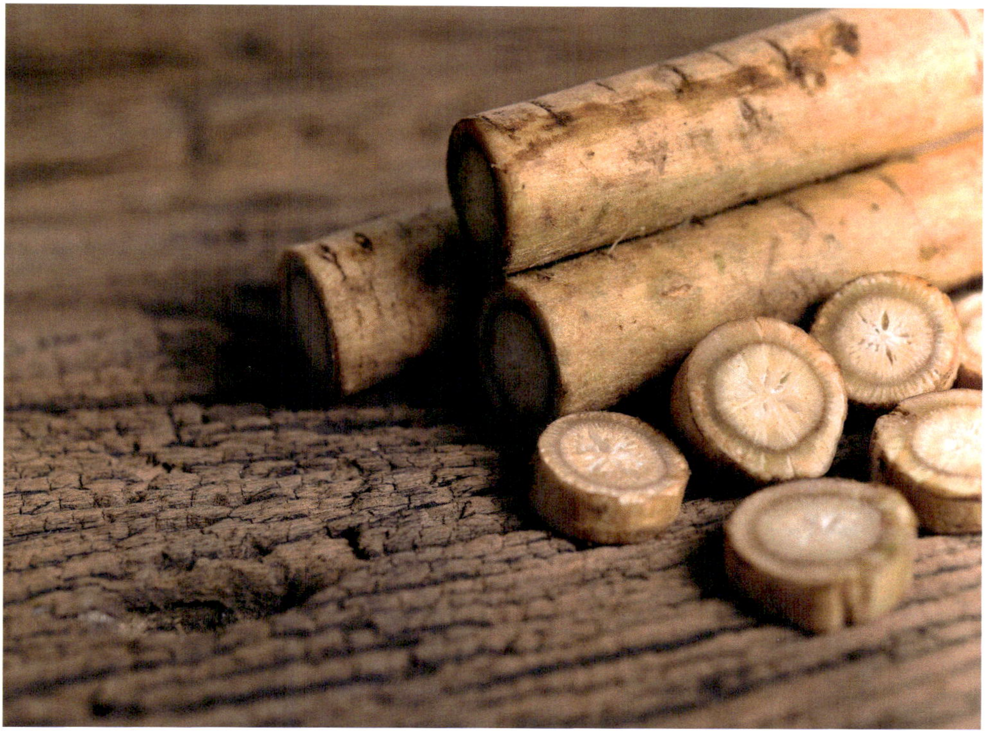

## 12. WERMUT

**Anwendung**:

Kann als Tee oder Tinktur verwendet werden.

**Gesundheitlicher Nutzen:**

Das Kraut ist sehr bitter. Es hat ein starkes Aroma und wird mit großen gesundheitlichen Vorteilen in Verbindung gebracht.
Stängel, Blätter und Blüten der Pflanze werden seit der Antike verwendet. Bekannt ist sie vor allem wegen des Inhaltsstoffes Thujon, der den Hauptwirkstoff darstellt[161]. Früher glaubte man, dass Thujon giftig sein könnte, während es in Wirklichkeit nur den Geist anregt. In der richtigen Dosierung hat Wermut erstaunliche gesundheitsfördernde Eigenschaften. Die Pflanze ist unglaublich wirksam gegen Parasiten[162] und hat antimikrobielle Eigenschaften. Sie fördert eine gesunde Verdauung und hilft, den Darm von ungesunden Bakterien zu reinigen.

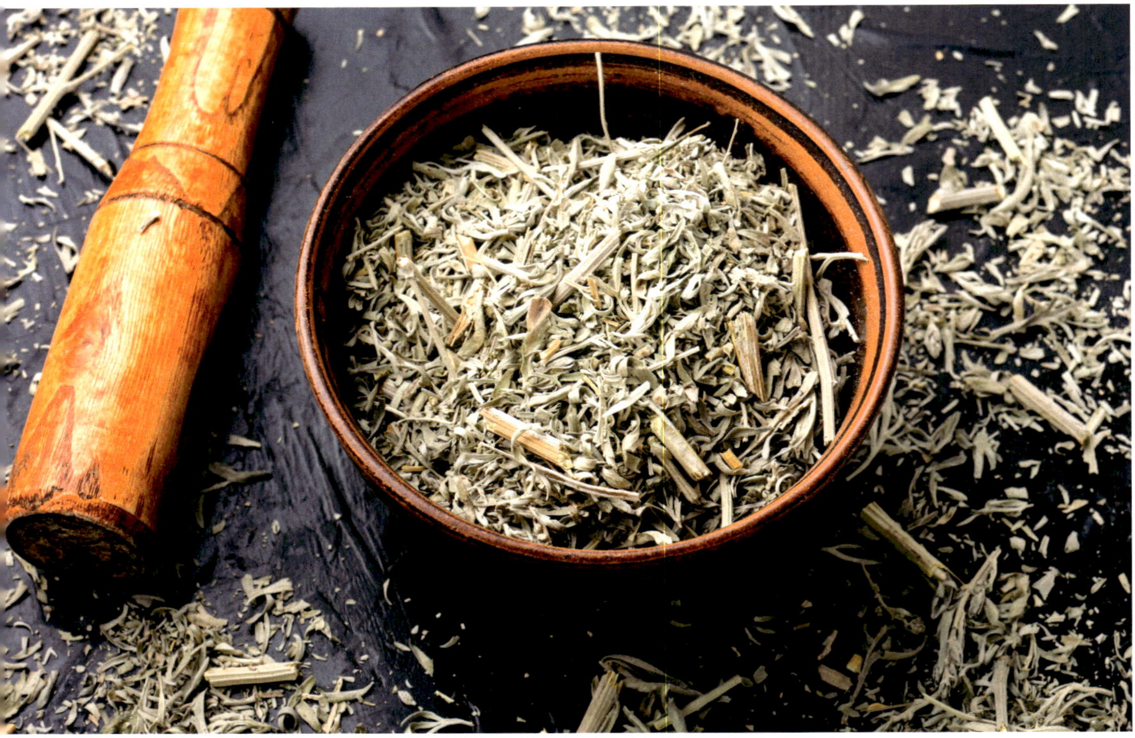

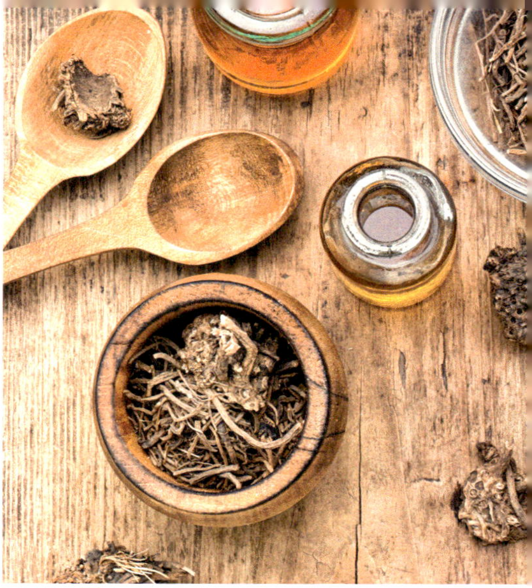

## 13. BALDRIAN

**Anwendung**:

Wird häufig als Tee, Tinktur oder in Kapseln verkauft.

**Gesundheitliche Vorteile:**

Baldrian wird seit dem Mittelalter bei Schlafstörungen verwendet. Ursprünglich stammt das Kraut aus Asien und Europa. Heute wird es auf der ganzen Welt geerntet. Es ist bekannt für seine beruhigende Wirkung auf den Geist. In der Tat können die in den Baldrianblättern enthaltenen Verbindungen mit den GABA-Rezeptoren[163] interagieren und so die Nervenimpulse regulieren, die für die Schlafregulierung verantwortlich sind[164]. Neben der Förderung des Schlafs[165] kann Baldrian auch bei Angstzuständen, depressiven Symptomen[166] und Stress helfen. Bei Frauen mit Menstruationsbeschwerden oder in den Wechseljahren hat sich die Baldrianwurzel zur Linderung von Wechseljahresbeschwerden[167] und des prämenstruellen Syndroms[168] bewährt.

## 14. ASHWAGANDHA

**Anwendung**:

Es kann als Pulver zu Smoothies hinzugefügt oder als Kapseln eingenommen werden.

**Gesundheitliche Vorteile:**

Ashwagandha ist eine der am häufigsten verwendeten Heilpflanzen[169] im Ayurveda. Die Pflanze ist als starkes Adaptogen bekannt. Das bedeutet, dass sie hervorragend dazu geeignet ist, Stress[170] im Körper abzubauen und den Cortisolspiegel zu kontrollieren[171]. Gleichzeitig erhöht sie das Energieniveau und verbessert die Konzentration. Sie reduziert auch Angstzustände[172] und kann dem Körper helfen, eine bessere Stressresistenz zu entwickeln. Daher eignet sie sich auch hervorragend zur Verbesserung der Schlafqualität[173]. Schließlich wurde festgestellt, dass Ashwagandha bei Fruchtbarkeitsproblemen hilft[174], insbesondere bei Männern. Einige Studien haben gezeigt, dass die Pflanze den Testosteronspiegel erhöht[175].

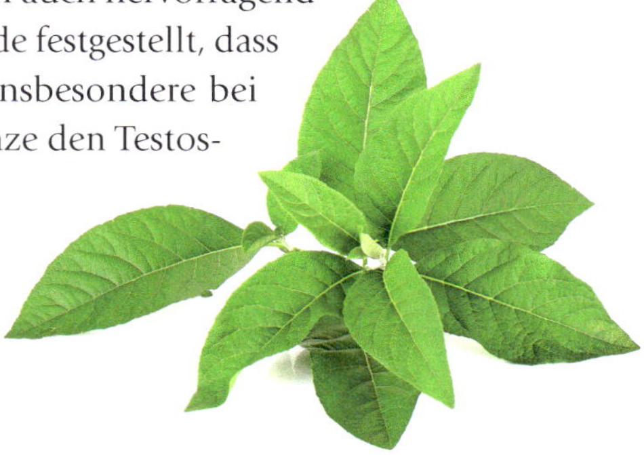

## 15. WILDE PFEFFERMINZE

**Anwendung**:

Kann als Tee oder ätherisches Öl verwendet werden.

**Gesundheitliche Vorteile:**

Die Pfefferminze ist ein Gewürzkraut, das zur Familie der Minze gehört. Am häufigsten wird sie in Form von ätherischem Öl verwendet. Natürlich ist sie für ihren erfrischenden Geschmack bekannt, aber sie hat noch viele andere Vorzüge. So lindert die Pflanze wirksam Kopfschmerzen und starke Migräne[176]. Aber auch bei Verdauungsproblemen, Übelkeit[177] und sogar beim Reizdarmsyndrom[178] ist sie ein Heilmittel.

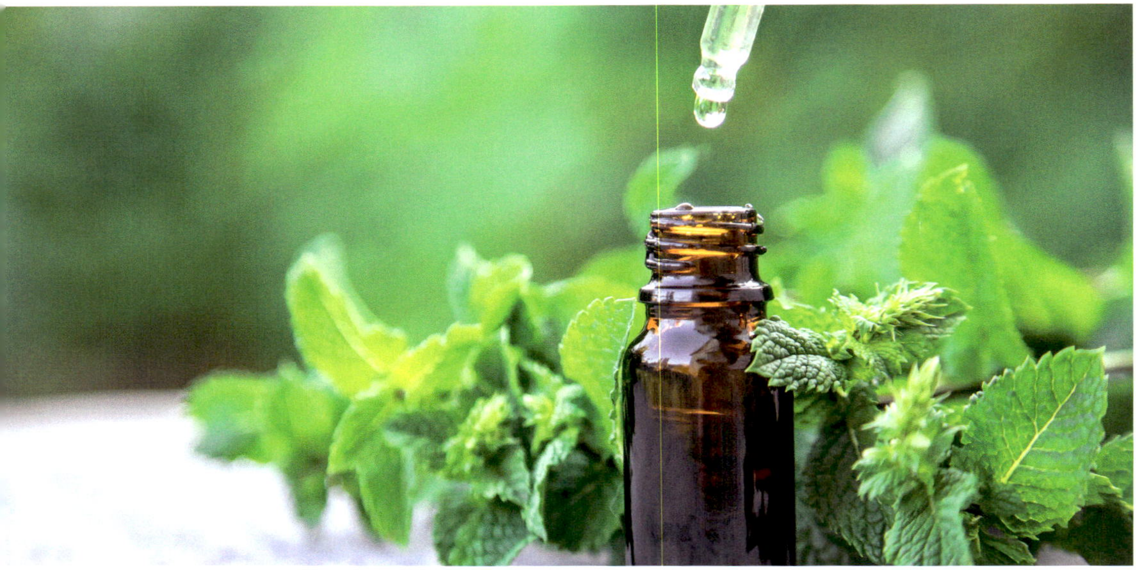

# NAHRUNGSERGÄNZUNGSMITTEL FÜR ALLE

Auch wenn ich der Meinung bin, dass wir echte Lebensmittel oder, wie ich es gerne nenne, Gottes Nahrung essen und Produkte konsumieren sollten, die so nah wie möglich am Original sind, können wir nicht so tun, als hätte sich die Welt, in der wir leben, in den letzten 50 oder 100 Jahren nicht verändert. Die Welt hat sich verändert, und sie hat sich oft verändert. Die Industrialisierung hat weltweit Böden in Ödland verwandelt. Früher hatten der jahreszeitliche Wechsel und die natürliche Differenzierung der Nutzpflanzen auf ein und demselben Stück Land einen Sinn. Heute ist es das Ziel der Großindustrie, ein Stück Land so gut wie möglich zu nutzen, die Pflanzen so schnell wie möglich wachsen zu lassen und um jeden Preis zu vermeiden, dass der Boden länger als nötig ungenutzt bleibt. Es ist nicht nachhaltig, den Boden am Leben zu erhalten. Im Grunde genommen ist der Boden tot. Er enthält keine Nährstoffe mehr und die Pflanzen wachsen auf leerem Boden. Das Ergebnis sind Produkte, denen grundlegende Nährstoffe wie wichtige Vitamine und Mineralien fehlen. Den Unterschied schmeckt man natürlich. Wenn man Produkte findet, die auf nährstoffreichem Boden geerntet wurden, schmeckt man Obst und Gemüse, das mit nichts zu vergleichen ist, was man bisher gegessen hat. Leider ist das sehr selten.

Deshalb brauchen wir meiner Meinung nach Nahrungsergänzungen. Nicht die Mahlzeitenersatz-Produkte, die künstlichen Fatburner oder irgendwelche Zauberpillen. Die kann man vergessen. Ich spreche von echten Nahrungsergänzungsmitteln, die einspringen können, um die Lücken in unserer heutigen Ernährung zu schließen. Vergessen wir nicht, dass die meisten Lebensmittel heute nicht nur ernährungsphysiologisch schlechter sind als vor Jahrzehnten, sondern dass durch die gentechnische Veränderung der Nutzpflanzen auch die Teile entfernt wurden, die nicht zufällig vorhanden waren. Traubenkerne und Wassermelonenkerne, um nur einige zu nennen, waren wichtige Bestandteile dieser Früchte. Die Lebensmittelindustrie hat jedoch Jahr für Jahr Pflanzen gezüchtet, die weniger Samen enthalten. Kaufe, wenn möglich, echte Produkte, auch wenn sie unansehnlich sind. Wahrscheinlich ist es genau so, wie es sein sollte. Und im Großen und Ganzen würde wahrscheinlich ein Großteil der Menschen von folgenden Nahrungsergänzungen profitieren.

### HAFTUNGSAUSSCHLUSS

Denke daran, dich vor Beginn einer neuen Nahrungsergänzungskur mit einem Arzt zu beraten, insbesondere wenn du an einer Grunderkrankung leidest oder andere Medikamente einnimmst. Die in den folgenden Abschnitten genannten Dosierungen basieren auf dem, was ich persönlich einnehme, und die individuellen Bedürfnisse können variieren.

## 1. VITAMIN D3 + K2

### Anwendung:

Obwohl die Dosierung je nach den individuellen Bedürfnissen und dem aktuellen Zustand variieren kann, nehme ich persönlich täglich 5.000 IE Vitamin D3 ein, mit einer Aufladephase[179] von 20.000 IE über 10 Tage. (Optimal sind meiner Meinung nach 1.000 IE pro 7 kg Körpergewicht täglich.)

### Gesundheitliche Vorteile:

Die Hauptquelle für Vitamin D ist das Sonnenlicht. Der Körper produziert und aktiviert seine eigene Dosis Vitamin D, wenn er der Sonne ausgesetzt ist. Leider ist es in unserem modernen Leben fast unmöglich, täglich genug Sonne zu tanken oder den Körper ausreichend der Sonne auszusetzen, um das benötigte Vitamin D zu produzieren. Deshalb müssen wir Vitamin D supplementieren. Vitamin D allein reicht jedoch nicht aus, da für eine gute Aufnahme auch Vitamin K benötigt wird. Genauer gesagt sollte Vitamin D3 mit Vitamin K2 kombiniert werden. Dies unterstützt den Kalziumstoffwechsel, die kardiovaskuläre Gesundheit und die Funktion des Immunsystems[180].

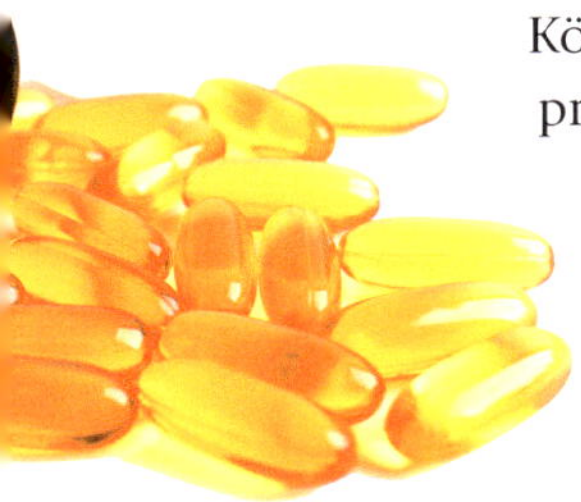

## WAS IST MIT SONNENSCHUTZ?

Gängige Sonnecremes sind meiner Meinung nach hochgiftige Produkte, die als ***Heilmittel gegen Sonnenbrand*** verkauft werden. Es gibt zwei in meinen Augen große Lügen, die darüber verbreitet werden: Die erste ist, dass die Sonne die Haut generell schädigt, die zweite, dass man Chemikalien braucht, um einen Sonnenbrand zu vermeiden. Klar, man sollte einen Sonnenbrand wann immer möglich vermeiden, da er potenziell das Risiko, an Hautkrebs zu erkranken, erhöhen kann. Ich rate nicht von Sonnenschutz generell ab. Verbringt nicht zu viel Zeit in der prallen Sonne, besonders wenn ihr ein heller Hauttyp seid oder einfach noch nicht daran gewöhnt seid. Ich persönlich bin ein Freund von natürlichen Methoden und vermeide daher Chemikalien, um mich vor der Sonne zu schützen. Auch Kleidung und Sonnenhüte können vor Sonne schützen. Die Sonne partout als böse anzusehen, finde ich nicht richtig.

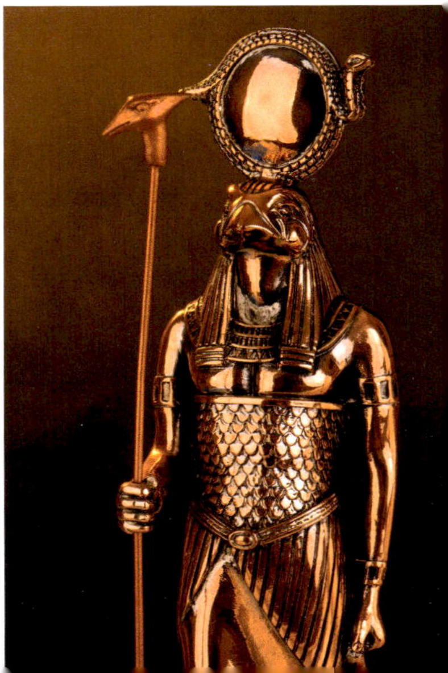

Seit Jahrtausenden verehren die Menschen die Sonne wie einen Gott. Wir wissen, dass die Sonne gesund ist und für eine perfekte körperliche und geistige Gesundheit unerlässlich ist. Hast du schon einmal versucht, dich zu lange

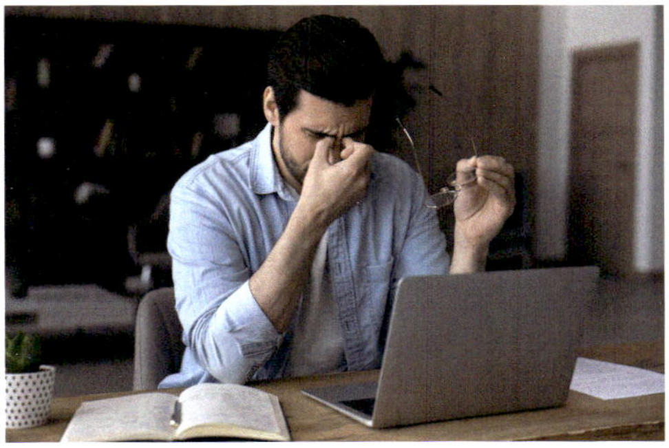

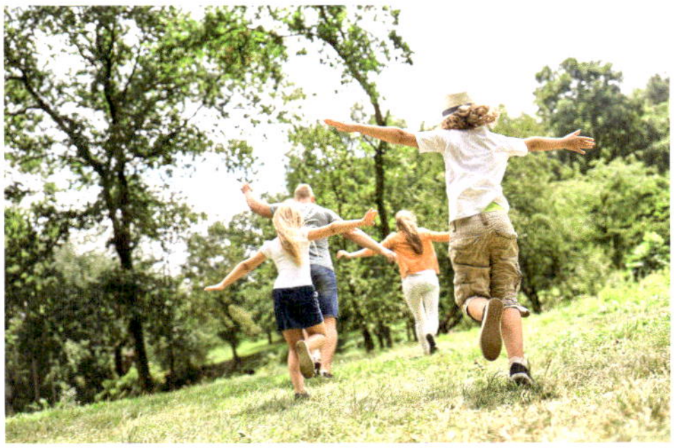

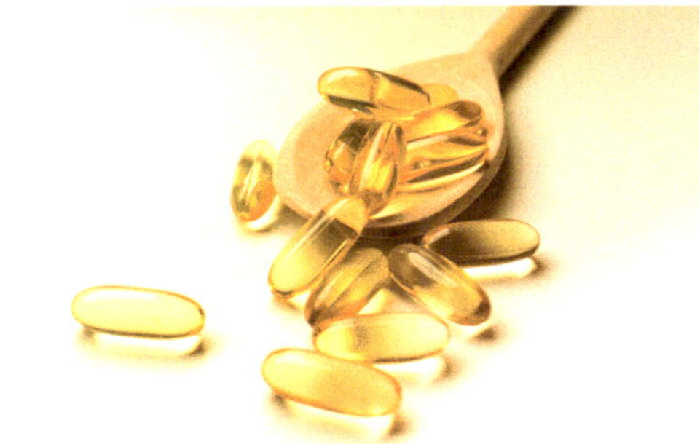

in einem dunklen Raum aufzuhalten? Dir wird schwindlig, du verlierst das Zeitgefühl und deine Stimmung verändert sich. In Landern, in denen es monatelang kein Sonnenlicht gibt, steigt die Zahl der Depressionen sprunghaft an. Wir sind dafür geschaffen, in der Sonne zu gedeihen. Natürlich ist ein Sonnenbrand niemals das Ziel. Taste dich langsam heran und achte auf die Signale deines Körpers.

Wenn der Körper regelmäßig dem Sonnenlicht ausgesetzt ist, kann er die richtige Menge an Vitamin D produzieren.

Ein paar Stunden jeden Tag draußen an der Sonne zu sein ist nicht immer machbar, und deshalb kann eine Nahrungsergänzung helfen. Versuche jedoch, wöchentlich etwas Zeit in der Natur zu verbringen, sowohl für die bereits erwähnten Terpene als auch für natürliches Sonnenlicht.

Sonnenbrand kann man meiner Meinung nach mit der richtigen Ernährung verhindern. Das hat dir noch nie jemand gesagt, weil das keinen Profit bringt. Wenn du dich richtig ernährst, kannst du weniger oft unter einem Sonnenbrand leiden. Das solltest du in deine Ernährung einbauen, um deiner Haut etwas Gutes zu tun:

- 2 rohe Karotten pro Tag
- regelmäßige Verwendung von Kokosöl
- regelmäßiger Verzehr oder Einnahme von Nahrungsergänzungsmitteln mit Omega-3-Fettsäuren und Schwarzkümmelöl

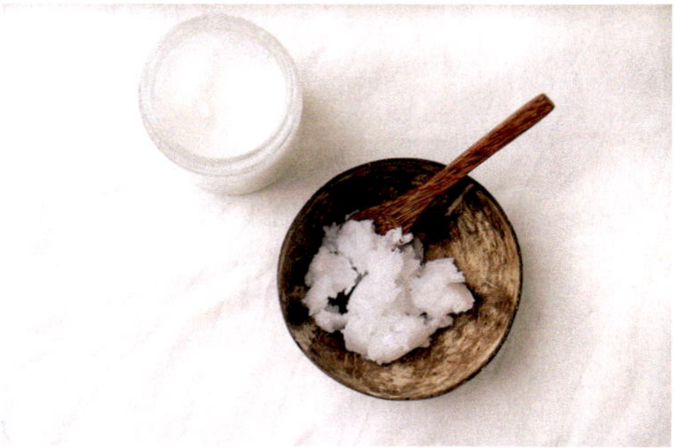 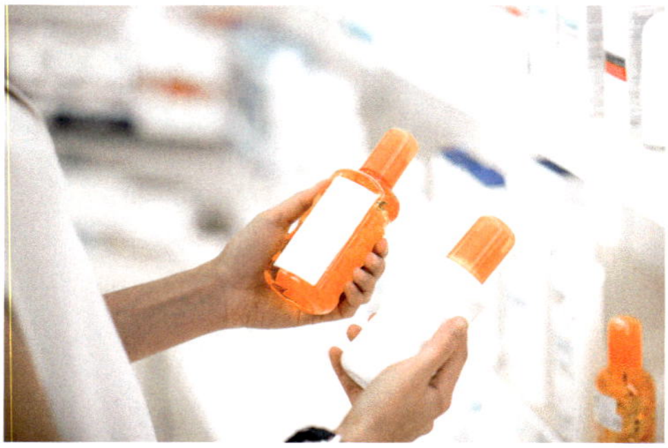

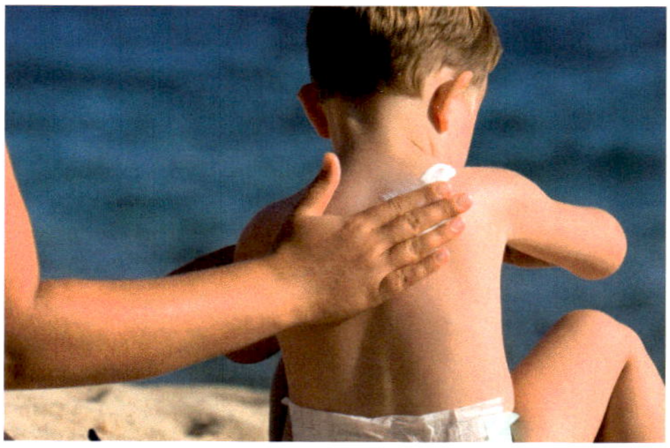 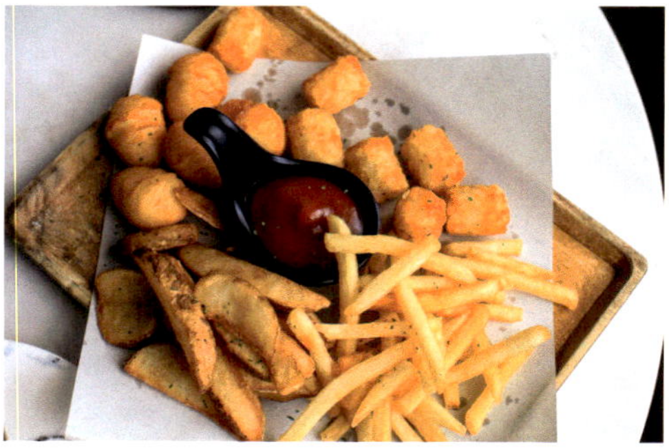

Zusätzlich zu diesen Nahrungsergänzungsmitteln solltest du auf verarbeitete Lebensmittel und Samenöle gänzlich verzichten. Aber wenn dein Körper erst einmal alle ungesunden und berauschenden Substanzen losgeworden ist, kann sich dein Körper besser vor der Sonne schützen.

Meiner Meinung nach sind die geläufigen Sonnencremes giftig. Selbst die am wenigsten schädlichen Inhaltsstoffe, die derzeit in Sonnenschutzmitteln verwendet werden, sind in gewissem Maße giftig. Diese Inhaltsstoffe sind möglicherweise krebserregend und werden vom Körper als giftige Substanzen behandelt. Ganz zu schweigen davon, dass die meisten Menschen Sonnenschutzmittel auftragen und dann in einen Pool oder ins Meer springen. Auf diese Weise gelangen alle Chemikalien, die gerade auf die Haut aufgetragen wurden, in das Wasser, in dem man badet.

Dennoch solltest du dich generell vor zu viel Sonne schützen. An Orten, an denen die Sonne besonders stark ist, beispielsweise im Urlaub, solltest du dich um Sonnenschutz kümmern, um das Risiko zu vermeiden, deine Haut zu schädigen.

# SONNENCREME KANN GIFTIG SEIN

**Selbst die am wenigsten schädlichen Inhaltsstoffe können nachweislich Krebs verursachen.**

Bewertung der Toxizität der Inhaltsstoffe von Sonnenschutzmitteln

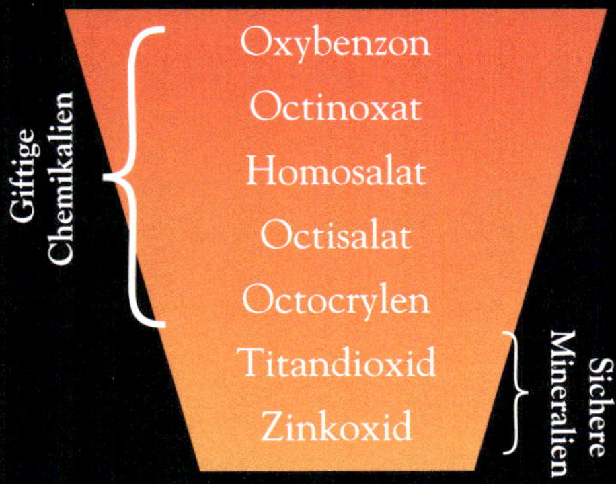


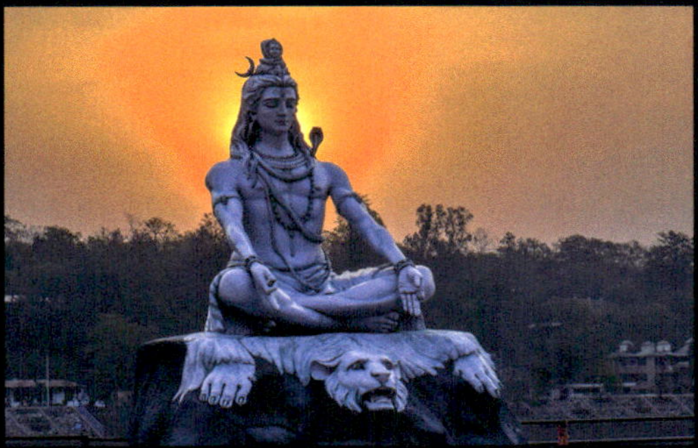

Wir haben die Sonne als höchsten Gott verehrt. Sie versorgt uns mit dem lebenswichtigen Steroidhormon Vitamin D3.

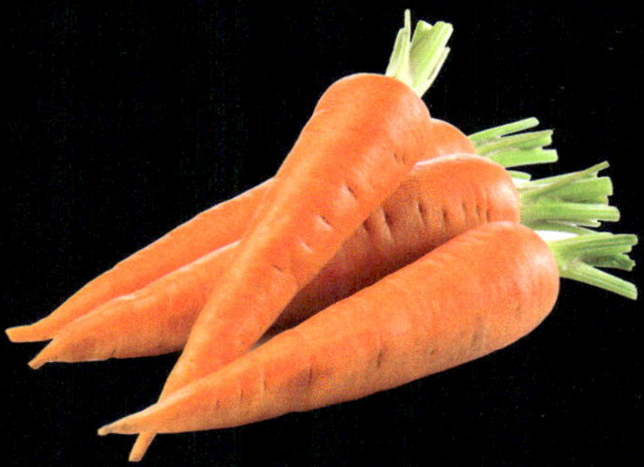

## Vermeidung von Sonnenbrand: Geheimnis = Aufbau der Sonnenschutzhaut

1. **Zwei Karotten am Tag**
2. **Kokosöl**
3. **Nimm ein Sonnenbad.**
4. **Ergänze dann mit veganem Omega-3- und Schwarzkümmelöl**
5. **Vermeide Samenöle**

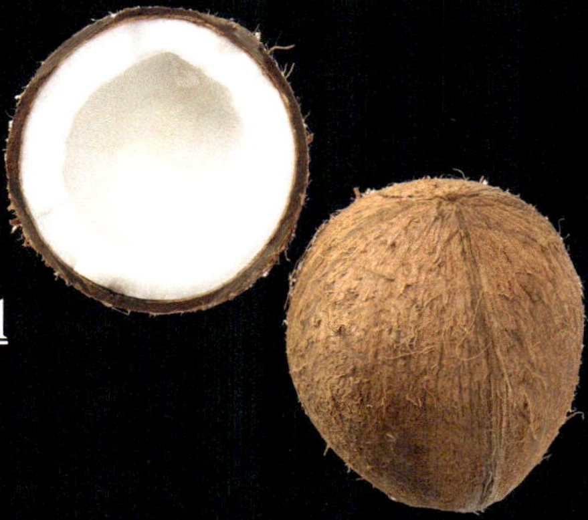

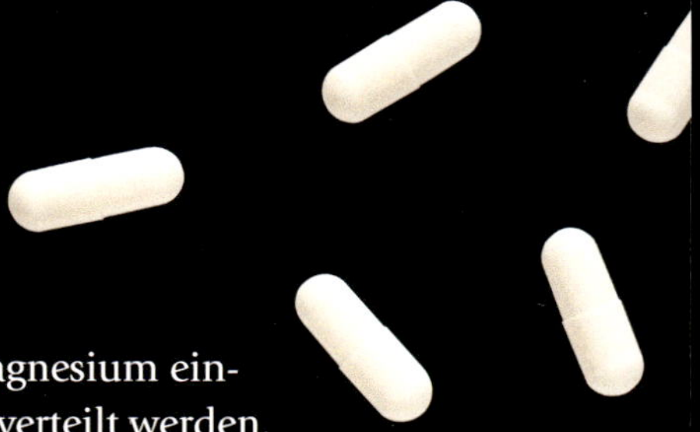

## 2. MAGNESIUM

**Anwendung:**

Idealerweise solltest du täglich mindestens 400 mg Magnesium einnehmen. Die Einnahme sollte möglichst über den Tag verteilt werden.

**Gesundheitliche Vorteile:**

Die meisten Menschen nehmen heutzutage zu wenig Magnesium zu sich[181], und dieser Mangel wird mit vielen gesundheitlichen Problemen in Verbindung gebracht. Um eine ungefähre Vorstellung zu vermitteln: Magnesium ist an mehr als 500 biochemischen Reaktionen im Körper beteiligt, darunter Herzfunktion[182], Muskelentspannung[183] und Energiegewinnung[184]. Die Überdüngung hat den natürlichen Magnesiumgehalt des Bodens völlig zerstört[185]; deshalb müssen wir diesen Mangel ausgleichen. Magnesiumcitrat ist eine Form, die vom Körper leicht aufgenommen werden kann und nachweislich zur Vorbeugung von Herzerkrankungen und Arteriosklerose beiträgt.

## 3. TRAUBENKERNEXTRAKT (OPC)

**Anwendung:**

Das hängt vom jeweiligen Produkt ab, daher empfehle ich, die Anweisungen auf dem Etikett zu befolgen.

**Gesundheitliche Vorteile:**

Es mag seltsam klingen, aber es ist die Flüssigkeit, die aus Traubenkernen gewonnen wird. Die extrahierte Substanz hat erstaunliche Vorteile, sowohl als Antioxidans als auch für die kardiovaskuläre Gesundheit. Die stärksten Antioxidantien in Traubenkernen sind oligomere Proanthocyanidin-Komplexe (OPC). Traubenkernen wird nachgesagt, dass sie in der Lage sind, die Energie der Sonne zu absorbieren und eines der stärksten Antioxidantien zu bilden, die der Menschheit bekannt sind. Sie verbessern unter anderem die Durchblutung, senken das Krebsrisiko und unterstützen die Gesundheit von Herz und Kreislauf[186]. OPC soll atherosklerotische Plaques abbauen und sogar den Zellumsatz verbessern, wodurch die Anzahl der trägen oder beschädigten Zellen im Körper verringert werden soll.

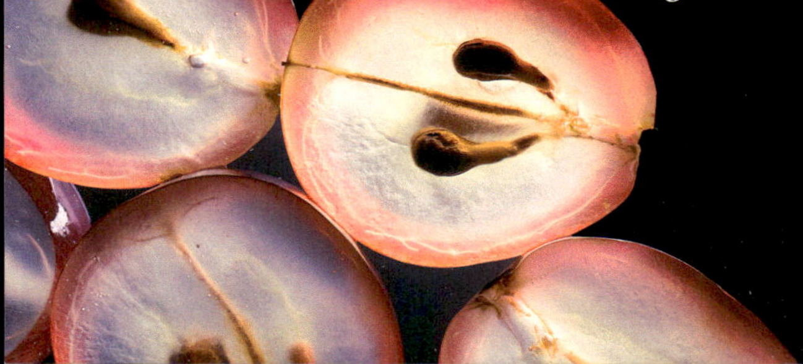

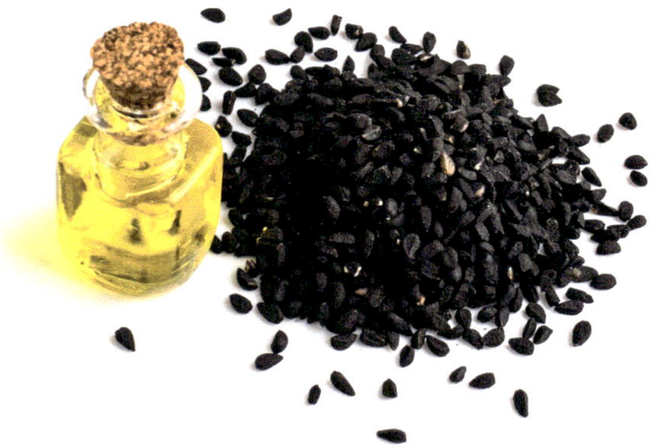

## 4. SCHWARZKÜMMELÖL

**Anwendung**:

Du kannst 1 Esslöffel bzw. 3 Kapseln pro Tag einnehmen.

**Gesundheitliche Vorteile:**

Schwarzkümmelöl wird aus einer kleinen blühenden Pflanze gewonnen, die als Nigella, Fenchelblume, römischer Koriander oder Schwarzkümmel bekannt ist. In der traditionellen Medizin wird das Öl seit über zweitausend Jahren verwendet. Tatsächlich hat Schwarzkümmelöl den Ruf, ein Heilmittel für „alles außer den Tod" zu sein, was bedeutet, dass es wirklich eine unglaubliche Anzahl von Krankheiten heilen kann[187]. Es ist ein starkes entzündungshemmendes[188], antimikrobielles[189] Mittel und kann das Immunsystem stärken. Es hilft unglaublich bei Allergien und Darmproblemen. Ich persönlich verdanke Schwarzkümmelöl die Heilung meiner Pollenallergie. Wenn du unter mehreren Allergien leidest, empfehle ich dir dringend, es in deine tägliche Routine aufzunehmen.

## 5. JOD

**Anwendung**:

Ich empfehle, die Anweisungen auf der Packung zu befolgen. (Nicht nehmen bei Schilddrüsenüberfunktion. Kläre die Einnahme generell mit deinem Arzt ab.)

**Gesundheitliche Vorteile:**

Wie beim Magnesium muss auch der heute weit verbreitete Jodmangel mit der Bodenverarmung in Verbindung gebracht werden[190]. Die Menge an Jod, die von Natur aus in der Nahrung enthalten sein sollte, ist nicht mehr vorhanden, und Jodmangel[191] hat schädliche Auswirkungen auf den Körper. Er kann die Funktion der Schilddrüse beeinträchtigen und zu schweren Stoffwechselstörungen führen. Jod ist ein essenzieller Nährstoff für die Gesundheit der Mitochondrien. Ein niedriger Jodgehalt im Körper kann zu einem niedrigen Energieniveau führen, das sich später verschlimmern und zu schwerwiegenderen Symptomen führen kann.

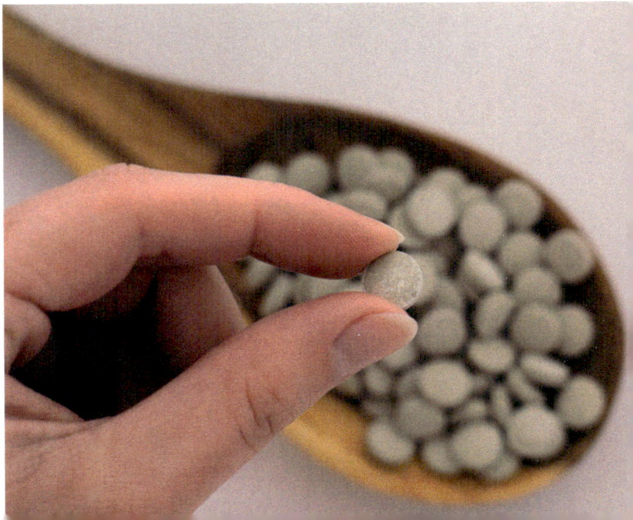

## 6. FERMENTIERTE FRÜCHTE

**Anwendung**:

Idealerweise solltest du verschiedene fermentierte Fruchtmischungen in deine tägliche Ernährung integrieren. Mit Wasserkefir oder Kombucha kannst du viele verschiedene Früchte fermentieren. Im Internet findest du auch Starterkulturen.

**Gesundheitliche Vorteile:**

Alle fermentierten Lebensmittel sind gut für die Darmgesundheit[192]. Sie enthalten Probiotika, also nützliche Bakterien, die das Mikrobiom besiedeln können. Wenn der Darm gesund ist, wird das Immunsystem gestärkt, die Stimmung verbessert sich und der Stoffwechsel funktioniert besser. Insgesamt wird der ganze Körper gesünder. Der Unterschied zwischen fermentierten Früchten und einfachen probiotischen Nahrungsergänzungsmitteln besteht darin, dass Früchte eine Vielzahl nützlicher Bakterien enthalten. Sie sind eine natürlichere Option als ausgewählte Bakterienarten.

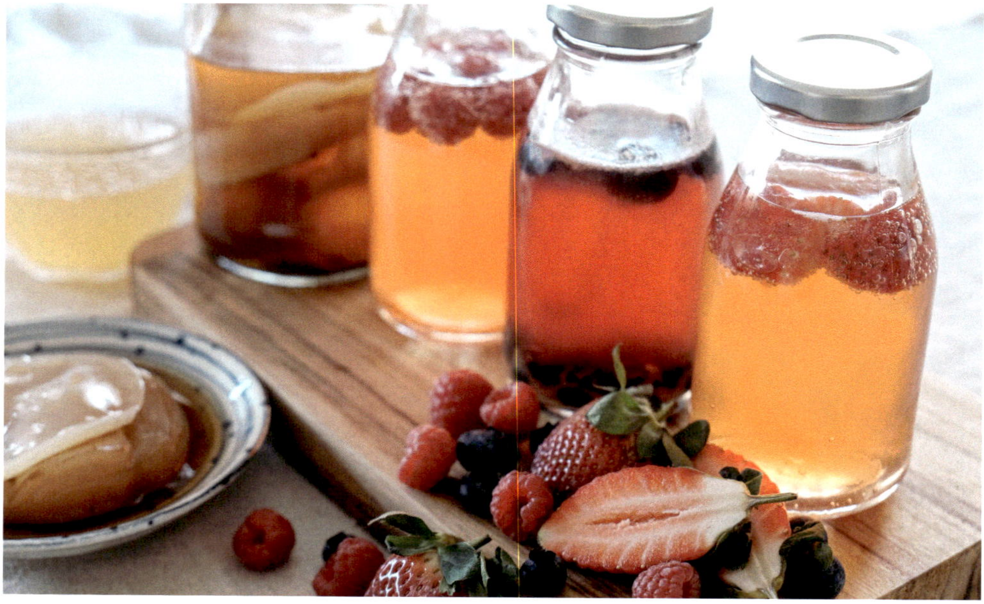

## 7. ZINK

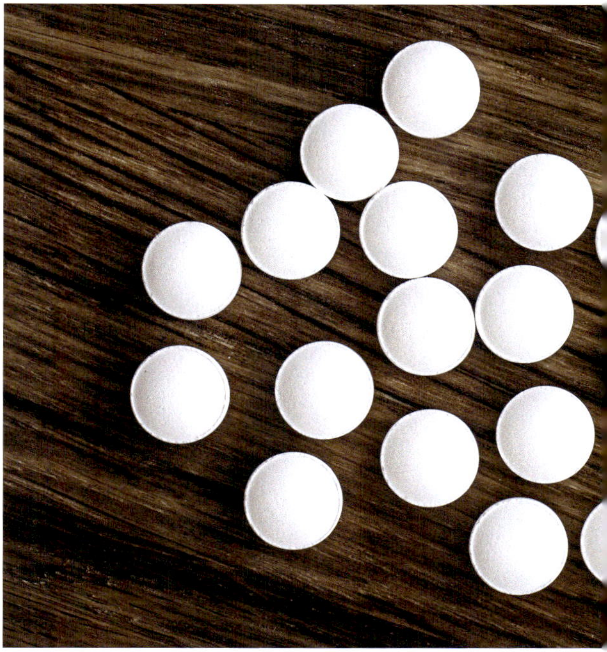

**Anwendung**:

Befolge die Anweisungen auf der Packung.

**Gesundheitliche Vorteile:**

Das Mineral ist an über 300 verschiedenen Aktivitäten[193] im Körper beteiligt, die mit dem Stoffwechsel, der Verdauung und den Nervenfunktionen[194] zusammenhängen. Besonders wirksam ist Zink in Kombination mit Vitamin C. Gemeinsam stärken die beiden Elemente die Immunfunktionen und schützen den Körper vor Viren und anderen Krankheiten. Zink allein ist außerdem ein starkes Antioxidans und hat nachweislich antiöstrogene Wirkungen.

## 8. GRAPEFRUITKERNEXTRAKT

**Anwendung**:

Lies die Packungsbeilage für die richtige Dosierung.

**Gesundheitliche Vorteile:**

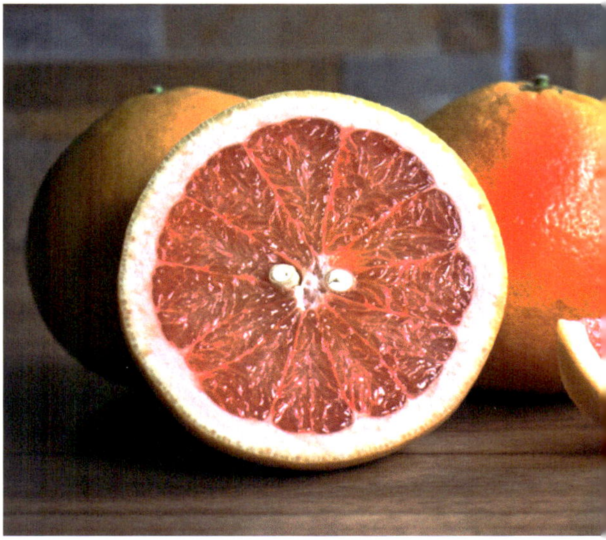

Dies ist ein weiteres erstaunliches Nahrungsergänzungsmittel, das aus den Kernen von Früchten gewonnen wird. Grapefruitkernextrakt ist ein fantastisches antimikrobielles, antiparasitäres und antivirales Mittel. Er wurde durch Zufall entdeckt, hat sich aber als weltweit anerkanntes Mittel gegen eine Vielzahl von Krankheitserregern erwiesen. Während die OPCs spezielle Antioxidantien sind, die in den Grapefruitkernen enthalten sind, kann der gesamte Extrakt erstaunliche Wirkungen haben, indem er den Blutdruck senkt[195], die Durchblutung verbessert[196] und die Oxidation im Körper reduziert[197].

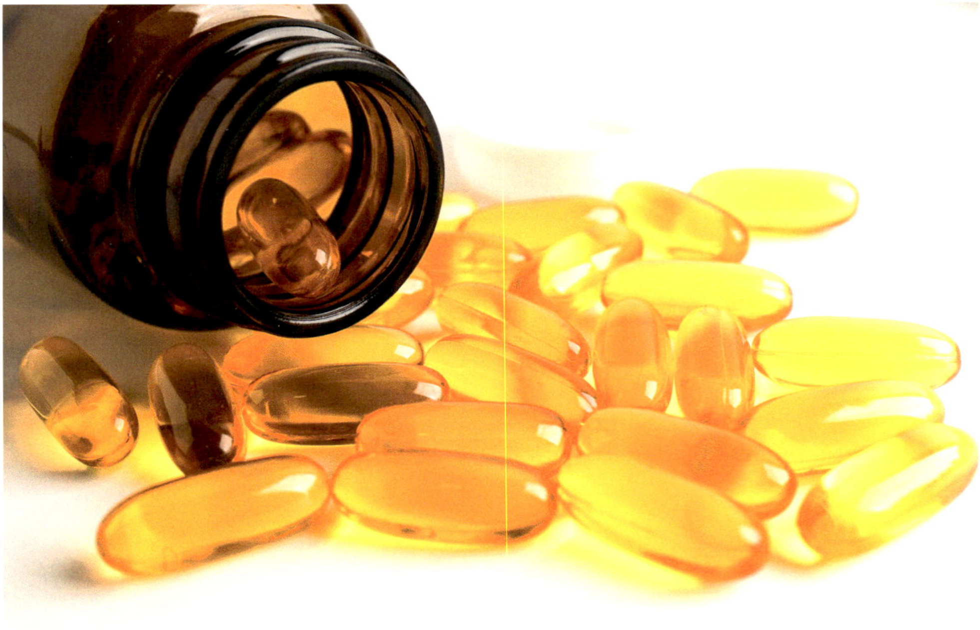

## 9. OMEGA-3-FETTSÄUREN

**Anwendung:**

Zwischen 1.000 und 2.000 mg pro Tag, je nach individuellem Bedarf. Aus Algenöl. Fischölkapseln sind meistens oxidiert und ranzig und nicht gesundheitsförderlich.

**Gesundheitliche Vorteile:**

Selbst bei täglichem Verzehr von Nahrungsmitteln, die reich an Omega-3-Fettsäuren sind, haben die meisten Menschen einen Mangel an Omega-3-Fettsäuren. Unter den gesunden Fetten sind die Omega-3-Fettsäuren vielleicht die wichtigsten. Sie sind wichtig für die Gesundheit des Herzens[198], des Gehirns[199], der Augen[200] und des Hormonhaushalts[201]. Sie helfen, Entzündungen im Körper zu reduzieren, indem sie das Gleichgewicht mit Omega-6-Fettsäuren wiederherstellen. Die moderne Ernährung ist reich an Omega-6-Fettsäuren, aber arm an natürlichen Omega-3-Fettsäuren. Dies ist eine der Hauptursachen für Entzündungen im Körper[202], die durch unausgewogene Ernährungsgewohnheiten hervorgerufen werden.

## 10. KOLLAGEN

**Anwendung:**

10 g Weiderind-Kollagenpeptide unterrühren in Wasser, Kaffee, Smoothie oder Jogurt.

**Vorteile:**

Kollagen ist kaum in normaler Ernährung enthalten. Es handelt sich um ein anderes Aminosäureprofil als das in Muskelnfleisch enthaltene (viel Glycin, Prolin, Hydroxyprolin). Es bietet Vorteile für die Darmschleimhaut und die Hautgesundheit, indem es die Haut hydriert und somit Falten vorbeugt. Alternativ kann man auch jeden Tag Knochen- bzw. Rinderbrühe oder -gelenke essen.

FAZIT

# GESUNDHEIT IST WOHLSTAND

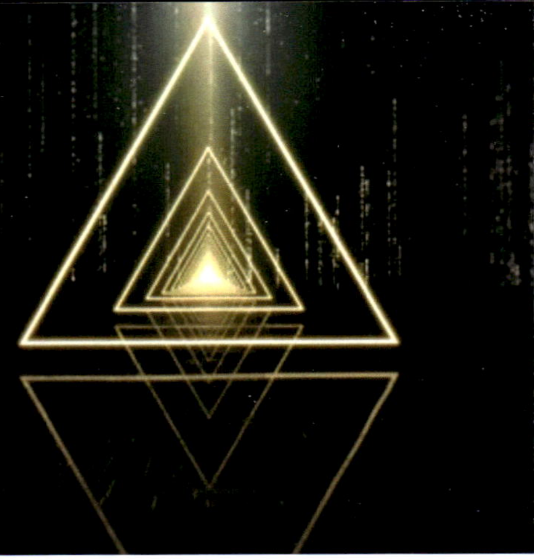

Wenn du alles, was du auf diesen Seiten gelesen hast, die echte Ernährungspyramide und alle ihre Vorschläge, auch nur einen nach dem anderen in die Tat umsetzen würdest, würde sich deine körperliche und geistige Gesundheit radikal verändern. Egal, ob du damit chronische Darmprobleme, Ekzeme, Angststörungen, Übergewicht oder Bluthochdruck heilen willst, oder einfach nur ein neues Lebensgefühl anstrebst. Ich bin sicher, die Ergebnisse werden für sich sprechen. So wie es auch schon bei Tausenden anderen Menschen der Fall ist!

Vergiss nicht, dass Gesundheit für jeden erreichbar ist. Auch wenn uns das in dieser Form leider nicht vermarketet wird. Sie wollen, dass wir denken, dass wir diese Medikamente brauchen. Sie wollen, dass wir denken, dass es in Ordnung ist, jeden Tag Heißhunger auf Zucker, Snacks, Schokolade, Süßigkeiten und Junkfood zu haben. Sie wollen, dass wir süchtig bleiben, weil sie davon profitieren und wir eben nüchtern betrachtet im Kapitalismus leben.

Es tut mir leid, dir das sagen zu müssen, aber die meisten Werbespots, die dir gute Dinge versprechen, täuschen dich. Wenn sie so viel Werbung dafür machen müssen, ist die Wahrscheinlichkeit groß, dass es sich um ein Produkt handelt, das du nicht kaufen solltest. Hast du schon einmal Werbung für rohe Karotten oder Heilfasten, Limettenwasser oder Waldbaden gesehen?

Jedes Mal, wenn du ein Etikett liest und denkst: „O mein Gott, das sieht ja toll aus", dreh die Verpackung einfach um. Schau direkt auf die Liste der Inhaltsstoffe. Dann triff deine Wahl. Und denk daran: Die besten Lebensmittel für dich haben eigentlich gar keine Zutaten und vielleicht nicht einmal eine Verpackung.

Unverarbeitet, roh, regional, Obst, Fleisch, Eier, Karotten. Genau wie unsere Großeltern. Wenn du dir nicht sicher bist, was du tun oder lassen sollst, stell dir einfach vor, dass dein Organismus derselbe ist wie der deiner Großeltern. Die Ernährungsbedürfnisse haben sich nicht geändert. Vielleicht brauchst du jetzt ein paar Nahrungsergänzungsmittel, weil der Boden so kaputt ist. Aber die echte Ernährungspyramide

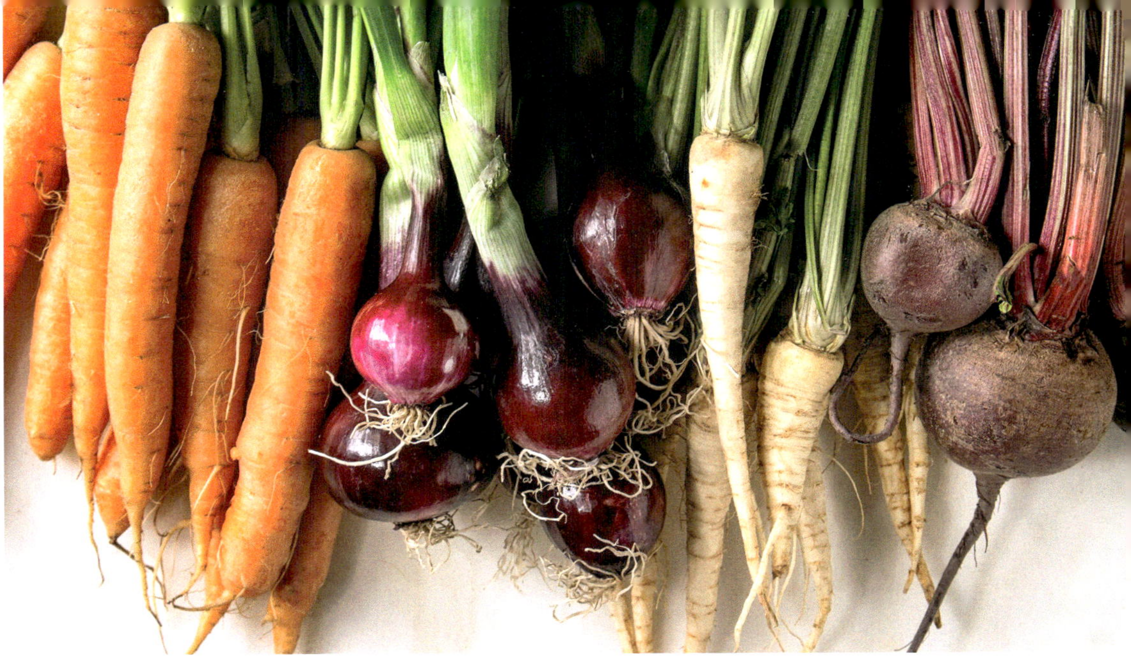

ist alles, was du meiner Meinung nach brauchst, um sicherzustellen, dass dein Körper alles hat, was er zum Gedeihen braucht. Mach Schluss mit den Lügen und der Werbung für angeblich gesunde, hochverarbeitete Lebensmittel. Geh direkt zur Quelle, so wie die Natur sie für dich geschaffen hat.

Auch wenn die Spitze der Pyramide klein erscheint, können diese Kräuter und Gewürze dein Leben verändern. Unterschätze nie die Macht gesunder Entscheidungen. Es sind die kleinen Gewohnheiten, eine nach der anderen, die den größten Unterschied machen.

Und schließlich solltest du nichts, was du gehört hast, als absolute Wahrheit ansehen. Um ehrlich zu sein, schlage ich auch vor, dass du versuchst, alles, was du in diesem Buch gelesen hast, auszuprobieren. Vielleicht solltest du eine Sache pro Woche ändern, um zu sehen, wie dein Körper darauf reagiert. Wenn es dir besser geht, mach weiter. Wenn etwas nicht stimmt, gib deinem Körper mehr Zeit, sich anzupassen, oder probiere etwas anderes aus. Beim Entgiften kann es sein, dass du ein paar schlechte Tage hast, bevor die guten Tage kommen. Vertraue deinem Körper. Er weiß, was er tut.

Aber auch hier gilt: Kein Guru oder Influencer da draußen hat genau den gleichen Körper, das gleiche Mikrobiom oder die gleichen Ernährungsbedürfnisse wie du. Das Land, in dem du lebst, dein Lebensstil und deine Geschichte bestimmen letztendlich, was deine einzigartigen Bedürfnisse sind. Experimentiere und bleibe neugierig. **Gehe tiefer. Lies mehr. Triff bessere Entscheidungen. Sei skeptisch. Stelle Fragen**. Und sei offen genug, alles infrage zu stellen, auch das, was du für sicher hältst.

Alles, was du in diesem Buch gelesen hast, sind meine eigenen Schlussfolgerungen. Ich habe mehr als ein Jahrzehnt studiert und experimentiert, aber ich bin sicher, dass ich nie damit aufhören werde. Ich hoffe, dass dieses Buch eine Anregung für dich ist. Und wenn du deine Erkenntnisse, Ergebnisse und den Verlauf deiner Transformationsreise mit mir teilen möchtest, dann freue ich mich darauf!

Ich bin auf **Instagram** (@exiled.medic.de) und auf **YouTube** (@exilemedicde) sowie **Telegram** (t.me/exiledmedicfabian) für dich erreichbar.

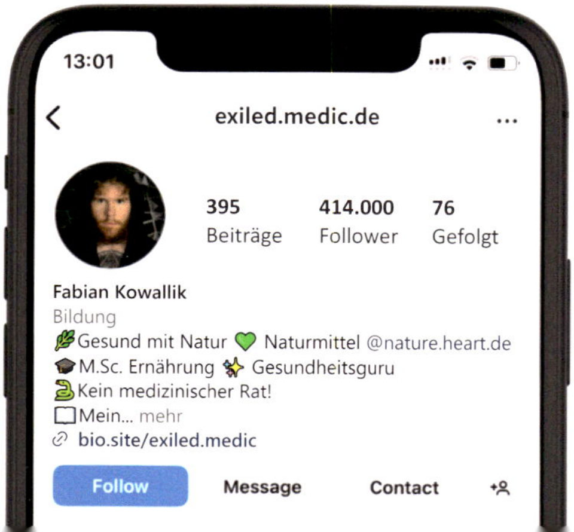

# QUELLENVERZEICHNIS


[1] Cho KS et al. Terpenes from forests and human health. Toxicol Res. 2017;33(2):97-106. doi: 10.5487/TR.2017.33.2.097. PMID: 28443180; PMCID: PMC5402865.

[2] Levy, A. (2013, July 27). What to Eat? Harvard's Walter Willett Thinks He Has the Answers. The Boston Globe Magazine.

[3] Levy, A. (2013, July 27). What to Eat? Harvard's Walter Willett Thinks He Has the Answers. The Boston Globe Magazine.

[4] Larisova, V. (2024, June 24). The Corrupt History of the Food Pyramid. Chief Nutrition.

[5] Martínez Steele E, Baraldi LG, Louzada ML da C, Moubarac JC, Mozaffarian D, Monteiro CA. „Ultra-processed foods and added sugars in the US diet: evidence from a nationally representative cross-sectional study." BMJ Open 2016; 6(3): e009892. doi: 10.1136/bmjopen-2015-009892.

[6] Eldridge, A. (2023, October 6). Is Broccoli Genetically Modified? Garden and Me.

[7] World Health Organization. (2024, March 1). Obesity and overweight.

[8] Zhang P. Influence of foods and nutrition on the gut microbiome and implications for intestinal health. Int J Mol Sci. 2022;23(17):9588. doi: 10.3390/ijms23179588. PMID: 36076980; PMCID: PMC9455721.

[9] American Heart Association. How Much Sugar Is Too Much? 2024.

[10] Satokari R. High intake of sugar and the balance between pro- and anti-inflammatory gut bacteria. Nutrients. 2020;12(5):1348. doi: 10.3390/nu12051348. PMID: 32397233; PMCID: PMC7284805.

[11] Yang Q et al. Added sugar intake and cardiovascular diseases mortality among US adults. JAMA Intern Med. 2014;174(4):516-524. doi: 10.1001/jamainternmed.2013.13563.

[12] Makarem N et al. Consumption of sugars, sugary foods, and sugary beverages in relation to cancer risk: a systematic review. Annu Rev Nutr. 2018;38:17-39. doi: 10.1146/annurev-nutr-082117-051805. PMID: 29801420.

[13] Fowler SP et al. Fueling the obesity epidemic? Artificially sweetened beverage use and long-term weight gain. Obesity (Silver Spring). 2008;16(8):1894-900. doi: 10.1038/oby.2008.284. PMID: 18535548.

[14] Turnbaugh PJ et al. An obesity-associated gut microbiome with increased capacity for energy harvest. Nature.2006;444(7122):1027-31. doi: 10.1038/nature05414. PMID: 17183312.

[15] Yang Q. Gain weight by „going diet?" Artificial sweeteners and the neurobiology of sugar cravings. Yale J Biol Med.2010;83(2):101-8. PMID: 20589192; PMCID: PMC2892765.

[16] Anton SD et al. Effects of stevia, aspartame, and sucrose on food intake, satiety, and postprandial glucose and insulin levels. Appetite. 2010;55(1):37-43. doi: 10.1016/j.appet.2010.03.009. PMID: 20303371; PMCID: PMC2900484.

[24] Price JM et al. Bladder tumors in rats fed cyclohexylamine or high doses of a mixture of cyclamate and saccharin. Science.1970;167(3921):1131-2. doi: 10.1126/science.167.3921.1131. PMID: 5411626.

[17] Harvard T.H. Chan School of Public Health. (2024). Whole Grains.

[18] Pipoyan D et al. The effect of trans fatty acids on human health: regulation and consumption patterns. Foods. 2021;10(10):2452. doi: 10.3390/foods10102452. PMID: 34681504; PMCID: PMC8535577.

[19] Hennig B, Toborek M, McClain CJ. High-energy diets, fatty acids, and endothelial cell function: implications for atherosclerosis. J Am Coll Nutr. 2001;20(2 Suppl):97-105. doi: 10.1080/07315724.2001.10719021. PMID: 11349944.

[20] Yam D, Eliraz A, Berry EM. Diet and disease—the Israeli paradox: possible dangers of a high omega-6 polyunsaturated fatty acid diet. Isr J Med Sci. 1996;32(11):1134-43. PMID: 8960090.

[21] Qian F, Riddle MC, Wylie-Rosett J, Hu FB. Red and Processed Meats and Health Risks: How Strong Is the Evidence? Diabetes Care. 2020;43(2):265-271. doi: 10.2337/dci19-0063. PMID: 31959642; PMCID: PMC6971786.

[22] Wang Y et al. Effects of Red Meat Intake on Inflammation Biomarkers: A Systematic Review and Meta-Analysis. Curr Dev Nutr. 2022;6(Suppl 1):994. doi: 10.1093/cdn/nzac068.023. PMCID: PMC9194089.

[23] Rohrmann S et al. Meat consumption and mortality: results from the EPIC study. BMC Med. 2013;11:63. doi: 10.1186/1741-7015-11-63. PMID: 23497300; PMCID: PMC3599112. Micha R, Wallace SK, Mozaffarian D. Red and processed meat consumption and risk of coronary heart disease, stroke, and diabetes: a meta-analysis. Circulation. 2010;121(21):2271-83. doi: 10.1161/CIRCULATIONAHA.109.924977. PMID: 20479151; PMCID: PMC2885952.

[24] Rosato V et al. Processed meat and hormone-related cancers. Nutrition. 2018;49:17-23. doi: 10.1016/j.nut.2017.10.025. PMID: 29571606.

[25] Norat T et al. Meat, fish, and colorectal cancer risk: the EPIC study. J Natl Cancer Inst. 2005;97(12):906-16. doi: 10.1093/jnci/dji164. PMID: 15956652; PMCID: PMC1913932. Santarelli RL, Pierre F, Corpet DE. Processed meat and colorectal cancer: a review. Nutr Cancer. 2008;60(2):131-44. doi: 10.1080/01635580701684872. PMID: 18444144; PMCID: PMC2661797. Aune D et al. Red and processed meat intake and colorectal adenomas: a meta-analysis. Cancer Causes Control. 2013;24(4):611-27. doi: 10.1007/s10552-012-0139-z. PMID: 23380943. Bingham SA et al. N-nitroso compounds and red meat: association with colon cancer. Carcinogenesis. 1996;17(3):515-23. doi: 10.1093/carcin/17.3.515. PMID: 8631138.

[26] González CA et al. Meat intake and stomach/esophageal cancer risk: the EPIC study. J Natl Cancer Inst. 2006;98(5):345-54. doi: 10.1093/jnci/djj071. PMID: 16507831. Larsson SC, Bergkvist L, Wolk A. Processed meat, nitrosamines, and stomach cancer risk in Swedish women. Int J Cancer. 2006;119(4):915-9. doi: 10.1002/ijc.21925. PMID: 16550597. Tasevska N et al. Meat, cooking methods, meat mutagens, heme iron, and lung cancer risk. Am J Clin Nutr. 2009;89(6):1884-94. doi: 10.3945/ajcn.2008.27272. PMID: 19369370; PMCID: PMC2683000. Sugimura T et al. Heterocyclic amines: mutagens/carcinogens in cooked meat and fish. Cancer Sci. 2004;95(4):290-9. doi: 10.1111/j.1349-7006.2004.tb03205.x. PMID: 15072585.

[27] „Potenzial des Wasserstoffs" bedeutet hier die Konzentration/Aktivität der Wasserstoff-Ionen

[28] Wang R et al. Association between dietary acid load and cancer risk and prognosis: A systematic review and meta-analysis. Front Nutr. 2022;9:891936. doi: 10.3389/fnut.2022.891936. PMID: 35967803; PMCID: PMC9365077.

[29] Sindelar JJ, Milkowski AL. Human safety controversies surrounding nitrate and nitrite in the diet. Nitric Oxide. 2012;26(4):259-66. oi: 10.1016/j.niox.2012.03.011. PMID: 22487433.

[30] Arnold LE, Lofthouse N, Hurt E. Artificial food colors and ADHD symptoms: conclusions to dye for. Neurotherapeutics. 2012;9(3):599-609. doi: 10.1007/s13311-012-0133-x. PMID: 22864801; PMCID: PMC3441937. Bateman B et al. Food colorings and hyperactivity in children. Arch Dis Child. 2004;89(6):506-11. doi: 10.1136/adc.2003.031435. PMID: 15155391; PMCID: PMC1719942.

[31] Rowe KS, Rowe KJ. Synthetic food coloring and behavior: a dose response effect. J Pediatr. 1994;125(5 Pt 1):691-8. doi: 10.1016/s0022-3476(94)70059-1. PMID: 7965420.

[32] Potera C. The artificial food dye blues. Environ Health Perspect. 2010;118(10). doi: 10.1289/ehp.118-a428. PMID: 20884387; PMCID: PMC2957945.

[33] Borzelleca JF et al. Lifetime toxicity/carcinogenicity study of FD & C Red No. 3 in rats. Food Chem Toxicol. 1987;25(10):723-33. doi: 10.1016/0278-6915(87)90226-2. PMID: 2824305. Jennings AS et al. Effects of oral erythrosine on the pituitary-thyroid axis in rats. Toxicol Appl Pharmacol. 1990;103(3):549-56. doi: 10.1016/0041-008x(90)90327-q. PMID: 2160137.

[34] Kobylewski S, Jacobson MF. Toxicology of food dyes. Int J Occup Environ Health. 2012;18(3):220-46. doi: 10.1179/1077352512Z.00000000034. PMID: 23026007.

[35] Peiperl MD, Prival MJ, Bell SJ. Determination of combined benzidine in FD&C Yellow No. 6. Food Chem Toxicol. 1995;33(10):829-39. doi: 10.1016/0278-6915(95)00051-3. PMID: 7590527. Lancaster FE, Lawrence JF. Determination of benzidine in tartrazine and sunset yellow FCF. Food Addit Contam. 1999;16(9):381-90. doi: 10.1080/026520399283867. PMID: 10755129.

[36] Lancaster FE, Lawrence JF. Determination of aromatic amines in food colors. Food Addit Contam. 1991;8(3):249-63. doi: 10.1080/02652039109373975. PMID: 1778264.

[37] Potera C. The artificial food dye blues. Environ Health Perspect. 2010;118(10) . doi: 10.1289/ehp.118-a428. PMID: 20884387; PMCID: PMC2957945.

[38] Chassaing B et al. Dietary emulsifiers impact the mouse gut microbiota promoting colitis and metabolic syndrome. Nature. 2015;519(7541):92-6. doi: 10.1038/nature14232. PMID: 25731162; PMCID: PMC4910713.

[39] Vasconcelos IM, Oliveira JT. Antinutritional properties of plant lectins. Toxicon. 2004;44(4):385-403. doi: 10.1016/j.toxicon.2004.05.005. PMID: 15302522. Nachbar MS, Oppenheim JD. Lectins in the United States diet. Am J Clin Nutr. 1980;33(11):2338-45. doi: 10.1093/ajcn/33.11.2338. PMID: 7001881.

[40] Heaney RP, Weaver CM. Oxalate: effect on calcium absorbability. Am J Clin Nutr. 1989;50(4):830-2. doi: 10.1093/ajcn/50.4.830. PMID: 2801588. Heaney RP et al. Calcium absorbability from spinach. Am J Clin Nutr. 1988;47(4):707-9. doi: 10.1093/ajcn/47.4.707. PMID: 3354496.

[41] Schlemmer U et al. Phytate in foods: sources, intake, processing, and bioavailability. Mol Nutr Food Res. 2009;53 Suppl 2. doi: 10.1002/mnfr.200900099. PMID: 19774556.

[42] Chung KT et al. Tannins and human health: a review. Crit Rev Food Sci Nutr. 1998;38(6):421-64. doi: 10.1080/10408699891274273. PMID: 9759559.

[43] Chai W, Liebman M. Effect of different cooking methods on vegetable oxalate content. J Agric Food Chem. 2005;53(8):3027-30. doi: 10.1021/jf048128d. Amalraj A, Pius A. Bioavailability of calcium in raw and cooked green leafy vegetables. Food Chem. 2015;170:430-6. doi: 10.1016/j.foodchem.2014.08.031.

[44] Centeno C et al. Germination conditions on P, phytate P, and enzymes in rye and barley. J Agric Food Chem. 2001;49(7):3208-15. doi: 10.1021/jf010023c. Luo Y, Xie W, Luo F. Germination treatments on phosphatases and phytate in faba and azuki beans. J Food Sci. 2012;77(10). doi: 10.1111/j.1750-3841.2012.02733.x.

[45] Bishnoi S, Khetarpaul N, Yadav RK. Processing methods on phytic acid and polyphenol in peas. Plant Foods Hum Nutr. 1994;45(4):381-8. doi: 10.1007/BF01088088. Savage GP, Dubois M. Soaking and cooking on oxalate in taro leaves. Int J Food Sci Nutr. 2006;57(5-6):376-81. doi: 10.1080/09637480600855239.

[46] Petroski W, Minich DM. Review of perceived problematic plant compounds. Nutrients. 2020;12(10):2929. doi: 10.3390/nu12102929.

[47] Schlemmer U et al. Phytate in foods: sources, intake, processing, and bioavailability. Mol Nutr Food Res. 2009;53 Suppl 2. doi: 10.1002/mnfr.200900099.

[48] Sun J et al. Processing and cooking on glucoraphanin and sulforaphane in brassica. Food Chem. 2021;360:130007. doi: 10.1016/j.foodchem.2021.130007. Ito H, Kikuzaki H, Ueno H. Cooking methods on amino acid contents in vegetables. J Nutr Sci Vitaminol (Tokyo).2019;65(3):264-71. doi: 10.3177/jnsv.65.264.

[49] Mitchell T et al. Dietary oxalate and kidney stone formation. Am J Physiol Renal Physiol. 2019;316(3). doi: 10.1152/ajprenal.00373.2018.

[50] Nojaba L, Guzman N. Nephrolithiasis (Kidney Stones). In: StatPearls [Internet]. StatPearls Publishing; 2024. Available from: https://www.ncbi.nlm.nih.gov/books/NBK559227/

[51] Kaufman DW et al. Oxalobacter formigenes may reduce the risk of calcium oxalate kidney stones. J Am Soc Nephrol. 2008;19(6):1197-203. doi: 10.1681/ASN.2007101058.

[52] Mittal RD et al. Effect of antibiotics on Oxalobacter formigenes colonization of human gastrointestinal tract. J Endourol. 2005;19(1):102-6. doi: 10.1089/end.2005.19.102.

[53] Knight J et al. Ascorbic acid intake and oxalate synthesis. Urolithiasis. 2016;44(4):289-97. doi: 10.1007/s00240-016-0868-7. PMID: 27002809; PMCID: PMC4946963.

[54] Heaney RP, Weaver CM. Oxalate: effect on calcium absorbability. Am J Clin Nutr. 1989;50(4):830-2. doi: 10.1093/ajcn/50.4.830. PMID: 2801588.

[55] Kelsay JL, Prather ES. Mineral balances of human subjects consuming spinach in a low-fiber diet and in a diet containing fruits and vegetables. Am J Clin Nutr. 1983;38(1):12-9. doi: 10.1093/ajcn/38.1.12. PMID: 6305185.

[56] Noah ND et al. Food poisoning from raw red kidney beans. Br Med J. 1980;281(6234):236-7. PMID: 7407532; PMCID: PMC1713670.

[57] Pusztai A, Grant G. Assessment of lectin inactivation by heat and digestion. In: Rhodes JM, Milton JD, editors. Lectin Methods and Protocols. Methods Mol Med. 1998;9. Humana Press. Heaney RP, Weaver CM. Oxalate: effect on calcium absorbability. Am J Clin Nutr. 1989;50(4):830-2. doi: 10.1093/ajcn/50.4.830. PMID: 2801588.

[58] NTP Monograph on the State of the Science Concerning Fluoride Exposure and Neurodevelopment and Cognition: A Systematic Review. 2024.

[59] Medical News Today. Sea salt vs. table salt: Differences and health benefits. 2019.

[60] Real Simple. Sea salt vs. table salt: Differences and health benefits. 2023.

[61] Mrvelj A, Womble MD. Fluoride-free diet stimulates pineal growth in aged male rats. Biol Trace Elem Res. 2020;197(1):175-183. doi: 10.1007/s12011-019-01964-4. PMID: 31713773.

[62] Newman T. What are mitochondria? Medical News Today. 2018.

[63] Hewajulige, I.G.N., & Premaseela, H.D.S.R. (2020). Artificial fruit ripening in agriculture. Sri Lanka Journal of Food and Agriculture, 6(1), 57-66.

[64] Bhardwaj, R. L., Parashar, A., Parewa, H. P., & Vyas, L. (2024). Decline in nutritional quality of foods. Foods, 13(6), 877.

[65] Rohmilch wird von einigen Ernährungsexperten aufgrund ihres Nährstoffprofils geschätzt, allerdings besteht bei unbehandelter Milch auch ein gewisses gesundheitliches Risiko, da sie pathogene Keime wie Salmonellen, Listerien oder E. coli enthalten kann. Der Verzehr von Rohmilch ist daher insbesondere für Schwangere, Kleinkinder, ältere Menschen und Personen mit geschwächtem Immunsystem kritisch und kann zu gesundheitlichen Problemen führen. Informiere dich deshalb gründlich und achte auf die hygienische Qualität und Herkunft der Rohmilch, bevor du sie konsumierst.

[66] Ward, Z. J., Rodriguez, P., Wright, D. R., Austin, S. B., & Long, M. W. (2019). Estimation of eating disorders prevalence by age and associations with mortality. JAMA Network Open, 2(10), e1912925.

[67] Ajibola, A. (2015). Novel insights into the health importance of natural honey. Malaysian Journal of Medical Sciences, 22(5), 7-22. PMID: 28239264; PMCID: PMC5295738.

[68] Ahmed, S., Sulaiman, S. A., Baig, A. A., Ibrahim, M., Liaqat, S., Fatima, S., Jabeen, S., Shamim, N., & Othman, N. H. (2018). Honey as a potential natural antioxidant medicine: An insight into its molecular mechanisms of action. Oxidative Medicine and Cellular Longevity, 2018, 8367846.

[69] Stephany, R. W. (2010). Hormonal growth promoting agents in food producing animals. Handbook of Experimental Pharmacology, (195), 355-367.

[70] Kasimanickam, V., Kasimanickam, M., & Kasimanickam, R. (2021). Antibiotics use in food animal production: Escalation of antimicrobial resistance: Where are we now in combating AMR? Medical Sciences, 9(1), 14.

[71] Terlouw, E. M. C., Picard, B., Deiss, V., Berri, C., Hocquette, J. F., Lebret, B., Lefèvre, F., Hamill, R., & Gagaoua, M. (2021). Understanding the determination of meat quality using biochemical characteristics of the muscle: Stress at slaughter and other missing keys. Foods, 10(1), 84.

[72] Sajid, A., Kashif, N., Kifayat, N., & Ahmad, S. (2016). Detection of antibiotic residues in poultry meat. Pakistan Journal of Pharmaceutical Sciences, 29(5), 1691-1694. PMID: 27731830.

[73] Aksglaede, L., Juul, A., Leffers, H., Skakkebaek, N. E., & Andersson, A. M. (2006). The sensitivity of the child to sex steroids: Possible impact of exogenous estrogens. Human Reproduction Update, 12(4), 341-349. Caldwell, D. J., Mastrocco, F., Nowak, E., et al. (2010). Potential exposure and risk from estrogens in drinking water. Environmental Health Perspectives, 118(3), 338-344. PMID: 20194073; PMCID: PMC2854760. [2] Lange, I. G., Daxenberger, A., Schiffer, B., Witters, H., Ibarreta, D., & Meyer, H. H. D. (2002). Sex hormones originating from different livestock production systems: Fate and potential disrupting activity in the environment. Analytica Chimica Acta, 473(1-2), 27-37.

[74] Muaz, K., Riaz, M., Akhtar, S., Park, S., & Ismail, A. (2018). Antibiotic residues in chicken meat: Global prevalence, threats, and decontamination strategies: A review. Journal of Food Protection, 81(4), 619-627.PMID: 29537307.

[75] https://pmc.ncbi.nlm.nih.gov/articles/PMC10180699/

[76] Peuhkuri, K., Sihvola, N., & Korpela, R. (2011). Dietary proteins and food-related reward signals. Food & Nutrition Research, 55. doi: 10.3402/fnr.v55i0.5955. PMID: 21909291; PMCID: PMC3168366. Thakur, K., & Anand, A. (2015). Milk metabolites and neurodegeneration: Is there crosstalk? Annals of Neurosciences, 22(4), 239-243. PMID: 26526864; PMCID: PMC4627205. Jarmołowska, B., Sidor, K., Iwan, M., Bielikowicz, K., Kaczmarski, M., Kostyra, E., & Kostyra, H. (2007). Changes of beta- casomorphin content in human milk during lactation. Peptides, 28(10), 1982-1986. PMID: 17869380.

[77] [1] Slattery, M. L., Benson, J., Curtin, K., Ma, K. N., Schaeffer, D., & Potter, J. D. (2000). Carotenoids and colon cancer. American Journal of Clinical Nutrition, 71(2), 575-582. PMID: 10648274. [1] Larsson, S. C., Bergkvist, L., Näslund, I., Rutegård, J., & Wolk, A. (2007). Vitamin A, retinol, and carotenoids and the risk of gastric cancer: A prospective cohort study. American Journal of Clinical Nutrition, 85(2), 497-503. PMID: 17284749.

[78] [2] Nicolle, C., Cardinault, N., Aprikian, O., et al. (2003). Effect of carrot intake on cholesterol metabolism and antioxidant status in cholesterol-fed rats. European Journal of Nutrition, 42(5), 254-261. PMID: 14569406. [2] Robertson, J., Brydon, W. G., Tadesse, K., et al. (1979). Effect of raw carrot on serum lipids and colon function. American Journal of Clinical Nutrition, 32(9), 1889-1892. PMID: 474479.a

[79] Meyers, K. J., Mares, J. A., Igo, R. P. Jr., et al. (2014). Genetic evidence for role of carotenoids in age-related macular degeneration in the CAREDS. Investigative Ophthalmology & Visual Science, 55(1), 587-599. PMID: 24346170; PMCID: PMC3908680.

[80] Peat, R. (2012, September 28). Ray Peat, PhD on the benefits of the raw carrot. Functional Performance Systems.

[81] Powell, M. (2020, December 17). How raw carrot helps with estrogen dominance. Margaret Powell. Peat, R. (n.d.). Estrogen, age, and stress.

[82] Ermer, T., Eckardt, K. U., Aronson, P. S., & Knauf, F. (2016). Oxalate, inflammasome, and progression of kidney disease. Current Opinion in Nephrology and Hypertension, 25(4), 363-371. PMID: 27191349; PMCID: PMC4891250.

[83] U.S. Food and Drug Administration. (2011). Whole Grain Label Statements.

[84] Reddy, N. R., & Pierson, M. D. (1994). Reduction in antinutritional and toxic components in plant foods by fermentation. Food Research International, 27(3), 281-290.

[85] Yau, T., Dan, X., Ng, C. C., & Ng, T. B. (2015). Lectins with potential for anti-cancer therapy. Molecules, 20(3), 3791-3810. PMID: 25730388; PMCID: PMC6272365.

[86] Skrabanja V, Liljeberg Elmståhl HG, Kreft I, Björck IM. Nutritional properties of starch in buckwheat products: studies in vitro and in vivo. J Agric Food Chem. 2001 Jan;49(1):490-6. PMID: 11170616.

[87] Higgins JA. Resistant starch: metabolic effects and potential health benefits. J AOAC Int. 2004 May-Jun;87(3):761-8. PMID:15287677.

[88] Lee SH, Chung IM, Cha YS, Park Y. Millet consumption decreased serum triglycerides and C-reactive protein but not oxidative status in hyperlipidemic rats. Nutr Res. 2010 Apr;30(4):290-6. PMID: 20534332.

[89] Kam J, Puranik S, Yadav R, et al. Dietary Interventions for Type 2 Diabetes: How Millet Comes to Help. Front Plant Sci. 2016 Sep 27;7:1454. PMID: 27729921; PMCID: PMC5037128.

[90] Hebeisen DF, Hoeflin F, Reusch HP, Junker E, Lauterburg BH. Increased omega-3 fatty acids in milk and platelet-rich plasma of grass-fed cows. Int J Vitam Nutr Res. 1993;63(3):229-33. PMID: 7905466. Hebeisen DF, Hoeflin F, Reusch HP, et al. Increased omega-3 fatty acids in milk and platelet-rich plasma of grass-fed cows. Int J Vitam Nutr Res. 1993;63(3):229-33. PMID: 7905466.

[91] Dilzer A, Park Y. Implication of conjugated linoleic acid (CLA) in human health. Crit Rev Food Sci Nutr. 2012;52(6):488-513. PMID: 22452730.

[92] Parodi PW. Cows' milk fat components as potential anticarcinogenic agents. J Nutr. 1997 Jun;127(6):1055-60. PMID: 9187617.

[93] Blankson H, Stakkestad JA, Fagertun H, et al. Conjugated linoleic acid reduces body fat mass in overweight and obese humans. J Nutr. 2000 Dec;130(12):2943-8. PMID: 11110851.

[94] USDA FoodData Central. „Food Item 1103844."

[95] Joshi KS. Docosahexaenoic acid content is significantly higher in ghrita prepared by traditional Ayurvedic method. J Ayurveda Integr Med. 2014 Apr;5(2):85-8. PMID: 24948858; PMCID: PMC4061595.

[96] Hewlings S. Coconuts and Health: Different Chain Lengths of Saturated Fats Require Different Consideration. J Cardiovasc Dev Dis. 2020 Dec 17;7(4):59. PMID: 33348586; PMCID: PMC7766932.

[97] Boateng L, Ansong R, Owusu WB, Steiner-Asiedu M. Coconut oil and palm oil's role in nutrition, health and national development: A review. Ghana Med J. 2016 Sep;50(3):189-196. PMID: 27752194; PMCID: PMC5044790.

[98] Hewlings S. Coconuts and Health: Different Chain Lengths of Saturated Fats Require Different Consideration. J Cardiovasc Dev Dis. 2020 Dec 17;7(4):59. PMID: 33348586; PMCID: PMC7766932.

[99] Maher T, Clegg ME. Dietary lipids with potential to affect satiety: Mechanisms and evidence. Crit Rev Food Sci Nutr. 2019;59(10):1619-1644. PMID: 29359954.

[100] Sheela DL, Nazeem PA, Narayanankutty A, et al. Coconut phytocompounds inhibit polyol pathway enzymes: Implication in prevention of microvascular diabetic complications. Prostaglandins Leukot Essent Fatty Acids. 2017 Dec;127:20-24. PMID: 29156154.

[101] Santa-María C, López-Enríquez S, Montserrat-de la Paz S, et al. Update on Anti-Inflammatory Molecular Mechanisms Induced by Oleic Acid. Nutrients. 2023 Jan 1;15(1):224. PMID: 36615882; PMCID: PMC9824542.

[102] Furman D, Campisi J, Verdin E, et al. Chronic inflammation in the etiology of disease across the life span. Nat Med. 2019 Dec;25(12):1822-1832. PMID: 31806905; PMCID: PMC7147972.

[103] Schlemmer U, Frølich W, Prieto RM, Grases F. Phytate in foods and significance for humans: food sources, intake, processing, bioavailability, protective role and analysis. Mol Nutr Food Res. 2009 Sep;53 Suppl 2.

PMID: 19774556. Taylor H, Webster K, Gray AR, et al. The effects of ‚activating' almonds on consumer acceptance and gastrointestinal tolerance. Eur J Nutr. 2018 Dec;57(8):2771-2783. PMID: 28956139.

104 Griel AE, Cao Y, Bagshaw DD, et al. A macadamia nut-rich diet reduces total and LDL-cholesterol in mildly hypercholesterolemic men and women. J Nutr. 2008 Apr;138(4):761-7. PMID: 18356332.

105 Hayes D, Angove MJ, Tucci J, Dennis C. Walnuts (Juglans regia) Chemical Composition and Research in Human Health. Crit Rev Food Sci Nutr. 2016 Jun 10;56(8):1231-41. PMID: 25747270.

106 USDA FoodData Central. „Food Item 170569."

107 Blaming Nature. „50 Years of Lost Nutrition."

108 Schaefer JT, Magnuson AB. A review of interventions that promote eating by internal cues. J Acad Nutr Diet. 2014;114:734-760.

109 Chung KW, Chung HY. The effects of calorie restriction on autophagy: role on aging intervention. Nutrients. 2019 Dec 2;11(12):2923. PMID: 31810345; PMCID: PMC6950580.

110 Hollstein T, Basolo A, Unlu Y, et al. Effects of short-term fasting on ghrelin/GH/IGF-1 axis in healthy humans: the role of ghrelin in the thrifty phenotype. J Clin Endocrinol Metab. 2022 Aug 18;107(9):e3769-e3780. PMID: 35678263; PMCID: PMC9387714.

111 Albosta M, Bakke J. Intermittent fasting: is there a role in the treatment of diabetes? A review of the literature and guide for primary care physicians. Clin Diabetes Endocrinol. 2021 Feb 3;7(1):3. PMID: 33531076; PMCID: PMC7856758.

112 Lilja S, Stoll C, Krammer U, et al. Five days periodic fasting elevates levels of longevity-related Christensenella and sirtuin expression in humans. Int J Mol Sci. 2021 Feb 26;22(5):2331. PMID: 33652686; PMCID: PMC7956384.

113 Wang X, Yang Q, Liao Q, et al. Effects of intermittent fasting diets on plasma concentrations of inflammatory biomarkers: A systematic review and meta-analysis of randomized controlled trials. Nutrition. 2020 Nov-Dec;79-80:110974. PMID: 32947129.

114 Wehrens SMT, Christou S, Isherwood C, et al. Meal timing regulates the human circadian system. Curr Biol. 2017 Jun 19;27(12):1768-1775.e3. PMID: 28578930; PMCID: PMC5483233. Melkani GC, Panda S. Time-restricted feeding for prevention and treatment of cardiometabolic disorders. J Physiol. 2017 Jun 15;595(12):3691-3700. PMID: 28295377; PMCID: PMC5471414. Chaix A, Manoogian ENC, Melkani GC, Panda S. Time-restricted eating to prevent and manage chronic metabolic diseases. Annu Rev Nutr. 2019 Aug 21;39:291-315. PMID: 31180809; PMCID: PMC6703924.

115 Melkani GC, Panda S. Time-restricted feeding for prevention and treatment of cardiometabolic disorders. J Physiol. 2017 Jun 15;595(12):3691-3700. PMID: 28295377; PMCID: PMC5471414. Sutton EF, Beyl R, Early KS, Cefalu WT, Ravussin E, Peterson CM. Early time-restricted feeding improves insulin sensitivity, blood pressure, and oxidative stress even without weight loss in men with prediabetes. Cell Metab. 2018 Jun 5;27(6):1212-1221.e3. PMID: 29754952; PMCID: PMC5990470.

116 Banyan Botanicals. „Ayurvedic Food Combining."

117 Akram Khan M, Afzal M. Chemical composition of Nigella sativa Linn: Part 2 Recent advances. Inflammopharmacology. 2016 Jun;24(2-3):67-79. PMID: 27068721; PMCID: PMC4883276. Staniek K, Gille L. Is thymoquinone an antioxidant? BMC Pharmacol. 2010 Nov 16;10(Suppl 1):A9. PMCID: PMC3016565. Mahmoud YK, Abdelrazek HMA. Cancer: Thymoquinone antioxidant/pro-oxidant effect as potential anticancer remedy. Biomed Pharmacother. 2019 Jul;115:108783. PMID: 31060003.

118 Kochman J, Jakubczyk K, Antoniewicz J, et al. Health benefits and chemical composition of matcha green tea: a review. Molecules. 2020 Dec 27;26(1):85. PMID: 33375458; PMCID: PMC7796401.

119 Yin X, Yang J, Li T, et al. The effect of green tea intake on risk of liver disease: a meta-analysis. Int J Clin Exp Med. 2015 Jun 15;8(6):8339-46. PMID: 26309486; PMCID: PMC4538013.

120 Kochman J, Jakubczyk K, Antoniewicz J, et al. Health benefits and chemical composition of matcha green tea: a review. Molecules. 2020 Dec 27;26(1):85. PMID: 33375458; PMCID: PMC7796401.

121 Bonilla Ocampo DA, Paipilla AF, Marín E, et al. Dietary nitrate from beetroot juice for hypertension: a systematic review. Biomolecules. 2018 Nov 2;8(4):134. PMID: 30400267; PMCID: PMC6316347.

122 Domínguez R, Cuenca E, Maté-Muñoz JL, et al. Effects of beetroot juice supplementation on cardiorespiratory endurance in athletes: a systematic review. Nutrients. 2017 Jan 6;9(1):43. PMID: 28067808; PMCID: PMC5295087.

123 Ikeda Y, Young LH, Scalia R, Lefer AM. Cardioprotective effects of citrulline in ischemia/reperfusion injury via a non-nitric oxide-mediated mechanism. Methods Find Exp Clin Pharmacol. 2000 Sep;22(7):563-71. PMID: 11196344.

124 Wang L, Tao L, Hao L, et al. A moderate-fat diet with one avocado per day increases plasma antioxidants and decreases the oxidation of small, dense LDL in adults with overweight and obesity: a randomized controlled trial. J Nutr. 2020 Feb 1;150(2):276-284. PMID: 31616932; PMCID: PMC7373821. Mahmassani HA, Avendano EE, Raman G, Johnson EJ. Avocado consumption and risk factors for heart disease: a systematic review and meta-analysis. Am J Clin Nutr. 2018 Apr 1;107(4):523-536. PMID: 29635493.

125 USDA FoodData Central. „Food Item 168191."

126 Bilska-Zając E, Różycki M, Chmurzyńska E, et al. First case of Trichinella nativa infection in wild boar in Central Europe— molecular characterization of the parasite. Parasitol Res. 2017 Jun;116(6):1705-1711. PMID: 28439686; PMCID: PMC5429344. Lv X, Zhao S, Ning Z, et al. Citrus fruits as a treasure trove of active natural metabolites that potentially provide benefits for human health. Chem Cent J. 2015 Dec 24;9:68. PMID: 26705419; PMCID: PMC4690266. Wu J, Gao XT, Hou SH, et al. Molecular epidemiological and phylogenetic analyses of canine parvovirus in domestic dogs and cats in Beijing, 2010-2013. J Vet Med Sci. 2015 Oct;77(10):1305-10. PMID: 26028021; PMCID: PMC4638301.

127 Prasad S, Tyagi AK. Ginger and its constituents: role in prevention and treatment of gastrointestinal cancer. Gastroenterol Res Pract. 2015;2015:142979. PMID: 25838819; PMCID: PMC4369959.

128 Greussing R, Hackl M, Charoentong P, et al. Identification of microRNA-mRNA functional interactions in UVB-induced senescence of human diploid fibroblasts. BMC Genomics. 2013 Apr 4;14:224. PMID: 23557329; PMCID: PMC4008267.

129 Marte A, Sabatino MD, Borrelli M, Parmeggiani P. Decreased recurrence rate in the laparoscopic herniorrhaphy in children: comparison between two techniques. J Laparoendosc Adv Surg Tech A. 2009 Apr;19(2):259-62. PMID: 19216690.

130 Schoennagel T, Balch JK, Brenkert-Smith H, et al. Adapt to more wildfire in western North American forests as climate changes. Proc Natl Acad Sci U S A. 2017 May 2;114(18):4582-4590. PMID: 28416662; PMCID: PMC5422781.

131 de Freitas MC, Cholewa JM, Gobbo LA, et al. Acute capsaicin supplementation improves 1,500-m running time-trial performance and rate of perceived exertion in physically active adults. J Strength Cond Res. 2018 Feb;32(2):572-577. PMID: 29120986.

132 [3] Chopan M, Littenberg B. Association of hot red chili pepper consumption and mortality: a large population-based cohort study. PLoS One. 2017 Jan 9;12(1):e0169876. PMID: 28068423; PMCID: PMC5222470. [3] McCarty MF, DiNicolantonio JJ, O'Keefe JH. Capsaicin may have important potential for promoting vascular and metabolic health. Open Heart. 2015 Jun 17;2(1):e000262. PMID: 26113985; PMCID: PMC4477151.

133 Nejatzadeh-Barandozi F. Antibacterial activities and antioxidant capacity of Aloe vera. Org Med Chem Lett. 2013 Jul 19;3(1):5. PMID: 23870710; PMCID: PMC3729540. Hong SW, Chun J, Park S, et al. Aloe vera is effective and safe in short-term treatment of irritable bowel syndrome: a systematic review and meta-analysis. J Neurogastroenterol Motil. 2018 Oct 1;24(4):528-535. PMID: 30153721; PMCID: PMC6175553. Cellini L, Di Bartolomeo S, Di Campli E, et al. In vitro activity of Aloe vera inner gel against Helicobacter pylori strains. Lett Appl Microbiol. 2014 Jul 1;59(1):43-48.

134 Chithra V, Leelamma S. Coriandrum sativum — mechanism of hypoglycemic action. Food Chem. 1999;67(3):229-231.

135 Vasanthi HR, Parameswari RP. Indian spices for healthy heart - an overview. Curr Cardiol Rev. 2010 Nov;6(4):274-9. PMID: 22043203; PMCID: PMC3083808.

136 Kunnumakkara AB, Sailo BL, Banik K, et al. Chronic diseases, inflammation, and spices: how are they linked? J Transl Med. 2018 Jan 25;16(1):14. PMID: 29370858; PMCID: PMC5785894. Tang EL, Rajarajeswaran J, Fung SY, Kanthimathi MS. Antioxidant activity of Coriandrum sativum and protection against DNA damage and cancer cell migration. BMC Complement Altern Med. 2013 Dec 9;13:347. PMID: 24517259; PMCID: PMC4028854.

137 Vejdani R, Shalmani HR, Mir-Fattahi M, et al. The efficacy of an herbal medicine, Carmint, on the relief of abdominal pain and bloating in patients with irritable bowel syndrome: a pilot study. Dig Dis Sci. 2006 Aug;51(8):1501-7. PMID: 16868824.

138 Rath S, Padhy RN. Monitoring in vitro antibacterial efficacy of 26 Indian spices against multidrug resistant urinary tract infecting bacteria. Integr Med Res. 2014 Sep;3(3):133-141. PMID: 28664089; PMCID: PMC5481744. Freires Ide A, Murata RM, Furletti VF, et al. Coriandrum sativum L. (Coriander)

essential oil: antifungal activity and mode of action on Candida spp., and molecular targets affected in human whole-genome expression. PLoS One. 2014 Jun 5;9(6):e99086. PMID: 24901768; PMCID: PMC4047076.

139 Lagouri V, Boskou D. Nutrient antioxidants in oregano. Int J Food Sci Nutr. 1996 Nov;47(6):493-7. PMID: 8933203. [1] Lagouri V, Boskou D. Nutrient antioxidants in oregano. Int J Food Sci Nutr. 1996 Nov;47(6):493-7. PMID: 8933203.

140 Sienkiewicz M, Wasiela M, Głowacka A. The antibacterial activity of oregano essential oil (Origanum heracleoticum L.) against clinical strains of Escherichia coli and Pseudomonas aeruginosa. Med Dosw Mikrobiol. 2012;64(4):297-307. Polish. PMID: 23484421 [2] Saeed S, Tariq P. Antibacterial activity of oregano (Origanum vulgare Linn.) against gram-positive bacteria. Pak J Pharm Sci. 2009 Oct;22(4):421-4. PMID: 19783523.

141 Bukovská A, Cikos S, Juhás S, et al. Effects of a combination of thyme and oregano essential oils on TNBS-induced colitis in mice. Mediators Inflamm. 2007;2007:23296. PMID: 18288268; PMCID: PMC2233768.

142 Fournomiti M, Kimbaris A, Mantzourani I, et al. Antimicrobial activity of essential oils of cultivated oregano (Origanum vulgare), sage (Salvia officinalis), and thyme (Thymus vulgaris) against clinical isolates of Escherichia coli, Klebsiella oxytoca, and Klebsiella pneumoniae. Microb Ecol Health Dis. 2015 Apr 15;26:23289. PMID: 25881620; PMCID: PMC4400296.

143 Lai WL, Chuang HS, Lee MH, et al. Inhibition of herpes simplex virus type 1 by thymol-related monoterpenoids. Planta Med. 2012 Oct;78(15):1636-8. PMID: 22890541.

144 Sytar O, Hemmerich I, Zivcak M, Rauh C, Brestic M. Comparative analysis of bioactive phenolic compounds composition from 26 medicinal plants. Saudi J Biol Sci. 2018 May;25(4):631-641. PMID: 29740227; PMCID: PMC5937015. Alnuqaydan AM, Lenehan CE, Hughes RR, Sanderson BJ. Extracts from Calendula officinalis offer in vitro protection against H2O2 induced oxidative stress cell killing of human skin cells. Phytother Res. 2015 Jan;29(1):120-4. PMID: 25266574. Bragueto Escher G, Cardoso Borges LDC, Sousa Santos J, et al. From the field to the pot: phytochemical and functional analyses of Calendula officinalis L. flower for incorporation in an organic yogurt. Antioxidants (Basel). 2019 Nov 15;8(11):559. PMID: 31731768; PMCID: PMC6912323. Olennikov DN, Kashchenko NI. Componential profile and amylase inhibiting activity of phenolic compounds from Calendula officinalis L. leaves. ScientificWorldJournal. 2014 Feb 9;2014:654193. PMID: 24683352; PMCID: PMC3934385.

145 Efstratiou E, Hussain AI, Nigam PS, et al. Antimicrobial activity of Calendula officinalis petal extracts against fungi, as well as Gram-negative and Gram-positive clinical pathogens. Complement Ther Clin Pract. 2012 Aug;18(3):173-6. PMID: 22789794.

146 Dinda M, Mazumdar S, Das S, et al. The water fraction of Calendula officinalis hydroethanol extract stimulates in vitro and in vivo proliferation of dermal fibroblasts in wound healing. Phytother Res. 2016 Oct;30(10):1696-1707. PMID: 27426257.

147 Panahi Y, Darvishi B, Jowzi N, Beiraghdar F, Sahebkar A. Chlorella vulgaris: a multifunctional dietary supplement with diverse medicinal properties. Curr Pharm Des. 2016;22(2):164-73. PMID: 26561078.

148 Sears ME. Chelation: harnessing and enhancing heavy metal detoxification--a review. ScientificWorldJournal. 2013 Apr 18;2013:219840. PMID: 23690738; PMCID: PMC3654245. Zhai Q, Narbad A, Chen W. Dietary strategies for the treatment of cadmium and lead toxicity. Nutrients. 2015 Jan 14;7(1):552-71. PMID: 25594439; PMCID: PMC4303853.

149 Kwak JH, Baek SH, Woo Y, et al. Beneficial immunostimulatory effect of short-term Chlorella supplementation: enhancement of natural killer cell activity and early inflammatory response (randomized, double-blinded, placebo-controlled trial). Nutr J. 2012 Jul 31;11:53. PMID: 22849818; PMCID: PMC3511195. Hamedifard Z, Milajerdi A, Reiner Ž, et al. The effects of spirulina on glycemic control and serum lipoproteins in patients with metabolic syndrome and related disorders: a systematic review and meta-analysis of randomized controlled trials. Phytother Res. 2019 Oct;33(10):2609-2621. PMID: 31359513.

150 LiverTox: Clinical and Research Information on Drug-Induced Liver Injury. Bethesda (MD): National Institute of Diabetes and Digestive and Kidney Diseases; 2012-. Spirulina. Updated 2019 Apr 10. Available from: NCBI

151 Panahi Y, Pishgoo B, Jalianian HR, Mohammadi E, Taghipour HR, Sahebkar A, Abolhasani E. (2012). Investigation of Chlorella vulgaris as adjunctive therapy for dyslipidemia: A randomized open-label trial. Nutrition & Dietetics, 69, 13-19.

[152] Merchant RE, Andre CA. A review of recent clinical trials of Chlorella pyrenoidosa for fibromyalgia, hypertension, and ulcerative colitis. Altern Ther Health Med. 2001 May-Jun;7(3):79-91. PMID: 11347287.

[153] Food Data Central. (n.d.). Nutrient profile for the specified food item. U.S. Department of Agriculture. Panahi Y, Darvishi B, Jowzi N, Beiraghdar F, Sahebkar A. Chlorella vulgaris: A multifunctional dietary supplement with diverse medicinal properties. Curr Pharm Des. 2016;22(2):164-73. doi: 10.2174/1381612822666151112145226. PMID: 26561078.

[154] Otles S, Yalcin B. Phenolic compounds analysis of root, stalk, and leaves of nettle. ScientificWorldJournal. 2012;2012:564367. doi: 10.1100/2012/564367. Epub 2012 Apr 19. PMID: 22593694; PMCID: PMC3349212.

[155] Riehemann K, Behnke B, Schulze-Osthoff K. Plant extracts from stinging nettle (Urtica dioica), an antirheumatic remedy, inhibit the proinflammatory transcription factor NF-kappaB. FEBS Lett. 1999 Jan 8;442(1):89-94. PMID: 9923611. Randall C, Randall H, Dobbs F, Hutton C, Sanders H. Randomized controlled trial of nettle sting for treatment of base-of-thumb pain. J R Soc Med. 2000 Jun;93(6):305-9. PMID: 10911825; PMCID: PMC1298033. Jacquet A, Girodet PO, Pariente A, et al. Phytalgic vs placebo in osteoarthritis of the knee or hip: A randomized double-blind trial. Arthritis Res Ther. 2009;11(6). PMID: 20015358; PMCID: PMC3003499.

[156] Siouda W, Abdennour C. Can Urtica dioica supplementation attenuate mercury intoxication in Wistar rats? Vet World. 2015 Dec;8(12):1458-65. PMID: 27047060; PMCID: PMC4774826. Oguz S, Kanter M, Erboga M, Ibis C. Protective effect of Urtica dioica on liver damage induced by biliary obstruction in rats. Toxicol Ind Health. 2013 Oct;29(9):838-45. PMID: 22585933.

[157] Kianbakht S, Khalighi-Sigaroodi F, Dabaghian FH. Improved glycemic control in advanced type 2 diabetes with Urtica dioica leaf extract: A randomized double-blind trial. Clin Lab. 2013;59(9-10):1071-6. PMID: 24273930. Tahri A, Yamani S, Legssyer A, et al. Acute diuretic, natriuretic, and hypotensive effects of aqueous extract of Urtica dioica in rats. J Ethnopharmacol. 2000 Nov;73(1-2):95-100. PMID: 11025144.

[158] Upton R. Stinging nettles leaf (Urtica dioica L.): Extraordinary vegetable medicine. J Herbal Med. 2013;3(1):9-38. ISSN 2210-8033.

[159] Maghsoumi-Norouzabad L, Alipoor B, Abed R, et al. Effects of Arctium lappa L. (Burdock) root tea on inflammatory status and oxidative stress in patients with knee osteoarthritis. Int J Rheumatic Dis. 2016;19(3):255-261.

[160] Zhang X, Herrera-Balandrano DD, Huang W, et al. Comparison of nutritional and nutraceutical properties of burdock roots cultivated in Fengxian and Peixian, China. Foods. 2021 Sep 4;10(9):2095. PMID: 34574205; PMCID: PMC8469698.

[161] Höld KM, Sirisoma NS, Ikeda T, et al. Alpha-thujone (absinthe component): GABA-A receptor modulation and detoxification. Proc Natl Acad Sci U S A. 2000;97(8):3826-31. PMID: 10725394; PMCID: PMC18101.

[162] Höld KM, Sirisoma NS, Ikeda T, et al. Alpha-thujone (absinthe component): GABA-A receptor modulation and detoxification. Proc Natl Acad Sci U S A. 2000 Apr 11;97(8):3826-31. PMID: 10725394; PMCID: PMC18101. Arnold WN. Absinthe. Sci Am. 1989 Jun;260(6):112-7. PMID: 2658044.

[163] National Institutes of Health, Office of Dietary Supplements. (2013). Valerian: Fact Sheet for Health Professionals.

[164] Shinjyo, N., Waddell, G., & Green, J. (2020). Valerian root for sleep problems: A systematic review and meta-analysis. J Evid Based Integr Med, 25, 2515690X20967323. doi:10.1177/2515690X20967323

[165] Shinjyo N, Waddell G, Green J. Valerian root for sleep problems: A systematic review and meta-analysis. J Evid Based Integr Med. 2020;25:2515690X20967323. doi:10.1177/2515690X20967323. PMID: 33086877; PMCID: PMC7585905.

[166] Tammadon MR, Nobahar M, Hydarinia-Naieni Z, et al. The effects of valerian on sleep quality, depression, and state anxiety in hemodialysis patients: A randomized, double-blind, crossover clinical trial. Oman Med J. 2021 Mar 31;36(2)

[167] Mirabi P, Mojab F. The effects of valerian root on hot flashes in menopausal women. Iran J Pharm Res. 2013 Winter;12(1):217-22.

[168] Behboodi Moghadam Z, Rezaei E, Shirood Gholami R, Kheirkhah M, Haghani H. The effect of Valerian root extract on the severity of premenstrual syndrome symptoms. J Tradit Complement Med. 2016 Jan 19;6(3):309-15.

169 Tandon N, Yadav SS. Safety and clinical effectiveness of Withania somnifera (Linn.) Dunal root in human ailments. J Ethnopharmacol. 2020 Jun 12;255:112768.

170 Salve J, Pate S, Debnath K, Langade D. Adaptogenic and anxiolytic effects of ashwagandha root extract in healthy adults: A double-blind, randomized, placebo-controlled clinical study. Cureus. 2019 Dec 25;11(12)

171 Salve J, Pate S, Debnath K, Langade D. Adaptogenic and anxiolytic effects of ashwagandha root extract in healthy adults: A double-blind, randomized, placebo-controlled study. Cureus. 2019 Dec 25;11(12)

172 Lopresti AL, Smith SJ, Malvi H, Kodgule R. An investigation into the stress-relieving and pharmacological actions of an ashwagandha extract: A randomized, double-blind, placebo-controlled study. Medicine (Baltimore). 2019 Sep;98(37)

173 Speers AB, Cabey KA, Soumyanath A, Wright KM. Effects of Withania somnifera (Ashwagandha) on Stress and the Stress- Related Neuropsychiatric Disorders Anxiety, Depression, and Insomnia. Curr Neuropharmacol. 2021;19(9):1468-95. Kelgane SB, Salve J, Sampara P, Debnath K. Efficacy and Tolerability of Ashwagandha Root Extract in the Elderly for Improvement of General Well-being and Sleep: A Prospective, Randomized, Double-blind, Placebo-controlled Study. Cureus. 2020 Feb 23;12(2)

174 Durg S, Shivaram SB, Bavage S. Withania somnifera (Indian ginseng) in male infertility: An evidence-based systematic review and meta-analysis. Phytomedicine. 2018 Nov 15;50:247-256.

175 Lopresti AL, Drummond PD, Smith SJ. A Randomized, Double-Blind, Placebo-Controlled, Crossover Study Examining the Hormonal and Vitality Effects of Ashwagandha (Withania somnifera) in Aging, Overweight Males. *Am J Mens Health*. 2019 Mar- Apr;13(2):1557988319835985.

176 Rafieian-Kopaei M, Hasanpour-Dehkordi A, Lorigooini Z, Deris F, Solati K, Mahdiyeh F. Comparing Intranasal Lidocaine 4% with Peppermint Oil Drop 1.5% on Migraine Attacks: A Double-Blind Clinical Trial. *Int J Prev Med*. 2019 Jul 5;10:121.

177 Hines S, Steels E, Chang A, Gibbons K. Aromatherapy for Postoperative Nausea and Vomiting. Cochrane Database Syst Rev. 2018 Mar 10;3(3)

178 Alammar N, Wang L, Saberi B, et al. Impact of Peppermint Oil on Irritable Bowel Syndrome: A Meta-Analysis. *BMC Complement Altern Med*. 2019 Jan 17;19(1):21.

179 Office of Dietary Supplements. Vitamin D. National Institutes of Health. Updated August 8, 2023.

180 Martens PJ, Gysemans C, Verstuyf A, Mathieu AC. Vitamin D's Effect on Immune Function. Nutrients. 2020 Apr 28;12(5):1248. doi: 10.3390/nu12051248. PMID: 32353972; PMCID: PMC7281985.

181 Razzaque MS. Magnesium: Are We Consuming Enough? Nutrients. 2018 Dec 2;10(12):1863. PMID: 30513803; PMCID: PMC6316205.

182 Schutten JC, Joosten MM, de Borst MH, Bakker SJL. Magnesium and Blood Pressure: A Physiology-Based Approach. Adv Chronic Kidney Dis. 2018 May;25(3):244-250. PMID: 29793663.

183 Gröber U, Schmidt J, Kisters K. Magnesium in Prevention and Therapy. Nutrients. 2015 Sep 23;7(9):8199-8226. PMID: 26404370; PMCID: PMC4586582.

184 Office of Dietary Supplements. Magnesium: Fact Sheet for Health Professionals. National Institutes of Health.

185 Bhardwaj RL, Parashar A, Parewa HP, Vyas L. An Alarming Decline in the Nutritional Quality of Foods: The Biggest Challenge for Future Generations' Health. Foods. 2024 Mar 14;13(6):877. PMID: 38540869; PMCID: PMC10969708.

186 Nie F, Liu L, Cui J, Zhao Y, Zhang D, Zhou D, Wu J, Li B, Wang T, Li M, Yan M. Oligomeric Proanthocyanidins: An Updated Review of Their Natural Sources, Synthesis, and Potentials. Antioxidants. 2023 Apr 26;12(5):1004. PMID: 37237870; PMCID: PMC10215713.

187 Khan MA, Chen HC, Tania M, Zhang DZ. Anticancer activities of Nigella sativa (black cumin). Afr J Tradit Complement Altern Med. 2011;8(5 Suppl):226-32. PMID: 22754079; PMCID: PMC3252704. Khan MA, Afzal M. Chemical composition of Nigella sativa Linn: Part 2 Recent advances. Inflammopharmacology. 2016 Jun;24(2-3):67-79. PMID: 27068721; PMCID: PMC4883276.

188 Farkhondeh T, Samarghandian S, Shahri AMP, Samini F. The Neuroprotective Effects of Thymoquinone: A Review. Dose Response. 2018 Apr 11;16(2):1559325818761455. PMID: 29662431; PMCID: PMC5898665.

189 Shokri H. A review on the inhibitory potential of Nigella sativa against pathogenic and toxigenic fungi. Avicenna J Phytomed. 2016 Jan-Feb;6(1):21-33. PMID: 27247919; PMCID: PMC4884215. Forouzanfar F, Bazzaz BS, Hosseinzadeh H. Black cumin (Nigella sativa) and its constituent (thymoquinone):

a review on antimicrobial effects. Iran J Basic Med Sci. 2014 Dec;17(12):929-38. PMID: 25859296; PMCID: PMC4387228.

190 Bhardwaj RL, Parashar A, Parewa HP, Vyas L. An alarming decline in the nutritional quality of foods: The biggest challenge for future generations' health. Foods. 2024 Mar 14;13(6):877. PMID: 38540869; PMCID: PMC10969708

191 Office of Dietary Supplements, National Institutes of Health. Iodine - Consumer. Last updated May 1, 2024.

192 Ritchie ML, Romanuk TN. A meta-analysis of probiotic efficacy for gastrointestinal diseases. PLoS One. 2012;7(4)

193 Chasapis CT, Ntoupa PA, Spiliopoulou CA, Stefanidou ME. Recent aspects of the effects of zinc on human health. *Arch Toxicol*. 2020;94(5):1443-1460.

194 Wessels I, Fischer HJ, Rink L. Dietary and physiological effects of zinc on the immune system. Annu Rev Nutr. 2021;41:133-175.

195 Zhang H, Liu S, Li L, et al. The impact of grape seed extract on blood pressure: A meta-analysis of 16 RCTs. Medicine (Baltimore). 2016 Aug;95(33)

196 Shenoy SF, Keen CL, Kalgaonkar S, Polagruto JA. Effects of grape seed extract on platelet function in postmenopausal women. Thromb Res. 2007;121(3):431-2.

197 Sano A, Uchida R, Saito M, et al. Beneficial effects of grape seed extract on malondialdehyde-modified LDL. J Nutr Sci Vitaminol (Tokyo). 2007 Apr;53(2):174-82.

198 Elagizi A, Lavie CJ, O'Keefe E, et al. Update on omega-3 fatty acids and cardiovascular health. Nutrients. 2021 Jan 12;13(1):204.

199 Sass L, Bjarnadóttir E, Stokholm J, et al. Fish oil supplementation in pregnancy and neurodevelopment in childhood: A randomized clinical trial. Child Dev. 2021 Jul;92(4):1624-1635.

200 Jiang H, Shi X, Fan Y, et al. Dietary omega-3 fatty acids, fish intake, and risk of age-related macular degeneration. Clin Nutr. 2021 Dec;40(12):5662-5673.

201 Kavyani Z, Musazadeh V, Fathi S, et al. Efficacy of omega-3 fatty acids on inflammatory biomarkers: An umbrella meta-analysis. Int Immunopharmacol. 2022 Oct;111:109104.

202 Balić A, Vlašić D, Žužul K, et al. Omega-3 vs. omega-6 polyunsaturated fatty acids in inflammatory skin diseases. Int J Mol Sci. 2020 Jan 23;21(3):741.

# BILDQUELLEN

Seite 10: Sergey Ryzhov/Shutterstock.com • Abeer Abdul Alqader/Shutterstock • maxbelchenko/Shutterstock.com
Seite 11: kan_chana/Shutterstock.com
Seite 12: Towfiqu ahamed barbhuiya/Shutterstock.com • Mickey Frost/Unplash • Justus Menke/Unplash • Monika Grabkowska/Unplash
Seite 14: Bojsha/Shutterstock.com
Seite 15: Axel Bueckert/Shutterstock.com
Seite 16: Oleg Ivanov/Unsplash
Seite 17: Olimpia Davies/Unsplash
Seite 19: Karolina Grabowska/Unsplash
Seite 20: Karolina Grabowska/Unsplash • Food Impressions/Shutterstock.com • Celso Pupo/Shutterstock.com • Niccolo Bertoldi/Shutterstock.com • afotostock/Shutterstock.com
Seite 21: selbst erstellte Grafik
Seite 22: Zaleman/Shutterstock.com • domnitsky/Shutterstock.com • Photoongraphy/Shutterstock.com • ELAKSHI CREATIVE BUSINESS/Shutterstock.com • New Africa/Shutterstock.com • Nataly Studio/Shutterstock.com • Mykolal Mykolal/Shutterstock.com • SherSor/Shutterstock.com • Creativeye99/Istockphoto.com
Seite 23: New Africa/Shutterstock.com
Seite 25: Wikimedia Commons
Seite 26: Wikimedia Commons
Seite 27: © Dave Brousseau
Seite 28: Wikimedia Commons • United States Department of Agriculture (https://commons.wikimedia.org/wiki/File:MyPyramid.svg), „MyPyramid", als gemeinfrei gekennzeichnet, Details auf Wikimedia Commons: https://commons.wikimedia.org/wiki/Template:PD-US
Seite 29: U.S. Department of Agriculture. (2011). MyPlate graphic. MyPlate.gov. Retrieved August 27, 2025, from https://www.myplate.gov/resources/graphics/myplate-graphics
Seite 34: Planet Volumes/Unsplash • Celso Pupo/Shutterstock.com • Pedro Lastra/Unsplash
Seite 35: Bukhta Yurii/Shutterstock.com
Seite 36: Maryam Sicard/Unsplash • Alexander Mils/Unsplash • engin akyurt/Unsplash • Elena Koromyslova/Shutterstock.com
Seite 39: 5PH/Shutterstock.com
Seite 40: ilona.shorokhova/Shutterstock.com
Seite 42: Tobik/Shutterstock.com
Seite 43: PR Image Factory/Shutterstock.com • MF Evelyn/Unsplash.com
Seite 44: Fotokostic/Shutterstock.com • Elena Elisseeva/Shutterstock.com • Chatham172/Shutterstock.com
Seite 45: DesignPrax/Shutterstock.com • Retouch man/Shutterstock.com
Seite 46: Oleksandra Naumenko/Shutterstock.com
Seite 47: zkruger/Istockphoto.com • Daniel Megias/Shutterstock.com • LaylaBird/Istockphoto.com • Pixel-Shot/Shutterstock.com • nortongo/Shutterstock.com • Nattika/Shutterstock.com • kabVisio/Istockphoto.com
Seite 51: a_namenko/Istockphoto.com
Seite 52: Polina Tankilevitch/Pexels.com • Olha_Afanasieva/Istockphoto.com • Pixel-Shot/Shutterstock.com • Vova Shevchuk/Shutterstock.com • chemical industry/Shutterstock.com
Seite 53: RVillalon/Shutterstock.com
Seite 54: Sebastiana Raw/Shutterstock.com • DUSAN ZIDAR/Shutterstock.com • baibaz/Shutterstock.com • Anna Mente/Shutterstock.com
Seite 56: tristan tan/Shutterstock.com • ennar0/Shutterstock.com

Seite 57: librakv/Shutterstock.com
Seite 58: gemredding/Istockphoto.com • Cavan Images/Istockphoto.com • ennar0/Shutterstock.com
Seite 59: D-Keine/Istockphoto.com
Seite 60: THEPALMER/Istockphoto.com
Seite 61: Enrico Cicarelli/Istockphoto.com • Mironov Vladimir/Shutterstock.com • Plateresca/Istockphoto.com • Slawomir Fajer/Shutterstock.com
Seite 62: librakv/Shutterstock.com • DenisProduction.com/Shutterstock.com
Seite 63: mtreasure/Istockphoto.com
Seite 64: rawf8/Shutterstock.com
Seite 65 StepanPopov/Shutterstock.com • Mikael Damkier/Shutterstock.com • Love the wind/Shutterstock.com • Serebrov/Shutterstock.com • Bayhu19/Shutterstock.com • Kadrina/Shutterstock.com
Seite 66: Iryna Gyrych/Shutterstock.com
Seite 67: Pixel-Shot/Shutterstock.com
Seite 68: mayboro/Istockphoto.com
Seite 69: NoDerog/Istockphoto.com • New Africa/Shutterstock.com • ungvar/Shutterstock.com • GeorgeDolgikh/Istockphoto.com • New Africa/Shutterstock.com • sss615/Shutterstock.com • xolodgrifan/Shutterstock.com
Seite 70: Brent Hofacker/Shutterstock.com
Seite 71: sritangphoto/Shutterstock.com
Seite 72: Ahmet Misirligul/Shutterstock.com
Seite 73: Tom Fisk/Pexels.com • Africa Studio/Shutterstock.com • Towfiqu ahamed barbhuiyaShutterstock.com • Olya Detry/Shutterstock.com
Seite 74: Pinkybird/Istockphoto.com • takepicsforfun/Shutterstock.com • Astrid Gast/Shutterstock.com
Seite 75: Lazy Bear/Istockphoto.com • Davizro Photography/Shutterstock.com • badnews86dups/Shutterstock.com
Seite 76: Sawangkaew/Shutterstock.com • bigshot01/Shutterstock.com
Seite 80: Oleh11/Shutterstock.com • Tim UR/Shutterstock.com • vk_st/Shutterstock.com
Seite 82: Anwarul Kabir Photo/Shutterstock.com • Ian 2010/Shutterstock.com • kholywood/Shutterstock.com • Hong Vo/Shutterstock.com • MaraZe/Shutterstock.com
Seite 83: Tatjana Baibakova/Shutterstock.com
Seite 85: Pixel-Shot/Shutterstock.com • gpointstudio/Shutterstock.com • PattyPhoto/Shutterstock.com
Seite 86: mnimage/Shutterstock.com • travellight/Shutterstock.com • Pixel-Shot/Shutterstock.com • asiandelight/Shutterstock.com • LightField Studios/Shutterstock.com • asiandelight/Istockphoto.com
Seite 87: Antonina Vlasova/Shutterstock.com
Seite 88: EyeEm Mobile GmbH/Istockphoto.com • monticello/Shutterstock.com • Olleg Visual Content/Shutterstock.com
Seite 89: Dionisvera/Shutterstock.com • limpido/Shutterstock.com
Seite 90: limpido/Shutterstock.com • Dionisvera/Shutterstock.com • Theeradech Sanin/Shutterstock.com • mnimage/Shutterstock.com • Maria Komar/Shutterstock.com • Theeradech Sanin/Shutterstock.com
Seite 92: bybostanci/Istockphoto.com • Lazy Bear/Istockphoto.com • Pixel Shot/Shutterstock.com
Seite 93: Nadir Keklik/Shutterstock.com • margouillat photo/Shutterstock.com • Tatiana Savelyeva/Shutterstock.com • MRS.Siwaporn/Shutterstock.com • Nastyaofly/Shutterstock.com • drasa/Shutterstock.com • MK studio/Shutterstock.com • Ekaterina Markelova/Shutterstock.com • Africa Studio/Shutterstock.com • Narong Khueankaew/Shutterstock.com
Seite 94: Sarsmis/Istockphoto.com • New Africa/Shutterstock.com • Ground Picture/Shutterstock.com
Seite 95: Billion Photos/Shutterstock.com
Seite 96: Zaleman/Shutterstock.com
Seite 98: Nataly Studio/Shutterstock.com
Seite 100: nadianb/Shutterstock.com
Seite 101: ArtemKononenko/Istockphoto.com • Toa55/Shutterstock.com • Odairson Antonello/Shutterstock.com • chayakorn lotongkum/Istockphoto.com
Seite 102: tomazl/Istockphoto.com • Kamonwan Wankaew/Shutterstock.com • BearFotos/Shutterstock.com • David Tadevosian/Shutterstock.com
Seite 103: warat42/Shutterstock.com • skilpad/Istockphoto.com

Seite 104: Supercaliphotolistic/Istockphoto.com • Leonid Sorokin/Shutterstock.com
Seite 105: Nicole Willow/Shutterstock.com
Seite 106: Billion Photos/Shutterstock.com
Seite 107: 9dream studio/Shutterstock.com • photoshooter2015/Shutterstock.com
Seite 108: New Africa/Shutterstock.com• yas_creative/Shutterstock.com
Seite 109: VectorMine/Shutterstock.com
Seite 110: Tim UR/Shutterstock.com
Seite 111: JADEZMITH/Shutterstock.com • Jewelry_Fashion/Shutterstock.com • derevianko/Shutterstock.com
Seite 112: 5PH/Shutterstock.com
Seite 113: Chase D'animulls/Shutterstock.com • lu_my_art/Shutterstock.com • Olesia Bech/Shutterstock.com • Hvsht/Shutterstock.com • Hong Vo/Shutterstock.com • gresei/Shutterstock.com • New Africa/Shutterstock.com • boommaval/Shutterstock.com
Seite 114: kai keisuke/Shutterstock.com
Seite 115: Nataliia Dietiuk/Shutterstock.com • Claudio Divizia/Shutterstock.com • Nifolwight/Shutterstock.com • yarm_sasha/Shutterstock.com • Letterberry/Shutterstock.com
Seite 116: Besedina Julia/Shutterstock.com • Kmpzzz/Shutterstock.com • Gregory Gerber/Shutterstock.com
Seite 117: Nataly Studio/Shutterstock.com • Tim UR/Shutterstock.com
Seite 118: Love the wind/Shutterstock.com
Seite 119: Anna Mente/Shutterstock.com • Sebastiana Raw/Shutterstock.com
Seite 120: DUSAN ZIDAR/Shutterstock.com
Seite 121: Studio KIWI/Shutterstock.com
Seite 122: Alex Bayev/Shutterstock.com
Seite 123: Creativeye99/Istockphoto.com • KYTan/Shutterstock.com
Seite 124: Alex Stemmer/Shutterstock.com
Seite 125: Creativeye99/Istockphoto.com • Evgeny Rukavitsyn/Shutterstock.com
Seite 127: Odua Images/Shutterstock.com
Seite 128: carlofranco/Istockphoto.com
Seite 129: vk_st/Shutterstock.com
Seite 130: simonapilolla/Istockphoto.com
Seite 132: Shaldark Illustrations/Shutterstock.com
Seite 133: Masteraa/Shutterstock.com
Seite 134: Philippe Clement/Shutterstock.com
Seite 135: vetre/Shutterstock.com
Seite 136: Zaleman/Shutterstock.com
Seite 137: SOMKID THONGDEE/Shutterstock.com
Seite 138: New Africa/Shutterstock.com • shisu_ka/Shutterstock.com • rawf8/Shutterstock.com • Vladimir Sukhachev/Shutterstock.com
Seite 140: Maridav/Shutterstock.com
Seite 143: Natalia Klenova/Shutterstock.com • Oleksandra Naumenko/Shutterstock.com
Seite 145: vk_st/Shutterstock.com • travellight/Shutterstock.com
Seite 146: Tatjana Baibakova/Shutterstock.com • nadianb/Shutterstock.com
Seite 149: Hvsht/Shutterstock.com • Yuliya Bilyk/Shutterstock.com • DEsigner things/Shutterstock.com
Seite 150: Hvsht/Shutterstock.com • eveleen/Shutterstock.com • Pixel-Shot/Shutterstock.com • Phonlamai Photo/Shutterstock.com • Golden Dayz/Shutterstock.com
Seite 151: Hvsht/Shutterstock.com • Yuliya Bilyk/Shutterstock.com • DEsigner things/Shutterstock.com
Seite 152: Odua Images/Shutterstock.com
Seite 153: Pixel-Shot/Shutterstock.com
Seite 154: grey_and/Shutterstock.com
Seite 155: CREATIVE WONDER/Shutterstock.com • Cro Magnon/Shutterstock.com • Olesia Bech/Shutterstock.com • Tim UR/Shutterstock.com • Zaleman/Shutterstock.com • Valery121283/Shutterstock.com • Chase D'animulls/Shutterstock.com • Hong Vo/Shutterstock.com • Andry.carroll/Shutterstock.com • Aytana Mayotte/Shutterstock.com • boommaval/Shutterstock.com
Seite 159: Evgeny Rukavitsyn/Shutterstock.com
Seite 160: Anastasiya Stasyuk/Shutterstock.com
Seite 161: FREEPIK2/Shutterstock.com

Seite 162: New Africa/Shutterstock.com
Seite 163: Sunny Forest/Shutterstock.com
Seite 164 VectorManZone/Shutterstock.com • Aytana Mayotte/Shutterstock.com • New Africa/Shutterstock.com • New Africa/Shutterstock.com • Photoongraphy/Shutterstock.com • Maks Peoplenko/Shutterstock.com • Zaleman/Shutterstock.com
Seite 165: Brycia James/Istockphoto.com
Seite 166 Bon Appetit/Shutterstock.com
Seite 167: SherSor/Shutterstock.com
Seite 169: Lazy_Bear/Shutterstock.com
Seite 170: meaofoto/Shutterstock.com
Seite 176: kacha/Shutterstock.com
Seite 179: Melnyk Sergio/Shutterstock.com
Seite 181: Agus773/Shutterstock.com
Seite 182: NatalyaBond/Shutterstock.com
Seite 183: Gayvoronskaya_Yana/Shutterstock.com
Seite 184: Studio KIWI/Shutterstock.com
Seite 185: popidar/Shutterstock.com
Seite 186: karins/Shutterstock.com
Seite 187: Macadamia Aeril/Shutterstock.com
Seite 189: Ledo/Shutterstock.com
Seite 196: ajt/Shutterstock.com
Seite 197: banjongseal324SS/Shutterstock.com
Seite 202: Africa Studio/Shutterstock.com
Seite 205: D_M/Shutterstock.com
Seite 206: Liudmyla Chuhunova/Shutterstock.com
Seite 207: Pixel-Shot/Shutterstock.com
Seite 216: marilyn barbone/Shutterstock.com
Seite 217: Ardhanyrm/Shutterstock.com
Seite 218: sasirin pamai/Shutterstock.com • MarcoFood/Shutterstock.com • ELAKSHI CREATIVE BUSINESS/Shutterstock.com • Oleh11/Shutterstock.com • New Africa/Shutterstock.com • Mad-Max7/Shutterstock.com • Creativeye99/Istockphoto.com • movit/Shutterstock.com • Digital abstract Art/Shutterstock.com
Seite 219: AtlasStudio/Shutterstock.com
Seite 220: THP Creative/Shutterstock.com
Seite 221: Everyday better to do everything you love/Istockphoto.com
Seite 222: New Africa/Shutterstock.com
Seite 223: New Africa/Shutterstock.com • Tatiana777/Shutterstock.com
Seite 224: Inna Dodor/Shutterstock.com • pullia/Shutterstock.com
Seite 225: Yossi James/Shutterstock.com
Seite 226: Mykolal Mykolal/Shutterstock.com
Seite 227: Mykolal Mykolal/Shutterstock.com • Khumthong/Shutterstock.com
Seite 228: Milena Khosroshvili/Shutterstock.com
Seite 230: sasirin pamai/Shutterstock.com • Vladfotograf/Shutterstock.com
Seite 231: fizkes/Shutterstock.com • Robert Kneschke/Shutterstock.com • Creativan/Shutterstock.com • Tim UR/Pixabay.com
Seite 232: Sebastiana Raw/Shutterstock.com • RossHelen/Shutterstock.com • firemanYU/Istockphoto.com • Snoopytkd/Shutterstock.com
Seite 233: Keshav Yadav/Istockphoto.com • D_M/Shutterstock.com • Tim UR/Shutterstock.com • Ermak Oksana/Shutterstock.com
Seite 234: Svechkova Olena/Shutterstock.com • kholywood/Shutterstock.com
Seite 235: Ermak Oksana/Shutterstock.com • Anna Gawlik/Shutterstock.com
Seite 236: SewCreamStudio/Shutterstock.com
Seite 237: photo_gonzo/Shutterstock.com • Iwanyan/Istockphoto.com
Seite 238: sasirin pamai/Shutterstock.com
Seite 241: Natasha Breen/Shutterstock.com
Das Bild für die Kapitelseiten (Dreiecke) wurde von © CG_SNOOKER/Shutterstock.com bezogen.

# WEITERE BÜCHER VON FABIAN KOWALLIK

FABIAN KOWALLIK

## Die Krankheitslügen

### Was man macht, um nicht krank zu werden – Medizinische Lügen entlarvt

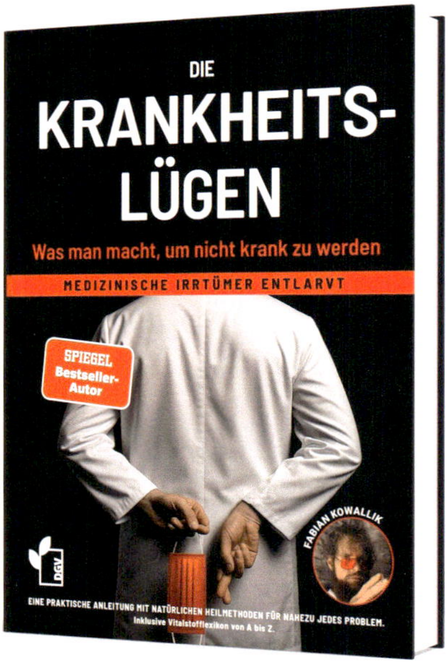


Dieses Buch bietet alternative Erklärungen zu den häufigsten Krankheiten und Symptomen. Damit jeder versteht, dass unser Medizinsystem in erster Linie profitorientiert ist, und wie man seine Gesundheit selbst in die Hand nimmt. Dazu werden praktische und natürliche Therapieverfahren und Möglichkeiten besprochen, die die letzten 2000 Jahre alternativer Gesundheit zusammenfassen.

In diesem Buch verbindet Fabian Kowallik seine wissenschaftlichen Erkenntnisse mit den Erfahrungen von hunderten Gelehrten und alternativen Heilern und bietet dabei eine Fülle von praktischen Tipps und Hintergrundwissen.

Entdecke, wie du mit gezielter Ernährung, den richtigen Heilpflanzen und Nährstoffen die Ursachen chronischer Erkrankungen angehen kannst.

Was kannst du von diesem Buch erwarten?

- Die wahren Ursachen: Lerne, die Lügen kennen und warum Schulmedizin oft nur Symptome behandelt und Ursachen ignoriert.
- Fundiertes Wissen: Fabian stützt seine Aussagen auf zahlreiche Quellen und wissenschaftliche Studien.
- Nährstoff- und Heilpflanzen von A-Z: Dein praktisches Nachschlagewerk mit Funktionen, Quellen und Mangelerscheinungen.
- Konkrete Strategien: Praktische Tipps zu Ernährung, Lebensstil und Naturheilkunde, die sich mühelos in deinen Alltag integrieren lassen.

Mach den ersten Schritt zu einem bewussten Leben – die Wahrheiten über Krankheiten warten.

**Erhältlich ab dem 25. März 2026**
**Überall, wo es Bücher gibt und unter www.gesundheitsbuchverlag.de**
**ISBN 978-3982758411**

---

**Deutschland: 26,90 € • Österreich: 28,50 € • Schweiz: 34,50 CHF (UVP)**

Bibliografische Information der Deutschen Nationalbibliothek.

Die Deutsche Nationalbibliothek verzeichnet diese Publikation in der Deutschen Nationalbibliografie; detaillierte bibliografische Daten sind
im Internet über http://dnb.dnb.de abrufbar.

Für Fragen und Anregungen:
info@eulogiaverlag.de

ISBN Softcover: 978-3-96967-494-9
ISBN Hardcover: 978-3-96967-496-3
ISBN E-Book: 978-3-96967-495-6

Originale Erstausgabe 2024
6. Auflage (2026)


Eulogia Verlags GmbH
Gerhofstraße 1–3
20354 Hamburg

Satz und Layout: Tomasz Dębowski
Covergestaltung: Aleksandar Petrović